妇产科常见疾病治疗与护理

主编　刘　霞[等]

吉林科学技术出版社

图书在版编目（CIP）数据

妇产科常见疾病治疗与护理 / 刘霞等主编. -- 长春：吉林科学技术出版社，2022.4

ISBN 978-7-5578-9465-8

Ⅰ．①妇… Ⅱ．①刘… Ⅲ．①妇产科病－常见病－诊疗②妇产科病－常见病－护理 Ⅳ．①R71②R473.71

中国版本图书馆 CIP 数据核字(2022)第 115993 号

妇产科常见疾病治疗与护理

主　　编　刘　霞等
出 版 人　宛　霞
责任编辑　赵　兵
封面设计　金熙腾达
制　　版　金熙腾达
幅面尺寸　185mm×260mm
开　　本　16
字　　数　668 千字
印　　张　28.75
版　　次　2022 年 4 月第 1 版
印　　次　2023 年 3 月第 1 次印刷

出　　版　吉林科学技术出版社
发　　行　吉林科学技术出版社
地　　址　长春市净月区福祉大路 5788 号
邮　　编　130118
发行部电话/传真　0431-81629529　81629530　81629531
81629532　81629533　81629534
储运部电话　0431-86059116
编辑部电话　0431-81629518
印　　刷　三河市嵩川印刷有限公司

书　　号　ISBN 978-7-5578-9465-8
定　　价　198.00 元

前 言

近年来，妇女健康与妇产科疾病的防治问题引起社会广泛重视，保护妇女健康、防治妇产科疾病已成为医学上重大的攻坚任务。妇产科疾病是危害妇女健康的严重疾患，不断提高对该类疾病的早期诊断、预防和治疗水平，普及对妇科、产科疾病基本检查和临床研究的认识，十分重要。

随着我国社会主义市场经济和社会事业的协调发展，人民生活水平的不断提高，对医疗服务的质量和水平提出了愈来愈高的要求。医务人员必须具备全面的医学理论知识，熟练的医疗技术操作能力、丰富的临床实践经验和良好的医德；要不断更新知识和技术，提高临床诊断治疗水平，才能胜任临床医疗工作；要在医疗过程中对每一个患者进行连续、严密的观察，及时准确地做出分析、判断和处理，提供规范化服务。时代的进步、医学科学技术日新月异的发展，为妇产科学的发展注入了许多新概念、新观点和新技术，也显著提高了妇产科各类疾病的治愈率。

本书内容主要以临床经验为主，用以诊疗的新方法，对各类妇产科疾病的最新诊断及护理做了重点叙述。本书既有妇产科疾病的理论研究、全新检查，又有最新的诊治进展、护理保健，力求达到普及基础知识与提高妇产科疾病防治水平的目的。书中分别论述了妇产科疾病的诊断、治疗及护理的进展情况，如妇产科疾病检查、女性生殖系统炎症、妊娠期合并症护理、妊娠及分娩期护理等，力求对妇产科疾病的诊疗起指导作用。本书既有前人研究的成果和总结，又有编者自己的学术创见。希望此书能够成为一本系统、全面地指导妇产科临床工作的参考书，成为广大妇产科同人的良师益友。

撰写本书时，笔者参阅了大量文献，在此感谢原文献作者。由于作者的经验有限，书中不可避免地存在着一些不足之处，衷心希望读者对书中不妥之处给予批评指正。

前言

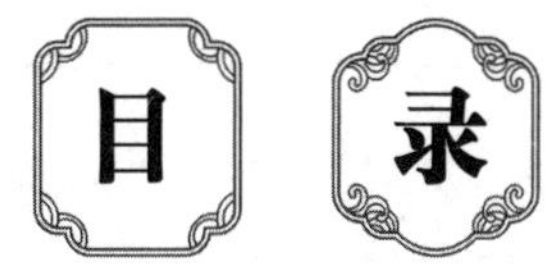

目录

第一章　女性生理概述 …… 1

第一节　女性生殖器官发育及其解剖 …… 1

第二节　女性生殖生理及内分泌调节 …… 16

第二章　妇产科疾病检查 …… 32

第一节　妇产科常规检查 …… 32

第二节　妇产科实验室检查 …… 40

第三节　妇科腹腔镜技术 …… 48

第四节　妇科宫腔镜技术 …… 66

第三章　生殖系统炎症 …… 77

第一节　外阴及阴道炎症 …… 77

第二节　宫颈炎症 …… 83

第三节　盆腔炎性疾病 …… 87

第四节　生殖器官结核 …… 95

第五节　盆腔瘀血综合征 …… 103

第四章　生殖内分泌疾病 …… 113

第一节　功能失调性子宫出血 …… 113

第二节　闭经 …… 118

第三节　多囊卵巢综合征 …… 125

第四节　痛经 …… 133

第五节　经前期综合征 …… 136

第六节　绝经综合征 …… 139

第七节　高泌乳素血症 …… 144

第八节　性早熟 …… 149

第五章　生殖系统肿瘤的护理 …… 153

第一节　外阴恶性肿瘤 …… 153

第二节 宫颈癌 …… 156
第三节 子宫肌瘤 …… 162
第四节 子宫内膜癌 …… 168
第五节 卵巢肿瘤 …… 173
第六节 化疗患者的护理 …… 178

第六章 正常妊娠护理 …… 182

第一节 正常妊娠期的护理 …… 182
第二节 正常分娩期的护理 …… 190
第三节 正常产褥期的护理 …… 200

第七章 异常妊娠 …… 209

第一节 异位妊娠 …… 209
第二节 流产 …… 216
第三节 早产 …… 220
第四节 胎儿生长受限 …… 224
第五节 羊水异常 …… 228
第六节 胎儿窘迫 …… 233
第七节 胎膜早破 …… 237

第八章 下腹痛 …… 241

第一节 急性下腹痛 …… 241
第二节 慢性下腹痛 …… 251
第三节 周期性下腹痛 …… 260

第九章 不孕症 …… 268

第一节 受孕的必备条件 …… 268
第二节 不孕的原因 …… 271
第三节 不孕症的检查 …… 280
第四节 不孕症的治疗 …… 285
第五节 不孕症的预防 …… 295

第十章 妊娠期合并症的护理 …… 308

第一节 心脏病 …… 308
第二节 糖尿病 …… 316
第三节 病毒性肝炎 …… 323

第四节　缺铁性贫血……329
第十一章　妊娠滋养细胞的护理……334
第一节　葡萄胎……334
第二节　侵袭性葡萄胎……339
第三节　绒毛膜癌……344
第四节　胎盘部位滋养细胞肿瘤……348
第十二章　妊娠特有疾病的护理……353
第一节　妊娠期呕吐……353
第二节　妊娠期血压升高……361
第三节　妊娠期阴道流血……369
第四节　妊娠期黄疸……374
第五节　妊娠期胎心率与胎动异常……381
第十三章　计划生育女性的护理……391
第一节　避孕妇女的护理……391
第二节　输卵管绝育术妇女的原理……402
第三节　人工终止妊娠的技术……406
第四节　计划生育措施选择的护理指导……415
第五节　妇女保健……416
第十四章　妇产科常用诊疗手术病人的护理……422
第一节　生殖道脱落细胞学检查……422
第二节　子宫颈活体组织检查……427
第三节　妇产科内镜检查……430
第四节　输卵管通畅检查……433
第五节　诊断性刮宫术……437
第六节　会阴切开术……439
第七节　胎头吸引术……442
第八节　产钳术……444
第九节　剖宫产术……446
第十节　人工剥离胎盘术……449
参考文献……451

第一章　女性生理概述

第一节　女性生殖器官发育及其解剖

一、女性生殖器官发育

女性生殖器官的发育分两个阶段：性未分化阶段与分化阶段。

（一）性未分化阶段（胚胎 6 ～ 7 周前）

此期男女胚胎具有相同原始的性腺、内生殖器与外生殖器。

1. 原始性腺形成

胚胎卵黄囊处的原始生殖细胞沿后肠肠系膜迁移到相当于第 10 胸椎水平处的体腔背部的间质中，到达此区域的原始生殖细胞开始诱导中肾和体腔上皮邻近的间胚叶细胞增殖，形成一对生殖嵴，生殖嵴表面覆盖一层柱状体腔上皮，称为生发上皮。胚胎第 6 周时，生发上皮内陷并增生成条索状垂直伸入生殖嵴的间胚叶组织中，形成性索。部分性索细胞包围着每个原始生殖细胞。

2. 内生殖器始基形成

内生殖器始基形成略晚于原始性腺，约在胚胎第 6 周时，起源于原肾的中肾。中肾管逐渐下行，并开口于原始泄殖腔。此时，在中肾管外侧，体腔上皮向外壁中胚叶凹陷成沟，形成副中肾管。副中肾管头部开口于体腔，尾端下行并向内跨过中肾管，双侧副中肾管在中线融合。此时胚胎同时含有中肾管和副中肾管两种内生殖器官始基。

3. 雏形外生殖器形成

雏形外生殖器形成约在胚胎第 5 周，原始泄殖腔两侧组织成褶，并在中线上部融合，形成生殖结节。尿直肠隔将原始泄殖腔褶分隔成前后两部分：前方为尿生殖褶；后方为肛门褶。尿生殖褶两侧再生一对隆起，称阴唇阴囊隆起。

（二）性分化阶段

直到胚胎第 12 周，临床上才可以明显区分性别。性分化取决于睾丸决定因子和雄激素。

1. 性腺分化

胚胎6周后，原始性腺开始分化。Y染色体短臂IAIA区有一个Y基因性别决定区（SRY）。SRY编码的一种蛋白质（可能是睾丸决定因子，TDF）通过其相应的受体，一方面导致性腺皮质退化，另一方面促使性索细胞转化为曲细精管的支持细胞，同时使间胚叶细胞衍变为间质细胞，此时，睾丸形成。

若胚胎细胞不含Y染色体，约在胚胎第12周，原始性腺发育。原始生殖细胞分化成初级卵母细胞，源自体腔上皮的性索皮质的扁平细胞发展为颗粒细胞，与源自间质的卵泡膜细胞围绕卵母细胞，构成原始卵泡，卵巢形成。此后，卵巢沿生殖嵴逐渐下降，到达盆腔内的特定位置。

2. 内生殖器衍变

内生殖器衍变约在胚胎第8周，衍化为睾丸的支持细胞，分泌一种糖蛋白，称为副中肾管抑制因子（MIF），副中肾管退化。同时作为一种信号，MIF启动睾丸间质细胞分泌睾酮。睾酮作用于中肾管，使其分化成输精管、附睾、射精管以及精囊。

若无MIF，副中肾管不退化。约在胚胎第9周，双侧副中肾管上段形成输卵管；下段融合，其间的纵行间隔消失，形成子宫阴道管，并衬以柱状上皮。与泌尿生殖窦相连部位的子宫阴道管腔内充满上皮细胞，其部分来自泌尿生殖窦。混合的上皮细胞团凸入泌尿生殖窦，称为副中肾管结节。泌尿生殖窦上端细胞增生，形成实质性的窦阴道球，并进一步增殖形成阴道板。阴道板逐渐扩展，增大了子宫和泌尿生殖窦之间的距离。同时，阴道板将泌尿生殖窦分为两部分：上部分形成膀胱与尿道；下部分化成真正的尿生殖窦和阴道前庭。自胚胎11周起，阴道板中心部分细胞退化，发生腔化，形成阴道。

缺少MIF，中肾管退化。约1/4的妇女留有中肾管的残痕，如发生在卵巢系膜的卵巢冠，卵巢旁冠以及子宫旁和阴道侧壁的中肾管囊肿。

3. 外生殖器发育

在内生殖器官分化同时，睾丸间质细胞分泌的雄激素在雏形外阴细胞内5α-还原酶作用下，转变为二氢睾酮，并与其相应受体结合，使生殖结节分化为阴茎，泌尿生殖褶融合、闭合；同时使阴唇阴囊隆起发育成阴囊。

若无睾酮的作用，生殖结节逐步缓慢地增大，形成阴蒂，同时泌尿生殖褶形成小阴唇；阴唇阴囊隆起发育成大阴唇。

二、女性生殖器官解剖

女性生殖器官包括内、外生殖器官。内生殖器官位于骨盆内，骨盆的形态及其大小与分娩密切相关；骨盆底组织又承托内生殖器官，协助保持其正常位置。内生殖器官与盆腔内其他器官相邻，而且血管、淋巴及神经也有密切联系。盆腔内某一器官病变可累及邻近器官。骨盆、内生殖器官及其相邻器官三者关系密切，相互影响。

（一）骨盆

骨盆及其附属组织承托内生殖器官及其相邻器官，协助保持其正常位置。若骨盆及其组织异常，则可发生相应的妇科病变。同时，骨盆为胎儿娩出的骨产道，骨盆的结构、形态及其组成骨间径与阴道分娩密切相关。骨盆形态或组成骨间径线异常可引起分娩异常。因此，清晰地了解骨盆的解剖、形态和大小，将有助于提高妇科、产科的临床诊断和治疗技能。

1. 骨盆的类型

根据骨盆的形状，骨盆可大致分为 4 种类型：①女性型骨盆；②男性型骨盆；③类人猿型骨盆；④扁平型骨盆。这种分类是以骨盆入口的前、后两部的形态作为基础的：在骨盆入口最长横径处虚拟一条线，将骨盆分为前、后两部分，后面的部分决定骨盆的形状，而前面的部分表示它的变异。很多女性骨盆不是单一型的，而是混合型的，例如，某一个女性型骨盆可以伴有男性型的倾向，即骨盆后部是女性型的，而前部是男性型的。

（1）女性型骨盆

骨盆入口呈横椭圆形，髂骨翼宽而浅，入口横径较前后径稍长，耻骨弓较宽，坐骨棘间径长 210cm。骨盆侧壁直，坐骨棘不突出，骶骨既不前倾，亦不后倾，骶坐骨切迹宽度 > 2 横指。女性型骨盆为女性正常骨盆，最适宜分娩。现有资料，占 52.0% ~ 58.9%。

（2）男性型骨盆

骨盆入口略呈三角形，两侧壁内聚，坐骨棘突出，耻骨弓较窄，坐骨切迹窄显示，女性型骨盆在我国妇女中呈高弓形，骶骨较直而前倾，导致出口后矢状径较短。因男性骨盆呈漏斗形，往往造成难产。此型骨盆较少见，在我国妇女中仅占 1.0% ~ 3.7%。

（3）类人猿型骨盆

骨盆入口呈长椭圆形，骨盆入口、中骨盆和骨盆出口的横径均缩短，前后径稍长。坐骨切迹较宽，两侧壁稍内聚，坐骨棘较突出，耻骨弓较窄，但骶骨向后倾斜，故骨盆前部较窄而后部较宽。骶骨往往有 6 节且较直，故骨盆较其他类型深。此型骨盆在我国妇女中占 14.2% ~ 18.0%。

（4）扁平型骨盆

骨盆入口呈扁椭圆形，前后径短而横径长。耻骨弓宽，骶骨失去正常弯度，变直后翘或深弧形，故骶骨短而骨盆浅。此型骨盆在我国妇女中较为常见，占 23.2% ~ 29.0%。

女性骨盆的形态、大小除种族差异外，还受遗传、营养与性激素的影响。上述 4 种基本类型只是理论上归类，临床多见混合型骨盆。

2. 骨盆的组成

骨盆由骨骼、韧带及关节组成。

（1）骨盆的骨骼

骨盆由骶骨、尾骨及左右两块髋骨组成。每块髋骨又由信骨、坐骨及耻骨融合而成。骶骨形似三角，前面凹陷成骶窝，底的中部前缘凸出，形成骶岬（相当于骼总动脉分叉水平）。骶岬是妇科腹腔镜手术的重要标志之一及产科骨盆内测量对角径的重要据点。

（2）骨盆的关节

骶骨与髂骨之间以骶髂关节相连；骶骨与尾骨之间以骶尾关节相连；两耻骨之间有纤维软骨，形成耻骨联合。骶尾关节为略可活动的关节。分娩时，下降的胎头可使尾骨向后。若骨折或病变可使骶尾关节硬化，尾骨翘向前方，致使骨盆出口狭窄，影响分娩。在妊娠过程中，骨盆的关节松弛，可能是由于激素的改变所致。妇女的耻骨联合于早中期妊娠时开始松弛，在妊娠最后 3 个月更为松弛，但分娩后立即开始消退，一般产后 3 ~ 5 个月可完全消退。妊娠过程中，耻骨联合宽度增加，经产妇比初产妇增宽得更多，而且在分娩后很快转为正常。X 线研究发现：足月妊娠时，由于骶髂关节向上滑动引起耻骨联合较明显的活动性，最大的耻骨联合移位是在膀胱截石卧位时。此移位可以使骨盆出口的直径增加 1.5 ~ 2.0cm。

（3）骨盆的韧带

骨盆有两对重要的韧带：散结节韧带与 SK 棘韧带。散结节韧带为散、尾骨与坐骨结节之间的韧带；骶棘韧带则为骶、尾骨与坐骨棘之间的韧带。

骶棘韧带宽度即坐骨切迹宽度，是判断骨盆是否狭窄的重要指标。妊娠期受性激素的影响，韧带较松弛，各关节的活动性亦稍有增加，有利于胎儿娩出。

3. 骨盆分界

以耻骨联合上缘、骼耻线及骶岬上缘的连线为界，将骨盆分为上下两部分：上方为假骨盆（又称大骨盆），下方为真骨盆（又称小骨盆）。

假骨盆的前方为腹壁下部组织，两侧为器骨翼，后方为第 5 腰椎。假骨盆与分娩无关，但其某些径线的长短关系到真骨盆的大小，测量假骨盆的径线可作为了解真骨盆情况的参考。

真骨盆是胎儿娩出的骨产道，可分为 3 部分：骨盆入口、骨盆腔及骨盆出口。骨盆腔为一前壁短、后壁长的弯曲管道：前壁是耻骨联合，长约 4.2cm；后壁是鲲骨与尾骨，骶骨弯曲的长度约 11.8cm；两侧为坐骨、坐骨棘及骶棘韧带。坐骨棘位于真骨盆腔中部，在产程中是判断胎先露下降程度的重要骨性标志。

4. 骨盆的平面、径线和倾斜度

由于骨盆的特殊形状，很难把骨盆腔内的形状描述清楚。长久以来，为便于理解，把骨盆分为四个虚拟的平面：①骨盆入口平面；②骨盆出口平面；③骨盆的最宽平面；④骨盆中段平面。

（1）骨盆入口平面

其后面以骶岬和骶骨翼部为界；两侧以髂耻缘为界；前面为耻骨横支和耻骨联合上缘。典型的女性骨盆入口平面几乎是圆的，而不是卵形的。

骨盆入口平面的四条径线，一般描述为：前后径，横径和两条斜径。

骨盆入口平面的前后径又以耻骨联合与骶岬上缘中点的距离，分别虚拟为 3 条径线：解剖结合径、产科结合径和对角径。

真结合径，又称解剖结合径为耻骨联合上缘中点与骶岬上缘中点间的距离。

对角径（DC）为耻骨联合下缘中点与骶岬上缘中点间的距离。

对角径减去 1.5 ～ 2.0cm 则为产科结合径。在大多数骨盆中，这是胎头下降时，必须通过骨盆入口的最短直径。产科结合径是不能用手指直接测量到的。虽然人们设计了各种器械，但是除 X 线外，都未能获得满意的结果。临床上，如果没有 X 线设备，则只能测量出对角径的距离，然后减去 1.5 ～ 2.0cm，间接地估计产科结合径的长度。

骨盆入口横径与真结合径成直角，它代表两侧分界线之间最长的距离。横径一般在骶岬前面的 5cm 处与真结合径交叉。卵形骨盆的横径约为 13.5cm，而圆形骨盆的横径则稍许短些。

任一斜径自一侧骶岬软骨结合伸至对侧的髂耻隆起，根据它们的起点位置，被称为左或右斜径，其长度约为 12.75cm。

（2）骨盆出口平面

骨盆出口平面由两个近似三角区组成。这两个三角区不在同一平面上，但有一条共同的基线，即在两侧坐骨结节之间的一条线。后三角的顶点是骶骨的尖端，两侧是骶结节韧带和坐骨结节。前三角的顶点是耻骨联合下缘，两侧是耻骨降支。骨盆出口平面有 4 条径线：出口前后径、出口横径、出口前矢状径和出口后矢状径。

①出口前后径：耻骨联合下缘至骶尾关节间的距离，平均长约 11.5cm。

②出口横径：两坐骨结节间的距离，也称坐骨结节间径，平均长约 9cm，是胎先露部通过骨盆出口的径线，此径线与分娩关系密切。

③出口前矢状径：耻骨联合下缘中点至坐骨结节间径中点间的距离，平均长约 6cm。

④出口后矢状径：散尾关节至坐骨结节间径中点间的距离，平均长约 8.5cm。当出口横径稍短，而出口横径与后矢状径之和大于 15cm 时，一般正常大小胎儿可以通过后三角区经阴道娩出。

（3）骨盆的最宽平面

它没有什么产科学意义。从定义来看，它表示盆腔最宽敞的部分。其前后径从耻骨联合的后面中间伸到第二、三节骶椎的结合处，横径处于两则髋臼中心之间。它的前后径和横径的长度均为 12.5cm。因为其两条斜径在闭孔和骶坐骨切迹之间，它们的长度是不确定的。

（4）骨盆中段平面

骨盆中段平面又称中骨盆平面，位于两侧坐骨棘的同一水平，是骨盆的最窄平面。它对胎头入盆后分娩产道阻塞有特别重要的意义。骨盆中段平面有两条径线：中骨盆前后径和中骨盆横径。

①中骨盆前后径：耻骨联合下缘中点通过两侧坐骨棘连线中点至骶骨下端间的距离，平均长约 11.5cm。

②中骨盆横径：也称坐骨棘间径，为两坐骨棘间的距离，平均长约 10cm，是胎先露部通过中骨盆的重要径线，此径线与分娩有重要关系。

（5）骨盆倾斜度

女性直立时，其骨盆入口平面与地平面所形成之角度，称为骨盆倾斜度，一般女性的骨盆倾斜度为 60° 。骨盆倾斜度过大，往往影响胎头的衔接。

（6）骨盆轴

骨盆轴为连接骨盆腔各平面中点的假想曲线，代表骨盆轴。此轴上段向下向后，中段向下，下段向下向前。分娩时，胎儿即沿此轴娩出。

（二）外生殖器官解剖

女性生殖器，可分为外生殖器和内生殖器两部分。女性外生殖器是指生殖器官外露的部分，又称外阴，位于两股内侧间，前为耻骨联合，后为会阴。

1. 阴阜

阴阜是指耻骨联合前面隆起的脂肪垫。青春期后，其表面皮肤开始生长卷曲的阴毛，呈盾式分布：女性阴毛尖端向下三角形分布，底部两侧阴毛向下延伸至大阴唇外侧面，而男性的阴毛分布不似如此局限；阴毛可以向上分布，朝向脐部，或朝下扩伸而达左右大腿的内侧。阴毛的疏密与色泽因个体和种族不同而异。阴毛为第二性征之一。

2. 大阴唇

大阴唇是自阴阜向下、向后止于会阴的一对隆起的皮肤皱囊，其外形根据所含脂肪量的多少而不同。一般女性的大阴唇长约 7 ~ 8cm，宽 2 ~ 3cm，厚 1 ~ 1.5cm。女孩或未婚女性，两侧大阴唇往往互相靠拢而完全盖没它们后面的组织，而经产妇左右大阴唇多数是分开的。大阴唇的前上方和阴阜相连，左右侧大阴唇在阴道的下方融合，形成后联合，逐渐并入会阴部。

大阴唇外侧面为皮肤，皮层内有皮脂腺和汗腺，多数妇女的大阴唇皮肤有色素沉着；内侧面湿润似黏膜。大阴唇皮下组织松弛，脂肪中有丰富的静脉、神经及淋巴管，若受外伤，容易形成血肿，疼痛较甚。

解剖学上，女性的大阴唇相当于男性的阴囊。子宫的圆韧带终止在大阴唇的上缘。绝经后，大阴唇多呈萎缩状。

3. 小阴唇

分开大阴唇后，可见到小阴唇。左、右侧小阴唇的前上方互相靠拢。其大小和形状可以因人而异，有很大差别。未产妇的小阴唇往往被大阴唇所遮盖，而经产妇的小阴唇可伸展到大阴唇之外。

左右小阴唇分别由两片薄薄的组织组成。小阴唇呈湿润状，颜色微红，犹如黏膜一样，但无阴毛。小阴唇内含有勃起功能的组织、血管、少数平滑肌纤维和较多皮脂腺，偶有少数汗腺，外覆复层鳞状上皮。小阴唇因富有多种神经末梢，故非常敏感。

两则小阴唇的前上方互相靠拢、融合，形成上下两层：下层为阴蒂的系带，而上层为阴蒂包皮。两侧小阴唇的下方可分别与同侧的大阴唇融合，或者在中线形成小阴唇后联合，又称阴唇系带。

4. 阴蒂

阴蒂是小而长，且有勃起功能的小体，位于两侧小阴唇顶端下，由阴蒂头、阴蒂体和两侧阴蒂脚组成。阴蒂头显露于阴蒂包皮和阴蒂系带之间，直径很少超过 0.5cm，神经末梢丰富，极敏感，是使女性动欲的主要器官。

阴蒂相当于男性的阴茎，具有勃起性。阴蒂即使在勃起的情况下，长度也很少超过 2cm。由于小阴唇的牵拉，所以阴蒂呈一定程度的弯曲，其游离端指向下内方，朝着阴道口。阴蒂头由梭形细胞组成。阴蒂体包括两个海绵体，其壁中有平滑肌纤维。长而狭的阴蒂脚分别起源于左、右两侧坐耻支的下面。

5. 前庭

前庭是指左、右小阴唇所包围的长圆形区域，为胚胎期尿生殖窦的残余部分。前庭的前面有阴蒂，后方则以小阴唇后联合为界。

在前庭的范围内有尿道口、阴道口和左、右前庭大腺的出口。前庭的后半部，即小阴唇后联合与阴道之间，是所谓的舟状窝。除未产妇外，此窝很少能被观察到，因为经产妇在分娩时，多数妇女的舟状窝由于受到损伤而消失。

6. 前庭大腺

前庭大腺是前庭左右各一的复泡管状腺，其直径为 0.5 ~ 1.0cm，位于前庭下方阴道口的左、右两侧。前庭大腺的出口管长 1.5 ~ 2.0cm，开口于前庭的两侧，正好在阴道口两侧边缘之外。前庭大腺的管径很小，一般仅能插入细小的探针。在性交的刺激下，腺体分泌出黏液样分泌物，以资润滑。

7. 尿道口

尿道口位于前庭的中央，耻骨弓下方 1.0 ~ 1.5cm 处、阴道口的上方。尿道口往往呈轻度折叠状。排尿时，尿道口的直径可以放松到4～5mm。尿道的左、右两侧有尿道旁管，即Skene管，其往往开口于前庭，也偶有开口于尿道口内的后壁处。尿道旁管的口径很小，约为0.5mm，其长度可因人而稍异。

尿道下2/3与阴道前壁紧密相连，阴道下1/3的环状肌肉围绕尿道的上端和下端。

8. 前庭球

前庭两侧黏膜下的一对具有勃起性的静脉丛，其长3.0～4.0cm，宽1.0～2.0cm，厚0.5～1.0cm。它们与坐耻支并列，部分表面覆有球海绵体肌和阴道缩肌。前庭球的下端，一般处于阴道口的中部，而其前端则向上朝着阴蒂伸展。

分娩时，前庭球往往被推到耻骨弓的下面，但因为它们尾部是部分环绕着阴道，所以容易因受到损伤而造成外阴血肿甚至大量出血。

9. 阴道口和处女膜

阴道口位于前庭的后半部，其形状和大小可因人而异。处女的阴道口往往被小阴唇所盖没，如果推开小阴唇，则可见到阴道口几乎完全被处女膜所封闭。处女膜是否破裂，有时可以引起法律纠纷，因此，鉴别处女时应当详细检查，慎重下结论。

阴道的表面和游离的边缘有较多的结缔组织乳头。处女膜的形状和坚固度均有明显的差异。处女膜两面均覆有未角化的复层鳞状上皮，间质大部分是弹性和胶原性的结缔组织。处女膜没有腺性或肌性成分，亦没有很多神经纤维。女性新生儿的处女膜有很多血管；妊娠妇女的处女膜上皮较厚，并富有糖原；绝经后女性的处女膜上皮变薄，并可以出现轻微的角化。成年处女的处女膜仅是或多或少围绕阴道口的一片不同厚度的膜，并有一个小到如针尖、大到能容纳一个或两个指尖的孔。此开口往往呈新月形或圆形，但也偶可是筛状的、有中隔的。澈状的处女膜可能被误认为是处女膜破裂。因此，由于法律的原因，在做出处女膜是否破裂的描述时，必须慎重。

一般来说，处女膜多数是在第一次性交时撕裂，裂口可以分散在数处，多数撕裂位于处女膜的后半部。撕裂的边缘往往很快结成瘢痕，此后处女膜即成为若干分段的组织。首次性交时，处女膜撕裂的深度可因人而异。一般认为，处女膜撕裂时往往伴有少量出血，但很少引起大出血。个别处女的处女膜组织比较坚韧，须手术切开，但极为罕见。由分娩而引起处女膜解剖上的改变，往往比较明显、清楚，因而易识别而做出诊断。

处女膜无孔是一种先天性异常，此时阴道完全被闭锁。它的主要现象是经血滞留、性交受阻。一般须手术切开。

10. 阴道

阴道的起源问题尚无统一的意见。阴道上皮的来源，有3种不同的看法：①米勒系统；②午非管；③尿生殖窦。目前，较为公认的是：阴道部分起源于米勒管和部分来自尿生殖窦。

阴道可以被称为子宫的排泄管道，经过阴道，子宫排出经血。它也是女性的性交器官，同时又是分娩时的产道的一部分。

阴道是由肌肉、黏膜组成的管道，其上接宫颈、下联外阴。阴道前方为膀胱，后为直肠。

阴道与膀胱及尿道之间有一层结缔组织，即所谓的“膀胱－阴道膈”。阴道中、下段和直肠之间，亦有由类似组织所形成的直肠－子宫间隔。阴道部分上段（即阴道后穹隆）参与组成直肠子宫陷凹的前壁。在正常情况下，阴道前壁与后壁的中间部分互相靠得较近，而在阴道的左、右两旁的侧壁之间，则有一定距离。这样便使阴道的横切面看来犹似空心的 H 字形状。

阴道的顶端是个盲穹隆，子宫颈的下半部伸入此处。阴道穹隆可以分为 4 部分，即左、右、前、后穹隆。阴道和子宫颈的连接处，在子宫颈的后方要比子宫颈的前方高些，故阴道后穹隆比前穹隆深一些。阴道前壁也稍短于后壁，长度分别为6 ~ 8cm和7 ~ 10cm。

阴道的前、后壁上，有纵行的皱褶柱。在未经产妇女中，还可以在此处见到与纵行柱成直角的横嵴。当这些皱褶到达侧壁时，渐渐消失，在高年经产妇中，阴道壁往往变得平滑。

阴道的黏膜由典型的不角化复层鳞状上皮细胞组成。黏膜下有一层结缔组织，其中血管丰富，偶尔有淋巴小结。阴道黏膜仅松松地与下面的组织相连，因此手术时，可以轻松地把阴道黏膜与其下的结缔组织分开。

正常情况下，阴道黏膜不含有典型的腺体。有时在经产妇的阴道中可见有些包含囊肿，但不是腺体，而是在修补阴道撕裂时，黏膜碎片被埋没在缝合伤口下而后形成的囊肿。另外，有些衬有柱状的或骰状的上皮的囊肿，不是腺而是午非管或米勒管的残余物。

阴道的肌层可分为两层平滑肌，外层纵行，内层环行，但整个肌层并不明显。在阴道的下端，可见有一横纹肌带。它是阴道缩肌或括约肌，然而，主要关闭阴道的是肛提肌。肌层的外面有结缔组织把阴道与周围的组织连接起来。这些结缔组织内含有不少弹性纤维和很多静脉。

阴道有丰富的血管供应。它的上 1/3 是由子宫动脉的宫颈—阴道支供应；中 1/3 由膀胱下动脉供应；下 1/3 则由直肠中动脉和阴部内动脉供应。直接围绕阴道的是一个广泛的静脉丛，静脉与动脉伴行，最后汇入解内静脉。阴道下 1/3 的淋巴，与外阴的淋巴一起流入腹股沟淋巴结；中 1/3 的淋巴流入髂内淋巴结，上 1/3 的淋巴则流入器总淋巴结。

人的阴道没有特殊的神经末梢（生殖小体），但是在它的乳头中偶尔可见到游离的神经末梢。

阴道的伸缩性很大。足月妊娠时，它可以被扩张到足以使正常足月胎儿顺利娩出，而产褥期间，它又能逐渐恢复到产前状态。

II. 会阴

广义的会阴，是指盆膈以下封闭骨盆出口的全部软组织结构，有承载盆腔及腹腔脏器的作用。它主要由尿生殖膈和盆膈组成。尿生殖膈由上、下二层筋膜、会阴深横肌和尿道阴道括约肌构成。盆膈由上、下二层筋膜、肛提肌和尾骨肌构成。肛提肌则由髂尾肌、耻骨直肠肌、耻尾肌组成。它有加强盆底托力的作用，又因部分肌纤维在阴道和直肠周围密切交织，还有加强肛门和阴道括约肌的作用。处于阴道和肛门之间的中缝即会阴缝由会阴的中心腱加固。球海绵体肌、会阴浅横肌和肛门外括约肌在它的上面会聚。以上这些结构共同成为会阴体的主要支撑。分娩时，它们往往被撕伤。

狭义的会阴，是指阴道口与肛门之间的软组织结构。

（三）内生殖器官解剖

内生殖器包括子宫、输卵管和卵巢。

1. 子宫

子宫是一个主要由肌肉组成的器官，宫体部外覆腹膜，宫腔内衬子宫内膜。妊娠期，子宫接纳和保护受孕产物，并供以营养；妊娠足月时，子宫收缩，娩出胎儿及其附属物。

非妊娠期子宫位于盆腔内，处于膀胱与直肠之间，它的下端伸入阴道。子宫的后壁几乎全部被腹膜所覆盖，它的下段形成直肠子宫陷凹的前界。子宫前壁仅上段盖有腹膜，因为它的下段直接与膀胱后壁相连，在它们中间有一层清楚的结缔组织。

子宫形状为上宽下窄，可分为大小不同的上下两部：上部为宫体，呈三角形；下部呈圆筒形或梭形，即宫颈。宫体的前壁几乎是平的，而其后壁则是清楚的凸形。双侧输卵管起源于子宫角部，即子宫上缘和侧缘交界之处。两侧输卵管内端之间的上面凸出的子宫部分，称为子宫底。自子宫的左、右侧角至盆腔底部之间的部分是子宫的侧缘，两侧腹膜呈翼形皱褶，形成阔韧带。

子宫的大小和形状随女性的年龄和产次而有较大差别。女性新生儿的子宫长约2.5 ~ 3.0cm，成年而未产者的子宫约长5.5 ~ 8.0cm，而经产妇的子宫则长约9.0 ~ 9.5cm。未产妇和经产妇的子宫重量亦有很大差异，前者约为45 ~ 70g，后者约为80g或更重一些。在不同年龄的对象中，宫体与宫颈长度的比率亦有很大差异：婴儿宫体的长度仅为宫颈长度的一半；年轻而未产者，则两者的长度约相等；经产妇宫颈长度仅为子宫总长度的1/3强。

子宫的主要组成成分是肌肉，宫体的前壁与后壁几乎互相接触，中间的子宫腔仅为一裂缝。宫颈呈梭形，其上、下两端各有一小孔，即宫颈内口和外口。额切面观，子宫体呈三角形，而子宫颈管则仍为梭形。经产妇子宫腔的三角形状，变得较不明显，因为原来凸出的侧缘，往往变为凹形。绝经期妇女子宫肌层和内膜层萎缩，子宫的体积变小。

子宫又分为子宫体和子宫颈两部分。

（1）子宫体

宫体的壁由三层组织组成，即浆膜层、肌肉层和黏膜层。

①浆膜层：为覆盖宫体的盆腔腹膜，与肌层紧连不能分离。在子宫峡部处，两者结合较松弛，腹膜向前反折覆盖膀胱底部，形成膀胱子宫陷凹，反折处腹膜称膀胱子宫返折腹膜。在子宫后面，宫体浆膜层向下延伸，覆盖宫颈后方及阴道后穹隆再折向直肠，形成直肠子宫陷凹（亦称道格拉斯陷凹）。

②肌层：由大量平滑肌组织、少量弹力纤维与胶原纤维组成，非孕时厚约 0.8cm。子宫体肌层可分 3 层。第一，外层：肌纤维纵行排列，较薄，是子宫收缩的起始点。第二，中层：占肌层大部分，呈交叉排列，在血管周围形成“8”字形围绕血管。第三，内层：肌纤维环行排列，其痉挛性收缩可导致子宫收缩环形成。宫体肌层内有血管穿行，肌纤维收缩可压迫血管，能有效地制止血管出血。

③子宫内膜层：子宫内膜是一层薄的、淡红色的绒样的膜。仔细观察，可以见到有许多微小的孔，即子宫腺体的开口。正常情况下，子宫内膜的厚度可以在 0.5mm 至 3 ~ 5mm 之间变动。子宫内膜为一层高柱形，具有纤毛且互相紧密排列的细胞组成。管形的子宫腺体是由表层上皮内陷构成，其伸入子宫内膜层的全层、直达肌层。子宫内膜腺体可分泌稀薄的碱性液体，以保持宫腔潮湿。

子宫内膜与肌层直接相贴，其间没有内膜下层组织。内膜可分 3 层：致密层、海绵层及基底层。致密层与海绵层对性激素敏感，在卵巢激素影响下发生周期性变化，又称功能层。基底层紧贴肌层，对卵巢激素不敏感，无周期性变化。

子宫供血主要来自子宫动脉。子宫动脉上行支沿子宫侧缘上行，逐段分出与宫体表面平行的分支，称为弓形小动脉。弓形小动脉进入子宫肌层后呈辐射状分支为辐射状动脉。肌层内辐射状动脉以直角状再分支，形成螺旋小动脉，进入上 2/3 内膜层，供应功能层内膜。若肌层内辐射状动脉以锐角状再分支，则形成基底动脉，仅进入基底层内膜。螺旋小动脉对血管收缩物质和激素敏感，而基底动脉则不受激素的影响。

子宫壁由富含弹性纤维的结缔组织及肌纤维束组成。子宫肌纤维从上到下逐渐减少，宫颈部仅含有 10% 的肌肉。宫体壁内层较外层含有相对多的肌纤维。妊娠期子宫上部的肌纤维肥大，而宫颈的肌纤维没有明显的变化。临产后，由于子宫体肌纤维的缩复作用，宫颈呈被动扩张。

（2）子宫颈

子宫颈是指子宫颈解剖学内口以下那部分子宫。在子宫的前方、子宫颈的上界，几乎是相当于腹膜开始反折到膀胱上之处。以阴道壁附着处为界，子宫颈分为阴道上和阴道两部分，称为宫颈阴道上部和宫颈阴道部。宫颈阴道上部的后面被腹膜所覆盖，而前面和左、右侧面与膀胱和阔韧带的结缔组织相连。宫颈阴道部伸入阴道，它的下端是子宫颈外口。

子宫颈外口的形状可以因人而异。未产妇子宫颈外口为小而齐整的卵圆形孔；因子宫颈在分娩时受到一定的损伤（损伤最容易发生于外口的两旁），故经产妇子宫颈外口往往变为一条横行的缝道，子宫颈外口分为所谓的“前唇和后唇”。有时，初产妇子宫颈遭到较严重的多处撕裂后，宫颈外口变得很不规则。根据这种撕裂的痕迹，可以无疑地诊断为经产妇。

子宫颈主要由结蒂组织组成，内含较多血管和弹性组织，偶有平滑肌纤维。宫颈的胶原性组织与宫体的肌肉组织的界线一般较明显，但亦可以是逐渐转变的，延伸范围约10mm。宫颈的物理性能根据它的结缔组织的状态而决定，在妊娠和分娩期，子宫颈之所以能扩张和宫颈中的胶原组织的离解有关。

宫颈管的黏膜由一层高柱形上皮组成，它处在一层薄的基底膜之上。因无黏膜下层，故宫颈的腺体可直接从黏膜的表层延伸到下面的结缔组织。颈管黏膜的黏液细胞分泌厚而黏的分泌物，形成黏液栓，将宫颈管与外界隔开。

宫颈阴道部的黏膜直接与阴道的黏膜相连，两者都由复层鳞状上皮组成，有时子宫颈管的腺体可以伸展到黏膜面。假如这些腺体的出口被阻塞，则会形成所谓的潴留囊肿。

正常情况下，在宫颈外口处，阴道部的鳞状上皮与宫颈管的柱状上皮之间有清楚的分界线，称原始鳞－柱交接部或鳞－柱交界。若体内雌激素变化、感染或损伤，则复层鳞状上皮可扩展到宫颈管的下1/3，甚至更高一些。而宫颈管的柱状上皮也可移至宫颈阴道部。这种变化在有宫颈前、后唇外翻的经产妇中，更为显著。这种随体内环境变化而移位所形成的鳞－柱交接部称生理性鳞－柱交接部。在原始鳞－柱交接部和生理性鳞－柱交接部间所形成的区域称移行带区，此区域是宫颈癌及其癌前病变的好发部位。

子宫峡部，为宫颈阴道上部与子宫体相移行的部分，实际上属于子宫颈的一部分，也即宫颈解剖学内口和宫颈组织学内口之间的部分，在产科方面有特别重要的意义。非妊娠时，此部仅长0.6 ~ 1.0cm，妊娠晚期，则可增长达6 ~ 10cm，临床上称其为子宫下段，是剖腹取胎切开子宫之处。

（3）子宫的韧带

子宫的韧带主要由结缔组织增厚而形成，有的含平滑肌，具有维持子宫位置的功能。子宫韧带共有4对：阔韧带、圆韧带、主韧带和宫骶韧带。

①阔韧带

子宫两侧翼形腹膜皱褶。起自子宫侧浆膜层，止于两侧盆壁；上缘游离，下端与盆底腹膜相连。阔韧带由前后两叶腹膜及其间的结缔组织构成，疏松，易分离。阔韧带上缘腹膜向上延伸，内2/3包绕部分输卵管，形成输卵管系膜；外1/3包绕卵巢血管，形成骨盆漏斗韧带，又称卵巢悬韧带。阔韧带内有丰富的血管、神经及淋巴管，统称为子宫旁组织，阔韧带下部还含有子宫动静脉、其他韧带及输尿管。

阔韧带上部的直切面显示分为三部分，分别围绕输卵管、子宫、卵巢韧带和圆韧带。

输卵管下的阔韧带部分即为输卵管系膜，由两层腹膜组成，其间是一些松弛的结缔组织，其中有时可见卵巢冠，卵巢冠由许多含有纤毛上皮的狭窄垂直小管组成。这些小管的上端与一条纵向管相接合，后者在输卵管下伸展到子宫的侧缘，在宫颈内口近处成为盲管。这个管是午非管的残余，称为加特内管（卵巢冠纵管）。

②圆韧带

圆形条状韧带，长 12 ~ 14cm。起自双侧子宫角的前面，穿行于阔韧带与腹股沟内，止于大阴唇前端。圆韧带由结缔组织与平滑肌组成，其肌纤维与子宫肌纤维连接，可使子宫底维持在前倾位置。

③主韧带

子宫主韧带解剖名。子宫固定装置之一。由结缔组织和平滑肌纤维构成，位于子宫阔韧带的下部两层之间，自子宫颈两侧连至盆腔侧壁，其主要作用为固定子宫颈，防止子宫向下脱垂。

④宫骶韧带

从宫颈后面上部两侧起（相当于子宫峡部水平），绕过直肠而终于第 2 ~ 3 骶椎前面的筋膜内，由结缔组织及平滑肌纤维组织组成，外有腹膜遮盖。短厚坚韧，牵引宫颈向后、向上维持子宫于前倾位置。

由于上述 4 对子宫韧带的牵拉与盆底组织的支托作用，使子宫维持在轻度前倾前屈位。

（4）子宫的位置

子宫的一般位置是轻度前倾、前屈。当妇女直立时，子宫几乎处于水平线和稍向前屈，子宫底处在膀胱上，而宫颈则向后朝着骶骨的下端，其外口大约处于坐骨棘的水平。上述器官的位置可依据膀胱和直肠的膨胀程度而变动。

正常子宫是一个部分可动的器官：宫颈是固定的，宫体则可在前后平面上活动。所以，姿势和地心引力可以影响子宫的位置。直立时，骨盆的前倾斜可能造成子宫的前屈。

（5）子宫的血管

子宫血管的供应主要来自子宫动脉。子宫动脉自髂内动脉分出后，沿骨盆侧壁向下向前行，穿越阔韧带基底部、宫旁组织到达子宫外侧（距子宫峡部水平）约 2cm 处横跨输尿管至子宫侧缘，此后分为上、下两支：上支称宫体支，较粗，沿子宫侧迂曲上行，至宫角处又分为宫底支（分布于子宫底部）、卵巢支（与卵巢动脉末梢吻合）及输卵管支（分布于输卵管）；下支称宫颈—阴道支，较细，分布于子宫颈及阴道上段。

由于子宫动脉在宫颈内口的水平、子宫侧缘 2cm 处，跨过输尿管(喻为“桥下有水”)，故行子宫切除术时，有可能误伤输尿管，须慎防之。

子宫两侧弓形静脉会合成为子宫静脉，然后流入髂内静脉，最后汇入髂总静脉。

（6）淋巴

子宫内膜有丰富的淋巴网，但是真正的淋巴管则大部分限于基底部。子宫肌层的淋巴管汇聚于浆膜层，并在浆膜下面形成丰富的淋巴管丛，特别是在子宫的后壁，而在前壁则少些。

子宫淋巴回流有 5 条通路：①宫底部淋巴常沿阔韧带上部淋巴网、经骨盆漏斗韧带至卵巢、向上至腹主动脉旁淋巴结；②子宫前壁上部或沿圆韧带回流到腹股沟淋巴结；③子宫下段淋巴回流至宫旁、闭孔、髂内外及髂总淋巴结；④子宫后壁淋巴可沿宫骶韧带回流至直肠淋巴结。⑤子宫前壁也可回流至膀胱淋巴结。

（7）神经支配

子宫的神经分配主要来自交感神经系统，然而也有一部分来自脑脊髓和副交感神经系统。副交感神经系统由来自第二、三、四骶神经的稀少纤维组成，分布于子宫的两侧，然后进入子宫颈神经节。交感神经系统经腹下丛进入盆腔，向两侧下行后，进入子宫阴道丛。上述两神经丛的神经供应子宫、膀胱和阴道的上部。有些神经支在肌肉纤维间终止，另一些则伴着血管进入子宫内膜。

交感神经和副交感神经都有运动神经和少许感觉神经纤维。交感神经使肌肉收缩和血管收缩，而副交感神经则抑制血管收缩，转为血管扩张。

盆腔内脏的神经支配有临床上的意义，因为有几种盆腔疼痛可以用切断腹下神经丛的方法，永远获得解除。来自第十一和第十二胸神经的感觉神经纤维，可将子宫收缩的疼痛传至中枢神经系统。来自宫颈和产道上部的感觉神经，经过盆腔神经到达第二、三、四骶神经，而产道下部的神经则经过腹股沟神经和阴部神经。子宫的运动神经来自第七和第八腰椎水平的脊髓。运动神经与感觉神经分为不同层次，使医生在分娩时可应用脊尾麻醉和脊髓麻醉。

子宫平滑肌有自主节律活动，完全切除其神经后仍有节律收缩，还能完成分娩活动，临床上可见低位截瘫的产妇仍能顺利自然分娩。

2. 输卵管

输卵管为卵子与精子结合场所及运送受精卵的管道。

（1）形态

输卵管自两侧子宫角向外伸展的管道，长 8 ~ 14cm。内侧与宫角相连，走行于输卵管系膜上端，外侧 1.0 ~ 1.5cm（伞部）游离。根据形态不同，输卵管分为 4 部分：

①间质部（interstitial portion）：潜行于子宫壁内的部分，短而腔窄，长约 1cm。

②峡部（isthmic portion）：紧接间质部外侧，长 2 ~ 3cm，管腔直径约 2mm。

③壶腹部（ampulla）：峡部外侧，长 5 ~ 8cm，管腔直径 6 ~ 8mm。

④伞部（fimbria）：输卵管的最外侧端，游离，开口于腹腔，管口为许多须状组织，呈伞状，故名伞部。伞部长短不一，常为 1 ~ 1.5cm，有“拾卵”作用。

（2）解剖组织学

解剖组织学由浆膜层、肌层及黏膜层组成。

①浆膜层：即阔韧带上缘腹膜延伸包绕输卵管而成。

②肌层：为平滑肌，分外、中及内 3 层。外层纵行排列；中层环行，与环绕输卵管的血管平行；内层又称固有层，从间质部向外伸展 1cm 后，内层便呈螺旋状。肌层有节奏的收缩可引起输卵管由远端向近端的蠕动。

③黏膜层：由单层高柱状上皮组成。黏膜上皮可分纤毛细胞、无纤毛细胞、楔状细胞及未分化细胞。4 种细胞具有不同的功能：纤毛细胞的纤毛摆动有助于输送卵子；无纤毛细胞可分泌对碘酸一雪夫反应（PAS）阳性的物质（糖原或中性黏多糖），又称分泌细胞；楔形细胞可能为无纤毛细胞的前身；未分化细胞又称游走细胞，为上皮的储备细胞。

输卵管肌肉的收缩和黏膜上皮细胞的形态、分泌及纤毛摆动均受卵巢激素影响，有周期性变化。

3. 卵巢

卵巢是产生与排出卵子，并分泌甾体激素的性器官。

（1）形态

卵巢呈扁椭圆形，位于输卵管的后下方。以卵巢系膜连接于阔韧带后叶的部位称卵巢门，卵巢血管与神经由此出入卵巢。卵巢的内侧（子宫端）以卵巢固有韧带与子宫相连，外侧（盆壁端）以卵巢悬韧带（骨盆漏斗韧带）与盆壁相连。青春期以前，卵巢表面光滑；青春期开始排卵后，表面逐渐凹凸不平，表面呈灰白色。体积随年龄不同而变异较大，生殖年龄女性卵巢约 4cm × 3cm × 1cm 大小，重 5 ～ 6g，绝经后卵巢逐渐萎缩变小变硬。

（2）解剖组织学

卵巢的表面无腹膜覆盖。卵巢表层为单层立方上皮即生发上皮，其下为一层纤维组织，称卵巢白膜。白膜下的卵巢组织分皮质与髓质两部分：外层为皮质，其中含有数以万计的始基卵泡和发育程度不同的囊状卵泡，年龄越大，卵泡数越少，皮质层也变薄；髓质是卵巢的中心部，无卵泡，与卵巢门相连，含有疏松的结缔组织与丰富的血管与神经，并有少量平滑肌纤维与卵巢韧带相连接。

卵巢受交感神经和副交感神经支配。大部分交感神经来自伴同卵巢血管的神经丛，而小部分则来自围绕子宫动脉卵巢支的神经丛。卵巢还有丰富的无髓鞘神经纤维。这些神经纤维的大部分也是伴同血管的，仅仅是血管神经。其他部分则形成花环样，围绕正常的和闭锁的卵泡，并伸出许多微细的神经支。

（四）邻近器官

女性生殖器官与输尿管（盆腔段）、膀胱以及乙状结肠、阑尾、直肠在解剖上相邻。当女性生殖器官病变时，可影响相邻器官，增加诊断与治疗上的困难，反之亦然。女性生殖器官的起始与泌尿系统相同，故女性生殖器官发育异常时，也可能伴有泌尿系统的异常。

1. 尿道

尿道位于阴道上方，与阴道前壁相贴，长约 4cm，直径约 0.6cm。尿道开口于阴蒂下约 2.5cm 处。尿道壁由肌层、勃起组织层及黏膜层组成，其内括约肌为不随意肌，外括约肌为随意肌，与会阴深横肌紧密相连。由于女性尿道较直而短，又接近阴道，易引起泌尿系统感染。

2. 膀胱

膀胱位于子宫及阴道上部的前面。膀胱后壁与宫颈、阴道前壁相邻，其间仅含少量疏松结缔组织，正常情况下，易分离。膀胱子宫陷凹腹膜前覆膀胱顶，后连子宫体浆膜层，故膀胱充盈与否，会影响子宫体的位置。

3. 输尿管

输尿管肾盂与膀胱之间的一对索状管道。输尿管下行进入骨盆入口时与骨盆漏斗韧带相邻；在阔韧带基底部潜行至宫颈外侧约 2cm 处，潜于子宫动静脉下方(临床上喻之为“桥下有水”)，又经阴道侧穹隆上方绕前进入膀胱壁。在施行附件切除或子宫动脉结扎时，要避免损伤输尿管。

4. 直肠

自乙状结肠下部至肛门，全长 15 ~ 18cm，其前为子宫及阴道，后为骶骨。直肠上部有腹膜覆盖，至中部腹膜转向前方，覆盖子宫后面，形成直肠子宫陷凹，故直肠下部无腹膜。直肠下端为肛管，长 2 ~ 3cm，周围有肛门内、外括约肌以及会阴体组织等。行妇科手术及分娩处理时均应注意避免损伤肛管、直肠。

6. 阑尾

阑尾通常位于右髂窝内，其根部连于盲肠的内侧壁，远端游离，长 7 ~ 9cm。阑尾的长短、粗细、位置变化颇大，有的阑尾下端可到达输卵管及卵巢处。妊娠期阑尾的位置亦可随子宫增大而逐渐向外上方移位。女性患阑尾炎时有可能累及输卵管及卵巢，应仔细鉴别诊断。

第二节　女性生殖生理及内分泌调节

一、女性生殖生理特点

（一）卵巢功能的兴衰

卵巢的生理功能是产生卵子和女性激素（雌二醇和孕酮），两种功能与卵巢内连续、周而复始的卵泡发育成熟、排卵和黄体形成相伴随，成为卵巢功能期不可分割的整体活动。在女性一生中，卵巢的大小和功能根据促性腺激素的强度有所变化，其功能的兴衰还与卵巢本身所含卵子的数量及伴随排卵的卵泡消耗有关。女性一生卵巢功能的兴衰，按胎儿期、新生期、儿童期、成人期 4 个时期分述。

1. 胎儿期卵巢

人类胎儿期卵巢的发育分 4 个阶段，包括：①性腺未分化阶段；②性腺分化阶段；③卵原细胞有丝分裂及卵母细胞；④卵泡形成阶段。

（1）性腺未分化阶段

性腺未分化阶段大约在胚胎的第 5 周，中肾之上的体腔上皮及其下方的间充质增生，凸向腹腔形成生殖嵴。生殖嵴的上皮细胞向内增生伸入间充质（髓质），形成指状上皮索即原始生殖索，此为性腺内支持细胞的来源，此后原始生殖索消失。原始生殖细胞来自卵黄囊壁内，胚胎第 4 周仅有 1000 ~ 2000 个细胞，胚胎第 6 周移行到生殖嵴。

生殖细胞在移行过程增殖，至胚胎第 6 周原始生殖细胞有丝分裂至 10 000 个，至胚胎第 6 周末性腺含有生殖细胞和来自体腔上皮的支持细胞及生殖嵴的间充质；生殖细胞是精子和卵子的前体，此时性腺无性别差异，称为原始性腺。

（2）性腺分化阶段

胚胎第 6 ~ 8 周，性腺向睾丸或向卵巢分化取决于性染色体。Y 染色体上存在一个性别决定区（SRY），它使原始性腺分化为睾丸。当性染色体为 XX 时，体内无决定睾丸分化的基因，原始性腺在胚胎第 6 ~ 8 周向卵巢分化，生殖细胞快速有丝分裂为卵原细胞是卵巢分化的第一征象，至 16 ~ 20 周卵原细胞数量达到 600 万 ~ 700 万个。

（3）卵母细胞形成

胚胎 11 ~ 12 周，卵原细胞开始进入第一次减数分裂，此时卵原细胞转变为卵母细胞。至出生时，全部卵母细胞处减数分裂前期的最后阶段—双线期，并停留在此阶段；抑制减数分裂向前推进的因子可能来自颗粒细胞。卵母细胞减数分裂的第一次激活是在排卵时（完成第一次减数分裂），第二次是在精子穿入时（完成第二次减数分裂）。卵母细胞经历二次减数分裂，每次排出一个极体，最后形成成熟卵细胞。

（4）卵泡形成阶段

第 18 ~ 20 周卵巢髓质血管呈指状，逐渐伸展突入卵巢皮质。随着血管的侵入，皮质细胞团被分割成越来越小的片段。随血管进入的血管周围细胞（间充质或上皮来源为颗粒细胞前体）包绕卵母细胞形成始基卵泡；始基卵泡形成过程与卵母细胞减数分裂是同步的，出生时所有处在减数分裂双线期的卵母细胞均以始基卵泡的形式存在。但卵母细胞一旦被颗粒细胞前体包绕，卵泡即以固定速率进入自主发育和闭锁的轨道。

至出生时卵巢内生殖细胞总数下降至 100 万 ~ 200 万个，生殖细胞的丢失发生生殖细胞有丝分裂、减数分裂各个阶段以及最后卵泡形成阶段。染色体异常将促进生殖细胞的丢失，一条 X 染色体缺失者的生殖细胞移行及有丝分裂均正常，但卵原细胞不能进入减数分裂，致使卵原细胞迅速丢失，出生时卵巢内无卵泡，性腺呈条索状。

2. 新生儿期卵巢

出生时卵巢直径 1cm，重量约 250 ~ 350 mg 皮质内几乎所有的卵母细胞均包含在始基卵泡内；可以看到不同发育程度的卵泡，卵巢可呈囊性，这是因为出生后 1 年内垂体促性腺素中的卵泡刺激素持续升高对卵巢的刺激，出生 1 ~ 2 年促性腺激素水平下降至最低点。

3. 儿童期卵巢

儿童期的特点是血浆垂体促性腺激素水平低下，下丘脑功能活动处抑制状态，垂体对促性腺激素释放激素不反应。但是儿童期卵巢并不是静止的，卵泡仍以固定速率分期分批自主发育和闭锁，当然，由于缺乏促性腺素的支持，卵泡经常是发育到窦前期即闭锁；因此，此期卵泡不可能有充分的发育和功能表现。但卵泡闭锁使卵泡的残余细胞加入到卵巢的间质部分，并使儿童期卵巢增大。

4. 成年期（青春期—生殖期—围绝经期绝经后期）卵巢

至青春期启动时，生殖细胞下降到 30 万 ~ 50 万个。在以后 35 ~ 40 年的生殖期，将有 400 ~ 500 个卵泡被选中排卵，每一个卵泡排卵将有 1000 个卵泡伴随生长，随之闭锁丢失。至绝经期卵泡仅剩几百个，在绝经前的最后 10 ~ 15 年，卵泡丢失加速，这可能与该期促性腺素逐渐升高有关。

在女性生殖期，由卵泡成熟、排卵及黄体形成组成的周而复始活动是下丘脑、垂体、卵巢之间相互作用的结果；下丘脑神经激素、垂体促性腺素及卵泡和黄体产生的甾体激素，以及垂体和卵巢的自分泌 / 旁分泌共同参与排卵活动的调节。

（二）女性一生各阶段的生理特点

女性一生根据生理特点可按年龄划分为新生儿期、儿童期、青春期、性成熟期、围绝经期、绝经后期及老年期 6 个阶段。掌握女性各个生理阶段的特点，对各个生理时期的生殖健康保健十分重要。

1. 新生儿期

出生后 4 周内称新生儿期。女性胎儿在母体内受胎盘及母体性腺所产生的女性激素影响，出生时新生儿可见外阴较丰满，乳房隆起或有少许泌乳，出生后脱离胎盘循环，血中女性激素水平迅速下降，可出现少量阴道流血，这些生理变化短期内均自然消退。

2. 儿童期

从出生 4 周到 12 岁称儿童期。此期生殖器由于无性激素作用，呈幼稚型，阴道狭长，约占子宫全长的 2/3，子宫肌层薄。在儿童期后期（8 岁以后），下丘脑促性腺激素释放激素（GnRH）抑制状态解除，GnRH 开始分泌，垂体合成和分泌促性腺激素，卵巢受垂体促性腺激素作用开始发育并分泌雌激素。在雌激素作用下逐步出现第二性征发育和女性体态，卵巢内卵泡在儿童期由于自主发育和后期在促性腺激素的作用下耗损，至青春期生殖细胞下降至 30 万个。

3. 青春期

这是自第二性征开始发育至生殖器官逐渐发育成熟获得生殖能力（性成熟）的一段生长发育期。世界卫生组织（WHO）将青春期年龄定为 10 ~ 19 岁。这一时期的生理特点是：

（1）第二性征发育和女性体态

乳房发育是青春期的第一征象（平均 9.8 岁），以后阴毛腋毛生长（平均 10.5 岁至 13 ~ 14 岁），女孩第二性征发育基本达成年型。骨盆横径发育大于前后径，脂肪堆积于胸部、散部、肩部形成女性特有体态。

（2）生殖器官发育（第一性征）

由于促性腺激素作用，卵巢逐渐发育增大，卵泡开始发育和分泌雌激素，促使内、外生殖器开始发育。外生殖器从幼稚型变为成人型，大小阴唇变肥厚，色素沉着，阴阜隆起，阴毛长度和宽度逐渐增加，阴道黏膜变厚并出现皱襞，子宫增大，输卵管变粗。

（3）生长突增

在乳房发育开始 2 年以后（11 ~ 12 岁），女孩身高增长迅速，每年约增高 5 ~ 7cm，最快可达 11cm，这一现象称生长突增，与卵巢在促性腺激素作用下分泌雌激素，以及与生长激素、胰岛素样生长因子的协同作用有关。直至月经来潮后，生长速度减缓，与此时卵巢分泌的雌激素量增多，具有促进骨骺愈合的作用有关。

（4）月经来潮

女孩第一次月经来潮称月经初潮，为青春期的一个里程碑，标志着卵巢产生的雌激素已足以使子宫内膜增殖，在雌激素达到一定水平而有明显波动时，引起子宫内膜脱落即出现月经。月经初潮为卵巢具有产生足够雌激素能力的表现，但由于此时中枢对雌激素的正反馈机制尚未成熟，因而卵泡即使能发育成熟也不能排卵。因此，初潮后一段时期内因排卵机制未臻成熟，月经一般无一定规律，甚至可能反复发生无排卵性功能失调性子宫出血。

（5）生殖能力

规律的周期性排卵是女性性成熟并获得生殖能力的标志。多数女孩在初潮后需 2 ~ 4 年建立规律性周期性排卵，此时女孩虽已初步具有生殖能力，但整个生殖系统的功能尚未完善。

4. 性成熟期

性成熟期一般在 18 岁左右开始，历时 30 年，每个生殖周期生殖器官各部及乳房在卵巢分泌的性激素周期性作用下发生利于生殖的周期性变化。

5. 围绝经期

卵巢功能开始衰退一般始于 40 岁以后，该期以无排卵月经失调为主要症状，可伴有阵发性潮热、出汗等，历时短至 1 ~ 2 年，长至 10 余年；若长时间无排卵，子宫内膜长期暴露于雌激素作用，而无孕激素保护，此时期妇女为子宫内膜癌的高发人群。至卵巢功能完全衰竭时，则月经永久性停止，称绝经。中国妇女的平均绝经年龄为 50 岁左右。

绝经后卵巢内卵泡发育及雌二醇的分泌停止，此期因体内雌激素的急剧下降，血管舒缩症状加重，并可出现神经精神症状，表现为潮热出汗、情绪不稳定、不安、抑郁或烦躁、失眠等。

6. 绝经后期及老年期

绝经后期是指绝经一年后的生命时期。绝经后期的早期虽然卵巢内卵泡耗竭，卵巢分泌雌激素的功能停止，但卵巢间质尚有分泌雄激素功能，此期经雄激素外周转化的雌酮成为循环中的主要雌激素。肥胖者雌酮转化率高于消瘦者。由于绝经后体内雌激素明显下降，特别是循环中雌二醇降低，易出现低雌激素相关症状及疾病，如心血管疾病、骨矿含量丢失等。但由于雌酮升高，以及其对子宫内膜的持续刺激作用，该期仍可能发生子宫内膜癌。妇女 60 岁以后机体逐渐老化，进入老年期。卵巢间质的内分泌功能逐渐衰退，生殖器官渐渐萎缩，此时骨质疏松症甚至骨折发生率增加。

二、女性生殖内分泌调节

脑部存在两个调节生殖功能的部位，即下丘脑和垂体。多年来的科学研究已揭示了下丘脑 - 垂体 - 卵巢激素的相互作用与女性排卵周期性的动态关系；这种动态关系涉及下丘脑 - 垂体生殖激素对卵巢功能的调节，以及卵巢激素对下丘脑 - 垂体分泌生殖激素的反馈调节，此为下丘脑 - 垂体 - 卵巢（hypothalamus-pituitary-ovary，H-P-O）的内分泌调节轴。近年，研究还发现垂体和卵巢的自分泌 / 旁分泌在卵巢功能的调节中起重要作用。

女性生殖周期中卵巢激素的周期性变化对生殖器官的作用，使生殖器官出现有利于生殖的周期性变化。在灵长类，雌性生殖周期若未受孕，则最明显的特征是周期性的子宫内膜脱落所引起的子宫周期性出血，称月经。因而，灵长类雌性生殖周期也称月经周期。

中枢生殖调节激素包括下丘脑和腺垂体分泌的与生殖调节有关的激素。

（一）下丘脑促性腺激素释放激素

1. 化学结构

下丘脑促性腺激素释放激素（GnRH）是控制垂体促性腺激素分泌的神经激素，其化学结构由 10 个氨基酸（焦谷氨酸、组氨酸、色氨酸、丝氨酸、酪氨酸、甘氨酸、亮氨酸、精氨酸、脯氨酸及甘氨酸）组成。

2. 产生部位及运输

GnRH 主要是由下丘脑弓状核的 GnRH 神经细胞合成和分泌。GnRH 神经元分泌的 GnRH 经垂体门脉血管输送到腺垂体。

3.GnRH 的分泌特点及生理作用

下丘脑 GnRH 的生理分泌称持续的脉冲式节律分泌，其生理作用为调节垂体 FSH（促卵泡生成素）和 LH（促黄体生成素）的合成和分泌。

4.GnRH 分泌调控

GnRH 的分泌受来自血流的激素信号的调节，如垂体促性腺激素和性激素的反馈调节，包括促进作用的正反馈和抑制作用的负反馈。控制下丘脑GnRH分泌的反馈有长反馈、短反馈和超短反馈。长反馈是指性腺分泌到循环中的性激素的反馈作用；短反馈是指垂体激素的分泌对下丘脑 GnRH 分泌的负反馈；超短反馈是指 GnRH 对其本身合成的抑制。另外，来自中枢神经系统更高中枢的信号还可以通过多巴胺、去甲肾上腺素、儿茶酚胺、内啡肽及五羟色胺和褪黑素等一系列神经递质调节 GnRH 的分泌。

（二）垂体生殖激素

腺垂体分泌的直接与生殖调节有关的激素有促性腺激素和泌乳素。

1. 促性腺激素

促性腺激素包括 FSH 和 LH，它们是由腺垂体促性腺激素细胞分泌的。FSH 和 LH 均为由 α 和 β 两个亚基组成的糖蛋白激素，LH 的相对分子量约为 28 000，FSH 的相对分子量约为 FSH、LH、HCG（人绒毛膜促性腺激素）和 TSH（促甲状腺激素），4 种激素的 α 亚基完全相同、β 亚基不同。α 亚基和 β 亚基均为激素活性所必需的，单独的 α 亚基或 β 亚基不具有生物学活性，只有两者结合形成完整的分子结构才具有活性。

2. 泌乳素

泌乳素主要由垂体前叶催乳素细胞合成分泌，泌乳素细胞占垂体细胞总数的 1/3 ~ 1/2。另外，子宫内膜的蜕膜细胞或蜕膜样间质细胞也可分泌少量的催乳素。催乳素能影响下丘脑 - 垂体 - 卵巢轴，正常水平的催乳素对卵泡的发育非常重要。过高的催乳素水平会抑制 GnRH、LH 和 FSH 的分泌，抑制卵泡的发育和排卵，导致排卵障碍。因此，高催乳素血症患者会出现月经稀发和闭经。

垂体催乳素的分泌主要受下丘脑分泌的激素或因子调控。多巴胺是下丘脑分泌的最主要的催乳素抑制因子，它与催乳素细胞上的 D2 受体结合后发挥作用。多巴胺能抑制催乳素 mRNA 的表达、催乳素的合成及分泌，它是目前已知的最强的催乳素抑制因子。一旦下丘脑多巴胺分泌减少或下丘脑 - 垂体间多巴胺转运途径受阻，就会出现高催乳素血症。

下丘脑分泌的催乳素释放因子包括促甲状腺素释放激素（TRH）、血管加压素、催产素等。TRH 能刺激催乳素 mRNA 的表达，促进催乳素的合成与分泌。原发性甲状腺功能减退者发生的高催乳素血症就与患者体内的 TRH 升高有关。血管加压素和催产素对催乳素分泌的影响很小，可能不具有临床意义。

许多生理活动都可影响体内的催乳素水平。睡眠后催乳素分泌显著增加，直到睡眠结束。醒后分泌减少。一般说来，人体内催乳素水平在早晨 5:00—7:00 最高，9：:00-11:00 最低，下午较上午高。精神状态也影响催乳素的分泌，激动或紧张时催乳素分泌显著增加。另外，高蛋白饮食、性交和哺乳等也可使催乳素分泌增加。

（三）卵巢生理周期及调节

下面将阐述卵巢内卵泡发育、排卵及黄体形成至退化的生理周期中变化及调节，以及垂体促性腺激素与卵巢激素相互作用关系；卵巢内激素关系与形态学和自分泌 / 旁分泌活动的关系使卵巢活动周而复始。

l. 卵泡的发育

近年来，随着生殖医学的发展，人们对卵泡发育的过程有了进一步的了解。目前认为卵泡的发育成熟过程跨越的时间很长，仅从有膜的窦前卵泡发育至成熟卵泡就需要 85 天。

始基卵泡直径约 30 μm，由一个卵母细胞和一层扁平颗粒细胞组成。新生儿两侧卵巢内共有 100 万 ~ 200 万个始基卵泡，青春期启动时有 20 万 ~ 40 万个始基卵泡。性成熟期每月有一个卵泡发育成熟，女性一生中共有 400 ~ 500 个始基卵泡最终发育成成熟卵泡。

初级卵泡是由始基卵泡发育而来的，直径大于 60μm，此期的卵母细胞增大，颗粒细胞也由扁平变为立方形，但仍为单层。初级卵泡的卵母细胞和颗粒细胞之间出现了一层含糖蛋白膜，称为透明带。透明带是由卵母细胞和颗粒细胞共同分泌形成的。

初级卵泡进一步发育，形成次级卵泡。次级卵泡由卵母细胞和多层颗粒细胞组成。

初级卵泡和次级卵泡均属窦前卵泡。随着次级卵泡的进一步发育，卵泡周围的间质细胞生长分化成卵泡膜，卵泡膜分为内泡膜层和外泡膜层两层。可以把有膜卵泡的生长分成 8 个等级，具体如下：

次级卵泡在第一个月经周期的黄体期进入第 1 级，1 级卵泡仍为窦前卵泡。约 25 天后在第 2 个月经周期的卵泡期发育成 2 级卵泡，此时颗粒细胞间积聚的卵泡液增加融合成卵泡腔，因此，这种卵泡被称为窦腔卵泡，从此以后的卵泡均为窦腔卵泡。卵泡液中含有丰富的类固醇激素、促性腺激素和生长因子，它们对卵泡的发育具有极其重要的意义。20 天后在黄体期末转入第 3 级，14 天后转入第 4 级，4 级卵泡直径约 2mm。10 天后，在第 3 个月经周期的黄体晚期转入第 5 级。5 级卵泡为卵泡募集的对象，被募集的卵泡从此进入第 6、7、8 级，每级之间间隔 5 天。

（1）初始募集

静止的始基卵泡进入到卵泡生长轨道的过程称为初始募集，初始募集的具体机制尚不清楚。目前认为静止的始基卵泡在卵巢内同时受到抑制因素和刺激因素的影响，当刺激因素占上风时就会发生初始募集。FSH 水平升高可导致初始募集增加，这说明 FSH 能刺激初始募集的发生。但是始基卵泡上没有 FSH 受体，因此 FSH 对初始募集的影响可能仅仅是一种间接影响。

一些局部生长因子在初始募集的启动中可能起关键作用，如生长分化因子 -9（GDF-9）和 kit 配体等。GDF-9 是转化生长因子 / 激活素家族中的一员，它由卵母细胞分泌，对大鼠的初始募集至关重要。GDF-9 发生基因突变时，大鼠的始基卵泡很难发展到初级卵泡。kit 配体是由颗粒细胞分泌的，它与卵母细胞和颗粒细胞上的 kit 受体结合。kit 配体是初始募集发生的关键因子之一。

（2）营养生长阶段

从次级卵泡到 4 级卵泡的生长过程很缓慢，次级卵泡及其以后各期卵泡的颗粒细胞上均有 FSH、雌激素和雄激素受体。泡膜层也是在次级卵泡期形成，泡膜细胞上有 LH 受体。由于卵泡上存在促性腺激素受体，所以促性腺激素对该阶段的卵泡生长也有促进作用。

不过促性腺激素对该阶段卵泡生长的影响较小。即使没有促性腺激素的影响，卵泡也可以发展成早期窦腔卵泡。与促性腺激素水平正常时的情况相比，缺乏促性腺激素时卵泡生长得更慢，生长卵泡数更少。

由于该阶段卵泡的生长对促性腺激素的依赖性很小，可能更依赖卵巢的局部调节，如胰岛素样生长因子和转化生长因子 -β 等。

（3）周期募集

在黄体晚期，生长卵泡发育成直径 2 ~ 5mm 的 5 级卵泡。绝大部分 5 级卵泡将发生闭锁，只有少部分 5 级卵泡在促性腺激素（主要是 FSH）的作用下，可以继续生长发育并进入到下个月经周期的卵泡期。这种少部分 5 级卵泡被募集到继续生长的轨道的过程，就称为周期募集。

4 级卵泡以后的各级卵泡的生长对促性腺激素的依赖很大，如果促性腺激素水平比较低，这些卵泡将发生闭锁。另外，雌激素也能促进这些卵泡的生长，因此雌激素有抗卵泡闭锁的作用。在青春期前也有卵泡生长，但是由于促性腺激素水平低，这些生长卵泡在周期募集发生前都闭锁了。在青春期启动后下丘脑 - 垂体 - 卵巢轴被激活，促性腺激素分泌增加，周期募集才开始成为可能。

在黄体晚期，黄体功能减退，雌孕激素水平下降，促性腺激素水平轻度升高。在升高的促性腺激素的作用下，一部分 5 级卵泡被募集，从而可以继续生长。由此可见，周期募集的关键因素是促性腺激素。

（4）促性腺激素依赖生长阶段

周期募集后的卵泡的生长依赖促性腺激素，5 级以后卵泡的生长都需要一个最低水平的 FSH，即“阈值”。只有 FSH 水平达到或超过阈值时，卵泡才能继续生长，否则卵泡将闭锁。因此 5 级及其以后的卵泡生长阶段被称为促性腺激素依赖生长阶段。雌激素对该阶段卵泡的生长也有促进作用，雌激素可使卵泡生长所需的 FSH 阈值水平降低。

（5）优势卵泡的选择

周期募集的卵泡有多个，但是最终只有一个卵泡发育为成熟卵泡并发生排卵。这个将来能排卵的卵泡被称为优势卵泡，选择优势卵泡的过程称为优势卵泡的选择。

优势卵泡的选择发生在卵泡早期（月经周期的第 5 ~ 7d）。优势卵泡的选择与雌激素的负反馈调节有关，优势卵泡分泌雌激素的能力强，其卵泡液中的雌激素水平高。一方面，雌激素能在卵泡局部协同 FSH，促进颗粒细胞的生长，提高卵泡对 FSH 的敏感性。另一方面，雌激素对垂体 FSH 的分泌具有负反馈抑制作用，使循环中的 FSH 水平下降。卵泡中期，随着卵泡的发育和雌激素分泌的增加，FSH 分泌减少。优势卵泡分泌雌激素能力强，对 FSH 敏感，因此其生长对 FSH 的依赖较小，可继续发育。分泌雌激素能力低的卵泡，其卵泡液中的雌激素水平低，对 FSH 不敏感，生长依赖于高水平的 FSH，FSH 水平下降时它们将闭锁。

（6）排卵

成熟卵泡也被称为 Graffian 卵泡，直径可达 20mm 以上。成熟卵泡破裂，卵母细胞排出，这个过程称为排卵。排卵发生在卵泡晚期，此时雌二醇水平迅速上升并达到峰值，该峰值水平可达 350 pgmL 以上。高水平的雌二醇对下丘脑 – 垂体产生正反馈，诱发垂体 LH 峰性分泌，形成 LH 峰。LH 峰诱发排卵，在 LH 峰出现 36 h 发生排卵。

排卵需要黄体酮和前列腺素。排卵前的 LH 峰诱导颗粒细胞产生孕激素受体，孕激素受体缺陷者存在排卵障碍，这说明孕激素参与排卵的调节。排卵前的 LH 峰激活环氧合酶（cyclooxygenase–2，COX–2）的基因表达，COX–2 合成增加，前列腺素生成增多。前列腺素缺乏会导致排卵障碍，这说明前列腺素也参与排卵的调节。

LH 峰激活卵丘细胞和颗粒细胞内的透明质酸酶的基因表达，透明质酸酶的增加使卵丘膨大，目前认为卵泡膨大是排卵的必要条件之一。LH 峰还激活溶酶体酶，在溶酶体酶的作用下排卵斑形成。孕激素的作用是激活排卵相关基因的转录，前列腺素参与排卵斑的形成过程。排卵斑破裂是蛋白水解酶作用的结果，这些酶包括纤溶酶原激活物和基质金属蛋白酶等。

（7）卵泡闭锁

每一个周期中都有许多卵泡生长发育。但是，最终每个月只有一个卵泡发育为成熟卵泡并排卵，其余的绝大多数（99.9%）卵泡都闭锁了。在卵泡发育的各个时期都可能发生卵泡闭锁。卵泡闭锁属于凋亡范畴，一些生长因子和促性腺激素参与其中。

2. 卵母细胞的变化

在卵泡发育的过程中，卵母细胞也发生了重大变化。随着卵泡的增大，卵母细胞的体积也不断增大。始基卵泡的卵母细胞为处于减数分裂前期Ⅰ的初级卵母细胞，LH峰出现后进入到减数分裂中期Ⅰ，排卵前迅速完成第一次减数分裂，形成2个子细胞：次级卵母细胞和第一极体。次级卵母细胞很快进入到减数分裂中期Ⅱ，且停止于该期，直到受精后才会完成第二次减数分裂。

3. 卵泡发育的调节

FSH是促进卵泡发育的主要因子之一，窦前期卵泡和窦腔卵泡的颗粒细胞膜上均有FSH受体，FSH本身能上调FSH受体的基因表达。FSH能刺激颗粒细胞的增殖，激活颗粒细胞内的芳香化酶。另外FSH还能上调颗粒细胞上LH受体的基因表达。LH受体分布于卵泡膜细胞和窦期卵泡的颗粒细胞上，它对卵泡的生长发育也很重要。LH的主要作用是促进卵泡膜细胞合成雄激素，后者是合成雌激素的前体。

雌激素参与卵泡生长发育各个环节的调节，颗粒细胞和卵泡膜细胞均为雌激素的靶细胞。雌激素能刺激颗粒细胞的有丝分裂，促进卵泡膜细胞上FSH受体和LH受体的基因表达。雌激素在窦腔形成和优势卵泡选择的机制中居重要地位。雄激素在卵泡发育中的作用目前尚不清楚，但临床上有证据提示，雄激素过多可导致卵泡闭锁。

（四）卵巢的自分泌/内分泌

卵泡内还有许多蛋白因子，如抑制素、激活素、胰岛素样生长因子等，它们也参与卵泡发育的调节，但是具体作用还有待进一步研究。

1. 抑制素、激活素和卵泡抑素

其属同一家族的肽类物质，由颗粒细胞在FSH作用下产生的。抑制素是抑制垂体FSH分泌的重要因子。激活素的作用是刺激FSH释放，在卵巢局部起增强FSH的作用。卵泡抑制素具有抑制FSH活性的作用。此作用可能通过与激活素的结合产生。

在整个卵泡期抑制素A水平都很低，随着LH的出现，抑制素A的水平也开始升高，黄体期达到峰值，其水平与孕酮水平平行。黄体晚期抑制素水平很低，此时FSH水平升高，5级卵泡募集。卵泡早期，FSH水平升高，激活素和抑制素B水平也升高。卵泡中期抑制素B达到峰值，此时由于卵泡的发育和抑制素B水平的升高，FSH水平下降，因此发生了优势卵泡的选择。优势卵泡主要分泌抑制素A。排卵后，黄体形成，黄体主要分泌激活素A和抑制素A。因此卵泡晚期和黄体期抑制素B水平较低。绝经后，卵泡完全耗竭，抑制素分泌也停止。除卵巢外，体内其他一些组织器官也分泌激活素，因此绝经后妇女体内的激活素水平没有明显的变化。由于抑制素B主要由早期卵泡分泌，因此，它可以作为评估卵巢储备功能的指标。同样的道理，抑制素A可以作为评估优势卵泡发育情况的指标。

2. 胰岛素样生长因子（IGF）

胰岛素样生长因子为低分子量的单链肽类物质，其结构和功能与胰岛素相似，故名。IGF 有两种：IGF-Ⅰ和 IGF-Ⅱ。循环中的 IGF-Ⅰ由肝脏合成（生长激素依赖），通过循环到达全身各组织发挥生物效应。体内多数组织能合成 IGF-1，其产生受到生长激素或器官特异激素的调节。卵巢产生的 IGF 量仅次于子宫和肝脏。在卵巢，IGF 产生于卵泡颗粒细胞和卵泡膜细胞，促性腺素对其产生具有促进作用。

IGF 对卵巢的作用已经阐明，IGF 受体在人卵巢的颗粒细胞和卵泡膜细胞均有表达。已证明 IGF－Ⅰ具有促进促性腺素对卵泡膜和颗粒细胞的作用，包括颗粒细胞增殖、芳香化酶活性、LH 受体合成及抑制素的分泌。IGF－Ⅱ对颗粒细胞有丝分裂也有刺激作用。在人类卵泡细胞，IGF－Ⅰ协同 FSH 刺激蛋白合成和类固醇激素合成。在颗粒细胞上出现 LH 受体时，IGF－Ⅰ能提高 LH 的促孕酮合成作用及刺激颗粒细胞黄体细胞的增殖。IGF －Ⅰ与 FSH 协同促进排卵前卵泡的芳香化酶活性。因此，IGF－Ⅰ对卵巢雌二醇和孕酮的合成均具有促进作用。另外，IGF－Ⅰ的促卵母细胞成熟和促受精卵卵裂的作用在动物实验中得到证实。离体实验表明，IG F-Ⅰ对人未成熟卵具有促成熟作用。

有 6 种 IGF 结合蛋白（IGFBPs），即 IGFBP-1 到 IGFBP-6，其作用是与 IGF 结合，调节 IGF 的作用。游离状态的 IGFs 具有生物活性，与 IGFBP 结合的 IGFs 无生物活性。另外，IGFBPs 对细胞还具有与生长因子无关的直接作用。卵巢局部产生的 IGFBP 的基本功能是通过在局部与 IGFs 结合，从而降低 IGFs 的活性。

IGF 的局部活性还可受到蛋白水解酶的调节，蛋白水解酶可调节 IGFBP 的活性。雌激素占优势的卵泡液中 IGFBP-4 浓度非常低；相反，雄激素占优势的卵泡液中有高浓度的 IGFBP-4；蛋白水解酶可降低 IGFBP 的活性及提高 IGF 的活性，这是保证优势卵泡正常发育的另一机制。

3. 抗米勒激素

抗米勒激素由颗粒细胞产生，具有抑制卵母细胞减数分裂和直接抑制颗粒细胞和黄体细胞增殖的作用，并可抑制 EGF 刺激的细胞增殖。

4. 卵母细胞成熟抑制因子

卵母细胞成熟抑制因子由颗粒细胞产生具有抑制卵母细胞减数分裂的作用，卵丘的完整性是其活性的保证，LH 排卵峰能克服或解除其抑制作用。

5. 内皮素 -I

内皮素 -1 是肽类物质，产生于血管内皮细胞，以前称之为黄素化抑制因子，具有抑制 LH 促进的孕酮分泌。

（五）黄体

排卵后卵泡壁塌陷，卵泡膜内的血管和结缔组织伸入到颗粒细胞层。在LH的作用下，颗粒细胞继续增大，空泡化，积聚黄色脂质，形成黄色的实体结构，称为黄体。颗粒细胞周围的卵泡膜细胞也演化成卵泡膜黄体细胞，成为黄体的一部分。如不受孕，黄体仅维持14天，以后逐渐被结缔组织取代，形成白体。受孕后黄体可维持6个月，以后也将退化成白体。

LH是黄体形成的关键因素，研究表明，它对黄体维持也有重要的意义。在黄体期，黄体细胞膜上的LH受体数先进行性增加，以后再减少。但是即使在黄体晚期，黄体细胞上也含有大量的LH受体。缺少LH时，黄体酮分泌会明显减少。

在非孕期，黄体的寿命通常只有14天左右。非孕期黄体退化的机制目前尚不清楚，用LH及其受体的变化无法解释。有学者认为，可能与一些调节细胞凋亡的基因有关。

下丘脑－垂体－卵巢轴激素的相互关系：下丘脑－垂体－卵巢轴是一个完整而协调的神经内分泌系统。下丘脑通过分泌GnRH控制垂体LH和FSH的释放，从而控制性腺发育和性激素的分泌，卵巢在促性腺激素作用下，发生周期性排卵并伴有卵巢性激素分泌的周期性变化；而卵巢性激素对中枢生殖调节激素的合成和分泌又具有反馈调节作用，从而使循环中LH和FSH呈密切相关的周期性变化。

性激素反馈作用于中枢使下丘脑GnRH和垂体促性腺激素合成或分泌增加时，称正反馈；反之，使下丘脑GnRH和垂体促性腺激素合成或分泌减少时，称负反馈。

循环中当雌激素低于200pg/mL时对垂体FSH的分泌起抑制作用（负反馈），因此，在卵泡期，随卵泡发育，由于卵巢分泌雌激素的增加，垂体释放FSH受到抑制，使循环中FSH下降。当卵泡接近成熟，卵泡分泌雌激素使循环中雌激素达到高峰，当循环中雌激素浓度达到或高于200pg/mL时，即刺激下丘脑GnRH和垂体LH、FSH大量释放（正反馈），形成循环中的LH、FSH排卵峰。然后成熟卵泡在LH、FSH排卵峰的作用下排卵，继后黄体形成，卵巢不仅分泌雌激素，还分泌孕酮。黄体期无论是垂体LH和FSH的释放还是合成均受到抑制作用，循环中LH、FSH下降，卵泡发育受限制；黄体萎缩时，循环中雌激素和孕激素水平下降。可见下丘脑－垂体－卵巢轴分泌的激素的相互作用是女性生殖周期运转的机制，卵巢是调节女性生殖周期的重要环节。若未受孕，卵巢黄体萎缩，致使子宫内膜失去雌、孕激素的支持而萎缩、坏死，引起子宫内膜脱落和出血。因此，月经来潮是一个生殖周期生殖的失败及一个新的生殖周期开始的标志。

三、子宫内膜及其他生殖器官的周期性变化

卵巢周期中，卵巢分泌的雌、孕激素作用于子宫内膜及生殖器官，使其发生支持生殖的周期性变化。

（一）子宫内膜周期性变化及月经

1. 子宫内膜的组织学变化

子宫内膜在解剖结构上分为基底层和功能层。基底层靠近子宫肌层，对月经周期中激素变化没有反应；功能层是由基底层再生的增殖带，在月经周期受卵巢雌、孕激素的序贯作用发生周期性变化，若未受孕则功能层在每一周期最后脱落伴子宫出血，临床上表现为月经来潮。以月经周期为 28 天为例来描述子宫内膜的组织学形态变化：

（1）增殖期

子宫内膜受雌激素影响，内膜的各种成分包括表面上皮、腺体和腺上皮、间质及血管均处在一个增殖生长过程，称为增殖期。与卵巢的卵泡期相对应，子宫内膜的增殖期一般持续 2 周，生理情况下可有 10 ~ 20d 波动。子宫内膜厚度自 0.5mm 增加到 3.5 ~ 5.0mm，以腺体增殖反应最为明显。根据增殖程度一般将其分为早、中和晚期增殖 3 个段。增殖期早期（28d 周期的第 4 ~ 7d），腺体狭窄呈管状，内衬低柱状上皮，间质细胞梭形，排列疏松，胞浆少，螺旋小动脉位于内膜深层；增殖期中期（28 天周期的第 8 ~ 10 天），腺体迅速变长而扭曲，腺上皮被挤压呈高柱状，螺旋小动脉逐渐发育，管壁变厚；增殖晚期（28 天周期的第 11 ~ 14 天），相当于卵泡期雌激素分泌高峰期，子宫内膜雌激素浓度也达高峰，子宫内膜腺体更加弯曲，腺上皮细胞拥挤，致使细胞核不在同一平面而形成假复层，此时腺体向周围扩张，可与邻近腺体紧靠，朝内膜腔的子宫内膜表面形成一层连续的上皮层，含致密的细胞成分的内膜基质此时因水肿变疏松。内膜功能层上半部，间质细胞胞浆中含极丰富的 RNA，而下半部的间质细胞仅含少量 RNA，此两部分以后分别成为致密层和海绵层，螺旋小动脉在此期末到达子宫内膜表面的上皮层之下，并在此形成疏松的毛细管网。雌激素作用的子宫内膜生长的另一重要特征是纤毛和微绒毛细胞增加；纤毛发生在周期的第 7 ~ 8 天，随着子宫内膜对雌激素反应性增加，围绕腺体开口的纤毛细胞增加，对内膜分泌期的分泌活动十分重要；细胞表面绒毛的生成也是雌激素作用的结果，绒毛是细胞质的延伸，起到增加细胞表面营养物质交换的作用。增殖期是以有丝分裂活动为特征，细胞核 DNA 增加，胞浆 RNA 合成增加，在子宫的上 2/3 段的子宫内膜功能层即胚泡常见的着床部位最为明显。

（2）分泌期

排卵后，子宫内膜除受雌激素影响外，主要受黄体分泌的孕酮的作用；子宫内膜尽管仍受到雌激素的作用，但由于孕酮的抗雌激素作用，使子宫内膜的总高度限制在排卵前范围（5 ~ 6mm）。上皮的增殖在排卵后 3d 停止，内膜内其他各种成分在限定的空间内继续生长，导致腺体进行性弯曲及螺旋动脉高度螺旋化。另外，孕酮作用的另一重要特征是使子宫内膜的腺体细胞出现分泌活动，故称为分泌期。根据腺体分泌活动的不同阶段，将分泌期分为早、中和晚期 3 个阶段。分泌期早期（28 天周期的第 16 ~ 19d），50% 以上的腺上皮细胞核下的细胞质内出现含糖原的空泡，称核下空泡，为分泌早期的组织学特征；分泌期中期（28d 周期的 20 ～ 23d），糖原空泡自细胞核下逐渐向腺腔移动，突破腺细胞顶端胞膜，排到腺腔，称顶浆分泌，为分泌中期的组织学特征，此过程历经 7d。内膜分泌活动在中期促性腺素峰后 7 天达高峰，与胚泡种植时间同步。周期的第 21 ～ 22 天为胚泡种植的时间，此时，另一突出的特征是子宫内膜基质高度水肿，此变化是由于雌、孕激素作用于子宫内膜产生前列腺素使毛细血管通透性增加所致。分泌晚期（28d 周期的第 24 ～ 28d），腺体排空，见弯曲扩张的腺体，间质稀少，基质水肿使子宫内膜呈海绵状；此时表层上皮细胞下的间质分化为肥大的前脱膜细胞，其下方的间质细胞分化为富含松弛素颗粒的颗粒间质细胞；排卵后第 7 ～ 13d（月经周期的第 21 ～ 27d）子宫内膜分泌腺扩张及扭曲最明显；至排卵后第 13 天，子宫内膜分为三带：不到 1/4 的组织是无变化的基底层，子宫内膜中部（约占子宫内膜的 50%）为海绵层，含高度水肿的间质和高度螺旋化动脉以及分泌耗竭扩张的腺体。在海绵层之上的表层（约占 25% 高度）是致密层，由水肿肥大的呈多面体的间质细胞呈砖砌样致密排列。

（3）月经期

月经期即为子宫内膜功能层崩解脱落期。在未受孕情况下，黄体萎缩，雌孕激素水平下降，子宫内膜失去激素支持后最明显的变化是子宫内膜组织的萎陷和螺旋动脉血管明显的舒缩反应。在恒河猴月经期观察到性激素撤退时子宫内膜的血管活动顺序是：随着子宫内膜的萎陷，螺旋动脉血流及静脉引流减少，继而血管扩张，以后是螺旋动脉呈节律性的收缩和舒张，血管痉挛性收缩持续时间一次比一次长，且一次比一次强，最后导致子宫内膜缺血发白。

组织分解脱落机制如下：

①血管收缩因子：上述这些变化开始于月经前 24h，导致内膜缺血和瘀血，接着血管渗透性增加，白细胞由毛细血管渗透到基质，血管的舒张变化使红细胞渗出至组织间隙，血管表面凝血块形成。此时，分泌期子宫内膜上因组织坏死释放的前列腺素 $PGF_{2\alpha}$ 及 PGF_{E2} 水平达到最高；来自腺体细胞的前列腺素 $PGF_{2\alpha}$ 及脱膜间质细胞的内皮素－Ⅰ是强效血管收缩因子，血小板凝集产生的血栓素 A（TXA_2）也具有血管收缩作用，从而使经期发生血管及子宫肌层的节律性收缩，而且全内膜血管收缩在整个经期呈进行性加强，使内膜功能层迅速缺血坏死崩解。

②溶酶体酶释放：在内膜分泌期的前半阶段，一些强效的组织溶解酶均限制在溶酶体内，这是因为孕酮具有稳定溶酶体膜的作用。伴随雌、孕激素水平的下降，溶酶体膜不能维持，酶释放到内皮细胞的细胞质，最后到细胞间隙，这些活性酶将消化细胞导致前列腺素的释放，红细胞外渗，促进组织坏死和血栓形成。

③基质金属蛋白酶家族：具有降解细胞外基质及基底膜的各种成分，包括胶原蛋白、明胶等。当孕酮从子宫内膜细胞撤退时引起基质金属蛋白酶的分泌，从而导致细胞膜的崩解及细胞外基质的溶解。

④细胞凋亡：有相当证据表明细胞因子中，肿瘤坏死因子（TNF）是引起细胞凋亡的

信号。月经期子宫内膜细胞上 TNF-a 的分泌达到高峰，可抑制子宫内膜的增殖引起细胞凋亡，引起黏连蛋白的丢失，而黏连蛋白的丢失引起细胞间联系的中断。

2. 月经临床表现

正常月经具有周期性，间隔为 24 ~ 35 日，平均 28d；每次月经持续时间称经期，为 2 ~ 6d；出血的第 1 日为月经周期的开始。经量为一次月经的总失血量，月经开始的头 12h 一般出血量少，第 2 ~ 3 日出血量最多，第 3 日后出血量迅速减少。正常月经量为 30 ~ 50 mL，超过 80 mL为月经过多。尽管正常月经的周期间隔、经期及经量均因人而异，但对有规律排卵的妇女（个体）而言，其月经类型相对稳定。月经类型包括周期间隔、经期持续日数及经量变化特点等的任何偏转，均可能是异常子宫出血，而非正常月经。经期一般无特殊症状，但由于前列腺素的作用，有些妇女下腹部有下坠不适或子宫收缩痛，并可出现腹泻等胃肠功能紊乱症状。少数患者可有头痛及轻度神经系统不稳定症状。

（二）其他部位生殖器官的周期性变化

1. 输卵管的周期变化

输卵管在生殖中的作用是促进配子运输、提供受精场所和运输早期胚胎。输卵管可分为 4 部分：伞部、壶腹部、峡部和间质部。每一部分都有肌层和黏膜层，黏膜层由上皮细胞组成，包括纤毛细胞和分泌细胞。

伞部的主要功能是拾卵，这与该部位的纤毛细胞的纤毛向子宫腔方向摆动有关。壶腹部是受精的场所，该部位的纤毛细胞的纤毛也向子宫腔方向摆动。峡部的肌层较厚，黏膜层较薄。间质部位于子宫肌壁内，由较厚的肌层包围。

拾卵是通过输卵管肌肉收缩和纤毛摆动实现的，卵子和胚胎的运输主要靠输卵管肌肉收缩实现，纤毛运动障碍可造成输卵管性不孕。肌肉收缩和纤毛活动受卵巢类固醇激素的调节。雌激素促进纤毛的生成，孕激素使上皮细胞萎缩、纤毛脱落。

输卵管液是配子和早期胚胎运输的介质，输卵管液中的成分随月经周期发生周期性变化。

2. 子宫颈黏液的周期变化

子宫颈黏液（CS）主要由子宫颈内膜腺体的分泌物组成，此外还包括少量来自子宫内膜和输卵管的液体以及子宫腔和子宫颈的碎屑和白细胞。子宫颈黏液的分泌受性激素的调节，随月经周期发生规律性变化。

（1）子宫颈黏液的成分

子宫颈黏液由水、无机盐、低分子有机物和大分子的有机物组成。水是子宫颈黏液中最主要的成分，约占总量的 85% ~ 95%。无机盐占总量的 1%，其主要成分为氯化钠。低分子有机化合物包括游离的单糖和氨基酸，大分子的有机化合物包括蛋白质和多糖。

（2）羊齿植物叶状结晶

羊齿植物叶状结晶（简称羊齿状结晶）是由蛋白质或多糖与电解质结合而成的。羊齿状结晶并不是子宫颈黏液所特有的，它可以出现在含有电解质、蛋白质或胶态溶液中，如鼻黏液、唾液、羊水、脑脊液等。一般在月经周期的第 8 ~ 10 天开始出现羊齿状结晶，排卵前期达到高峰。排卵后，在孕激素的作用下羊齿状结晶消失。

（3）子宫颈分泌的黏液量

子宫颈腺体的分泌量随月经周期发生变化。卵泡早中期子宫颈每日可分泌黏液 20 ~ 60mg，排卵前分泌量可增加 10 倍，每日高达 700mg。在子宫颈黏液分泌量发生变化的同时，子宫颈黏液的性质也发生了变化。此时的子宫颈黏液拉丝度好，黏性低，有利于精子的穿透。排卵后子宫颈黏液分泌量急剧减少，黏性增加。妊娠后黏液变得更厚，形成黏液栓堵住子宫颈口，可防止细菌和精子的穿透。

3. 阴道上皮周期变化

阴道黏膜上皮细胞受雌、孕激素的影响，也发生周期变化。雌激素使黏膜上皮增生，脱落细胞群中的成熟细胞数量相对增加。孕激素使阴道黏膜上皮细胞大量脱落，中层细胞数量增加。因此，我们可以根据阴道脱落细胞来评价女性生殖内分泌状况。

4. 乳房周期性变化

雌激素作用引起乳腺管的增生，而孕酮则引起乳腺小叶及腺泡生长。在月经前 10 日，许多妇女有乳房肿胀感和疼痛，可能是由于乳腺管的扩张、充血以及乳房间质水肿。月经期由于雌、孕激素撤退，所有这些变化的伴随症状将消退。

第二章　妇产科疾病检查

第一节　妇产科常规检查

一、常规检查

（一）妇科检查

体格检查应在采取病史后进行。检查范围包括全身检查、腹部检查和盆腔检查，除急诊外，应按上列先后顺序进行。盆腔检查为妇科所特有，又称为妇科检查。男性实习医生或男医师体格检查时不宜单独进行，应有女医师或护士或其家属陪同下进行为宜。

1. 全身检查

（1）全身一般状况、神志、精神状态、面容、体态、全身发育、毛发分布、皮肤等。

（2）头部器官、颈、乳房、心、肺、脊柱及四肢，以及淋巴结（特别注意左锁骨上和腹股沟淋巴结）和各部分发育以及有无包块、分泌物等。

（3）常规测量体温、脉搏、呼吸、血压、体重和身高。

2. 腹部检查

系妇科体格检查的重要组成部分，应在盆腔检查前进行。

（1）视诊腹部有无隆起或呈蛙腹、腹部有无瘢痕、静脉曲张、妊娠纹、腹壁疝、腹直肌分离等。

（2）触诊腹壁厚度、肝、脾、肾有无增大或触痛，腹部有无压痛、反跳痛、肌紧张、有无包块及其大小、性质、压痛形状、活动度表面光滑度等，若为妊娠，注意子宫底高低或胎位等。

（3）叩诊有无鼓音、浊音、移动性浊音以及其分布范围，肝、肾区有无叩击痛。

（4）听诊肠鸣音，若合并妊娠则听取胎心音。

3. 盆腔检查

（1）检查器械

无菌手套、阴道窥器、鼠齿钳、长镊、子宫探针、宫颈刮板、玻片、棉拭子、消毒液、液状石蜡或肥皂水、生理盐水等。

（2）基本要求

①检查者应关心体贴被检查患者，态度严肃，语言亲切，检查仔细，动作轻柔。

②除尿失禁患者外，检查前应排空膀胱，必要时导尿。大便充盈者应先排便或灌肠。

③每检查一人，应由医务人员更换置于被检查者臀部下面的垫单（纸），其他器械也均须每次更换，防止交叉感染。

④一般盆腔检查时均取膀胱截石位，检查者面向患者，立在患者两脚间。重危者、不宜搬动者在病床上或单架上检查。

⑤月经期不做检查，若有异常阴道出血，检查前应先消毒外阴。

⑥未婚者忌做双合诊及窥阴器检查，仅做直肠腹部联合诊。若确要做妇科检查应征得本人及家属同意后方可进行。

⑦对腹壁肥厚、高度紧张或未婚患者，在盆腔检查不满意时，宜肌注盐酸哌替啶或骶管麻醉下进行。

（3）检查方法

①外阴部检查

a. 外阴发育及阴毛分布（女性为倒置三角形分布）、阴毛多少、有无畸形、水肿、皮炎、溃疡、赘生物、肿块、皮肤黏膜色泽、有无增厚、变薄、萎缩。

b. 用戴消毒手套的右手拇指和食指分开小阴唇，暴露阴道前庭、尿道口和阴道口。

c. 未婚者处女膜应完整未破，其阴道口勉强可容食指；已婚者阴道口能容两指；经产妇处女膜仅残余痕迹，或见会阴侧切瘢痕。

d. 检查时应嘱患者用力向下屏气，观察有无阴道前壁或后壁膨出，有无尿失禁或漏尿等。

②阴道窥器检查

a. 根据阴道松弛程度选用适当大小的窥阴器，未婚者非经本人同意，禁用窥阴器。

b. 先将窥阴器两叶合拢，旋紧其中部螺丝，放松侧部螺丝，用液状石蜡或肥皂液润滑两叶前端；若做宫颈刮片或阴道上 1/3 段涂片细胞学检查，则不用滑润剂，以免影响检查结果。

c. 置入阴道前先左手食指和拇指分开两侧小阴唇，暴露阴道口，右手持预先准备好的窥阴器，直接沿阴道侧后壁缓慢插入阴道内，然后向上向后推进，在推进中徐徐将两叶展平，并逐渐张开两叶，直至完全暴露宫颈为止。置入时注意防止窥阴器顶端碰伤宫颈，以免出血。

d. 取出窥阴器前，应旋松侧部螺丝，待两叶合拢再取出。

③视诊

a. 检查宫颈：暴露宫颈后，暂时旋紧窥阴器侧部螺丝，使窥阴器固定在阴道内。观察宫口大小、色泽、外口形状、有无糜烂、撕裂、外翻、息肉、腺囊肿、肿块、宫颈管内有无出血、分泌物。宫颈刮片或培养的标本均于此时采集。

b. 检查阴道：旋松窥阴器侧部螺丝，转动窥阴器。观察阴道前后，两侧壁黏膜颜色、皱裂、有无溃疡、赘生物、囊肿以及有无阴道隔等先天畸形。阴道内分泌物量、色泽、性状、有无臭味。白带异常者取分泌物做涂片或培养，找滴虫、念珠菌、淋菌及线索细胞，以及测定阴道 pH 值、白带清洁度等。

④双合诊检查

a. 检查者一手的二指（示指和中指）或一指（示指）放入阴道，另一手在腹部配合检查，称为双合诊。

b. 目的是扪清阴道、宫颈、宫体、输卵管、卵巢、子宫韧带和宫旁结缔组织，以及盆腔内其他器官和组织是否有异常。

c. 惯用右手（或左手）戴好手套，示、中指涂滑润剂后，轻轻通过阴道口，沿后壁放入阴道，检查阴道通畅度、深度，有无畸形、瘢痕、结节、肿块，有无触痛。

d. 再扪及宫颈大小、形状、硬度、宫颈外口形态，有无接触性出血、拨动宫颈有无疼痛，宫颈周围穹隆情况。

e. 根据宫颈及外口朝向估计子宫位置（宫颈外口方向朝后时宫体多为前倾，朝前时宫体多为后倾，宫颈外口朝前且阴道内手指伸达后穹隆顶部即可触及宫体时，子宫为后屈）。

f. 扪清子宫情况后，将阴道内两指由宫颈后方移至侧穹隆，尽可能往上向盆腔深部扪诊，与此同时，另一手从同侧下腹壁髂嵴水平开始，由上往下按压腹壁，与阴道内手指相互对合，以触及子宫附件有无肿块、增厚、压痛。

若扪及肿块应注意其位置、大小、形状、软硬度、活动度，与子宫关系，有无压痛。输卵管正常不能扪及，卵巢偶可扪及。

⑤三合诊

a. 三合诊检查即腹部、阴道、直肠联合检查，一手示指放入阴道，中指放入直肠，另一手放腹部联合检查。

b. 目的是弥补双合诊的不足，特别注意子宫后壁、直肠子宫陷凹、宫骶韧带、盆腔后部的病变，癌肿与盆壁关系，阴道直肠隔、骶前或直肠内有无病变。

⑥直肠－腹部诊

a. 一手示指伸入直肠，另一手在腹部配合检查，称直肠－腹部诊。

b. 宜用于未婚、阴道闭锁或其他原因不宜进行双合诊的患者。

（4）记录

通过盆腔检查，应将检查结果按下列解剖部位先后顺序记录：

①外阴：发育情况，婚产式（未婚、已婚或经产术），有异常发现时详加描述，如阴毛分布、稀疏或炎症、畸形等。

②阴道：是否通畅，黏膜情况，分泌物量、色、性状，以及有无臭味。

③宫颈：大小、硬度，有无糜烂、撕裂、息肉、腺囊肿、有无接触性出血、举痛等。

④宫体：位置、大小、硬度、活动度、有无压痛等。

⑤附件：有无块物、增厚、压痛。若扪及包块，记录其位置、大小、硬度、表面光滑与否、活动度、有无压痛等，左右分别记录。

（二）产科检查

1. 早期妊娠的诊断

早期妊娠指 12 周末以前的妊娠。确诊早期妊娠主要依靠临床症状、体征和辅助检查。

（1）症状

①停经健康育龄妇女月经周期正常，一旦月经过期，应首先想到妊娠。

②早孕反应约于停经 6 周开始出现头晕、乏力、嗜睡、喜酸食、流涎、恶心、晨起呕吐，至妊娠 12 周多能自行消失。

③乳房胀痛多发生在妊娠 8 周以后，初孕妇明显。

④尿频于妊娠 10 周起增大的前位子宫压迫膀胱所致。当妊娠 12 周以后，子宫进入腹腔，尿频症状自行消失。

（2）体征

①乳头及乳晕着色，乳晕周围出现深褐色的蒙氏结节。

②外阴色素沉着，阴道黏膜及宫颈充血，呈紫蓝色且变软。

③双合诊触及子宫峡部极软，宫颈与宫体似不相连，即黑加征。

④双合诊触及子宫体增大变软，开始前后径变宽略饱满，于妊娠 5 ~ 6 周子宫体呈球形，至妊娠 8 周时子宫体约为非孕时的一倍。

（3）辅助检查

①超声检查

a.B 型超声：于妊娠 5 周在增大子宫轮廓中见到圆形光环（妊娠环），其中间为液性暗区（羊水），环内见有节律的胎心搏动，可确诊为早期妊娠、活胎。

b. 超声多普勒：在子宫区听到有节律、单一高调胎心音，每分钟 150 ~ 160 次，可确诊为早期妊娠、活胎。

②妊娠试验检测受检者尿液中绒毛膜促性腺激素值，采用免疫学方法，近年，国内最常应用的是早早孕（停经 42 日以内的妊娠）诊断试验法。

a. 方法：取受检者尿液置于尿杯中，将试纸标有 MAX 的一端浸入尿液中，注意尿液面不得超过 MAX 线。一日内任何时间均可测试，但以晨尿最佳。经 1 ~ 5 分钟即可观察结果，10 分钟后的结果无效。

b. 结果判定：在白色显示区上端仅出现一条红色线，为阴性结果，未妊娠：在白色显示区上端出现两条红色线，为阳性结果，妊娠。若试纸条上端无红线时，表示试纸失效或测试方法失败。上端为对照测试线，下端为诊断反应线，试纸反应线因标本中所含 HCG

浓度多少可呈现出颜色深浅变化。

c. 协助诊断早期妊娠的准确率高达 98%。

③宫颈黏液检查早期妊娠时，宫颈黏液量少质稠，涂片干燥后光镜下见排列成行的椭圆体。

④黄体酮试验利用孕激素在体内突然撤退能引起子宫出血的原理，肌注黄体酮注射液 20mg 连续 3 日，停药后 7 日内未出现阴道流血，早期妊娠的可能性很大。

⑤基础体温测定双相型体温的妇女，停经后高温相超过 18 日不下降，早期妊娠的可能性很大。必须指出，若妇女就诊时停经日数尚少，症状、体征及辅助检查结果还不能确诊为早期妊娠时，应嘱一周后复查。

容易和早期宫内妊娠相混淆的疾病主要有：

a. 子宫肌瘤。正常妊娠和典型子宫肌瘤不难鉴别，但受精卵着床位置偏于一侧，则该侧子宫角部明显突出，使子宫表面不平及形状不对称，双合诊有可能将早期妊娠的子宫误诊为子宫肌瘤，特别是肌瘤囊性变的病例。借助 B 型超声和尿妊娠试验极易区分开。

b. 卵巢囊肿。有些早期妊娠妇女，早孕反应不明显，双合诊因黑加征误将子宫颈部当作整个子宫，将子宫体误诊为卵巢囊肿。有些患者出现停经且伴有盆腔肿块时，易误诊为早期妊娠子宫，若仔细行双合诊，可发现卵巢囊肿多偏向一侧，活动范围较大，甚至可在一侧下腹部触及。

c. 假孕系因盼子心切所致的幻想妊娠。在精神因素影响下，出现停经、早孕样反应，若仅依据主诉及症状描述极易误诊。双合诊检查子宫正常大，不软，尿妊娠试验阴性，可以排除妊娠。

2. 中、晚期妊娠的诊断

中期妊娠指第 13 ~ 27 周末的妊娠。晚期妊娠指第 28 周及其后的妊娠。妊娠中期以后，子宫明显增大，到胎体，感到胎动，听到胎心，容易确诊。

（1）有早期妊娠的经过，孕妇可逐渐感到腹部增大和自觉胎动。

（2）子宫增大，以手测宫底高度和尺测耻上子宫长度，判断与妊娠周数是否相符。

（3）胎动指胎儿在子宫内的活动。胎动是胎儿情况良好的表现。孕妇多数于妊娠 18 ~ 20 周开始自觉胎动，胎动每小时 3 ~ 5 次，妊娠周数越多，胎动越活跃，但至妊娠末期胎动次数逐渐减少，有时在腹部检查时能看到或触到胎动。

（4）胎心于妊娠 18 ~ 20 周用听诊器经孕妇腹壁能够听到。胎心呈双音，速度较快，每分钟 120 ~ 160 次，与其他音响相鉴别：子宫杂音、腹主动脉音、胎盘杂音均与孕妇脉搏数相一致；脐带杂音与胎心率一致的吹风样低音响；胎动音及肠鸣音呈杂乱无章音响；听到胎心可确诊妊娠且为活胎。

（5）胎体在妊娠 20 周后经腹壁能够触清，胎头、胎背、胎臀和胎儿肢体在妊娠 24 周后能够区分清楚。胎头圆而硬且有浮球感；胎背宽而平坦；胎臀宽而软，形状略不规则；胎儿肢体小且有不规则活动。

最常用的辅助检查是B型超声，能对腹部检查不能确定的胎儿数目、胎位、有无胎心搏动以及胎盘位置有意义，也能测量胎头双顶径、股骨长度等多条径线，并可观察胎儿有无体表畸形。超声多普勒法则能探出胎心音、胎动音、脐血流音及胎盘血流音。

3. 产前检查

（1）定期产前检查的意义

进行定期产前检查（包括全身检查和产科检查）的意义，在于能够全面、系统地了解和掌握孕妇及胎儿在妊娠期间的动态变化，是贯彻预防为主、保障孕妇和胎儿健康、做到安全分娩的必要措施。

①产前检查能全面了解孕妇在妊娠期间的健康情况，及早发现妊娠合并症，如妊娠高血压综合征、妊娠合并心脏病等，并予以合理的治疗。

②产前检查通过多种途径，能较全面地了解胎儿在母体子宫内的安危和胎儿的成熟程度，提供正确处理的依据，对降低围生儿死亡率和早期发现遗传性疾病、先天缺陷等，均有重要作用。

③产前检查能系统地掌握妊娠过程，早期发现妊娠的异常变化（如异常胎位等），及时予以纠正，并能及早决定分娩方式。

④产前检查能对孕妇进行必要的孕期卫生指导，使孕妇对妊娠、分娩有正确的认识，消除不必要的疑虑。

（2）产前检查的时间

产前检查应从确诊为早期妊娠时开始，应在妊娠12周前进行一次全面检查，填写在孕产妇保健手册（卡）上，经检查未发现异常者，应于妊娠20周起进行产前系列检查，于妊娠20、24、28、32、36、37、38、39、40周共做产前检查9次，若为高危孕妇，应酌情增加产前检查次数。

（3）产前检查时的病史询问

①年龄。年龄过大，特别是35岁以上初孕妇，因在妊娠期和分娩期较易发生妊娠高血压综合征、胎儿畸形、产力异常等合并症或并发症。年龄过小易发生难产。

②职业接触。接触有毒物质的孕妇，应定期检测血象及肝功能。从事体力劳动、精神高度紧张工作（如建筑高空作业、汽车司机等）及高温作业孕妇，应在妊娠晚期调换工作。

③月经史及孕产史。问清末次月经第一日，计算出预产期，问清胎产次，既往孕产情况，有无流产、早产、死胎、死产、胎儿畸形、妊娠合并症、手术产、产前出血、产后出血、胎盘滞留、产褥感染等病史。问清末次分娩或流产的日期、处理经过及新生儿情况。

④本次妊娠过程。妊娠期间有无病毒感染及用药史，有无阴道流血、头晕、头痛、眼花、心悸、气短、下肢浮肿等症状。

⑤既往史。着重询问有无高血压、心脏病、结核病、血液病、肝肾疾病等。询问接受

过何种手术。

⑥家族史及丈夫健康状况。询问家族及丈夫有无高血压、结核病、双胎妊娠、糖尿病及遗传性疾病等。

（4）产前检查时的全身检查

注意孕妇的发育、营养及精神状态，心肺情况，肝、脾、甲状腺有无肿大，双肾区有无叩击痛。化验应查血常规、血小板计数、血型、乙型肝炎病毒的两对半检查，尿常规。一年内未做胸透者，在妊娠 20 周以后必要时行胸部透视。此外，还应着重检查：

①身高与步态。身高 < 140cm 应注意有无骨盆狭窄；步态异常应注意脊柱、骨盆及下肢有无畸形。

②体重。每次产前检查时均应测体重。从妊娠 5 个月起体重增加较快，但每周体重平均增加不应超过 0.5 公斤，体重增加过快者常有水肿或隐性水肿。

③血压。每次产前检查时均应测血压。血压不应超过 18.7/12kPa（140/90mmHg），或比基础血压不超过 4/2kPa（30/15mmHg），超过者应视为病态。在孕中期应行妊高征预测方法的血压检查，如平均动脉压、翻身试验。

④水肿。每次产前检查时，均应检查孕妇体表有无水肿。

⑤乳房。检查乳房发育情况，有无肿块及慢性病变。注意乳头大小，有无内陷。若有乳头内陷应在妊娠期间予以纠正。

（5）推算预产期的方法

卵子受精是妊娠的开始。鉴于确切的受精日期无法获得，又知妊娠后不再来月经，故通常均以末次月经第一日作为妊娠开始来计算。妊娠全过程实为 266 日，应加 14 日相当于 9 个月零 7 日。为了能预先计算出分娩的可能日期，每位孕妇均应确切知道自己的预产期。

①一般方法。推算预产期的方法为月份减 3（末次月经第一日的月份在 4 月份及以后者）或加 9（末次月经第一日的月份在 4 月份以前者），若超过 12 月须增加 1 年。日数加 7，日数超过该月份的日数须进位 1 个月。

②其他方法。若孕妇已记不清末次月经第一日的日期，或于哺乳期无月经来潮而受孕者，可根据早孕反应出现的日期或胎动开始出现的日期估计。

a. 根据早孕反应出现的日期估计预产期：早孕反应多数出现在停经 6 周左右，预产期该在早孕反应开始出现日期再加上 34 周（34 × 7=238 日）。

b. 根据胎动开始出现的日期估计预产期：初孕妇胎动开始出现在停经 20 周（经产妇则以 18 周居多）时，预产期该在胎动开始出现日期再加上 20 周（20 × 7=140 日）。

必须指出，上述推算或估计预产期的方法均属概算，与实际分娩日期可能有 1 ~ 2 周的出入。

（6）四步触诊法

产科检查通过四步触诊法，能够检查子宫大小、胎产式、胎先露、胎方位，以及先露部是否衔接。在做前 3 步手法时，检查者面向孕妇；在做第 4 步手法时，检查者应面向孕妇足端。

第 1 步手法：检查者双手置于子宫底部，向下稍加按压，了解子宫外形并摸清子宫底高度，估计胎儿大小与妊娠周数是否相符。然后用双手指腹触摸，判断子宫底部的胎儿部分是胎头还是胎臀。若为胎头，则圆而硬，容易推动且有浮球感（用手指经腹壁或经阴道轻轻触动胎儿某部分，得到胎儿漂动又回弹的感觉），仔细触摸有时能触到胎头与胎背之间有一沟状区域，推动胎头时胎背不动。若为胎臀则较宽且软，形状略不规则，活动度不大，推动胎臀时胎身也随之而动。若为肩先露，子宫底高度较妊娠月份低，宫底处空虚，摸不到胎头或胎臀。

第 2 步手法：检查者两手分别放于腹部两侧。一手固定，另一手轻轻向对侧深按。两手交替操作，仔细分辨胎背和胎儿肢体的位置。若触及平坦饱满部分为胎背并须确定胎背方向一向前、侧方或向后，若触及高低不平、可变形部分则为胎儿肢体，有时可以感觉到胎儿肢体在活动。

第 3 步手法：检查者右手拇指与其余四指分开，放在耻骨联合上方握住先露部，再次复核是胎头或胎臀，并左右推动判断是否衔接。根据胎头与胎臀形态不同加以区别。若胎先露部未入盆可被推动，若已衔接则不能被推动。

第 4 步手法：检查者的两手分别放在先露部的两侧，沿着骨盆入口方向向下深插，核对先露部入盆程度。完全入盆时，若胎先露为胎头，在两手下插过程中，一手可顺利进入骨盆入口，另一手被胎头隆起部阻挡不能继续深插，该部位称为胎头隆突。若与胎儿肢体同侧有阻挡，为胎头处于俯屈位置的枕先露，胎头隆突为额骨。若与胎背同侧有阻挡，为胎头处于仰伸位置的面先露，胎头隆突为枕骨。

通过产科检查 4 步触诊法对胎先露部是胎头或胎臀难以确定时，可行肛诊、B 型超声协助诊断。

（7）骨盆外测量

骨盆大小及形状是决定胎儿能否经阴道分娩的重要因素之一，故骨盆测量是产前检查不可缺少的项目。骨盆外测量虽不能直接测量出骨盆内径，但可以从骨盆外测量各径线的比例，间接判断骨盆大小及形态。由于操作简便，临床至今仍广泛利用，使用骨盆测量器测量以下 6 个径线和耻骨弓角度。

①髂棘间径测量两髂前上棘外缘的距离，正常值为 23 ~ 26cm。

②髂棘间径测量两髂棘最宽外缘的距离，正常值为 25 ~ 28cm。以上两径线能间接推测骨盆入口横径长度。

③粗隆间径测量两股骨粗隆外缘的距离，正常值为 28 ~ 31cm。此径线能间接推测中骨盆横径长度。测量上述 3 条径线时，孕妇均取伸腿仰卧位。

④骶耻外径孕妇取左侧卧位，右腿伸直，左腿屈曲。测量第 5 腰椎棘突下至耻骨联合上缘中点的距离，正常值为 18 ~ 20cm。第 5 腰椎棘突下相当于米氏菱形窝的上角，此径

线能间接推测骨盆入口前后径长度，是骨盆外测量中最重要的径线。骶耻外径值与骨质厚薄相关，此值减去1/2尺桡周径（围绕右侧尺骨茎突及桡骨茎突测得的前臂下端周径）值，即相当于骨盆入口前后径值。

⑤坐骨结节间径取仰卧位，两腿弯曲，双手抱双膝。测量两坐骨结节内侧缘的距离，正常值为8.5 ~ 9.5cm。也可用检查者拳头测量，若其间能容纳成人手拳，则大于8.5cm即属正常。此径线直接测得骨盆出口横径长度。若此径值 < 8.5cm时，应测量出口后矢状径。

⑥出口后矢状径检查者将戴指套的右手示指伸入孕妇肛门后，指腹向骶骨方向，拇指置于孕妇体表骶尾部，两指共同找到骶骨尖端，用尺放于坐骨结节径线上，用汤姆斯出口测量器一端放于坐骨结节间径的中点，一端放在骶骨尖端处，看测量器刻度数字即为出口后矢状径长度，正常值为8 ~ 9cm。出口后矢状径不小，能弥补坐骨结节间径稍小。只要出口后矢状径与坐骨结节间径之和 > 15cm时，表示骨盆出口无明显狭窄。

⑦耻骨弓角度。用两手拇指指尖斜着对拢，放于耻骨联合下缘，左右两拇指平放在耻骨降支上。测量两拇指间的角度即是耻骨弓角度，正常值为90°，< 80°为不正常。

此角度能反映骨盆出口横径长度。

第二节　妇产科实验室检查

一、阴道pH值定

（一）原理

阴道内容物主要为白带，故阴道pH值取决于白带。白带主要含有阴道上皮脱落细胞、白细胞、阴道正常菌群。阴道上皮脱落细胞随月经周期而改变。在排卵前期，受高水平雌激素的影响，阴道上皮增生、成熟，并含有丰富的糖原，在阴道内乳酸杆菌的作用下酸度较高；排卵后至月经来潮前，因受孕激素的影响，阴道上皮细胞糖原含量减少并脱落，阴道酸度下降，但正常的阴道环境为酸性，约pH值≤4.5（多在3.8 ~ 4.4）。另外，由于经血的稀释作用，经后阴道pH值可以接近中性。阴道pH值是阴道自净作用的重要方面，是人体防御外阴阴道炎症的重要机制之一。乳酸杆菌在正常阴道菌群中占优势，在维持阴道菌群中起关键作用。当阴道菌群失调时，阴道pH值随之改变。

（二）取材方法

患者取膀胱截石位，以窥阴器暴露宫颈，用吸管或棉签取后穹隆处分泌物涂于pH值试纸上，比照试纸表进行检查。

（三）临床应用及意义

1. 细菌性阴道病

乳酸杆菌的减少而其他细菌（加德纳尔菌、厌氧菌）大量繁殖，致 pH 值上升大于 4.5（多为 5.0 ~ 5.5）。

2. 念珠菌阴道炎

长期应用抗生素改变了阴道菌群的相互制约作用，导致念珠菌类的大量生长，阴道 pH 值为 4.0 ~ 4.7。

3. 滴虫性阴道炎

滴虫能消耗和吞噬阴道上皮细胞内的糖原，阻碍乳酸生成。滴虫在pH值5.0以下或7.5以上的环境中则不生长，滴虫性阴道炎患者阴道 pH 值一般在 5 ~ 6.6，多数 > 6.0。

4. 老年性阴道炎

绝经后的老年妇女，雌激素水平低下，阴道壁萎缩变薄，阴道上皮细胞内糖原含量减少，故阴道 pH 值升高，局部抵抗力降低，致病菌易入侵繁殖引起炎症。

二、阴道清洁度检查

（一）原理

正常情况下，阴道上皮细胞随月经周期中雌、孕激素的作用，发生周期性变化，特别是表层细胞，细胞内富含糖原，糖原分泌后，经寄生于阴道内的阴道杆菌的作用将其分解为乳酸，使阴道内保持 pH 值小于 4.5 的酸性环境，从而抑制致病菌的繁殖，故正常阴道液有自净或灭菌作用。当生殖道有炎症或 pH 值上升时，阴道内环境即发生改变，出现大量杂菌和白细胞。根据阴道液中阴道杆菌的存在与否，以及杂菌和白细胞的多少，对阴道液的清洁程度进行分度称为阴道清洁度。

（二）取材方法

患者取膀胱截石位，以窥阴器暴露宫颈，用吸管或棉签取后穹隆处分泌物涂于玻片上，即可进行检查。

（三）结果判断

根据阴道液中杂菌及白细胞的多少，将其分为 4 度：

1 度：镜下见多量阴道杆菌及上皮细胞，无杂菌及白细胞，视野背景清洁，属正常阴道分泌物。

2度：阴道杆菌及上皮细胞中等量，可见少量杂菌和白细胞，仍属正常阴道液，见于经产妇宫颈口松弛者。

3度：镜下见较多杂菌及白细胞，仅见少许阴道杆菌及上皮细胞，表明有炎症存在。

4度：镜下见大量杂菌及白细胞，仅见少许上皮细胞，无阴道杆菌，常表明有阴道炎症或较重的宫颈炎。

4. 临床应用及意义

于妇科或计划生育经阴道手术前，阴道清洁度应为常规检查内容之一，如阴道涂片检查属第3或第4清洁度时，应考虑可能有其他病原体存在，必须首先进行病因治疗，待炎症痊愈后方可进行手术。

三、妇科活组织检查

（一）宫颈活检

暴露宫颈，拭净宫颈表面分泌物，局部消毒后，用活检钳在肉眼可疑癌变区，尽可能在鳞柱状上皮交界处取材，一般宜做多点活检，即在3、6、9、12点处取材。为了提高诊断阳性率，可在碘试验不着色区域或阴道镜检异常区多点活检。

（二）诊断性刮宫及分段刮宫

以1 ∶ 1000新洁尔灭液消毒外阴，碘酒和酒精消毒阴道与宫颈，用子宫探针测定宫腔的深度，然后用小刮匙沿宫腔四壁、宫底及两侧角有秩序地刮除全部内膜，刮出物均送病检。为鉴别子宫内膜癌及宫颈癌或子宫内膜癌累及子宫颈管，必须行分段诊刮，先刮宫颈管，再刮宫腔，刮出物分别装瓶标明送病检。

四、性传播疾病的实验室检查

（一）生殖道念珠菌病

病原体包括白色念珠菌（85% ~ 90%）、近平滑念珠菌、热带念珠菌、光滑念珠菌、克柔念珠菌等。孢子呈卵圆形成群或呈链状排列，大小约为2μm×6μm，有时见假菌丝。

正常人的口腔、肠道、阴道黏膜，男女外生殖器及其周围皮肤均存在念珠菌。也有致病性念珠菌存在，而不引起症状，但这些部位的念珠菌可以互相传染。当局部环境条件合适时易发病。

1. 标本的采集

（1）分泌物

灭菌棉拭子从小阴唇内侧、阴道壁、后穹隆取分泌物。白色凝块或豆渣样分泌物检出率高。

（2）尿液

有尿道感染时，收集清晨中段尿 10 ～ 20mmL 以每分钟 2 000 转离心 15 分钟后，取沉渣送检。

2. 标本的运送

湿片直接镜检的标本运送无特别要求，标本用做培养时则须将采集标本的拭子放入盛有 1 ～ 2mL 含氯霉素（500mg/mL）的灭菌生理盐水的小试管内，或接种于 Stuart 转送培养基，放 4℃冰箱保存。尿液标本用灭菌管采集，放 4℃冰箱保存。标本应尽早处理。

3. 显微镜检查

将采集的标本放入盛有少量灭菌生理盐水的小试管内，取一滴放在载物片上，然后滴加 10% KOH；或将采集标本的拭子直接涂在滴有 10% KOH 的载玻片上，使细胞散开；直接在100倍、400倍的显微镜下观察。必要时可将涂片固定后，作革兰氏染色，油镜观察。

念珠菌阳性者镜下可见略带淡绿色折光的假菌丝和成群的卵圆形芽孢，其直径约为 3 ～ 5μm。假菌丝的菌丝节间有明显的狭窄部，芽孢往往集中于菌丝分隔处，偶可见到分隔的真菌丝。

革兰氏染色后假菌丝和芽孢均被染成紫色。假菌丝的狭窄部及孢子芽生的特征更为明显。有时仅有芽生孢子而无假菌丝，此时报告为芽生孢子阳性，可供临床医生参考。

涂片检查虽简便易行，有一定敏感性，但采集标本方法要准确，标本量要稍多；革兰氏染色时应仔细按照标准操作，尤其是脱色时间要把握好。

4. 培养

念珠菌在沙堡葡萄糖琼脂培养基上生长良好。将分泌物标本用棉拭子采集后直接涂在培养基表面；尿液标本则须先离心取沉渣滴于斜面，用接种环画线，或直接用接种环种于斜面上，35 ～ 37℃培养 48 ～ 72 小时。

接种后 1 天开始生长，菌落为奶油色，闪光，软而平滑，颜色呈乳白色或略呈黄褐色，日久颜色加深，菌落表面发干变硬，表面可有皱褶毛发状突起。镜下可见排列整齐的真菌丝、假菌丝及成群的芽孢，即可做出念珠菌的诊断。仅有芽孢子和孢子，无菌丝及假菌丝须考虑酵母菌。

由于部分正常女性的阴道取材，也可培养出念珠菌，因此必须结合临床症状、KOH 湿片的检查结果综合判断受检者的感染状况。

在一般情况下不必做确证试验。如因临床或科研工作需要，如为探讨阴道念珠菌病发病与念珠菌菌株的关系等，可将所分离到的念珠菌纯化后，送有条件的专业实验室进行一系列的确证试验或参照有关专业书籍介绍的方法进行鉴定。

（二）阴道毛滴虫病

阴道毛滴虫病是一种常见的性传播疾病。病原体是阴道毛滴虫，呈梨形，无色透明似水滴状。只有滋养体而无包囊期。生活能力强，在 3 ～ 5℃生存 2 日；46℃生存 20 ～ 60 分钟；半干燥环境中生存约 10 小时；在普通肥皂水中也能生存 45 ～ 120 分钟；在 pH 值 5 以下或 7.5 以上的环境中则不生长（患者的阴道 pH 值通常为 5.1 ～ 5.4）。

1. 标本的采集

（1）分泌物

应使用无润滑剂窥阴器扩张阴道口，用无菌棉拭子、涤纶或藻酸钙拭子从阴道后穹隆处取分泌物。在无窥阴器的条件下，也可用长棉拭子伸入阴道内取材。

（2）尿液

收集清晨第一次尿的首段 10 ～ 30mL，经 2 000 转 / 分钟离心 15 ～ 20 分钟，取沉渣镜检或培养。

（3）标本采集中应注意的问题

①女性患者取材时所用的窥阴器，只能用少量灭菌生理盐水润湿，不可使用润滑剂，因为某些润滑剂对阴道毛滴虫的活动有影响。

②从取材到观察和培养的时间间隔越短越好，否则易影响检查结果。

③注意标本的保温，尤其是冬季，气温较低，影响毛滴虫的活动性。

④女性患者检查前，未做过阴道灌洗。

2. 标本的运送

一般情况，标本采集后应立即送检。在无条件立即做检验需要转送时，则可以直接接种于 Diamonds 培养基或 Stuart 培养基中室温保存，阴道毛滴虫在这些培养基中至少可存活 24 小时。运送到实验室后，先放入 35℃温箱培养 24 ～ 48 小时后，再转种到合适的培养基上。

3. 显微镜检查

（1）生理盐水湿片

①将采集标本的拭子放入含有少量生理盐水的小试管内。

②采用阴道冲洗液，混匀后吸取一滴悬液滴于载物片上。

③将采标本的拭子直接涂在滴有生理盐水的载玻片上。

④尿液标本则须经离心后取沉渣一滴于载玻片上。

⑤加盖玻片，于 400 倍镜下观察毛滴虫。毛滴虫在镜下应为梨形，无色透明虫体，虫体长 15 ~ 20μm，稍大于白细胞。活的虫体可借助鞭毛和波动膜做跳跃式运动，活动迅速。

（2）涂片染色镜检

标本加少量生理盐水涂成薄片置室温下自然干燥。用酒精灯火焰固定或用甲醇固定。

染色方法：铁苏木素染色、姬姆萨染色、瑞氏染色、革兰氏染色、巴氏染色、Leishman 染色等

油镜下观察：能见到结构清晰的虫体，有长圆形的细胞核，疏松而有空泡的细胞质以及鞭毛等。

4. 培养

阴道毛滴虫能在人工培养基中生长。在培养基中须加入血清，以促进滴虫生长繁殖，加入抗生素以抑制杂菌。

常用培养基为肝浸液培养基和 Dianaonds 培养基、KLipferberg 培养基（Difco 或 BBI）、改良 Feinberg 培养基（Oxiod）等。

培养最适温度为 35 ～ 37℃，最适宜 pH 值为 5.5 ～ 6.0。

阴道毛滴虫为厌氧生物，培养基在培养前应隔水煮 5 ～ 10 分钟驱氧，阴道毛滴虫在管底生长得最好。一般在 15 × 150mL 的有盖试管内分装培养基 910mL。

将所取标本直接放入培养基中，置 35 ～ 37℃温箱培养 24 ～ 48 小时，用无菌滴管伸入管底吸取 0.05mL 培养物做悬滴法或涂片染色法检查。如为阴性，继续培养至 6 ～ 7 天再检查一次。必要时离心取沉渣检查。

本法阳性检查率可高达 98%，但因操作较麻烦，不作为常规检查，主要用于检查无症状感染（主要指滴虫数量少）、妇女有症状但涂片检查为阴性者以及诊断男性滴虫病，同时也可用于寻找敏感药物以及用于观察药物效果等。

（三）细菌性阴道病

细菌性阴道病是阴道内的乳酸杆菌被另一组有特点的细菌所取代，同时伴有阴道分泌物性质改变的一组症候群，其病理特征无炎症病变和白细胞浸润。

该病的病原学和发病机制尚未完全清楚。以往认为是由阴道加特纳菌引起，但是该菌不仅在细菌性阴道病患者中的检出率极高，而且在正常非怀孕妇女中，其阳性率也可高达 16.6%。

细菌性阴道病的诊断主要是根据临床特征，下列 4 个特征中至少具备 3 个：

第一，阴道壁上附有稀薄而均质的白色分泌物；

第二，分泌物 pH 值大于 4.5；

第三，分泌物加 10% KOH 后释放鱼腥样氨味；

第四，分泌物湿片镜检查到线索细胞。

运用这一标准诊断的患者，在患者阴道中 100% 能分离到阴道加特纳菌，76% 分离到厌氧的类杆菌。这一诊断标准现在仍被广泛使用，具有简便、实用、价廉及方便的特点，有临床指导意义。

1. 标本的采集

插入窥阴器后，用棉拭子从阴道壁或后穹隆处取分泌物。涂于干净载玻片上，或放置试管内送检。采集标本时须注意，如果用于直接做嗅试验与 pH 值测定和镜检者，不能接触到宫颈黏液；如果用于细菌培养和 DNA 分析则应在子宫颈管内取材。

2. 嗅试验与 pH 值测定

（1）嗅试验

将分泌物涂于干净载玻片上，滴一滴 10% KOH，嗅有无氨味产生（闻有无鱼腥样味）。罹患细菌性阴道病时，阴道加特纳菌和厌氧菌的过度生长抑制了正常情况下占优势的乳酸杆菌。厌氧菌可产生丙酸盐、丁酸盐和大量的胺类，如尸胺等，造成阴道分泌物的 pH 值升高。当加入 KOH 时，可导致游离胺释放，从而产生典型的鱼腥样气味。这种试验被称为“嗅试验”。

（2）pH 值测定

使用pH值范围在4.0 ~ 7.0的精密试纸。用棉拭子取出分泌物，与pH值试纸直接接触。也可在窥阴器从阴道取出后，将 pH 值试纸接触其顶端。注意不要接触到宫颈黏液，因为宫颈黏液的 pH 值（7.0）高于阴道。

正常成人阴道分泌物呈酸性，pH值为4.0左右。在细菌性阴道病时pH值高到5.0以上。

3. 显微镜检查

（1）湿片法细胞的检查

在载玻片上加一滴生理盐水。用阴道拭子取分泌物，与生理盐水混合成悬液。然后加上盖玻片，置于显微镜下（400 倍）检查是否有线索细胞（clue cell）。此玻片也可用来检查阴道毛滴虫。

线索细胞是阴道鳞状上皮细胞上覆盖了许多短杆菌和球菌，由于大量细菌的存在以至细胞边缘模糊不清。乳酸杆菌也能吸附于脱落的阴道鳞状上皮细胞上，但很少会使细胞边界模糊，其形态也易于识别。

（2）染色阴道菌群的检查（革兰氏染色）

阴道拭子取分泌物，涂片，空气中干燥后，加热固定，做革兰氏染色，在油镜（1000 倍）下观察细菌形态。

正常阴道的优势菌丛是乳酸杆菌，其为革兰氏阳性杆菌，末端钝圆或平齐，呈单根、链状或栅状排列。阴道加特纳菌和其他厌氧菌为小的革兰氏阴性或革兰氏染色不稳定的球杆菌或弯曲的杆菌。细菌性阴道病时乳酸杆菌很少甚至消失，取而代之的是较多的阴道加特纳菌和其他厌氧菌的混合菌群。

4. 培养

尽管阴道加特纳菌能够培养，但用于诊断细菌性阴道病的价值尚存疑问。这是因为细菌性阴道病是阴道内乳酸杆菌与其他多种菌群间的平衡失调有关，为阴道乳酸杆菌减少或缺失，加德纳菌及其他厌氧菌大量繁殖引起，因此单一细菌的培养在细菌性阴道病的诊断中意义不大。

5. 测定唾液酸酶法

有研究发现引起细菌性阴道病的细菌能产生唾液酸酶，据此设计了以唾液酸酶底物为主要试剂的酶生物化学检测方法。该方法操作简便：用棉拭子取阴道分泌物置于特定溶液中（试剂商提供）于 37℃放置 10 分钟，然后加入两滴显色液，观察溶液的颜色。由于阴道加特纳菌在正常非怀孕妇女中的阳性率也在 10% ~ 20%，故此菌也是一种条件致病菌，且正逐渐受到重视。因此测定唾液酸酶法用于诊断细菌性阴道病的阳性率显得太高。

（四）淋病双球菌的检测

淋病奈瑟菌简称淋球菌，它是淋病的病原体，革兰氏染色呈阴性，为球型或肾型，成对排列，两球菌接面平坦，形似一对黄豆。有的淋病奈瑟菌有菌毛。

淋球菌的抵抗力极弱，对干燥、寒冷、热环境及常用消毒剂均敏感。经干燥 1 ~ 2 小时或加热 55℃ 5 分钟即可死亡。

1. 标本的采集

女性患者主要感染部位为子宫颈与尿道，因此，宫颈是主要的取材部位。标本采集时，先用一个棉拭子擦拭宫颈以除去表面的黏液，另用一个拭子插入宫颈管内 2cm，转动数圈后，约 30 秒后取出。

2. 检测方法

（1）涂片染色显微镜检查

将标本滚动涂于干净的玻片上，涂片应厚薄均匀，不应用力过猛，待自然干燥后，在火焰上迅速通过 3 次固定。经革兰氏染色后镜检。典型的感染者标本经涂片染色，在中性粒细胞内可找到革兰氏染色阴性的双球菌。虽然此法简便易行，但敏感性不高，在女性患者检出率只有 50%左右，也不能确诊，因此，WHO 没有推荐用涂片染色法作为淋球菌感染的确诊方法，主张用分离培养法。

培养：一般将已画线接种好的培养基放入烛缸 35 ~ 37℃培养。烛缸中放入浸水的湿棉球以保持一定的湿度，或置 5% ~ 8% CO_2 孵箱中，培养 24 ~ 48 小时。

（2）淋球菌培养

淋球菌培养是确诊淋病的重要手段。目前国内采用巧克力琼脂或血琼脂培养基，培养基内含有抗生素，可有选择性地抑制许多其他细菌。在 36℃，70%湿度，含 5% ~ 10% 二氧化碳条件下培养 24 ~ 48 小时，（也可将已画线接种好的培养基放入烛缸，烛缸中放入浸水的湿棉球以保持一定的湿度，培养 24 ~ 48 小时）观察结果可见典型淋球菌菌落。此外，还须经菌落形态，革兰氏染色，氧化酶试验和糖发酵试验等进行鉴定。培养阳性率在女性为 80% ~ 90%。由于淋球菌十分脆弱，离体后很快死亡，因此要取材后立刻接种。须有良好的培养基与正确的取材方法，其敏感性与特异性均可达 90%。有条件的实验室，应对分离出来的淋球菌做药敏试验及产生 β－内酰胺酶的常规试验，以判定其对药物的敏感性及是否为青霉素耐药菌株。此法生化鉴定复杂，需要较长时间。

（3）酶联免疫吸附试验（ELISA）

ELISA 试剂盒可用于泌尿生殖器分泌物标本的直接检测，具有快速、操作简便稳定、不需特殊设备等特点，适用于临床第一线的检测工作。但其结果与淋球菌培养结果的符合性、敏感性、特异性，因试剂不同而有所不同。

第三节　妇科腹腔镜技术

一、腹腔镜诊治的微创意义

腹腔镜作为微创外科的手术工具，由于有诸多优点，在微创妇科领域已显露出其巨大的发展潜力。腹腔镜外科作为微创外科的主体，对妇科、普通外科、泌尿外科、肝胆外科等是一场真正的技术革命。腹腔镜手术对妇科手术的发展已经产生了巨大的影响，已成功地替代了许多传统的开腹手术，也将会取代更多的开腹手术，其中包括某些高难度的恶性肿瘤手术。腹腔镜外科手术的微创意义在于手术创伤更小及全身反应更轻。

（一）腹腔镜手术的微创意义

1. 腹壁切口小，手术视野清晰

开腹手术之所以需要大切口，主要原因为照明光源在体外，而术者的手要进入腹腔内操作，切口过小势必会影响手术视野的充分暴露。腹腔镜外科的照明深达手术野，且明亮清晰。术者的手在体外操作。可以利用体位改变和气腹压力以及适当牵拉使手术所需的术野显露充分。腹壁虽有多个小切口，但其损伤程度小于其穿刺口的总和。临床实践证明，切口创伤与内在创伤比值越大的传统开腹手术，实施腹腔镜手术的价值越大。

2. 手术器械精细

因镜头的放大作用可做到精确定位，仅毁坏病变的靶器官而避免伤及周围的正常组织；手不进入腹腔可以减少脏器被膜的损伤和对脏器功能的干扰，术后胃肠功能恢复快，腹内粘连少。

3. 术中出血少

腹腔镜手术需要无血的手术环境，原则是无血或少血手术，先凝固止血再分离，即边止血边分离。多数腹腔镜术中出血均少于同类开腹手术，伤口小也是出血少的一个原因。

4. 手术时间缩短

在开展腹腔镜手术的初期，由于技术不熟练，手术时间多长于开腹手术，随着技术水平的提高和经验的积累，以及利于腹腔镜操作的器械不断发展更新，使一些腔镜手术时间逐渐缩短，且已明显短于开腹手术。如一般的卵巢良性囊肿或附件切除手术所需时间为15 ~ 30min，而子宫切除手术时间需 1h 左右。由此可以节约开关腹所需时间，大大减少手术本身对肌体造成的创伤。

5. 全身反应轻

随着腹腔镜手术的广泛开展，对其引起全身反应的研究报道日益增多。与开腹手术比较，腹腔镜手术减少肌体创伤的表现如下：

（1）呼吸功能

临床研究发现，应用腹腔镜做腹部手术，对肺功能的影响较小，恢复快，这可能与切口小、对腹壁组织创伤小、术后疼痛较轻、不影响咳痰、术后 24h 即可下床活动等因素有关。与开腹手术比较，明显减少肺部并发症和术后肺不张、肺部感染的发生，适合老年人或肺部有慢性支气管炎等疾病的患者。

（2）神经体液系统

观察术后 12h 血糖浓度变化，开腹手术与腹腔镜组均有增加，但前者上升更明显。

（3）免疫系统

白细胞介素 6（IL–6）、C 反应蛋白（CRP）、血沉、补体 C3 的变化均代表机体创伤后的急性期反应。临床研究显示，腹腔镜组的以上指标均较开腹手术组低。

（4）脏器功能的恢复

胃肠道功能的恢复方面，腹腔镜手术则明显早于开腹手术。胃肠功能恢复快，早期进食，从正常途径补充营养，可加速体力的恢复。术后早期肠蠕动的恢复，可在顽固性纤维粘连形成之前，使改变位置的肠管尽快恢复自然顺序而保持通畅；也使肠管间接触于固定位置的时间缩短，粘连形成便自然减少；极早恢复的肠蠕动使肠管不再膨胀，不易发生压迫。这些均可避免粘连性肠梗阻的发生。腹腔镜手术对局部创伤小，全身的应激反应轻和对免疫系统影响小，患者可以在短期内恢复正常活动，从而避免了一些肺部及切口的并发症。但是，也应强调“微创妇科”与“腔镜手术”是两个不同的概念。微创妇科手术强调的是治疗结果的微创性，是局部和全身统一的概念。而腔镜手术虽然具有微创的效果，但在某种情况下，如操作不当可能会对肌体产生比传统手术更大的创伤。腹腔镜手术是一种正在发展中的技术，尚未普遍成熟。其优点只能在那些技术成熟的医师手中得以体现。随着经验的成熟和配套器械的发展，腹腔镜治疗妇科疾病的微创效果将会越来越显著。

（二）实施腔镜技术应注意的问题

1. 预防减少腔镜手术并发症

腹腔镜手术虽具微创效果，但操作技巧与开腹手术明显不同，如运用不当并发症可高于开腹手术。为了预防和减少腹腔镜手术的并发症，应注意以下几点。

（1）加强手术医师的培训，建立经验丰富、合作默契、相对固定的手术协作团队。

（2）严格掌握适应证与禁忌证，术前要进行全面详细的全身检查和妇科检查，谨慎地选择手术对象、权衡利弊。手术者会因有些经验和技术较为熟练而放宽手术指征或滋长轻视态度，这常常是发生问题的根源。腹腔镜手术是外科学的进步，而不应是单纯技巧的炫耀。

（3）术前必须认真检查器械设备配件，保证充气、照明、电灼、冲洗各个环节完好无误，使气腹满意、视野清晰、操作方便。术中应有人专门在台下巡视并掌管仪器。

（4）术者要恪守目不离荧光屏的原则，剪切、钳夹、电灼都应做到清楚、准确。

（5）做好处理出血的各种准备。

（6）做好随时开腹手术的准备，以便及时处理腹腔镜手术中发生的严重损伤及疑难病症。此外，还应加强对腹腔镜手术的管理和审批制度，实行因院、因人的分类手术。不可进行技术水平有限的、自己力所不能及的手术。为预防和进一步减少手术并发症和病死率，还应注意以下几点：

第一，正确认识医师本身的局限性；

第二，了解和掌握腹腔镜手术技巧及设备器械的局限性；

第三，认识和掌握腹腔镜手术的解剖学特点和变异。

2. 掌握中转开腹时机

腹腔镜手术操作由于受到仪器及技术水平的限制，从一开始便暴露出其局限性和潜在的危险。目前，腹腔镜外科手术还不能完全达到开腹手术的全部效果，因为设备性能的限制，病变复杂程度及腔镜手术医师的操作经验，使得某些腹部外科病变的治疗必须采用开腹的方法更好地来完成，这就提出了一个问题——中转开腹在腹腔镜手术的地位。中转开腹手术的原因有以下几点：

（1）病变严重，病情复杂，难以用腹腔镜手术完成。

（2）意外损伤，如肠管、大血管、输尿管损伤等。

（3）仪器设备故障，无法继续手术。

（4）腹腔镜手术医生技术水平所限。对于腹腔镜手术医生来说，影响中转开腹手术成功率的主要因素，在早期是术者缺乏腹腔镜手术的经验，缺乏对腹腔镜手术设备性能的认识；而当积累了一定的经验之后，又盲目扩大手术适应证范围，追求高腹腔镜手术成功率，也可能造成严重的并发症而被迫中转开腹。此外，未做详细的术前、术中检查，以致误诊和漏诊须外科手术处理的病变也是重要因素之一。最明智的办法是术者根据自己的实际水平，选择适合自己操作的手术适应证。随着手术经验的积累，操作技术的成熟，手术适应证的范围会逐渐扩大，中转开腹率会逐渐下降，手术成功率将增加。

但是，必须认识到，必要的中转开腹是确保手术成功、确保患者安全、减少并发症的重要手段。单纯追求高腹腔镜手术成功率，只能带来严重的并发症，甚至造成灾难性后果。因此，腹腔镜要转为开腹手术的指征应是低标准的。特别是在腹腔镜术者技术熟练后，若操作粗疏、盲目自信则是非常可怕的。正确地认识中转开腹手术作用，并能及时、果断地在发生严重并发症之前掌握中转开腹的时机，是一名成熟的腹腔镜外科医生的重要标志，也是患者得到安全、有效手术治疗的保障。我们的经验是：当术者犹豫不决是否改行开腹手术时，也就是中转开腹手术的时机。

3. 技术培训

腹腔镜手术是一项专业性、技术性很强的内镜技术。把它看得过分简单或过分神秘都是错误的。腹腔镜手术必须具有坚实的解剖学基础、丰富的开腹手术经验和娴熟的内镜操作技术。一个能熟练地进行剖腹或阴道手术的妇科医生，并不能未经训练就成为一个合格的内镜手术医生。由于内镜手术的特殊性，初学者手术并发症的发生率会明显升高，即所谓的学习曲线时期。为了防止不应该发生的并发症，建立、完善和规范腹腔镜培训计划和制度势在必行。为加速人才培养，应建立一整套规范的腔镜外科技术教学培训模式，并将其列入住院医师必修的理论课程和主治医师的技能培训中。初学者必须在完成理论课程后，在体外二维平面下练习腔镜手术中所需的定位、牵拉、打结和缝合等技术，然后在动物体内进行一些常规的手术操作；与此同时，还要多观摩有经验的腔镜外科医师的手术。从动物模型过渡到患者的手术过程中，必须有经验丰富的教师术中指导，度过危险的学习曲线时期，以减少或避免发生在学习曲线时期的并发症。在经过严格训练和专家考核合格后，才允许其单独从事腔镜外科技术的操作。澳大利亚妇科腔镜联合会将腹腔镜培训分为4级。

Ⅰ级培训：手术者在独立操作前，至少需要在上级医师指导下，完成40例以上诊断性腹腔镜手术操作。

Ⅱ级培训：手术者在独立完成手术操作前，至少需要在上级医师指导下，完成20例简单的手术操作，如输卵管结扎、单纯囊肿穿刺、简单的粘连分离等。

Ⅲ级培训：手术者在指导医师的协助下，完成10～20例复杂的手术操作，如卵巢囊肿切除、肌瘤切除、卵巢切除、输卵管造口及LAVH。

Ⅳ级培训：手术者独立完成复杂手术，操作熟练，成为妇科腹腔镜专家。目前，国外已建立起完善的内镜培训中心，并开发出各种虚拟微创手术模拟器，使训练者在计算机产生的三维虚拟手术环境中，使用虚拟的手术器械进行手术操作的训练。在手术模拟器上，受训者不仅可以在视觉上产生三维立体感觉，还可对力和触觉产生反馈，在虚拟的现实环境中分步训练其手眼协调能力，左、右手对微创器械的控制能力，电凝、分离、切割的技巧等，然后整合，通过学习提高手术技巧。

如今，我们已处在妇科诊疗技术世纪性转变的前沿，手术切口从大到小、从巨创到微创，这是一个思维观念亟须变革的时机。因此，要求我们摒弃成见，加强学习，积累和总结经验，敢于创新、大量设计、反复实验，不断完善和产生更多、更新的腹腔镜手术，推动微创妇科学发展进程。

二、妇科的应用

腹腔镜外科对妇科手术的发展已经产生了巨大的影响，在诊断、治疗某些妇科疾病中已显露出极大的优势，成功地替代了许多传统的开腹手术，其中包括某些高难度的手术。

（一）诊断

腹腔镜诊断是近 20 年来妇科诊断学的重大发展之一，其价值和对生殖医学的贡献已得到临床验证。腹腔镜为某些疾病如子宫内膜异位症、盆腹腔粘连等的诊断提供了金标准，并为异位妊娠、卵巢囊肿蒂扭转、黄体破裂、急性盆腔炎及盆腔脓肿等妇科急腹症的早期诊断和治疗提供了可能性，也成为腹痛原因待查、腹水原因待查及不孕症盆腹检查等一些原因不明疾病简单微创的诊疗手段。随着实践经验的积累，通过腹腔镜结合输卵管染料通液及超声介入等，腹腔镜诊断将有更丰富的信息和诊断的精确性。

（二）治疗

现代的腹腔镜设备和技术为腹腔镜诊断的同时进行手术治疗创造了条件。许多经典的妇科手术，如盆腔粘连分离术、输卵管闭锁或阻塞的矫治术、异位妊娠的手术、卵巢良性囊肿或肿瘤的切除或剥除术、附件切除术及浆膜下子宫肌瘤切除术，在腹腔镜下进行的有效性、安全性和合理性均得到临床实践的考验。因此，这类妇科手术在腹腔镜下开展的价值已经确定。在既往一段时间内对某些卵巢良性肿瘤，如畸胎瘤、浆液性囊腺瘤的切除术在腹腔镜下进行存在争议。随着囊肿剥出技术的提高和内镜取物袋的应用，这类手术在腹腔镜下进行引起囊肿囊液溢出及肿瘤细胞播种的可能性大大降低。

另外，腹腔镜子宫切除在技术上的可行性已不再被怀疑，经过多年的实践，腹腔镜辅助阴道子宫切除（LAVH）及 Serum 的标准鞘内子宫切除术（CISH）被认为是最具发展潜力的子宫切除术。在 LAVH 中，对单纯阴式子宫切除有困难的病例，如腹腔粘连或较大肌瘤，在腹腔镜协助下手术者可根据具体情况进行操作，使许多既往必须剖腹完成的妇科大手术实现了腹部小切口经阴道完成的愿望。Scrum 式筋膜内子宫切除术，仅切除宫颈移行带而保留宫颈外鞘，为患者留下了宫颈支架，却消除了宫颈部位发生恶性病变的隐患。此术式在保留局部解剖结构不变的前提下，解除患者病痛，其应用前景已被广大临床医生认可。目前，腹腔镜在妇科肿瘤手术中的应用尚存在争议，但仍应积极执着地探索。

（三）妇科腔镜手术的适应证与禁忌证

1. 适应证

腹腔镜手术医生在考虑腹腔镜手术适应证的范围时，首先应考虑患者的实际情况，是否适合进行腔镜手术；同时还要考虑到术者的技术水平和一旦出现并发症时处理这些问题的能力。应避免不顾主客观条件和自己的实际能力造成随意性中转开腹手术，增加患者痛苦，挫伤开展腹腔镜手术的积极性。手术适应证包含手术指征和适合于该种手术的生理状态。

（1）诊断性腹腔镜

对诊断而言，腹腔镜是一种创伤性的方法，故应在分析病史、体格检查和做有关辅助检查后，确须采用腹腔镜诊断者为诊断性腹腔镜指征。

（2）手术性腹腔镜

由于腹腔镜提供了进入腹腔的直接途径，近年来，在诊断性腹腔镜的同时已能开展许多手术，替代了大部分剖腹手术。根据国际妇科内镜协会腹腔镜手术分类，意味着在妇科领域的大小手术几乎均能在腹腔镜下进行，故患者一般状况、术者经验及手术设备则成为能否进行腹腔镜手术的关键。

2. 禁忌证

禁忌证首先是针对在腹腔镜下进行的手术本身而言，既包括那些不适宜在腹腔镜下进行的诊断和手术；其次，还包括虽具有手术指征，但存在腹腔镜下施行手术时相对危险性增加的医学情况。如气腹状态与体位可能会使心肺疾病加重，那么严重的心肺疾病应是腹腔镜手术的绝对禁忌证。随着腔镜技术和手术器械的发展，手术范围在不断扩大，一些相对禁忌证逐渐成为适应证。如低血容量休克、腹腔内出血等在开展腹腔镜手术初期曾被视为绝对禁忌证，但随着术者技术水平的提高和经验的积累，对此类患者进行快捷微创的治疗已成为可能；妊娠期手术也曾被视为绝对禁忌证，但实践证明，在妊娠 3 ~ 6 个月施行腹腔镜手术是安全有效的；多次腹部手术史伴有显著的腹腔内粘连的患者可能会严重影响手术视野，增加肠管损伤的危险性，因此也曾被列入禁忌证范围，但细心操作、谨慎放置第一个穿插刺器能将这些风险降到最低限度。精确地分离腹壁粘连，游离肠襟和谨慎地识别重要解剖标志，将化解这些困难和风险。术前肠道准备对降低手术风险也是重要的一环。

（1）主要禁忌证

下述情况的腹腔镜手术是非常冒险的。

①严重的心肺系统疾病：存在严重的心肺功能损害的患者，腹腔镜手术使患者处在危险状态有两个机制：一是人工气腹的压力压迫下腔静脉，影响回心血量导致心脏功能失代偿；二是由于气腹压力及头低臀高的体位使腹腔内器官倒向头侧引起横膈抬高，降低了呼吸潮气流。另外，由于人工气腹注入腹腔的 CO_2 的吸收进一步加重高碳酸血症，可能引起心律失常。

②大的腹疝及膈疝：因人工气腹的压力将腹腔内容物压入疝孔随之发生腹部疝的嵌顿。腹腔内容物经疝孔进入胸腔者可进一步损害心脏及呼吸功能。但如果有腹腔镜下进行疝修补指征者，则另当别论。

③弥漫性腹膜炎：由于严重的弥漫性腹膜炎伴有肠麻痹使肠腔扩大，腹腔镜手术时易引起肠损伤。

④严重的肠梗阻：尽管具有精湛手术技能的妇科医生已能进行腹腔镜的粘连分离术，但这类患者的手术仍面临肠损伤的危险性，应列为禁忌。

⑤无经验的手术者：未接受腹腔镜手术培训的医师不应试行腹腔镜手术，以杜绝因缺少经验而引起的手术并发症。

（2）相对禁忌证

许多情况下，虽有手术指征，但腹腔镜下施行手术仍须倍加小心。

①既往腹部手术史或感染性肠道疾病。

②过度肥胖或消瘦。

③宫内妊娠：当子宫增大到20周妊娠时，一般不考虑行腹腔镜手术。

④腹腔内大的肿块：曾认为大肿块的腹腔镜检查对肿块损伤的危险性较大，但目前的观念不再将肿块的大小，而是将术者的技能作为决定因素。

⑤器官移位或扩大：肾和脾增大及胃下垂者的腹腔镜检查，易发生脏器损伤。故在术前应了解增大和移位脏器的位置和边界，以确定在腹腔镜下手术是否安全。

（四）特殊情况的腹腔镜手术

1. 妊娠

妊娠期手术特点：子宫增大影响手术视野；盆腔充血手术操作容易出血；术中及术后用药可能对胎儿有一定的影响；手术激惹可能导致流产。子宫越大，腹腔镜损伤子宫的可能性越大，而且增大的子宫很大程度地阻挡了术者须检查的区域，使可操作空间缩小。因此，妊娠期间的腹腔镜检查应考虑到这些危险性和局限性，特别是当子宫大小已达到妊娠16周或16周以上时。妊娠期腹腔镜检查禁忌放置子宫操纵杆。气腹针的穿刺部位也应谨慎。在腹腔镜操作过程中，每一步均应尽可能避免对妊娠子宫的干扰，降低手术激惹引起的流产。急诊剖腹手术中53%发生流产，20%发生早产，而选择性剖腹手术中，自然流产5%，无一例发生早产。因此，为避免急诊手术引起的潜在危险，主张对孕16周仍持续存在的附件囊肿应行选择性手术。卵巢囊肿腹腔镜下切除囊肿破裂的可能性比剖腹手术大，但囊肿破裂溢入盆腔的囊液并不会刺激子宫引起流产。而且，腹腔镜的CO气腹对胎儿无不良影响。但是为保证胎儿的安全，妊娠期间行附件肿块手术仍须仔细，手术应选择在孕期3 ~ 4个月进行。因为此时手术可使自然流产率降低，而且子宫底高度也不会影响手术视野。孕周达16周或超过16周手术操作空间明显减少，手术损伤的机会也增加。妊娠期的腹腔镜手术多数是附件囊肿，选择适当时机安全实施手术十分重要。由于超声在妊娠诊断中的应用，发现妊娠期附件肿块的发生率达到1/1300 ~ 1/160。但怀孕3个月之内新发现的卵巢囊肿，往往为非赘生性卵巢囊肿，随孕周的增加会自行消失；怀孕3个月以后仍持续存在的卵巢囊肿往往属赘生性，需要手术切除。

为孕妇施行腹腔镜手术时，对整个过程都要严密监测，主要是因为目前尚无足够的数据证明气腹对孕妇是否安全。长期的高碳酸血症对胎儿将产生何种影响则更令人关注。采用安全入路避免损伤子宫，使用低压气腹，加强围术期监护及维持低水平呼气末二氧化碳等方法都可降低出问题的概率。但那些未知的远期影响仍使人们有所顾忌。

2. 肥胖和消瘦患者

过度肥胖的患者，由于腹壁肥厚插入腹腔镜比较困难，需要选用一种较长的气腹针，并应选择脐孔中央部位进针，因为该处为腹壁最薄的部位。一般患者的气腹针穿刺角度与上腹壁呈 45°，肥胖患者的气腹针穿刺点应选择垂直于腹壁进针，以避免气腹针长度不够造成腹膜外腔注气。此外，肥胖患者应在膀胱截石位状态下穿刺注气，以避免大腿不恰当地弯曲使腹膜折叠造成穿刺困难。另外，在某些患者，若无禁忌证也可经阴道后穹隆穿刺，选择经子宫直肠陷凹的注气途径。

很明显，肥胖患者的腹腔镜存在的是机械性问题。但对过度消瘦者，腹腔镜则存在更大的危险性。消瘦者因其腹前壁和腹主动脉之间距离短，而且由于消瘦筋膜薄弱，气腹针穿刺所需的力量比预期的要求小，若用力过猛、过深时，可能刺破腹膜后大血管而造成不可挽回的后果。为了避免出现这种危险性，过度消瘦患者气腹针穿刺时，必须把持气腹针靠近其尖端部位，并使针与上腹壁角度减小到 25 ~ 30°。

所有具有潜在困难的腹腔镜手术，明智的预防方法是经气腹针过度注气使腹部充气膨胀，但腹腔内压力不应超过 2kPa（15mmHg）。因为腹腔压力超过 2kPa 将阻止静脉血回流到腔静脉。膨胀的腹腔为主穿刺器和套管提供足够的空间进入，当主穿刺器和套管在腹腔内放妥后，即可排放部分气体以降低腹部过度膨胀。

3. 器官增大或腹部肿块

对于合并有腹腔内脏器肿大，如肝脾大或对腹部肿块患者施行腹腔镜手术时，为避免损伤增大的器官和肿块，应通过仔细的触诊、叩诊，结合超声检查确定增大器官和腹腔肿块的边界。选定插镜穿刺点时，应与这些脏器及腹部包块保持一定距离，最好能远离脏器或肿块 10cm 以上，这样既可减少刺破脏器或肿块的危险，又能保持物镜与目标脏器最佳的距离，以达到最好的检查效果。

4. 腹腔内粘连

对既往有剖腹手术史，特别是肠曲手术的患者，必须怀疑腹腔内粘连的存在，腹腔镜检查前应充分了解上次手术名称、手术方法及手术过程，对腹腔内的粘连程度及粘连部位做出初步估计。对于这类患者，特别是当肠曲与腹膜壁层粘连时，在脐孔处进入气腹针有损伤肠曲或大网膜血管的危险性。对这类患者可考虑在左上腹引入气腹针。

当建立满意的气腹后，仍可能选择在脐孔部位引入套针和套管，但在脐部引入穿刺器和套管前，须做腹腔空隙测试试验以保证安全穿刺。方法：用 10 ~ 20mL 的玻璃注射器含 5mL 生理盐水连上 18 号针头，经脐孔部位插入针头，每一次向下推进 1cm。穿刺每推进一步均回抽气体，注射器内生理盐水出现气泡，注射器活塞上升。上述试验的目的是确定脐孔穿刺部位下方的腹腔内是否存在安全引进穿刺器及套管的游离空间，此潜在空间的边界通过逐渐垂直推进针头和改变方向推进针头确定。如果上述试验提示脐孔部位不能引进主穿刺器和套筒时，应选择腹部其他部位进入腹腔，但是引进穿刺器和套管前仍须重复上述试验。

5. 老年患者

随着生活水平的提高，人的寿命在稳步增长，老年人越来越多。在治疗这类患者时必须考虑到老年病学的相关问题。单纯的年龄不是健康状况的指标，然而老年人常常伴有脑血管、心血管、呼吸系统疾病或肾病。对每个患者都应评估其手术风险，必须考虑手术对患者的影响，如饥饿、麻醉、用药、出血及损伤。虽然老年人可进行正常的日常活动，但手术的影响可打破体内稳定的平衡，导致失代偿。大多数患者对择期手术耐受良好，然而，如果出现任何一种手术并发症，都会引起一系列继发的并发症，导致严重的疾病状态。通常，急症手术较择期手术风险大。不幸的是，一些因素常延误对老年人病情的诊断。例如，65 岁以上的人较其他人的急性胆囊炎和胰腺炎的发生率高，急性胆囊炎如伴有胆囊坏疽或穿孔则更为危险，但这些患者不典型的症状或看护者对手术的犹豫态度，都有可能导致诊断延误。

6. 凝血障碍患者

凝血和出血倾向都给腹腔镜手术提出了具有挑战性的问题。高凝状态不论是先天性或获得性均可增加任何手术的风险，特别是在全麻的静止期。腹腔镜手术具有术后活动早的优点，但这项优点可被手术时间长及下肢静脉回流到右心房及右心室的血液减少所抵消。目前，一般人群中血栓性栓塞的概率并无增高。其治疗包括预防性及针对性治疗两方面。预防包括小剂量肝素、低气腹压及保持良好的水电解质平衡。有针对性的治疗包括长期维持用华法林。这些患者术前几天须停用口服华法林，改为静脉用肝素，于术前 1h 停用。

出血倾向可引起穿刺口出血，使手术视野模糊。只要术前处理得当，这些问题不会成为腹腔镜手术的禁忌。在这类血凝异常的情况下，为保障手术安全，术前有必要请血液科医生会诊。

对处于高凝状态的患者，应在术前尽量了解凝血异常的准确情况。活动性出血是腹腔镜手术中最难处理的技术问题。因为这些出血多为喷射性，同时在使用吸引器时，腹腔内的空间随气体的减少而缩小，导致定位困难。虽然很难找到某个压力能使手术者像在剖腹手术中那样得心应手，但这些尝试总比盲目地用电烧或钛夹夹闭好得多。

三、腹腔镜诊治并发症

（一）腹腔镜手术的病理生理

妇科腹腔镜手术与传统的开腹手术相比，其区别如下：

第一，手术是在相对密闭的环境中（腹腔内）进行，对腹壁等正常组织的创伤小；

第二，为保证术野清楚，需建立 CO_2 人工气腹，充分暴露手术空间；

第三，特殊的手术体位，膀胱截石位及头低臀高位。

由于以上特点，在腹腔镜手术过程中，患者心肺功能、血液循环及血液黏滞度等可出现一些特殊的变化，严重者甚至会直接影响手术效果及患者术后的恢复。因此，了解腹腔镜手术过程中的病理生理改变，对于安全地进行腹腔镜手术具有十分重要的意义。

1. 气腹对机体的影响

腹腔镜手术必须有一个清晰的术野。建立人工气腹，充分暴露手术空间，是目前腹腔镜手术应用最广的方法。因 CO_2 能被迅速吸收和排出，溶解度高，不易发生气栓，而成为最常用于建立人工气腹的充气气体。但气腹本身及 CO_2 对机体的作用比较复杂，如对心血管系统、呼吸功能、血流动力学系统等均有一定的影响。

（1）气腹对呼吸系统的影响

腹腔镜手术时，腹腔内注入 CO_2 建立人工气腹，腹内压增加，膈肌推向头侧，肺部自下而上受压，气道压力升高，胸腔压力也升高，呼吸系统顺应性降低。因在仰卧体位时，下肺前部换气多于后部，背侧肺血流多于胸侧的状况也有所加重，导致肺容量和功能残气量减少，换气血流比降低，肺分流率增加，动脉气分压降低。在头低足高位时，这些变化较之仰卧和头高足低位就更明显。影响肺通气功能的程度和腹腔内压力有关，气峰压和平台压可分别提高 50% 和 81%，肺顺应性降低 47%。停止注气后，气道峰压和平台仍分别升高 37% 和 27%，肺顺应性仅为术前水平的 86%，可导致通气功能下降，PCO_2 升高。

但实验及临床研究表明，应用腹腔镜做腹部手术，对肺功能影响小，术后恢复快，在临床常用的腹腔内压为 11 ~ 13mmHg，肺功能正常且同时行机械通气及时调整通气量，一般不会带来严重肺部并发症。

（2）气腹对心律的影响

由 CO_2 气腹引起神经内分泌的变化也对心血管系统产生作用。腹部膨隆可刺激迷走神经，由于迷走神经兴奋，还可诱发心律失常，导致心动过缓及房室传导阻滞。这种情况在快速充气、高 CO_2 血症和采用保持自主呼吸麻醉方式的患者就更容易发生。经腹腔吸收入血的大量 CO_2 加上通气功能受影响，体内 CO_2 排出减少可导致高 CO_2 血症，高 CO_2 血症可扩张末梢血管，抑制心肌收缩，诱发心律失常。

腹腔镜手术发生心律失常通常较常见（25% ~ 47%）。大多数为窦性，在气腹停止后即消除。高碳酸血症、低氧血症、静脉回流减少对交感神经的刺激和腹膜牵拉对迷走神经的刺激都有可能引起腹腔镜手术时的心律失常。尽管发生较少见，但高碳酸血症和腹腔内压力变化有导致致命性心律失常的潜在危险。中重度的高碳酸血症（PCO_2 达 60mmHg 或更高）可使心室肌兴奋性增强，引起心室的过早搏动，室性心动过速，甚至室颤。刺激迷走神经引起的缓慢性心律失常高达 30%，少见的气腹感应性的心率减慢，发展成为窦性抑制已有报道。因此，一些手术医师和麻醉师建议在 CO_2 注气之前，用硫酸阿托品 0.4 ~ 0.8mg 预防性地给药。此外，在手术中还应采取相应措施以预防出现严重心律失常。如密切观察心电图变化，确保足够的氧气吸入、维持正常通气量及一些特定的药物治疗。

（3）气腹对其他系统的影响

一般认为，由于腹内压升高和体位因素，尤其在头低足高位时，胃内压增高，增加了胃内容反流的危险性。但也有持不同意见的认为，贲门括约肌压力也会相应上升，从而防止了反流误吸的发生。临床研究发现，15mmHg（2.0kPa）的气腹引起主动脉压和肾皮质动脉血流短暂地增加，会导致少尿。但这种改变是暂时的，而且可以在 2h 后逆转。气腹对脑血流量和灌注压的影响尚无定论。有学者认为，对脑血流速度和脑内容积没有明显影响。然而在腹内压增高和仰卧头低足高时，可使头颈部充血，颅内压和眼内压升高，从而使脑灌注受损，因而颅内占位性病变患者不宜行腹腔镜手术。气腹对内分泌及代谢的影响与相应的剖腹手术相比较轻微。气腹阶段的初期，血浆多巴胺、血管紧张素、肾上腺素、去甲肾上腺素、肾素等均增加。尤其在腹腔快速充气时，血管加压素可大量释放，使血管收缩，外周总阻力升高。CO_2 气腹时，经腹膜毛细血管大量吸收，可导致高碳酸血症。

（4）CO_2 气腹对细菌播散的影响

据推测，持续高水平的腹腔内压力可促进细菌播散，增加术后败血症的发生率。但 Gurt-ner 等在患有腹膜炎的动物模型上发现，腹腔镜手术与开腹手术相比，菌血症、内毒血症和临床败血症的发病率没有显著差异。另有临床观察发现，腹腔镜手术和开腹手术均增加了腹腔内大肠埃希菌的播散，并且腹腔镜手术时，大肠埃希菌向腹腔外脏器如肺、肾等播散的发生率明显增高。有学者认为，腹腔内细菌的播散与气腹的压力密切相关。应用 15mmHgCO_2 气腹的动物模型，引起了严重的肠缺血和腹腔内细菌向其他脏器的播散；应用 12mmHgCO_2 气腹，则未引起对照组动物腹腔内任何细菌的播散。细菌播散与发生腹膜炎和形成气腹的时间间隔密切相关。发生腹膜炎后 6h 之内形成气腹，可能会使菌血症的发生率增高，但 6h 以上形成气腹，腹腔镜手术与开腹手术一样安全。此外，CO_2 气腹也可使患者的某些免疫反应发生改变，从而促进了菌血症的发生。

2.CO_2 对机体的影响

CO_2 人工气腹时，每分钟须有 3 ~ 5L 的 CO_2 注入腹腔，CO_2 经腹膜毛细血管吸收入血，吸收速度为 20 ~ 30mL/min，而 CO_2 的正常排出速度为 100 ~ 200mL/min。在 CO 充气期可增加 14 ~ 18mL/min。O_2 的水溶性和弥散度良好，健康机体吸收后可迅速排出体外，一

般不发生 CO_2 潴留。腹腔镜手术时，腹膜吸收 CO_2 导致 CO 排除量增加，不断改变每分通气量可预防高碳酸血症。腹腔注入 CO_2，其吸收量还受气腹压力波动的影响。当腹压增高，腹膜上毛细血管受压血流量减少时，CO_2 的吸收可减慢；而在腹压减低时，毛细血管压迫减轻，血流量增加，CO_2 吸收也可明显加快。因此在气腹阶段应尽量保持腹内压的稳定，尤其对心肺功能不全、低血容量的患者更应避免腹内压的波动。临床观察表明，心肺功能正常的患者，能代偿腹腔内压低于 15mmHg 以下 CO_2 气腹对呼吸的影响，使血气维持在正常范围内。仅当发生通气抑制或心肺功能不全时，可引起 CO_2 积蓄，导致高碳酸血症和酸中毒。

引起高碳酸血症的因素如下：

（1）CO_2 气腹腹腔内压力；

（2）人工气腹对膈肌和肋间肌的机械性损伤；

（3）麻醉导致低通气；

（4）使用神经肌肉松弛药；

（5）手术时间长短及术前心肺功能；

（6）皮下气肿及气胸。

腹腔内压增高，肺顺应性降低，气道压力明显上升，使气体主要分布于灌流较差的上肺。膈肌上抬，功能残气量减少，下肺受压。生理无效腔量及潮气量比值增大，右向左分流增加，通气 / 灌流比例失调。气腹不干扰气体的弥散功能，但可影响气体交换，肺泡 - 动脉氧分压差值增大。CO_2 气腹可使体内 CO_2 水平上升，表现为程度不等的高碳酸血症，或者呼吸性酸中毒。PCO_2 在 40 ~ 50mmHg，对心肌的影响不显著，一般不致血流动力学显著波动。在 50 ~ 70mmHg 时，可直接抑制心肌，并扩张血管，又可引起交感神经兴奋，儿茶酚胺等分泌增多，外周血管明显收缩，外周血管阻力显著升高。CO_2 潴留可引起心排血量、外周血管及收缩压和 pH 值下降，其下降程度与注气量和腹腔内压力水平有关。在儿茶酚胺的作用下，心率、收缩压、中心静脉压、肺动脉压、心排血量和外周血管阻力上升，周围静脉阻力降低。

3. 手术体位对机体的影响

腹腔镜手术中由于气腹的压迫作用及妇科手术要求的膀胱截石位，均可使下肢静脉回流受阻，从理论上讲，术后静脉栓塞性并发症的发病率应该高于常规手术。而腹腔镜手术后深静脉血栓形成和肺栓塞并发症发病率究竟有多高，是否高于常规开腹手术，目前尚无确切报道。

静脉淤滞、血管壁损伤和血液高凝状态是导致静脉血体形成的三大因素。腹腔镜手术时建立的气腹使腹内压超过下肢静脉回流的压力，从而使静脉血流动力学发生改变，其特点是下肢静脉扩张，血流减慢，血管内压力增高。有学者用体外腹部气囊加压的方法模拟腹腔镜手术时的气腹状态，用脉冲多普勒技术测定志愿受试者股静脉直径及血流速度改变。结果表明，腹部气囊加压引起显著的、与压力相关的股静脉内径增大及血流速度减慢。腹腔镜手术中，在 11 ~ 13mmHg 腹压下，股静脉直径明显增加，压力由 7.5mmHg 增加至 15.5mmHg，股静脉流速由 12.5cm/s 下降至 8.5cm/s。用彩色多普勒技术观察增加腹压至 30、50、70mmHg 对股静脉、颈内静脉血流动力学的影响。结果显示，腹部加压后，股静脉、颈内静脉面积均随压力增加而逐渐增大，平均流速随压力增加而明显下降。腹部未加压时，股静脉截面积在头低足高 30° 时较足低头高 30° 体位时明显减少，平均血流速度明显增快，腹部加压至 50mmHg 后，两种体位股静脉截面积均显著增大，血流速度明显下降，但头低足高位时血管扩张程度显著少于头高体位。不同体位对颈内静脉亦有影响。

资料表明，随着腹压增高，股静脉、颈内静脉明显扩张，流速减慢，静脉处于明显淤滞状态。静脉淤滞使血流缓慢，血黏度增高，凝固性增加，成为静脉血栓形成的危险因素。静脉内压力增高使血管内皮发生微撕裂，胶原纤维暴露，从而诱发凝血过程。

目前多数学者认为，腹腔镜手术后由于静脉淤滞，血液高凝状态等因素，易发生血栓栓塞性并发症，应采取血栓预防措施。腹腔镜手术后静脉淤滞是客观存在的，这就比常规剖腹手术多了一个易于发生静脉栓塞的危险因素，有必要采取措施预防深部静脉血栓（DVT）的发生。针对血液高凝状态采用肝素等抗凝药物，或肝素与麦角胺合用，可较好地从药理方面预防术后静脉血栓形成。

（二）腹腔镜手术对机体的影响

1. 开腹手术与腹腔镜手术后腹腔粘连的比较

（1）发病率

虽然外科手术取得了很大的进展，但手术后腹腔粘连问题仍未得到很好解决，发生率仍可高达 90% 左右。腹部手术时如使用无滑石粉手套，使用医用纱布拭子，无菌术，仔细缝合组织，避免腹膜长时间与空气接触引起的干燥，避免组织长时间缺血或淤血等减少腹腔损伤，可预防腹腔粘连。然而，传统的开腹手术难以达到上述各项要求。有学者通过比较传统开腹手术和腹腔镜手术两种方法术后腹腔粘连的情况，结果发现，至少接受过一次传统开腹手术的患者，其粘连发生率为 84% ~ 93%，而行腹腔镜手术者，其粘连发生率为 10% ~ 41%。腹腔镜手术所致腹腔粘连明显少于传统开腹手术。

（2）粘连形式

在腹腔粘连的形式上两种手术也有所不同。传统的开腹手术术后粘连类型多而复杂，多以脏器间粘连为主，可以粘连成团、局限性粘连致肠管折叠或将肠管拉成角、粘连性闭襻肠梗阻及粘连部位肠扭转。腹腔镜手术虽然无法完全避免粘连，但因属微创手术，与开腹手术比较形成的粘连一般较局限，多为壁一般型粘连，以腹壁与大网膜粘连为主，且粘连的韧度、粘连组织血管生长的程度均较轻微。认为腹腔镜手术是减少腹腔粘连的有效措施。临床实践表明，腹腔镜手术减少腹腔粘连，首先是进入腹腔途径创伤小，不需要常规的开腹和关腹，减少组织损伤和缝线反应，而这是粘连形成的最关键因素。同时，该方法使腹腔及脏器不暴露于空气中避免了内毒素的污染，减少了炎症反应，胃肠功能受影响较少，恢复迅速，可减少纤维蛋白的沉积，从而降低永久性腹腔粘连的发生率及严重程度。

2. 腹腔粘连的腹腔镜治疗

腹腔镜手术虽可大大减少粘连形成，为预防粘连带来了希望，但仍不能完全避免腹腔粘连。对已经形成的腹腔粘连进行松解，腹腔镜手术则是最佳选择。与开腹手术比较，腹腔镜手术松解粘连，具有以下优点。

（1）创伤小、疼痛轻、恢复快，可早期下床活动，住院时间短，是目前最小的侵入性手术方法。

（2）腹腔内脏器不直接暴露在外层空气中，手术活动范围小，操作精细，出血少，近乎于显微镜下手术，能显著减少再次粘连。

（3）腹腔镜手术对肺功能的影响明显少于常规开腹手术，所以对部分术前已有明显心肺功能障碍而不能耐受开腹手术者可施行此术。

（4）由于创伤小，胃肠功能恢复快，可减少术后输液及用药。因此，腹腔镜手术是一种有效缓解粘连性肠梗阻引起的慢性腹痛的治疗方法，而且可减少术后新的粘连形成。一般认为腹腔镜手术对松解束带状、点状、小片状及肠律自身折叠性粘连效果良好。但是并非所有粘连性肠梗阻都可用腹腔镜手术处理，其成功率仅为 50% ~ 70%，且在各种微创外科手术中的中转开腹率最高，故有其特殊的适应证和禁忌证。

适应证：

①各种腹腔良性病变、术后肠粘连；

②既往有胆囊炎、阑尾炎或外伤后慢性腹痛又经腹腔镜证实的肠粘连；

③结核性腹膜炎内科治愈后肠粘连；

禁忌证：

①开腹手术后的绞窄性肠梗阻；

②开腹术后多次小肠排列；

③恶性病变开腹术后肠粘连；

④结核性腹膜炎进展期；

⑤凝血机制障碍。

总之，实行腹腔镜手术本身对减少术后腹腔粘连及术中应用异源组织屏障凝胶预防术后粘连均有较好的效果，而且应用于腹腔镜手术还可治疗一些粘连性梗阻。但它仍有一些局限性，目前又发展了微型腹腔镜手术，认为比传统腹腔镜手术更能减少腹腔暴露和 CO_2 的注入量，并且对腹膜微循环和细胞保护系统几乎没有不利影响，所以有可能再进一步减少手术后腹腔粘连，为防治腹腔粘连又带来了新的希望。

（三）腹腔镜手术与疼痛

腹腔镜手术有许多优点，但腹腔镜外科术后疼痛不能完全避免，最多发生的为腹内疼痛，双肩部痛和腹壁切口疼痛。术后疼痛受多种因素影响，病因是多方面的。

1. 气腹对膈神经的影响

腹腔镜手术操作需要足够的空间，一般用 CO_2 气体制造人工气腹，腹腔内压力通常为 12 ~ 15mmHg，横膈的膨胀对膈神经产生刺激可引起术后疼痛，包括 C4 脊神经后根感觉纤维的皮肤分布区。神经被拉长 20%时即导致内分泌导管的完全闭塞和严重的神经缺血。有研究报告，腹腔内压力 > 18mmHg 和 < 9mmHg 时，疼痛及镇痛药的用量没有统计学差别。尽管局部应用麻药对局部有副作用，仍有不少学者建议在膈下局部注射长效的丁哌卡因来减少疼痛，并认为是安全的。

2. 腹腔内残留气体对疼痛的影响

腹腔镜术后腹腔内残留气体可引起疼痛，CO_2 溶解致腹腔内酸性环境对腹膜产生刺激作用，同时，降低腹膜及内脏表面的张力，也成为术后疼痛的原因。若术后 6h 内放置导管排出气体，使肠蠕动及腹肌运动迅速恢复，可促进残留气体的排出，放置排气导管的患者术后疼痛较对照组有明显的减轻。有报道表明，术毕主动吸出腹腔内残留气体较不主动吸出残留气体组，可明显减轻腹痛，并建议术毕主动直视下尽量吸出残留气体。

3. 气体温度对疼痛的影响

腹腔镜妇科手术时，分别用 20℃和接近体温温度的 CO_2 气体制造气腹。结果表明，应用接近体温温度的气体制造气腹术后疼痛明显减轻，尤以膈下疼痛及肩背疼痛减轻明显。然而，严格的动物对照实验表明，气体温度对病理生理的影响是很少的，热力学理论原理表明，需要较多的热量蒸发身体内水分来湿润干燥的 CO_2，而使温度较低的 CO_2 气体升到体温温度仅需要较少的能量，气体进入腹腔后几乎立即可达到体温水平，这些极微能量可被忽略。因此，这种现象如何引起术后腹痛的真正机制尚须进一步研究。使用湿润的 CO_2 气体制造气腹能明显降低术后疼痛，术后恢复平均时间也明显缩短。干燥气体与术后疼痛关系的确切机制不十分清楚，但动物实验表明，注入干燥气体造成细胞膜超微结构的损伤，在注入湿润气体组则无这种现象发生。认为这是造成术后疼痛的间接原因。临床上已经采用湿润气体替代标准干燥气体制造气腹，并取得较好效果。采用无气腹腹腔镜手术可减少因气腹因素而引起的术后疼痛，同时减少深静脉血栓形成以及与气腹有关的心肺并发症。但需要牵引又可增加腹壁及腹膜损伤。无气腹腹腔镜手术适用于有心肺疾病禁忌气腹的患者。

4. 手术因素的影响

腹壁切口的数目与大小在不同的手术及不同医院有明显差别。如腹腔镜切口较大，虽有助于标本的取出，但术后可能会有疼痛。此外，脐部切口疼痛范围较大，易感染以及易发生切口疝，故脐部切口较少应用。

（四）并发症诊治

1.CO_2气腹并发症

为确保腹腔镜手术中良好的可视空间，CO_2气腹是腹腔镜诊治过程中必不可少的操作步骤。虽然CO_2对机体无明显大碍，但短时间内进入大量的CO_2也会对人体产生一些不良影响。CO_2气腹后可能会出现如下情况。

（1）低氧血症、高碳酸血症、酸中毒

其主要原因如下：

①CO_2经腹膜吸收入血。气腹后15min和30min，CO_2经腹膜吸收率分别为42mL/min左右和38.6mL/min左右，肺呼出CO_2量增加30%左右，每分通气量增加20%～30%。气腹后30min内CO_2吸收率为70mL/min，30～75min为90mL/min。吸收率受气腹压波动的影响，随着腹压增高，腹膜毛细血管受压，其血流量减少，阻止了CO_2进一步吸收，而在气腹减压时，腹膜毛细血管重新开放，CO_2吸收明显增加。

②腹腔内充气以及特殊体位等因素，膈肌抬高肺受压，引起肺顺应性降低，气道压增加，通气功能受到影响，体内CO_2排出减少，加上从腹腔大量吸收，导致低氧血症、高CO_2血症、酸中毒。经腹膜吸收入血的CO_2部分由肺排出，不能排出的CO_2暂时储存在体内，尤其在骨骼肌和骨腔内，术后逐渐排出，以致有持久高CO_2血症的危险。高CO_2血症刺激中枢神经系统，增加交感神经活性，导致心肌收缩力增加、心动过速及血压升高。而CO_2的直接作用是扩张末梢小动脉，抑制心肌收缩力。CO_2蓄积可诱发心律失常甚至心搏骤停。因此必须加强术中呼吸功能管理和监测，如$PETCO_2$、血氧饱和度、气道压力、血气分析。依据PETCO，升高情况调节每分通气量，使其维持在正常水平。对于老年人、肺顺应性降低、有肺气肿或肺大疱的患者应注意控制气道峰压不致过高，可采用增加呼吸频率，潮气量不变或适当减少以达到过度换气的目的。

（2）CO_2栓塞

腹腔镜手术中CO_2栓塞的主要原因是CO_2通过开放的小静脉以及气腹针误入血管等，发生率为0.13%～5.9%。临床表现取决于气体进入静脉的量和速度，大量CO_2栓塞可使患者致死。因此，早期诊断、及时处理是麻醉管理的关键。

（3）皮下气肿

皮下气肿的发生率为2.7%。理想的腹内压应保持在10～15mmHg，过高容易引起CO_2逸出腹腔。发生皮下气肿的主要原因有：

①气腹针误入皮下组织；

②套管周围漏气或部分拔出；

③腹内压力过高。一旦出现皮下气肿，应立即观察患者呼吸情况，以明确是否伴有气胸。皮下组织吸收 CO_2 可引起高碳酸血症，应及时解除气腹和进行过度换气。颈部皮下气肿多为纵隔气肿。

2. 麻醉并发症

腹腔镜手术麻醉中及麻醉后主要并发症如下。

（1）反流、误吸

目前有两种观点：一种观点认为由于腹内压和体位等因素增加了胃内容物反流的危险性，其发生率为 2% ~ 20%；另一种观点认为腹内压增加时，腹腔段的食管下端括约肌压力也相应上升，使屏障压仍保持在较高水平，防止了反流、误吸的发生。但麻醉手术中发生反流的机制比较复杂，目前仍未完全阐明。对该类手术很有必要插入带套囊的气管导管防止误吸。

（2）恶心、呕吐

恶心、呕吐是术后最常见的并发症，发生率高达 40% ~ 50%。

3. 电手术的并发症

电手术热损伤并发症分为 3 种基本类型：作用电极引起的直接损伤；电流分流引起的热损伤；回路电极与体表接触部位的热损伤。

（1）作用电极直接损伤

作用电极引起损伤最常见的原因是作用电极在非工作状态或工作状态未到位时被激发，属非故意损伤，常常由于误压开关引起，也发生在由非手术者控制作用电极开关，而在工作状态未到位时激发开关引起。要预防这类损伤，手术者应直接控制作用电极开关，并且所有电手术器械应在不需要时自腹腔取出。

作用电极直接引起损伤的另一机制是汽化或凝固带扩展累及大血管或重要脏器，如膀胱、输尿管或肠曲。腹腔镜手术台中使用双极电流可以降低对邻近组织的热损伤，但不能消除热损伤的发生。因此，在凝固术时，首先要控制恰当的能量输出以避免过度热损伤，要留有适当的正常组织边缘。另外，在血管凝固中，特别是对接近重要脏器部位的血管凝固，必须先将血管分离出来后再用电凝。并且最好在缝扎或钳夹血管阻断血流的情况下，再对须切断部位的血管电凝，因为后者能消除随血流移动的能量扩展。

热损伤的程度应根据能量在组织传播的特点来估计。采用点状作用电极做电切割的损伤与机械性损伤相仿，然而，电凝固手术的损伤、组织的热坏死可能扩展至距作用电极接触处数厘米外。因此，电凝损伤必须切除的组织应比肉眼能见的热损伤范围要宽。术中未被发现的作用电极损伤诊断经常是延迟的，在这种病例中，损伤只有在出现腹膜炎或瘘管的体征及症状时才能诊断。由于这类诊断常在手术后 2 ~ 10d 才出现，因此必须告诉患者在手术后 2 周内出现发热或腹痛应紧急就诊。

（2）电流分流损伤

电流分流引起的损伤部位并非电极直接作用的手术部位。电流分流有两种形式：一种是电流经接地点直接离人体的分流，而不是回到发散电极；另一种是电流到达作用电极前已分流到人体内其他部位。在能量密度足够高的情况下，两种情况均会产生不能预料的、严重的热损伤。

①电流经其他接地通路的烧伤：这种损伤仅发生在使用旧型的电手术器械的腹腔镜手术上。

②直接耦合损伤：电手术器械的绝缘鞘有缺损，使电流分流到与之接触的邻近组织引起损伤称电流的直接耦合损伤。这类损伤多发生于单极腹腔镜电手术。由于腹腔镜的电手术器械全长 35cm，仅远端 5cm 在腹腔镜的视野之中，当绝缘缺损小的器械直接耦合损伤周围脏器时，可能不为手术者觉察。因此，单极电手术时任何操作均应遵循以下规则：第一，器械的鞘应远离重要脏器；第二，应尽可能保持器械的鞘在手术可见范围；第三，非使用情况下应将电手术器械撤离腹腔。直接耦合也可发生在电手术器械与腹腔镜镜身、套管或其他导电器械接触使其带电，这些带电的金属材料在与腹腔内组织接触时即引起同样的损伤。因此，电手术器械使用时要避免与其他器械碰撞。

③电容耦合：电容是导体在一种不连接的平行回路时建立电流的能力。腹腔镜电容耦合现象发生在单极电手术。在腹腔镜手术中，手术器械是经穿刺套管再进入腹腔的，当手术器械插入金属套管内通电时，电手术发生器发出的能量中 5% ~ 40% 从手术器械的绝缘层“耦合”或转移到腹腔镜金属外壳或金属穿刺套管上。这种耦合到腹腔镜金属外壳或金属穿刺套管上的能量只要经低能量密度途径发散则并无危险。但若使用塑料管鞘或在金属套管外加用塑料螺旋固定器，塑料材料作为一种绝缘体，阻断了电荷经腹壁流到发散电极的回路。结果，电容器电荷就经最邻近的导体发散，肠曲经常或为这种“电容器”高能量密度放电攻击的靶器官。预防这类电容耦合的措施是使用全塑料或全金属的系统。当需要在金属手术镜的器械通道中使用单极电流时，切记必须使用金属穿刺套管且不能带塑料螺旋固定器。因为一旦使用了塑料螺旋固定器，等于将金属穿刺套管绝缘，就不能放电至腹壁。预防方法：第一，使用金属穿刺器，由于消除了产生容量耦合的基本条件，就杜绝了容量耦合的发生；第二，将耦合而来的电流持续放电至腹壁，要达到这一目的切记在金属穿刺套管外面不能带塑料固定器。

（3）发散电极烧伤

发散电极部位热损伤多由于接触不良，热损伤的发生是由于降低了电极的表面积而增加了能量密度。这种热损伤在使用了带有回路电极监测仪的独立回路系统发生器后已少见。大多数回路电极监测仪由双重回路电极构成，电发生器可设定这两个回路电极垫的阻抗。采用这种回路电极监测仪，当发散电极存在明显接触不良时，可测到回路电极垫的阻抗增加，此时全系统电流自动切断，警报声报警。监测仪的这种特性基本消除了发散电极的损伤。

作为临床上应用最广、使用频度最高的非传统切割止血工具，单极电刀的这些缺点在其设计和制造工艺没有根本改进之前将长期存在。有鉴于此，术者在使用中应注意以下几个问题：

①熟悉电外科器械工作原理及存在的问题，如漏电、电容联结、直接联结、趋肤效应等；

②经常检测电刀的绝缘性状；

③使用全金属套管；

④不可随意加大输出功率；

⑤电凝止血效果不佳时，改用其他方法止血，不可任意延长电凝时间；

⑥作用电极接触组织面积以直径 < 3mm 为宜；

⑦通电电刀勿与任何其他器械的金属部分接触。

第四节　妇科宫腔镜技术

在妇科微创领域，宫腔镜手术的开拓对妇科手术来说意味着一场革命。近 20 年来，宫腔镜技术已从单纯的诊断发展到可治疗各种宫腔内良性疾病，如黏膜下子宫肌瘤及宫腔息肉的切除、宫腔粘连分离、子宫纵隔切除、宫腔异物取出、输卵管插管通液注药、子宫内膜切除等，使约 25% 的子宫疾病患者避免了开腹手术。因其具有不开腹、创伤小、出血少、痛苦轻、恢复快、近期并发症少、远期不影响卵巢功能等诸多优点，受到广大医生及患者的青睐，也从根本上改变了“宫腔镜只能检查不能治疗”的观念。其在微创妇科领域中的应用价值，已越来越受到人们的重视。国内外学者亦将宫腔镜手术誉为微创外科的成功典范。

一、宫腔镜构造

（一）镜体结构

宫腔镜是一种比较复杂的光学内镜，种类很多，构造亦各有不同，但主要的组成部分为镜鞘、内镜、闭孔器和附件。

1. 内镜结构

（1）接物镜

接物镜为一平凸透镜。接物镜的放大率与内镜的直径是决定内视野大小的关键。如果内镜的放大率与直径均增大，则内视野亦必随之增大。内视野系指在内镜内所见到的被黑圈围绕的视野。而通过内镜的内视野可一次见到的全部范围为外视野。接物镜离物体的距离与放大的倍数成反比，即距离越近，则放大的倍数越大；反之，距离越远，放大倍数就越小，但所见到的外视野就越大。根据镜体顶端前斜视角的不同，可分为0°、12°、20°、30°及45°等不同斜面。其中以12°及30°角最常用，因为此斜角有利于观察与子宫中心轴成角约80°以上的输卵管子宫开口。接物镜视野角多为60°~90°，目前亦有超广角物镜。

（2）中间镜

早年直接内镜，结构简单，仅有一个中间镜，物体反射的光线须经较长的管径才能达到中间镜，大部分光线为管壁所吸收，以致所见之物像模糊不清。为了改进这一缺点，近代宫腔镜已由多个复杂的透镜组成，并将棱镜片用于内镜之中，从根本上改变了直接宫腔镜盲区大、视野小的缺点，使光亮度的消失达到最小限度。光学视管内含有光导纤维，经连接导光束，将冷光源的光线插至物镜端，在检查时能照亮宫腔。视管直径有2mm、3mm、4mm、5mm等数种。

（3）接目镜

接目镜亦为一平凸透镜，使物像经过上述各组透镜后，在接目镜之前形成一个缩小而正立的形象。另外，在接目镜处必须安放一透镜做适当的放大后，才能使物像更为清晰。

2. 镜鞘

镜鞘的作用是使内镜能顺利导入，冲洗宫腔和放置检查或手术操作器械。全部装置一般可分为前端、镜杆和后端三部分。

（1）镜杆

为一长圆形金属管，长约20cm。根据受检查的对象不同，其直径大小也不相等。镜杆后端的主要结构为冲洗开关、电源连接部（在导光纤维宫腔镜为导光束的连接部）和固定环三部分。

（2）镜鞘

分为检查用镜鞘和手术鞘两种。检查用镜鞘直径较细，有4.5mm、5mm、5.5mm等。目前最细的宫腔镜外径只有2mm，又被称为针状宫腔镜。手术鞘较粗，直径有6.5mm、7mm、8mm、9mm等不同规格。膨宫介质可经镜鞘与光学视管间的腔隙注入宫腔。如为液体膨宫，镜鞘还有注水孔和出水孔。手术鞘上有操作孔，可经此孔放入微型剪或微型钳进行宫腔内操作。

3. 闭孔器

闭孔器为一前端钝圆的实心不锈钢杆，其直径与宫腔镜视管外径相同。在进行宫腔镜检查操作时，先将闭孔器插入外镜鞘内置入宫腔，然后将其取出再放入视管镜。此举既可防止边缘锐利的镜鞘损伤子宫内壁，又可避免在放置过程中对宫腔镜前端镜片的损坏。

4. 附件

可经宫腔镜镜鞘进入体内而进行操作的器械为宫腔镜附件，包括活检钳、异物钳、微型剪、吸管、导管、标尺、电凝电极、圈套切割器等。经宫腔镜操作孔道插入上述各种微型器械，可进行直视下宫腔内手术操作。

（二）光导纤维

光导纤维由 3 万根极细的光学玻璃纤维（石英晶棒）组成，每根纤维直径为 18μm。单纤维的制作是选用两种折光率不同的光学玻璃材料，在高温下拉成细丝，使每根纤维有心蕊及外鞘两部分。由于它们的折光率不同（n1 ＞ n2），入射的光线在内外层的界面上产生全反射，光线经过来回上万次的反射，便从一端传到另一端。在一条传导束中，其两端均把单纤维对称地、有次序地排列，并用粘胶固定下来，这样就可以把完整的物像由一端毫不失真地转到另一端。光导纤维外有一层折射率很低的石英光学隔离层，形成一根柔软的纤维光缆。因其对光的传导几乎无强度的衰减，而且柔软易弯曲便于手术操作，为内镜的使用提供了很大的方便。使用注意：因石英晶棒极易折损，而损伤后将会大大地影响对光的传导，故在使用及保存时应避免将光导纤维呈锐角性弯曲。

（三）光源

毋庸置疑，宫腔镜检查及手术的成功必须依赖良好的宫腔照明装置。现代宫腔镜的光源是采用体外冷光源以替代原安装在物镜端的微型灯泡。冷光源一般用溴钨灯——金属卤素灯或借灯为光源灯，其中借灯照明度最亮，色彩最接近于自然。光源来自冷光源箱，箱内主要装有溴钨灯或显灯的灯泡和镀有冷光膜的反光罩。经反光凹面镜精确聚集汇成强光束后，通过光导纤维组成的光缆和固定于镜鞘内的导光束传到镜体前方。将一块隔热玻璃插在光源和这束无须调整的光缆之间，进入光缆的光就会有强度很高的照明度，而又不含有热的成分，这既为观察部位提供了良好照明，又可将热能阻断在体外，故习惯上将其称为冷光。冷光的使用避免了因高温而引起的局部组织损伤。

使用冷光源时应注意，在观察时将亮度旋钮由暗徐徐转亮，观察暂停立即由亮徐徐转暗，观察完毕立即调整旋钮，但开关不要马上关闭电源。使其散热叶片继续旋转一定时间后再关闭电源，可延长使用寿命。光源连续使用一次以不超过 2h 为宜。

二、宫腔镜检查术

（一）膨宫

子宫体是一个特殊的器官，由较厚而且具有缩复功能的三层肌肉构成。因肌层肥厚，前后壁贴拢，形成难以扩张的三角形裂隙。在宫体上方两侧有输卵管通向腹腔，下端经宫颈与阴道相通，使子宫腔内很难保留膨宫介质。同时由于子宫的生理特点，宫内膜有周期性改变，有血液及黏液的分泌，这些均不利于宫腔镜观察。因此子宫能否被充分膨开是决定宫腔镜观察能否成功的关键因素之一，尽管膀胱与子宫是近邻，但由于子宫的解剖学特征明显异于膀胱，而使宫腔镜的发展远远落后于膀胱镜。为了使子宫充分膨胀，使宫腔镜有良好的可视空间，许多学者进行了不懈的努力和大量的探索。

膨宫技术是宫腔镜诊治中极为重要和必要的关键性步骤之一，如果膨宫效果不良则宫腔镜检查基本宣告失败。膨宫方法概括起来可分三类：气体膨宫、液体膨宫及机械性膨宫。但目前临床应用较多的是前两种。

1. 气体膨宫

CO_2 是人体内的天然气体，进入机体后会很快被吸收，入血也不易引起严重的气体栓塞。因 CO_2 可通过新陈代谢和缓冲系统调节，最终可经肺被呼出体外，在一定范围内不会引起酸碱平衡紊乱，造成对机体的危害。此外，CO_2 遇热（如激光、微波等）不易燃烧、爆炸，对器械的损伤小，还可延长仪器的使用寿命，所以是临床较为理想的膨宫气体。宫腔镜检查过程中一般 CO_2 灌注压为 40 ~ 80mmHg，CO_2 流量为 30 ~ 40mL/min。在此压力和流量范围内操作是安全的。手术过程中须随时注意 CO_2 灌注压力表，最大压力不应超过 150 ~ 200mmHg，而 CO_2 流量不应超过 70 ~ 80mL/min。严禁应用腹腔镜 CO_2 充气泵替代宫腔镜进行充气，否则会因气流量过大发生危险。镜检过程最好不超过 5min，以免有产生 CO_2 气栓的危险，尤其是子宫壁层有损伤者。

2. 液体膨宫

液体膨宫所需的装置简单，造价低廉，来源方便，是目前临床应用最广泛的膨宫方法。根据膨宫液体的性质可将其分为低渗、等渗及高渗液体。低渗及等渗液体包括蒸馏水、生理盐水、5%葡萄糖、5%甘露醇、5%山梨醇等。目前临床多用蒸馏水、生理盐水或5%葡萄糖等作为宫腔镜检查术的膨宫液，而5%甘露醇、5%山梨醇等则用来进行子宫电切手术的膨宫。高渗液体的优点是黏稠度高，不易与血和黏液混合。膨胀宫腔注意，注入 5 ~ 10mL 即可膨宫，一次操作需 100 ~ 200mL。显像清楚，便于观察和操作。因液体流动缓慢，经输卵管进入腹腔需较长时间，故一般的检查操作膨宫液流入腹腔者较少。缺点是价格昂贵，过于黏稠，推注困难。用毕须以热水浸泡、洗净，否则积垢于管壁和境面，器械易于损坏。高渗液包括 Hyskon 液、复方菠甲基纤维素钠液、25%～50%葡萄糖及 32%葡聚糖等。

目前在我国实际应用中，液体膨宫多于气体膨宫。经比较，葡萄糖液应为首选膨宫液，此选择已被多数专家认可。但对某些容易出血的病例，检查时也选用高黏稠度膨宫液，如中分子右旋糖酐或羧甲基纤维素钠液。

（二）宫腔镜检查适应证与禁忌证

随着膨宫技术的不断改进，照明设备的日益完善，宫腔镜应用的范围也越来越大。宫腔息肉，黏膜下子宫肌瘤、子宫内膜增殖症、子宫内膜癌、不全流产、子宫畸形、宫内节育器异常、判断子宫内膜月经周期分期等，一言以蔽之，凡是怀疑子宫腔内出现异常情况者，均可进行宫腔镜检查。

宫腔镜不仅能确定病灶的部位、大小、外观和范围，且能对病灶表面的组织结构进行比较细致的观察。经宫腔镜检查可以发现一部分临床上拟诊有子宫内病变，但用其他传统方法无法确诊的疾病，尤其是检查异常子宫出血。对于大部分适应于做诊断性刮宫（诊刮）的患者，如先做宫腔镜检查明确病灶部位，再做活组织检查或刮宫则更合理有效。

1. 适应证

（1）异常子宫出血。

（2）绝经后出血。

（3）怀疑宫腔内占位性病变，如息肉、肌瘤、内膜癌等。

（4）怀疑子宫畸形：如单角子宫、子宫纵隔等。

（5）宫腔粘连的诊断及分型（asher man syndrom）。

（6）检查不孕症的宫内因素。

（7）检查习惯性流产和妊娠失败的宫颈管及宫内原因。

（8）诊断和纠正节育器位置异常（the lost IUD syndrom）。

（9）检查与妊娠有关的疾病：如不全流产、胎盘或胎骨残留、葡萄胎、绒癌等。

（10）检查幼女阴道异物及恶性肿瘤。

（11）判定子宫颈管癌的范围及放射治疗的效果。

（12）宫腔镜手术后的疗效观察。

（13）经宫腔镜放置输卵管镜检查输卵管异常。

（14）评估药物对子宫内膜的影响。

2. 禁忌证

宫腔镜作为一种检查方法并无绝对的禁忌证，但是在某些情况下，如患者的身体状况、术者的操作经验或仪器设备的工作性能等会限制对宫腔镜的使用，这称为相对禁忌证。

（1）全身状况：体温达到或超过37.5℃时，暂缓手术；严重的心、肺、肝、肾等脏器疾病，难以适应宫腔镜检查等手术操作者；血液系统疾病无后续治疗措施。

（2）盆腔情况：急性或亚急性生殖道炎症；生殖系统结核未经抗结核治疗；近期子宫穿孔史；子宫大量出血；宫颈过硬，难以扩张；宫腔过度狭小难以膨宫影响观察；浸润性宫颈癌。

（3）早孕欲继续妊娠者，行宫腔镜检查可能会导致流产。

（三）检查方法

1. 术前准备

常规检查，包括全身及局部的检查。一般情况：除外心、肝、肾等重要脏器的疾病，检查血、尿常规。妇科常规检查：除外生殖系统炎症、盆腔B超筛选妇科疾病。

2. 检查时间

检查时间的选择除特殊情况外，一般以月经干净后3 ~ 7d为宜。此时子宫内膜为增生早期，宫腔内病变容易暴露，观察效果满意。对不规则出血的患者在止血后任何时间都可检查。在出血期如有必要检查，应酌情给予抗生素后进行。

3. 检查方法

（1）膀胱截石位，与B超联合检查者适度充盈膀胱，以0.5%碘伏常规消毒，把持宫颈，根据镜鞘外径扩张宫颈。

（2）以探针探明宫腔深度和方向，或在B超介入下，缓慢置入宫腔镜，打开光源，注入膨宫液，膨宫压力10 ~ 15kPa（75 ~ 110mmHg），待宫腔充盈后，视野明亮，可转动镜体并按顺序全面观察。先检查宫腔底和前、后、左、右壁，再检查子宫角及输卵管开口，注意宫腔形态，有无子宫内膜异常或占位性病变，必要时定位活检，最后缓慢退出镜体，并检视宫颈内口和宫颈管。

目前，欧美国家部分医院在进行宫腔镜检查时提倡“三不”规则：即不使用窥阴器、不放置宫颈钳、不扩张宫颈。这多适用于外径较细的宫腔镜，由于“三不”而使受检者几乎没有痛苦，却对检查者提出了更高的技术要求。对国内医生来说，从传统的操作转向“三不”还需要一个适应过程。

（四）术后处理

（1）抗生素常规检查无子宫出血的病例，一般无须做抗生素治疗。但对阴道不规则出血或检查时间较长的患者，应给抗生素预防感染，并针对原发病进行处理。

（2）术后休息数日可有微热，1周内可有少量出血，一般无须处理。可酌情休息3 ~ 5d。

（3）术后禁止性生活 2 周。

三、宫腔镜检查与相关妇科检查的关系

在宫腔镜尚未普及之前，诊断性刮宫、超声检查与子宫碘油造影（HSG）是妇产科应用最多的检查方法，为临床医生在诊断治疗中提供了很多有益的信息，在妇产科检查史上有不可磨灭的功绩。宫腔镜的问世，如前所述，具有一孔之见、一目了然的优点，为人类探索宫内奥秘又向前迈出了一大步。那么，宫腔镜与这些妇科检查技术相比又有哪些优越性？它能否取代诊刮、B 超和 HSG 对宫腔内疾病的检查？它们之间有何联系？这里将对此进行讨论。

（一）宫腔镜与 B 超及 HSG 的关系

宫腔镜、B 超及 HSG 在检查妇科疾病方面各有千秋，每一种方法都有其独到之处，三者之间不可能相互取代。在诊断宫腔内疾病方面，B 超和 HSG 虽然能发现腔内有占位性病变，但对病灶的详细情况，如体积、形状、数量、部位等却不能像宫腔镜那样一目了然，后者还可对其进行治疗；但是宫腔镜对判断子宫肌壁受损情况，如内膜癌的浸润深度及宫腔以外的妇科疾病却无能为力，B 超和 HSG 则游刃有余。因此，宫腔镜、B 超及 HSG 在妇科疾病的检查中，各自有其无法取代的长处，三者之间可相互弥补、相互支持。临床医生则应根据各种检查提供的信息，进行综合判断，做出正确的诊断。

子宫纵隔畸形单纯用宫腔镜或 B 超检查诊断率均不高，联合检查时注入膨宫液后，B 超横切可显示两侧宫腔，并可测量中隔的长度、宽度，同时观察子宫底有无凹陷，鉴别鞍状子宫及双角子宫，提出子宫纵隔的准确诊断。宫腔粘连导致宫腔积血，宫腔镜检查仅能判断有无宫腔粘连，但见不到粘连水平以上子宫腔内的情况。联合检查可同时观察到因粘连造成的宫内积血的部位、范围及单房或多房，同时引导宫腔镜进入宫腔并排出积血，弥补了宫腔镜检查的不足。

宫腔镜检查和取出宫内异物常须做 B 超定位始能完成，B 超的导向作用提高了宫内操作的成功率。如当 IUD 段片嵌入宫壁被内膜覆盖时，宫腔镜检查难以窥见，而联合检查可以准确定位并引导宫腔镜取出残留 IUD。另外，宫腔镜可检出胎骨残留，但残留胎骨与宫腔的关系则不易判断，联合检查则可准确提示残留胎骨长轴与宫腔长轴的关系，弥补了宫腔镜检查的不足。可见联合检查明显优于单项宫腔镜或 B 超检查。宫腔镜与 B 超声联合检查有以下优点：①诊断准确率高；② B 超的导向作用提高了宫腔内操作的成功率；③联合检查使妇科医生涉足超声领域，掌握妇科辅助诊断的多种技能，有利于对病情的全面了解和正确诊断。

（二）宫腔镜检查与诊刮及病理学的关系

1. 诊断性刮宫

多年来，为了解宫腔内疾病性质，诊断性刮宫一直被认为是明确诊断的最佳选择，是寻找异常子宫出血病因最有效的检查方法。尽管多数妇科医生坚持认为诊刮对发现宫腔内病灶具有非常重要的作用，但其敏感性及特异性究竟有多高却很难估计。因为除非子宫被切除，否则将无法证实其结果正确与否。

（1）诊断性刮宫的方法

刮宫时间：根据临床需要决定。如不孕症诊刮应在月经前或月经来潮 12h 内进行；考虑卵巢黄体功能是否异常应在月经期第 5 ~ 6 天时诊刮；而异常子宫出血应在术前 3d 服用抗生素后进行。

方法：一般不须麻醉，对敏感者或宫颈内口较紧者，可酌情应用镇静药、局麻或静脉麻醉。首先刮取宫颈管组织 1 周，标本单独留送；然后以刮匙刮取宫腔内组织，应特别注意双侧子宫角与宫底部。

并发症：出血、子宫穿孔及感染是诊刮最常见的三大并发症。

在诊断性刮宫时，常出现标本过多或过少的现象。取材过少的原因：①宫颈狭窄，中号刮匙难以进入宫腔，而使用小号刮匙刮取组织较少，术者经验不足，未能掌握运用刮匙的力度；②子宫长期出血，内膜组织剥脱不全；③子宫内膜萎缩，多见于绝经后子宫腔；④ Asherman 综合征，因子宫内膜基底层已遭到严重破坏，内膜生长障碍；⑤月经周期的增生早期内膜相对较薄；⑥药物影响，长期服用避孕药，如 GnRH 类似物、孕激素等使子宫内膜萎缩变薄。

取材过多的原因：①月经周期的增生晚期和分泌期子宫内膜；②与妊娠相关的疾病，如宫外孕、早孕等子宫内膜在激素作用下增生过长；③药物影响，雌激素、他莫昔芬等可刺激子宫内膜增生过长；④子宫内膜增生过长；⑤子宫内膜癌及其他恶性肿瘤。

（2）单纯性刮宫的局限性

①漏诊率高。经过大量的临床观察发现，相当数量的子宫内膜息肉和黏膜下子宫肌瘤在内膜活检和刮宫中被漏诊。

②盲刮“感觉”常不可靠。妇科医生一直在盼望通过常规的诊刮能够发现黏膜下子宫肌瘤，因为在术中他们常常能“感觉到”肌瘤的存在。临床经常出现这样的现象：在反复的诊刮时“发现”有黏膜下肌瘤，而在切除子宫后却踪迹全无；而许多内膜息肉在诊刮时毫无感觉，但切除子宫后却发现其确实存在。这并非由于刮宫术者的经验不足，实为诊刮术本身局限性所致。此外，诊刮术者的“感觉”仅是一种模糊的印象，不可能准确地描述病灶存在的部位、性质及形态。

③刮宫易破坏病灶形状。子宫内膜息肉由于在刮宫时破碎，其诊断符合率常低于用息肉钳夹取内膜息肉的结果。尽管病理诊断具有权威性，但如向病理医生提供的标本不能准

确、全面地反映宫腔内真实情况，其病理诊断的准确性则受到质疑。

④刮宫无组织刮出时，影响临床诊治。对绝经后出血的患者，常常因无组织刮出或刮出物极少，使病理无法诊断。其中可能确系子宫内膜菲薄而取材困难，也可能系宫内存在病灶而刮宫时未“感觉”到。对无病理结果的绝经后出血患者，临床医生在诊治过程中常常感到很棘手。

2. 组织病理学诊断

满意的组织病理学诊断取决于 3 个因素：组织标本、妇科医生及病理学家。

（1）组织标本。组织病理取材，送检标本质量，直接关系到病理诊断的可靠性。在诊断性刮宫时，刮取子宫内膜的多少，送检标本是否确系病灶组织，均会影响病理诊断的可信度。

（2）妇科医生的作用。向病理科医生提供全面、准确的病史对做出最后诊断至关重要。病史应包括患者的年龄、月经史、异常子宫出血的类型、避孕方式及服药史等。如果在诊刮之前进行了宫腔镜检查，还应向病理科详细描述宫腔镜所见。包括内膜形态、肿物外观及取材部位等。只有给病理医生直观形象的描述，才能使其据此做出正确的判断。

（3）病理医生的作用。病理科医生应尽可能客观地参考妇科医生提供的临床资料。在一些复杂的病例中，应与临床医生共同商讨对该病的诊断。有时这种讨论会直接影响对患者的后续治疗。例如，当妇科医生送检的刮宫组织过少，或他们自认为送检组织很多，但实际上只是一些凝血块或黏液时，病理与临床的沟通则显得更为重要。此外，在宫腔镜检查时，临床医生观察到了瘤组织的全貌，如子宫内膜息肉，但因取材困难，组织遭到破坏，送检的标本只是一些零碎的组织，此时，病理诊断应慎重。片面的报告仅能供临床参考。

3. 宫腔镜检查与组织病理学的关系

宫腔镜最主要的优点是对子宫腔内任何外观异常的病灶均可以在直视下定位取材，从而避免了诊刮的盲目性，宫腔镜检查具有一孔之见、一目了然的优点。除能准确地描述病灶存在部位及形态特征外，还能在直视下取材或定位后刮宫，大大提高了对宫腔内疾病诊断的准确性，弥补了因取材片面而造成的误诊和漏诊。临床资料显示，宫腔镜对发现子宫内膜息肉和黏膜下子宫肌瘤的比例均明显高于单纯诊刮。其对宫腔内疾病诊断的敏感性为 79% ~ 96.7%。应强调，宫腔镜检查虽然对诊断子宫内膜息肉和黏膜下子宫肌瘤具有较高的敏感性，但它并不能取代组织病理诊断，特别是对子宫内膜增生过长和早期高分化腺癌。尽管这些病变在宫腔镜下有一定的形态特征，但部分病例因肉眼外观无明显变化，易与正常晚分泌期子宫内膜相混淆，而导致误诊。文献报道，宫腔镜诊断子宫内膜增殖症的敏感性仅为 52% ~ 60.94%，对子宫内膜癌的敏感性为 60%，均明显低于对宫腔息肉和子宫肌瘤的诊断。因此，宫腔镜检查只有与定位活检相结合才能提高其对宫腔内疾病诊断的准确性。此外，尽管宫腔镜可将被视物体放大数倍，但它毕竟不能等于显微镜下对组织细胞形态学的观察，最后诊断还应以组织病理学为准。宫腔镜可以取代单纯性刮宫，却不能取代组织病理学检查。

总之，宫腔镜检查可多方面弥补单纯诊刮造成的不足，亦可为病理学家提供详细可靠的临床资料，目前在发达国家诊刮已有被宫腔镜检查术取代之势。如有条件应尽量选择宫腔镜检查加定位活检，而非单纯诊刮，以提高对宫腔内疾病诊断的准确率。

四、经宫腔镜插管疏通

输卵管疾病是导致不孕症的主要原因之一，占女性不孕因素的40%左右。由于医疗器械的限制，对输卵管疾病进行诊断与治疗具有相当的难度。传统的剖腹或经腹腔镜输卵管矫治手术仅适用于输卵管远端阻塞或盆腔粘连，而对输卵管近端阻塞或管腔内部分粘连（通而不畅）往往效果不佳。输卵管插管治疗对输卵管近端阻塞或管腔内部分粘连者有效，因此输卵管插管疏通术治疗输卵管阻塞已逐渐引起人们的重视。

输卵管疏通可经输卵管伞或输卵管间质部两条途径进入，而经输卵管间质部置入导管的方法又有宫腔镜下输卵管插管术、放射数字剪影机下输卵管插管介入治疗及B超引导下的输卵管插管等方法。

经阴道宫颈途径进入可避免腹部手术，创伤小、安全、经济、操作相对简单，已引起妇科临床医生的兴趣。经宫腔镜插管疏通术的类型可分为宫腔镜输卵管口插管加压注液术、输卵管间质部或输卵管腔插管疏通术。

（一）宫腔镜输卵管口插管加压注液术

经宫腔镜输卵管口插管加压注液可对输卵管起到扩张管腔、消除炎症及疏通粘连的作用。主要适用于：①输卵管通而不畅；②输卵管造影发现输卵管迂曲细长而不孕；③腹腔镜下输卵管整形术后的复通治疗。

（1）操作方法：术前30min肌内注射阿托品0.5mg，以5%葡萄糖液作为膨宫介质，在宫腔镜直视下找到输卵管口，将外径1.4 ~ 1.6mm的医用塑料导管插入输卵管口2 ~ 3mm深，一般先试用酚红或亚甲蓝注入，试推注之并观察有无染液向宫腔内回溢，以判断输卵管通畅度，然后注入抗生素、利多卡因、可的松等药物进行治疗。

（2）结果评定：注入无阻力、无反流，为通畅；初有阻力，反复多次加压推注后阻力下降，为通而不畅，可考虑下周期再重复治疗。在B超监护下通液可直接观察到输卵管有无异常膨胀，子宫直肠陷凹内有无积液。或注入60%泛影葡胺，在X线荧光屏下观察输卵管充盈情况，并可摄片以备观察。

（二）输卵管间质部或输卵管腔插管疏通术

近年来，开发使用的输卵管近端插管疏通术，特别是在宫腔镜直视下的输卵管疏通技术已经取得一定疗效和进展。现常采用的是特制的长8 ~ 10mm的1.4mm医用塑料导管，前段外径为 0.5 ~ 0.8mm 或外径 1mm Teflon 导管（内含 0.48mm 的软金属导丝）。

1. 操作方法

基本同前，在宫腔镜直视下向间质部插管，但插入输卵管口内深度不宜超过 1.5cm，此法有发生子宫角穿插孔的危险，应在腹腔镜或 X 线荧光屏下监视为妥，至少应在 B 超监护下进行。输卵管腔内插管疏通术，即通过间质部继续向输卵管管腔内插入，须在腹腔镜下操作为妥。在宫腔镜直视下，先将 1.4mm 的外导管插入输卵管口，然后经过该导管插入 0.8 ~ 1mm 内导管，通过间质部，如需要继续深入管腔时，在内导管内插入 0.45mm 外径的软金属导引丝，在腹腔镜监护下逐渐从输卵管峡部推进，直达壶腹、伞部；在推进过程中若遇到阻力可试换插入方向或取出导丝再注入染液试其通畅情况，如有管壁损伤或不全穿孔、穿孔征象即中止操作。在腹腔镜监护下宫腔镜直视下插管，不仅能查明子宫内病变，且可在直视下分侧输卵管捕管，通过注射染液或含有抗生素的药液，借以判断输卵管的通畅情况。

2. 结果评定

注入液体在输卵管内充盈并经伞部通畅流出，表示输卵管通畅；若注入液体压力较大，输卵管充盈，并呈现出局部膨胀，持续短时间不消失，或从伞端流出注液呈细珠状缓缓滚动表示输卵管通而不畅。若注入液体压力加大输卵管不充盈，或充盈膨胀而无液体流出，提示输卵管阻塞，可根据输卵管膨胀部位来判断。经宫腔镜插管疏通输卵管的优点是不须行开腹手术，在宫腔镜直视下进行输卵管插管或注液，如应用弯管型宫腔镜更易于查找输卵管口，注射药液内含利多卡因可减少输卵管痉挛所致假梗死现象，能明确地分侧检查输卵管通畅度。根据插管注液时的阻力，宫腔内有无逆流，输卵管有无膨胀以及伞端是否有液体流出、流出的形态等，做全面分析评估，作为下一步治疗的依据。

第三章　生殖系统炎症

第一节　外阴及阴道炎症

外阴及阴道炎症是妇科最常见疾病之一。外阴暴露于外，外阴阴道又毗邻尿道、肛门，易受阴道分泌物、经血、尿液和粪便刺激，局部比较潮湿，同时生育年龄妇女性生活频度增加，容易受到损伤及外界微生物感染。幼女及绝经后妇女阴道上皮菲薄，局部抵抗力低，易受感染。

正常健康妇女，由于解剖学及生物化学特点，阴道对病原体的入侵有自然防御功能。近年的研究认为，阴道微生态体系与女性生殖系统正常生理功能的维持和各种炎症的发生、发展，以及治疗转归均直接相关。当阴道的自然防御功能遭到破坏，则病原体易于侵入，导致阴道炎症。

外阴及阴道炎临床上以白带的性状发生改变以及外阴瘙痒为主要临床特点，性交痛也较常见，感染累及尿道时，可有尿痛、尿急、尿频等症状。

一、非特异性外阴炎

由一般化脓性细菌引起的外阴炎称为非特异性外阴炎，多为混合型细菌感染，常见病原菌有金黄色葡萄球菌、乙型溶血性链球菌、大肠杆菌、变形杆菌、厌氧菌等。临床上分为单纯性外阴炎、毛囊炎、外阴脓疱病、蜂窝组织炎及汗腺炎等。

（一）单纯性外阴炎

1. 病因

常见的致病菌为大肠杆菌。当宫颈或阴道炎症时，阴道分泌物流出刺激外阴可致外阴炎；经常受到经血、阴道分泌物、尿液、粪便刺激，如不注意保持外阴皮肤清洁容易引起外阴炎，糖尿病患者尿糖刺激、粪瘘患者粪便刺激，以及尿瘘患者尿液长期浸渍，也易导致外阴炎。此外，不透气的尼龙内裤、经期使用卫生巾导致局部透气性差，局部潮湿，均可引起外阴炎。

2. 临床表现

炎症多发生在小阴唇内、外侧或大阴唇甚至整个外阴部。急性期主要表现为外阴皮肤黏膜瘙痒、疼痛、烧灼感，在活动、性交、排尿、排便时加重。妇科检查可见外阴充血、肿胀、糜烂，常见抓痕，严重者可形成溃疡或湿疹。慢性炎症可使皮肤增厚、粗糙、皲裂甚至苔藓样变。

3. 治疗

治疗原则为：保持外阴局部清洁、干燥；局部可使用抗生素；重视消除病因。

（1）急性期避免性交，停用引起外阴皮肤刺激的药物，保持外阴清洁、干燥。

（2）局部治疗：可应用0.1%聚维酮碘液或1 ∶ 5000高锰酸钾溶液坐浴，每日2次，每次15 ~ 30min。坐浴后局部涂抗生素软膏或紫草油。也可选用中药水煎熏洗外阴部，每日1 ~ 2次。

（3）病因治疗：积极治疗宫颈炎、阴道炎，如发现糖尿病、尿瘘、粪瘘应及时治疗。

（二）外阴毛囊炎

1. 病因

外阴毛囊炎为细菌侵犯毛囊及其所属皮脂腺引起的急性化脓性感染。常见致病菌为金黄色葡萄球菌、表皮葡萄球菌及白色葡萄球菌。多见于外阴皮肤摩擦受损或手术前备皮后，外阴局部不洁或肥胖表皮摩擦受损可诱发此病。

2. 临床表现

阴道皮肤毛囊口周围红肿、疼痛，毛囊口可见白色脓头，中央有毛发通过。脓头逐渐增大呈锥状脓疮，相邻的多个小脓疮融合成大脓疮，严重者伴外阴充血、水肿及明显疼痛。数日后结节中央组织坏死变软，出现黄色小脓栓，再过数日脓栓脱落，脓液排出，炎症逐渐消退，但常反复发作，可变成痂病。

3. 治疗

保持外阴清洁、干燥，勤换内裤，勤洗外阴。

局部治疗：病变早期可用0.1%聚维酮碘液或1 ∶ 5000高锰酸钾溶液坐浴。已有脓包形成者，可消毒后针刺挑破，脓液流出，局部涂上抗生素软膏。

全身治疗：病变较广泛时，可口服头孢类或大环内酯类抗生素。

二、前庭大腺炎

前庭大腺炎是前庭大腺的炎症，生育年龄妇女多见。前庭大腺位于两侧大阴唇下1/3深部，其直径为0.5 ~ 1.0cm，它们的腺管长1.5 ~ 2.0cm，腺体开口位于小阴唇内侧近处女膜处。由于解剖位置的特殊性，在性交、分娩等情况下，病原体易侵入引起前庭大腺炎。

（一）病因

主要致病菌有葡萄球菌、大肠杆菌、链球菌、肠球菌、淋球菌及厌氧菌等，近年来，随着性传播疾病发病率增加，淋球菌、沙眼衣原体所致前庭大腺炎有明显增高趋势。常为混合感染。

（二）临床表现

前庭大腺炎可分为 3 种类型：前庭大腺导管炎、前庭大腺脓肿和前庭大腺囊肿。炎症多为一侧。

1. 前庭大腺导管炎

初期感染阶段多为导管炎，表现为局部红肿、疼痛及性交痛。行走不便，检查可见患侧前庭大腺开口处呈白色小点，有明显触痛。

2. 前庭大腺脓肿

导管开口处闭塞，脓性分泌物不能排出，细菌在腺体内大量繁殖，积聚于导管及腺体中，逐渐扩大形成前庭大腺脓肿。患者诉患侧外阴部肿胀，疼痛剧烈，甚至发生排尿痛，行走困难。检查时患侧外阴红肿热痛，可扪及肿块，如已形成脓肿，则触知肿块有波动感，触痛明显，多为单侧，脓肿大小为直径 3 ~ 6cm，表面皮肤变薄，脓肿继续增大，可自行破溃，症状随之减轻；若破口小，脓液引流不畅，症状可反复发作。部分患者伴随发热等全身症状，白细胞计数增高，患侧腹股沟淋巴结肿大等。

3. 前庭大腺囊肿

炎症急性期后，脓液被吸收，腺体内的液体被黏液代替，成为前庭大腺囊肿。也有部分患者的囊肿不是因为感染引起，而是因为分娩过程中，会阴侧切时，将腺管切断，腺体内的液体无法排出，长期积累到一定程度后，就会引起前庭大腺囊肿。囊性肿物小时，患者多无症状，肿物增大后，外阴患侧肿大。检查时见外阴患侧肿大，可触及囊性肿物，与皮肤有粘连，该侧小阴唇被展平，阴道口被挤向健侧，囊肿较大时可有局部肿胀感及性交不适，如果不及时治疗，一旦合并细菌感染，又会引起前庭大腺脓肿。也有的患者是因为前次治疗不彻底，以后机体抵抗力降低时，细菌乘机大量繁殖，又形成新的脓肿。这个过程可以多次反复，形成恶性循环。

（三）诊析

大阴唇下 1/3 部位发生红、肿、硬结，触痛明显，甚至行走困难，就应该考虑前庭大腺炎。一般为单侧，与外阴皮肤有粘连或无粘连，可自其开口部压挤出的分泌物做病原微生物检查及抗生素的敏感试验。根据肿块的部位、外形、有无急性炎症等特点，一般都可确诊。必要时可以穿刺进行诊断，脓肿抽出来的是脓液，而囊肿抽出来的是浆液。

（四）治疗

（1）在前庭大腺炎早期，可以使用全身性抗生素治疗。由于近年淋球菌所致的前庭大腺炎有增加的趋势，所以在用药前最好挤压尿道口，或者取宫颈管，分泌物送细菌培养，并做细菌药物敏感试验。在药敏试验结果出来之前，根据经验选择抗生素药物。一般而言，青霉素类药物疗效较好。也可以根据情况，使用局部热敷或理疗，促使炎症消退。同时应保持外阴局部清洁卫生。

一旦形成了脓肿，单纯使用抗生素是无效的，应该切开引流。手术时机要选择波动感最明显的时候。一般在大阴唇内侧下方切开，切口不要过小，要使脓液能够全部彻底地排出来。脓液排出后，炎症开始消退时，用0.1%聚维酮碘液或1 ∶ 5000高锰酸钾溶液坐浴。

（2）对于前庭大腺囊肿的治疗，囊肿造口术方法简单、损伤小，造口术切口选择在囊肿的下方，让囊液能够全部流出来，同时用引流条以防造口粘连，用0.1%聚维酮碘液或1 ∶ 5000高锰酸钾溶液坐浴。预后一般都比较好，前庭大腺的功能也可以得到很好的保存。

三、外阴溃疡

（一）病因

外阴溃疡常见于中、青年妇女，按其病程可分为急性外阴溃疡与慢性外阴溃疡两种。溃疡可单独存在，也可以使多个溃疡融合而成一个大溃疡。外阴溃疡多为外阴炎症引起，如非特异性外阴炎、单纯疱疹病毒感染、白塞病、外阴结核、梅毒性淋巴肉芽肿，约有1/3外阴癌在早期表现为溃疡。

（二）临床表现

外阴溃疡可见于外阴各个部位，以小阴唇和大阴唇内侧为多，其次为前庭黏膜及阴道口周围。

1. 急性外阴溃疡

（1）非特异性外阴炎

溃疡多发生于搔抓后，可伴有低热及乏力等症状，局部疼痛严重。溃疡表浅，数目较少，周围有明显炎症。

（2）疱疹病毒感染

起病急，接触单纯疱疹性病毒传染源后一般有2 ~ 7天的潜伏期后出现发热等不适，伴有腹股沟淋巴结肿大和疱疹。溃疡大小不等，底部灰黄，周围边际稍隆起，并高度充血及水肿。初起为多个疱疹，疱疹破溃后呈浅表的多发性溃疡，有剧痛，溃疡多累及小阴唇，尤其在其内侧面。溃疡常在 1 ～ 2 周内自然愈合，但易复发。

（3）白塞病

急性外阴溃疡常见于白塞病，因口腔、外阴及虹膜睫状体同时发生溃疡，故又称眼－口－生殖器综合征。其病因不明确，病变主要为小动静脉炎。溃疡可广泛发生于外阴各部，而以小阴唇内外侧及阴道前庭为多。起病急，常反复发作。临床上分为 3 型，可单独存在或混合发生，以坏疽型最严重。

①坏疽型

多先有全身症状，如发热乏力等。病变部位红肿明显，溃疡边缘不整齐，有穿掘现象，局部疼痛重。溃疡表面附有多量脓液，或污黄至灰黑色的坏死伪膜，除去后可见基底不平。病变发展迅速，可形成巨大蚕食性溃疡，造成小阴唇缺损，外表类似外阴癌，但边缘及基底柔软，无浸润。

②下疳型

较常见。一般症状轻，病程缓慢。溃疡数目较多、较浅。溃疡周围红肿，边缘不整齐。常在数周内愈合，但常在旧病灶痊愈阶段，其附近又有新溃疡出现。

③粟粒型

溃疡如针头至米粒大小，数目多，痊愈快。自觉症状轻微。

（4）性病

如梅毒、软下疳及性病性淋巴肉芽肿均可引起外阴溃疡。

2. 慢性外阴溃疡

（1）外阴结核

罕见，偶继发于严重的肺、胃肠道、内生殖器官、腹膜或骨结核。好发于阴唇或前庭黏膜。病变发展缓慢。初起常为一局限性小结节，不久即溃破为边缘软薄的浅溃疡。溃疡形状不规则，基底凹凸不平，覆以干酪样结构。病变无痛，但受尿液刺激或摩擦后可有剧痛。溃疡经久不愈，并可向周围扩展。

（2）外阴癌

外阴恶性肿瘤在早期可表现为丘疹、结节或小溃疡。病灶多位于大小阴唇、阴蒂和后联合等处，伴或不伴有外阴白色病变。癌性溃疡与结核性溃疡肉眼难以鉴别，须做活组织检查确诊。

对急性外阴溃疡的患者应注意检查全身皮肤、眼、口腔黏膜等处有无病变。诊断时要明确溃疡的大小、数目、形状、基底情况，有时溃疡表面覆以一些分泌物容易漏诊。故应细心认真查体，分泌物涂片培养，血清学检查或组织学病理有助于诊断。

（三）治疗

因病因往往不是很明确，故治疗上主要以对症治疗为主。

1. 全身治疗

注意休息及补充营养，补充大量维生素 B、维生素 C；也可口服中药治疗。有继发感染时应考虑应用抗生素。

2. 局部治疗

应用 0.1%聚维酮碘液或 1 ∶ 5000 高锰酸钾溶液坐浴，局部抗生素软膏涂抹。急性期可局部应用以皮质类固醇激素缓解症状。注意保持外阴清洁干燥，减少摩擦。

3. 病因治疗

尽早明确病因，针对不同病因进行治疗。

四、外阴接触性皮炎

（一）病因

外阴部皮肤接触刺激性物质或过敏物质而发生的炎症。如接触了较强的酸碱类物消毒剂、阴道冲洗剂，以及一些染色衣物、劣质卫生巾或过敏性药物等，均可发生外阴部的炎症。

（二）临床表现

外阴部接触一些刺激性物质后在接触部位感觉灼热感、疼痛、瘙痒，检查见局部出现皮肤潮红、皮疹、水疱，重者可发生坏死及溃疡，过敏性皮炎发生在接触过敏物质的部位。

（三）治疗

根据病史及临床表现诊断不难，须尽快除去病因，避免用劣质卫生巾及刺激性物质如肥皂，避免搔抓等。对过敏性皮炎症状严重者可口服开瑞坦、阿司咪唑或肾上腺皮质激素类药物，局部用生理盐水洗涤或用 3%硼酸溶液冷敷，其后擦炉甘石洗剂。如有继发感染可涂擦抗生素软膏如金霉素软膏或 1%新霉素软膏等。

五、外阴结核

（一）病因

外阴结核病在临床上非常少见，多由血行传播而得，极少由性接触感染而致。

（二）临床表现

外阴结核好发于阴唇或前庭黏膜，分为溃疡及增生两型。病变发展较为缓慢，初期常为局限性小结节，不久溃破成浅表溃疡，形状不规则，溃疡基底部被干酪样物质覆盖。病变可扩散至会阴、尿道及肛门，并使阴唇变形。外阴及阴道结核均不引起疼痛，但遭受摩擦或尿液刺激则可发生剧痛。增生型外阴结核者外阴肥厚、肿大，似外阴象皮病，患者常主诉性交疼痛、小便困难。

（三）诊断

在身体其他部位有结核者，外阴部又发现经久不愈的慢性溃疡，应怀疑外阴结核。除根据病史及溃疡的特征外，主要靠分泌物涂片找结核杆菌，动物接种或进行活组织检查。少数结核性外阴溃疡病例，身体其他部位并无结核病灶，则须与一般性外阴溃疡、梅毒性溃疡、软性下疳、外阴癌等相鉴别。

（四）治疗

确诊后，即应进行全身及局部抗结核治疗及支持疗法，以增强抵抗力。局部应保持干燥、清洁，并注意混合感染，有针对性地处理。

第二节　宫颈炎症

宫颈炎是妇科常见疾病。在正常情况下，子宫颈是预防阴道内病原菌侵入子宫腔的重要防线，因子宫颈可分泌黏稠的分泌物形成黏液栓，抵抗病原体侵入子宫腔。但宫颈同时容易受到性生活、分娩、经宫腔操作等损伤，长期阴道炎症，宫颈外部长期浸在分泌物内，也易受病原体感染，从而发生宫颈炎。

一、急性宫颈炎

急性宫颈炎多发生于感染性流产、产褥感染、宫颈急性损伤或阴道内异物并发感染。

（一）病因

急性宫颈炎多由性传播疾病的病原菌如淋病奈瑟菌及沙眼衣原体感染所致，淋病奈瑟菌感染时约 50% 合并沙眼衣原体感染。葡萄球菌、链球菌、大肠杆菌等较少见。此外也有病毒感染所致，如单纯疱疹病毒、人乳头瘤病毒、巨细胞病毒等。临床常见的急性宫颈炎为黏液脓性宫颈炎（MPC），其特点为宫颈管或宫颈管棉拭子标本上，肉眼可见脓性或黏液脓性分泌物；棉拭子擦拭宫颈管容易诱发宫颈管内出血。黏液脓性宫颈炎的病原体主要为淋病奈瑟菌及沙眼衣原体。但部分 MPC 的病原体不清。沙眼衣原体及淋病奈瑟菌均感染宫颈管柱状上皮，沿黏膜面扩散引起浅层感染，病变以宫颈管明显。

（二）病理

急性宫颈炎的病理变化可见宫颈红肿、宫颈管黏膜水肿，组织学表现见血管充血，宫颈黏膜及黏膜下组织、腺体周围见大量中性粒细胞浸润，腺腔内见脓性分泌物。

（三）临床表现

白带增多是急性宫颈炎最常见的、有时是唯一的症状，常呈脓性甚至脓血性白带。分泌物增多刺激外阴而伴有外阴瘙痒、灼热感，以及阴道不规则出血、性交后出血等。由于急性宫颈炎常与尿道炎、膀胱炎或急性子宫内膜炎等并存，不同程度出现下腹部不适、腰骶部坠痛及尿急、尿频、尿痛等膀胱刺激症状。患急性淋菌性宫颈炎时，可有不同程度的体温升高和白细胞增多；炎症向上蔓延可导致上生殖道感染，如急性子宫内膜炎、盆腔结缔组织炎。

妇科检查可见宫颈充血、水肿、黏膜外翻，宫颈有触痛、触之容易出血，可见脓性分泌物从宫颈管内流出。淋病奈瑟菌感染的宫颈炎，尿道、尿道旁腺、前庭大腺可同时感染，而见充血、水肿甚至脓性分泌物。沙眼衣原体性宫颈炎可无症状，或仅表现为宫颈分泌物增多，点滴状出血。妇科检查可见宫颈外口流出黏液脓性分泌物。

（四）诊断

根据病史、症状及妇科检查，诊断并不困难，但须明确病原体，应取宫颈管内分泌物做病原体检测，可选择革兰氏染色、分泌物培养＋药物敏感试验、酶免疫法及核酸检测。革兰氏染色对检测沙眼衣原体敏感性不高；培养法是诊断淋病的金标准，但要求高且费时长，而衣原体培养其方法复杂，临床少用；酶免疫法及核酸检测对淋病奈瑟菌及衣原体感染的诊断敏感性及特异性高。

诊断黏液脓性宫颈炎：在擦去宫颈表面分泌物后，用小棉拭子插入宫颈管内取出，肉眼观察棉拭子上见白色或黄色黏液脓性分泌物，将分泌物涂片做革兰氏染色，如光镜下平均每个油镜中有10个以上或高倍视野有30个以上中性粒细胞，即可诊断为MPC。

诊断须注意是否合并上生殖道感染。

（五）治疗

急性宫颈炎治疗以全身治疗为主，须针对病原体使用有效抗生素。未获得病原体检测结果可根据经验性给药，对于有性传播疾病高危因素的年轻妇女，可给予阿奇霉素1g单次口服或多西环素100mg，每日2次口服，连续7日。已知病原体者针对使用有效抗生素。

1. 急性淋病奈氏菌性宫颈炎

治疗原则是及时、足量、规范、彻底。常用药物：头布曲松，125mg单次肌注；或头孢克肟，400mg单次口服；大观霉素，4g单次肌注。因淋病奈氏菌感染半数合并沙眼衣原体感染，故在治疗同时须联合抗衣原体感染的药物。

2. 沙眼衣原体性宫颈炎

四环素类、红霉素类及喹诺酮类常用药物。多西环素，100mg 口服，每日 2 次，连用 7 日。阿奇霉素，1g 单次口服；红霉素，500mg，每日 4 次，连续 7 日（红霉素，250mg，每日 2 次，连续 14 日）。氧氟沙星，300mg 口服，每日 2 次，连用 7 日；左氧氟沙星，500mg，每日 1 次，连用 7 日。

3. 病毒性宫颈炎

重组人干扰素 α2 栓抑制病毒同时可调节机体的免疫，每晚 1 枚，6 天为 1 疗程，能促进鳞状上皮化生，而达到治疗效果。

4. 其他

一般化脓菌感染宫颈炎最好根据药敏试验进行抗生素的治疗。合并有阴道炎者如细菌性阴道病者须同时治疗。疾病反复发作者其性伴侣亦须治疗。

二、宫颈炎症相关性改变

（一）宫颈柱状上皮异位

子宫颈上皮在女性一生中都在发生变化，青春期、妊娠期和绝经期尤为明显，并且受外源女性甾体激素的影响，受宫颈管和阴道内微环境及 pH 值的影响。性生活特别是高危性行为女性中由原始柱状和早期或中期鳞状化生上皮构成的移行带的变化有相关性。随着循环中雌激素和孕激素水平升高，阴道微环境的酸性相对更强，造成宫颈外翻，暴露出宫颈管柱状上皮末端，导致翻转即原始柱状上皮暴露增加，此现象也称为“宫颈柱状上皮异位”。

1. 临床表现

常表现为白带增多，而分泌物增多可刺激外阴不适或瘙痒。若继发感染时白带可为黏稠的或脓性的，有时可带有血丝或少量血液，有时会出现接触性出血，也可出现下腹或腰背部下坠痛。

检查见宫颈表面呈红色黏膜状，是鳞状上皮脱落，为柱状上皮所代替，上皮下血管显露的结果。柱状上皮与鳞状上皮有清楚的界限，因非真正“糜烂”，可自行消失。

临床常根据宫颈柱状上皮异位的面积将其分成轻、中、重度。凡异位面积小于子宫颈总面积 1/3 者为轻度，占 1/3 ～ 1/2 者为中度，超过 1/2 总面积者为重度。

2. 治疗

有症状的宫颈柱状上皮异位可行宫颈局部物理治疗。常用的方法如下：

（1）电凝（灼）法

适用子宫颈柱状上皮异位面较大者。将电灼器接触糜烂面，均匀电灼，范围略超过糜烂面。电熨深度约0.2cm，过深可致出血，愈合较慢；过浅影响疗效。深入宫颈管内0.5 ~ 1.0cm，过深易导致宫颈管狭窄、粘连。电熨后创面喷洒呋喃西林粉或涂以金霉素甘油。术后阴道出血可用纱布填塞止血，24小时后取出。此法简便，治愈率达90%。

（2）冷冻疗法

系一种超低温治疗，利用制冷剂快速产生低温而使柱状上皮异位面冻结、坏死而脱落，创面修复而达到治疗目的。制冷源为液氮，快速降温为 -196℃。治疗时根据糜烂情况选择适当探头。为提高疗效可采用冻—溶—冻法，即冷冻1min，复温3min，再冷冻1min。其优点是操作简单，治愈率约80%，术后很少发生出血及颈管狭窄。缺点是术后阴道排液多。

（3）激光治疗

是一种高温治疗，温度可达700℃以上。主要使柱状上皮异位组织炭化、结痂，待痂脱落后，创面为新生的鳞状上皮覆盖达到修复治疗目的。一般采用二氧化碳激光器。其优点除热效应外，还有压力、光化学及电磁场效应，因而在治疗上有消炎（刺激机体产生较强的防御免疫机能）、止痛（使组织水肿消退，减少对神经末梢的化学性与机械性刺激）及促进组织修复（增强上皮细胞的合成代谢作用，促进上皮增生，加速创面修复），故治疗时间短，治愈率高。

（4）微波治疗

微波电极接触局部病变组织，快速产生高热效应，使得局部组织凝固、坏死，形成非炎性表浅溃疡，新生鳞状上皮覆盖溃疡面而达到治疗目的，且微波治疗可出现凝固性血栓形成而止血。此法出血少，无宫颈管粘连，治愈率约90%。

（二）宫颈息肉

可能是炎症的长期刺激导致宫颈管黏膜局部增生，由于子宫具有排异作用，使增生的黏膜逐渐往宫颈口突出，形成宫颈息肉。镜下宫颈息肉表面覆盖一层柱状上皮，中心为结缔组织，伴充血、水肿及炎性细胞浸润。宫颈息肉极易复发，恶变率低。

1. 临床表现

常表现为白带增多或白带中带有血丝或少量血液，有时会出现接触性出血。也可无任何症状。

检查时见宫颈息肉为一个或多个，色红，呈舌状，直径一般1cm，质软而脆，触之易出血，其蒂细长，多附子宫颈外口。

2. 治疗

宫颈息肉应行息肉摘除术，术后标本常规送病理检查。

（三）宫颈腺囊肿

子宫颈鳞状上皮化生过程中，使柱状上皮的腺口阻塞，或其他原因致腺口阻塞，而导致腺体内的分泌物不能外流而潴留于内，致腺腔扩张，形成大小不等的囊形肿物。其包含的黏液常清澈透明，也可能由于合并感染而呈混浊脓性。腺囊肿一般小而分散，可突出于子宫颈表面。小的仅有小米粒大，大的可达玉米粒大，呈青白色，常见于表面光滑的子宫颈。

（四）宫颈肥大

可能由于炎症的长期刺激，宫颈组织反复发生充血、水肿，炎性细胞浸润及结缔组织增生，致使子宫颈肥大，严重者可较正常子宫颈增大 1 倍以上。

第三节　盆腔炎性疾病

盆腔炎性疾病（PID）是病原体感染导致女性上生殖道及其周围组织（子宫、输卵管、卵巢、宫旁组织及腹膜）炎症的总称，包括子宫炎、输卵管炎、卵巢炎、输卵管卵巢炎、盆腔腹膜炎及盆腔结缔组织炎，以输卵管炎、输卵管卵巢炎最常见。PID 大多发生于性活跃期妇女，月经初潮前、绝经后或未婚者很少发生 PID，若发生往往是邻近器官炎症的扩散。PID 可引起弥漫性腹膜炎、败血症、感染性休克，严重者可危及生命。既往 PID 被分为急性或慢性盆腔炎 2 类，但慢性盆腔炎实际为 PID 的后遗症，如盆腔粘连、输卵管阻塞，从而导致不孕、异位妊娠、慢性盆腔疼痛，目前已摒弃慢性盆腔炎的称呼。PID 严重影响妇女身体健康，增加家庭及社会经济负担。

一、输卵管卵巢炎、盆腔腹膜炎、盆腔结缔组织炎

在 PID 中以输卵管炎最常见，因此在临床上有时将急性输卵管炎等同于 PID，代表内生殖器的急性感染。由于解剖结构邻近的关系，输卵管炎、卵巢炎以及盆腔腹膜炎甚至结缔组织炎往往同时并存，相互影响。

（一）发病机制

1. 病原体

PID 的病原体可达 20 多种，主要有两个来源。①内源性病原体，99％的 PID 是由于阴道或宫颈的菌群上行性感染引起，包括需氧菌和厌氧菌，以两者混合感染多见。主要的需氧菌和兼性厌氧菌有溶血性链球菌、金黄色葡萄球菌、大肠埃希菌和厌氧菌。厌氧菌有

脆弱类杆菌、消化球菌、消化链球菌。厌氧菌的感染容易引起盆腔脓肿；②外源性病原体，主要为性传播疾病的病原体，如淋病奈瑟菌、沙眼衣原体、支原体，前两者只感染柱状上皮及移行上皮，尤其衣原体感染常导致严重输卵管结构及功能破坏，并引起盆腔广泛粘连。

2. 感染途径

(1)沿生殖道黏膜上行蔓延：病原体经宫颈、子宫内膜、输卵管黏膜至卵巢及腹腔，是非妊娠期、非产褥期 PID 的主要感染途径。淋病奈瑟菌、衣原体及葡萄球菌常沿此途径扩散。

(2)经淋巴系统蔓延：病原体经外阴、阴道、宫颈及宫体创面的淋巴管侵入盆腔结缔组织及生殖器其他部分，是产褥感染、流产后感染及宫内节育器放置后感染的主要感染途径。链球菌、大肠埃希菌、厌氧菌多沿此途径蔓延。

(3)经血循环传播：病原体先侵入人体的其他系统，再经血液循环感染生殖器，为结核菌感染的主要途径。

(4)直接蔓延：腹腔其他脏器感染后，直接蔓延到内生殖器引起相应器官的感染，如阑尾炎可引起右侧输卵管炎。

（二）病理

急性输卵管炎症因病原体传播途径不同而有不同的病变特点。炎症经子宫内膜向上蔓延时，首先为输卵管内膜炎，输卵管黏膜血管扩张、淤血，黏膜肿胀，间质充血、水肿及大量中性多核白细胞浸润，黏膜血管极度充血时，可出现含大量红细胞的血性渗出液，称为出血性输卵管炎，炎症反应迅即蔓延至输卵管壁，最后至浆膜层。输卵管壁的红肿、粗大，近伞端部分的直径可达数厘米。管腔内的炎性分泌物易经伞端外溢导致盆腔腹膜炎及卵巢周围炎。重者输卵管内膜上皮可有退行性变或成片脱落，引起输卵管管腔粘连闭塞或伞端闭塞，如有渗出物或脓液积聚，可形成输卵管积脓，肿大的输卵管可与卵巢紧密粘连而形成较大的包块，临床上称之为附件炎性包块。若病原体通过子宫颈的淋巴管播散至子宫颈旁的结缔组织，首先侵及输卵管浆膜层再到达肌层。输卵管内膜受侵较轻或不受累。病变以输卵管间质为主，由于输卵管管壁增粗，可压迫管腔变窄，轻者管壁充血、肿胀，重者输卵管肿胀明显、弯曲，并有炎性渗出物，引起周围组织的粘连。

卵巢表面有白膜，很少单独发炎，卵巢多与输卵管伞端粘连，发生卵巢周围炎，也可形成卵巢脓肿，如脓肿壁与输卵管粘连穿通形成输卵管卵巢脓肿。

急性盆腔腹膜炎盆腔腹膜的受累程度与急性输卵管炎的严重程度及其渗出物多少有关。盆腔腹膜受累后，充血明显，并可渗出含有纤维蛋白的浆液，而形成盆腔脏器的粘连，渗出物积聚在粘连的间隙内，可形成多个小的脓肿，或积聚于子宫直肠陷凹内形成盆腔脓肿。

（三）临床表现

可因炎症轻重及范围大小而有不同的临床表现。衣原体感染引起 PID 常无明显临床表现。炎症轻者无症状或症状轻微。常见症状为阴道分泌物增多、下腹痛、不规则阴道流血、发热等；下腹痛为持续性，活动或性交后加重。若病情严重可有寒战、高热、头痛、食欲缺乏。月经期发病可有经量增多、经期延长。若有腹膜炎，则出现消化系统症状如恶心、呕吐、腹胀、腹泻。若有脓肿形成，可有下腹包块及局部压迫刺激症状；包块位于子宫前方可出现膀胱刺激症状如排尿困难、尿频，若引起膀胱肌炎，可出现尿痛等；若包块位于子宫后方可有直肠刺激症状；若在腹膜外可导致腹泻、里急后重和排便困难。若有输卵管炎的患者同时有右上腹部疼痛，应怀疑有肝周围炎存在。

PID 患者体征差异大，轻者无明显异常发现，或妇科检查仅发现宫颈举痛或宫体压痛或附件区压痛。严重病例呈急性病容，体温升高，心率增快，下腹有压痛、反跳痛及肌紧张，扣诊鼓音明显，肠鸣音减弱或消失。盆腔检查：阴道内可见脓性分泌物；宫颈充血、水肿，若见脓性分泌物从宫颈口流出，说明宫颈管黏膜或宫腔有急性炎症。穹隆触痛明显，须注意是否饱满；宫颈举痛；宫体稍大有压痛，活动受限；子宫两侧压痛明显，若为单纯输卵管炎，可触及增粗的输卵管，压痛明显；若为输卵管积脓或输卵管卵巢脓肿，可触及包块且压痛明显，不活动；宫旁结缔组织炎时，可扪及宫旁一侧或两侧片状增厚，宫旁两侧宫骶韧带高度水肿、增粗，压痛明显；若有盆腔脓肿形成且位置较低时，可扪及后穹隆或侧穹隆有肿块且有波动感，三合诊能协助进一步了解盆腔情况。

若有输卵管炎的症状及体征同时有右上腹部疼痛，考虑肝周围炎存在，即被称为 Fitz–Hugh–Curtis 综合征。

（四）实验室检查及辅助检查

外周血白细胞计数仅在 44% 的患者中升高，非特异性；炎症标志物如 CRP 及血沉的敏感性为 74% ~ 93%，特异性为 25% ~ 90%。

阴道分泌物生理盐水涂片检查：每高倍视野中 3 ~ 4 个白细胞，对上生殖道感染高度敏感为 87% ~ 91%，涂片中未见白细胞时，阴性预测值可达 94.5%。

阴道超声：特异性为 97% ~ 100%，但敏感性较低，为 32% ~ 85%，但若是超声无异常发现，并不能因此就排除盆腔炎性疾病的诊断。

（五）诊断

根据病史、临床症状、体征及实验室检查可做出初步诊断。但由于 PID 的临床表现差异大，临床诊断准确性不高。

目前尚无单一的病史、体格检查或实验性检查对盆腔炎性疾病的诊断既高度敏感又特异。2006 年美国疾病与预防控制中心（CDC）制定的盆腔炎性疾病临床诊断标准如下。

（1）基本标准：宫体压痛，附件区压痛或宫颈触痛。

（2）附加标准：体温超过 38.3℃（口表），宫颈或阴道异常黏液脓性分泌物，阴道分泌物生理盐水涂片见到白细胞，实验室证实的宫颈淋病奈瑟菌或衣原体阳性，红细胞沉降率升高，C- 反应蛋白升高。

（3）特异标准：子宫内膜活检证实子宫内膜炎，阴道超声或磁共振检查显示充满液体的增粗输卵管，伴或不伴有盆腔积液、输卵管卵巢肿块，腹腔镜检查发现盆腔炎性疾病征象。基本标准为诊断 PID 所必需，附加诊断标准有利于提高 PID 诊断的特异性，特异标准基本可诊断 PID，但除超声外，均为有创检查或费用较高，特异标准仅适用于一些有选择的病例。腹腔镜被认为是诊断 PID 的金标准，具体包括：①输卵管表面明显充血；②输卵管壁水肿；③输卵管伞断或浆膜面有脓性渗出物。腹腔镜诊断输卵管炎的准确率高，并能直接采取感染部位的分泌物行细菌培养，但仅针对抗生素治疗无效以及需要进一步明确诊断的患者，所以临床应用有一定的局限性。

PID 诊断明确后应进一步明确病原体。宫颈管分泌物及后穹隆穿刺液的涂片、培养及核酸扩增检测病原体，虽不及剖腹或腹腔镜直接采样行分泌物检测准确，但临床较实用。

（六）鉴别诊断

须与急性阑尾炎、卵巢囊肿扭转、异位妊娠、盆腔子宫内膜异位症等鉴别。

1. 急性阑尾炎

右侧急性输卵管卵巢炎易与急性阑尾炎混淆。一般而言，急性阑尾炎起病前常有胃肠道症状，如恶心、呕吐、腹泻等，腹痛多初发于脐周围，然后逐渐转移并固定于右下腹。检查时急性阑尾炎仅麦氏点压痛，左下腹不痛，体温及白细胞增高的程度不如急性输卵管卵巢炎。急性输卵管卵巢炎的腹痛则起于下腹左右两侧。右侧急性输卵管卵巢炎常在麦氏点以下压痛明显，妇科检查宫颈举痛，双附件均有触痛。偶有急性阑尾炎和右侧急性输卵管卵巢炎两者同时存在。如诊断不确定，应尽早剖腹探查。

2. 卵巢肿瘤蒂扭转

卵巢囊肿蒂扭转可引起急性下腹痛伴恶心甚至呕吐。扭转后囊腔内常有出血或伴感染，则可有发热，故易与输卵管卵巢炎混淆。仔细询问病史及进行妇科检查，并借助 B 超可明确诊断。

3. 异位妊娠或卵巢黄体囊肿破裂

异位妊娠或卵巢黄体囊肿破裂均可发生急性下腹痛并可能有低热，但异位妊娠常有停经史，有腹腔内出血，甚至出现休克，尿HCG阳性，而急性输卵管卵巢炎多无这些症状。卵巢黄体囊肿仅限于一侧，块物边界明显。

4. 盆腔子宫内膜异位症

患者在经期有剧烈下腹痛，多合并不孕病史，须与输卵管卵巢炎鉴别，妇科检查子宫可增大，盆腔有结节状包块，可通过 B 超及腹腔镜检查做出诊断。

（七）治疗

治疗的目的首先是减轻急性期症状，减少远期并发症；而保留生育能力是盆腔炎性疾病治疗中的另一个重要目标。

1. 门诊治疗

若患者症状轻微，一般情况良好，能耐受口服抗生素，具备随访条件，可在门诊给予治疗。

常用方案：①氧氟沙星 400mg，口服，每日 2 次，或左氧氟沙星 500mg，口服，每日 1 次，同时加甲硝唑 400mg，每日 2 ~ 3 次，连用 14 日；②头孢西丁钠 2g，单次肌注，同时口服丙磺舒，然后改为多西环素 100mg，每日 2 次，连用 14 日。

2. 住院治疗

若患者一般情况差，病情严重，伴有发热、恶心、呕吐或有盆腔腹膜炎，或输卵管卵巢脓肿，或门诊治疗无效，或不能耐受口服抗生素，或诊断不明确，均应住院给予抗生素为主的综合治疗。

（1）支持治疗

卧床休息，半卧位有利于炎症局限，加强营养，补充液体，注意维持水电解质平衡。避免不必要的妇科检查以免引起炎症扩散。

（2）抗生素治疗

建议静脉途径给药，收效快，常用的配伍方案如下：

①第二代头孢菌素或相当于第二代头孢菌素的药物及第三代头孢菌素或相当于第三代头孢菌素的药物：如头孢西丁钠 1 ~ 2g，静脉注射，每 6 小时 1 次。头孢替坦二钠 1 ~ 2g，静脉注射，每 12 小时 1 次。其他可选用头孢呋辛钠、头孢唑肟、头孢曲松钠、头孢噻肟钠。第二代头孢菌素及第三代头孢菌素多用于革兰氏阴性杆菌及淋病奈瑟菌感染的治疗。若考虑有支原体或衣原体感染，应加用多西环素 100mg，12 小时 1 次，口服，持续 10 ~ 14 日。对不能耐受多西环素者，可服用阿奇霉素，每次 500mg，每日 1 次，连用 3 日。对输卵管卵巢脓肿的患者，加用克林霉素或甲硝唑，可更有效对抗厌氧菌。

②克林霉素与氨基糖苷类药物联合方案：克林霉素 900mg，每 8 小时 1 次，静滴；庆大霉素先给予负荷量（2mg/kg），然后给予维持量（1.5mg/kg），每 8 小时 1 次，静滴。临床症状，体征改善后继续静脉应用 24 ~ 48h，克林霉素改口服，每次 450mg，每日 4 次，连用 14 日；或多西环素 100mg，每日 2 次，口服，连用 14 日。

③喹诺酮类药物与甲硝唑联合方案：氧氟沙星 400mg，每 12 小时 1 次，或左氧氟沙星 500mg，静滴，每日 1 次。甲硝唑 500mg，静滴，每 8 小时 1 次。

④青霉素与四环素类药物联合方案：氨苄西林 - 舒巴坦 3g，静注，每 6 小时 1 次，加多西环素 100mg，每日 2 次，口服，连用 14 日。

（3）手术治疗

手术治疗主要适用于抗生素治疗不满意的输卵管卵巢脓肿等有盆腔脓肿形成者。

（4）中药治疗

中药治疗主要为活血化淤、清热解毒。

二、子宫内膜炎

子宫内膜炎虽常与输卵管炎同时存在，但子宫内膜炎具有某些独特的临床特征。

（一）病因

子宫内膜炎多与妊娠有关，如产褥感染及感染性流产；与宫腔手术有关如黏膜下肌瘤摘除、放置宫内节育器及剖宫产中胎盘人工剥离等。子宫内膜炎特殊的高危因素包括近 30 天内阴道冲洗、近期宫内节育器的放置等。病原体大多为寄生于阴道及宫颈的菌群，细菌突破宫颈的防御机制侵入子宫内膜而发生炎症。

若宫颈开放，引流通畅，可很快清除宫腔内的炎性分泌物。各种引起宫颈管狭窄的原因如绝经后宫颈萎缩、宫颈物理治疗、宫颈锥形切除等，可使炎症分泌物不能向外引流或引流不畅，而形成宫腔积脓。

（二）临床表现

主要为轻度发热、下腹痛、白带增多，妇科检查子宫有轻微压痛。炎症若未及时治疗，则向深部蔓延而感染肌层。在其中形成小脓肿，可形成子宫肌炎、输卵管卵巢炎、盆腔腹膜炎等，甚至可导致败血症而有相应的临床表现。

（三）诊断

子宫内膜炎的症状和体征比较轻微，容易被忽视。因此有时可能需要行子宫内膜活检来协助诊断。子宫内膜活检是诊断子宫内膜炎的金标准，组织学的诊断标准为 120 倍的视野下子宫内膜间质中至少有一个浆细胞以及 400 倍视野下浅表子宫内膜上皮中有 5 个或更多的白细胞。

（四）治疗

子宫内膜炎的治疗同输卵管炎患者的门诊治疗方案，持续 14 天。2006 年美国疾病预防和控制中心（CDC）推荐的治疗方案如下：①氧氟沙星400mg，口服，每日2次，或左氧氟沙星500mg，口服，每日1次，连用14日；②头孢曲松钠250mg单次肌注，多西环素100mg，每日2次，连用14日。若患者有细菌性阴道病，加甲硝唑500mg，每日2次，连用14日。

若宫颈引流不畅，或宫腔积留炎性分泌物时，须在大剂量抗生素治疗的同时清除宫腔内残留物、分泌物或扩张宫颈使宫腔分泌物引流通畅。若怀疑有感染或坏死的子宫黏膜下肌瘤或息肉存在时，应摘除赘生物。

三、输卵管卵巢脓肿、盆腔脓肿

输卵管卵巢脓肿和盆腔脓肿是盆腔炎性疾病最严重的并发症。输卵管积脓、卵巢积脓、输卵管卵巢脓肿也属于盆腔脓肿，但各有特点。亦有相同之处。输卵管卵巢脓肿是输卵管、卵巢及其周围组织的化脓性包块。在需要住院治疗的PID患者中约1/3形成输卵管卵巢脓肿。

盆腔脓肿多由急性盆腔结缔组织炎未及时治疗或治疗不彻底而化脓形成。这种脓肿可局限于子宫的一侧或双侧，脓液流入盆腔深部，甚至可达直肠阴道隔中。

（一）临床表现

患者多有高热及下腹痛，常以后者为主要症状。亦有部分患者发病迟缓，缓慢形成脓肿，症状不明显，甚至无发热。脓肿可自发破裂引起严重的急性腹膜炎甚至脓毒血症、败血症以至死亡。偶见盆腔脓肿自发穿破阴道后穹隆或直肠，此时患者症状可迅速缓解。

（二）诊断

典型的临床表现为盆腔疼痛、包块形成以及发热、白细胞计数增多。

超声和CT是最常见的协助诊断输卵管卵巢脓肿的影像学检查手段。超声作为一种简便、无创的辅助检查手段能有效辨认输卵管卵巢脓肿，超声的影像图为一侧或双侧附件结构消失，可见囊性或多房分隔的包块，其中无法辨认输卵管或卵巢，斑点状液体与积聚在腹腔及子宫直肠陷凹的脓液有关。

与超声（75% ~ 82%）相比，CT具有更好的敏感性（78% ~ 100%），但价格相对昂贵。CT中可见增厚、不规则及回声增强的脓肿壁，多房，囊内液稠厚，同时可发现输卵管系膜增厚，肠壁增厚。

（三）治疗

盆腔脓肿建议住院治疗，警惕脓肿破裂的症状。输卵管卵巢脓肿以往多行经腹全子宫及双附件切除术，近年来，随着广谱抗生素的发展，初步治疗从手术治疗转变为抗生素治疗。抗生素的选择强调针对感染的病原体，应能渗透入脓腔，且疗程更长。大多数研究提示保守性药物治疗的成功率约 70% 或更高，某些研究的结果为 16% ~ 95%。药物治疗的成功率被认为与脓肿的大小有关。

是否需要手术治疗除了需要评估抗生素的治疗效果外，还取决于临床症状和是否有脓肿破裂。手术指征如下：

1. 药物治疗无效

盆腔脓肿或输卵管卵巢脓肿经药物治疗 48 ~ 72h，体温持续不降，患者中毒症状加重或包块增大者，白细胞计数持续升高，应及时手术。脓肿持续存在经药物治疗病情有好转，继续控制炎症数日（2 ~ 3 周），包块未消失，但已局限，应手术切除。

2. 脓肿持续存在

经药物治疗病情有好转，继续控制炎症数日（2 ~ 3 周），包块未消失，但已局限，应手术切除。

3. 脓肿破裂

突然腹痛剧烈，寒战、高热、恶心、呕吐、腹胀，腹部拒按或有中毒性休克表现，考虑脓肿破裂应立即剖腹探查。

多数学者认为对于抗生素治疗 48 ~ 72h 无效者应积极手术切除脓肿，手术中注意操作轻柔，避免损伤肠管或脓液溢入腹腔内。因输卵管卵巢脓肿常发生于年轻妇女，应努力保留生育功能，可行输卵管卵巢脓肿造口术；为防止复发，可行一侧附件切除术联合有效抗生素治疗，尽可能保留卵巢功能；对于无生育要求的年龄较大患者，应行全子宫及双附件切除术以减少复发。

随着影像学检查技术的进步以及引流技术的提高，盆腔脓肿的手术治疗发生了很大的改变。对复杂的盆腔脓肿可采取腹腔镜下脓肿抽吸引流，减少脓肿切除导致的周围组织的损伤。对位置已达盆底的脓肿常采用阴道后穹隆切开引流，可自阴道后穹隆穿刺，如能顺利吸出大量脓液则在局部切开排脓后插入引流管，如脓液明显减少可在 3 日后取出引流管。此种方法对盆腔结缔组织炎所致的脓肿，尤其是子宫切除术后所形成的脓肿效果好。一旦脓液全部引流，患者即可达到治愈。但如形成腹腔脓肿，即使引流只能达到暂时缓解症状，常须进一步剖腹探查切除脓肿。在积极抗生素和手术治疗后因为盆腔脓肿破裂引起的死亡率为 5% ~ 10%。

目前对于穿刺引流后的不孕和异位妊娠发生率尚难以定论。有资料表明，若脓肿未破裂，药物治疗联合 24h 内腹腔镜下脓肿引流，日后妊娠率为 32% ~ 63%，明显较脓肿行单纯药物治疗（4% ~ 15%）或脓肿破裂后行保守性手术者（25%）增加，因此，腹腔镜下脓肿引流术术后恢复快，且缩短住院时间，可减少日后不孕的发生。

四、盆腔炎性疾病后遗症

约 1/4 的盆腔炎性疾病会发生一系列后遗症，即盆腔炎性疾病后遗症。主要因为组织的结构破坏、广泛粘连、增生及疤痕形成，导致输卵管阻塞、积水、输卵管卵巢囊肿，盆腔结缔组织增生导致主韧带、宫骶韧带增生、变厚，子宫固定，从而引起不孕、异位妊娠及慢性盆腔疼痛及盆腔炎性疾病的反复发作。有 PID 病史的患者日后异位妊娠的风险增加 6 ~ 10 倍，不孕的发生率为 6% ~ 60% 不等，慢性盆腔痛的风险增加 4 倍。根据后遗症的不同选择不同的治疗方案。不孕患者则须辅助生育技术协助生育。但对慢性盆腔痛则无有效的治疗方法。对输卵管积水者可行手术治疗。

第四节　生殖器官结核

结核病是由结核分枝杆菌引起的慢性传染病，严重危害人类健康。

一、发病机制

（一）病原菌

结核杆菌属放线菌目分枝杆菌科分枝杆菌属。因涂片染色具有抗酸性，故称抗酸杆菌。对人类有致病力的结核杆菌有人型及牛型两种，其中以人型结核杆菌为主要致病菌。人型结核杆菌首先感染肺部，牛型结核杆菌首先感染消化道，然后再传播至其他器官。由于对食用牛的严格检疫，目前人类的牛型结核杆菌感染已极少见。但近年来非典型分枝杆菌感染引起的结核样病变有增加趋势。

机体初次遭结核菌感染后，随即产生两种形式的免疫反应，即细胞介导免疫反应和迟发超敏反应。结核菌的致病性、病变范围及发病时间常取决于人体免疫状态，尤其是过敏性与免疫力两者间的平衡。免疫力强，结核菌可被吞噬清除，免于发病或病变趋于局限。

结核菌亦可长期潜伏于巨噬细胞内，待日后复苏时播散致病。若免疫力不足或入侵菌量大、毒力强，又因迟发超敏反应，则导致结核发病或病变扩散。目前多认为再次感染的结核菌几乎全部为初次感染灶内细胞经内源性播散所引起。

绝大多数生殖器结核属继发性，感染主要来源于肺或腹膜结核。生殖器结核合并肺部或胸膜结核者占 20% ~ 50% 不等。部分患者发病时虽未见肺部或其他器官的结核病灶，但不排除原发结核病灶已消失的可能。是否有原发性生殖器结核尚有争论。

（二）传播途径

生殖器结核的主要传播途径包括以下三点：

1. 血行传播

血行传播是主要的传播途径。结核菌首先侵入呼吸道，在肺部、胸膜或淋巴结等处形成病灶，随后在短期内进入血液循环，传播至体内其他器官。青春期正值生殖器官发育，血供丰富，结核杆菌多经血行传播累及内生殖器。但各个器官受感染的机会不等，这与器官的组织构造是否有利于结核杆菌的潜伏有关。输卵管黏膜的构造有利于结核杆菌潜伏，结核杆菌可在局部隐伏 1 ~ 10 年甚至更长，一旦机体免疫力低下，方才重新激活而发病。输卵管结核多为双侧性，双侧输卵管可能同时或先后受到感染。

2. 直接蔓延

结核性腹膜炎、肠道或肠系膜淋巴结结核的干酪样病灶破裂或与内生殖器官广泛粘连时，结核病变可直接蔓延至生殖器官面。输卵管结核与腹膜结核亦可通过直接蔓延而相互感染。生殖器结核患者中约 50% 合并腹膜结核。

3. 淋巴传播

肠结核可能通过淋巴管逆行传播而感染内生殖器官，但较少见。

二、病理

女性生殖器结核大多数首先感染输卵管，然后逐渐蔓延至子宫内膜、卵巢、宫颈等处。

（一）输卵管结核

最多见。女性生殖器结核中输卵管受累者占 90% ~ 100%。病变多为双侧性，两侧的严重程度不一定相同。血行播散者，首先累及输卵管内膜，黏膜充血肿胀，黏膜皱襞有肉芽肿反应及干酪样坏死，在镜下可见到典型的结核结节。直接蔓延者先侵犯输卵管浆膜，在浆膜面散布灰白色粟粒状样小结节。随病情发展，可表现为两种类型。

1. 增生粘连型

较常见。输卵管增粗、僵直，伞端肿大、外翻，状如烟斗嘴，管腔狭窄或阻塞，黏膜及肌壁见干酪样结节样病变，浆膜表面散布多量黄白色粟粒样结节。病程迁延的慢性患者可能发生钙化。输卵管、卵巢、盆腔腹膜、肠曲及网膜等可有广泛紧密粘连，其间可有渗液积聚，形成包裹性积液。严重者可并发肠梗阻。

2. 渗出型

输卵管显著肿胀，黏膜破坏明显，伞端粘连闭锁，管壁有干酪样坏死，管腔内充满干酪样物质及渗出液，形成输卵管积脓，或波及卵巢形成输卵管卵巢脓肿。此时容易合并化脓性细菌感染。急性期输卵管浆膜面及盆腔腹膜散布粟粒结节，可有草黄色腹水。

（二）子宫结核

子宫结核占女性生殖器结核的50% ~ 60%，多由输卵管结核蔓延而来。主要侵犯子宫内膜，常累积内膜基底层。因此，即使部分结核病灶随着子宫内膜周期性脱落而排出，增生的功能层内膜仍会再度感染，致使病程迁延。

病程早期内膜充血水肿，仅散在少量肉眼肿性结节。随着病情进展，可出现干酪样坏死及表浅溃疡，进而大部分内膜层遭破坏，甚至侵及肌层。子宫腔内大量疤痕形成，致使宫腔粘连、变形、挛缩。子宫内膜结核结节周围的腺体对性激素的反应不良，表现为持续性增生期或分泌不足状态。

（三）卵巢结核

由于卵巢表面其感染率较低，在女性生殖器结核中占20% ~ 30%。一旦感染常双侧受累。可表现为两种类型：①卵巢周围炎：由输卵管结核蔓延而来，卵巢表面或皮质区有结核性肉芽肿，可见干酪样坏死；②卵巢炎：通常经血行感染，在卵巢深部间质中形成结核结节或干酪样脓肿，但少见。

（四）宫颈结核

较少见，占5% ~ 15%。大多数由子宫内膜结核直接蔓延，可表现为不规则的表浅溃疡，其边界清晰，基底呈灰黄色，高低不平，触之出血。亦有呈乳头状或结节状增生，状如菜花。

（五）外阴、阴道结核

少见，仅占1% ~ 2%。由子宫及宫颈结核向下蔓延或由血行感染。病灶表现为单个或多个浅表溃疡，经久不愈，可能形成窦道，偶尔可见灰白色肉芽肿或灰黄色结节。

三、临床表现

生殖器结核的临床表现同急性PID后遗症，依病情轻重而异。

（一）症状

1. 不孕

生殖器结核患者基本上均有原发或继发性不孕，尤其以原发不孕多见。不孕主要由于输卵管黏膜遭结核破坏，伞端或管腔粘连闭锁；或纤毛受损、管壁僵硬，周围粘连致蠕动输送功能障碍。子宫内膜受累，也是导致不孕的原因。

2. 月经异常

与病情严重程度及病程长短有关。早期因子宫内膜炎症充血及溃疡形成而有经量增多、经期延长或不规则子宫出血，随着内膜破坏逐渐加剧，渐次表现为经量减少，乃至闭经。

3. 下腹疼痛

由于盆腔炎症和粘连，约 35% 的患者有轻中度的下腹坠痛，经期腹痛加重，甚至可有较重的痛经。

4. 全身症状

结核病变活跃者，可有发热、盗汗、乏力、食欲缺乏、体重减轻等症状。发热多表现为午后低热，部分患者可有经期发热。

5. 其他症状

宫颈或阴道结核患者可有白带增多、血性白带或接触性出血等症状。外阴结核者则可因溃疡而伴有阴部疼痛。

（二）体征

由于病变轻重程度及受累范围不同，体征差异颇大。约 50% 的患者可无异常发现。伴有腹膜结核存在时，腹部有压痛、柔韧感或腹水征。形成包裹性积液时，可扪及不活动包块，包块多与肠管粘连，可有轻度触痛。若发育期即遭结核感染，子宫小于正常大小。随病情进展，可在附件区扪及呈索条状增粗的输卵管或大小不等、质地不均的肿块，与子宫粘连甚紧，固定而有触痛，其周围组织增厚，甚至质硬如板状。

四、辅助检查

（一）病理组织学诊断

（1）诊断性刮宫、子宫内膜病理检查：是诊断子宫内膜结核可靠而常用的方法，有重要的诊断价值。在月经期前 1 ～ 3 天进行诊断性刮宫，注意刮取子宫两侧角部的内膜，将部分组织送结核杆菌培养并做动物接种，其余部分可进行病理组织学检查。但阴性结果亦不能排除结核可能，必要时可重复刮宫 2 ～ 3 次。闭经时间长、内膜大部分破坏者可能刮不出内膜。为预防刮宫导致结核病变扩散，应在手术前后每日肌注链霉素 0.75g，连用 3 天。

（2）宫颈、外阴及阴道结核均通过活检组织病理检查确诊。

（二）影像学诊断

1.B 型超声检查

发现腹水、包裹性积液、腹膜增厚、附件包块或子宫内膜受累等征象时，应警惕生殖器结核的可能。

2.X 线检查

（1）子宫输卵管碘油造影，有助于内生殖器结核的诊断。实用价值较大，造影显示内生殖器结核较典型的征象有：①子宫腔呈不同程度的狭窄或变形，边缘不规则呈锯齿状；②输卵管腔内有多处狭窄呈串珠状或管腔细小、僵直，远端阻塞；③造影剂进入子宫壁间质或宫旁淋巴管、血管；④卵巢钙化，呈环状钙化影或盆腔散在多个钙化阴影。

碘油造影检查前后肌注链霉素数日，防止病变扩散。有发热或附件炎性包块者不宜行子宫输卵管碘油造影检查。

（2）盆腔 X 线平片，发现多个散在的钙化阴影，即提示盆腔结核可能。但阴性不能排除结核。

（3）胸部 X 线片，必要时行消化道或泌尿道造影检查。

3.CT、MRI

有一定的参考价值，但无特异性。

（三）腹腔镜和宫腔镜检查

对于根据病史和体格检查高度怀疑结核性不孕但细菌学或病理学检查阴性者，可考虑行腹腔镜检查，这对经常规方法诊断困难的、非活动期结核患者尤为适用。腹腔镜用于诊断盆腔疾患直观而又准确。对于除不孕外无其他明显症状、体征的早期结核病变，其诊断价值高于内膜活检。但腹腔镜检查属于有创伤性检查，有一定的风险性，特别是盆腔、腹腔广泛粘连时更有损伤脏器之虞。故应严格掌握指征，并由有经验的医师操作。宫腔镜检查已成为多数医院诊断结核性不孕的常规手段之一，可评价宫腔和内膜情况并进行定点活检，其诊断效能较盲目诊断性刮宫大为提高。采用低压膨宫技术一般不会导致结核播散。

（四）实验室检查

1. 结核菌素试验

结核菌素试验阳性表明曾经有过结核感染，其诊断意义不大。若为强阳性，则提示有活动性病灶存在，但不表明病灶部位。阴性结果亦不能排除结核病。

2. 血清学诊断

活动性结核病患者血清抗体水平明显升高，其升高的程度与病变活动程度成正比，且随病情好转而恢复。特异性强的 DNA 探针技术与灵敏性高的 PCR 技术结合，形成诊断结核病的新途径。但开发敏感性与特异性俱佳的方法仍旧是个棘手问题。

3. 结核菌培养与动物接种

可用月经血或刮宫所获的子宫内膜进行结核菌培养或动物接种。但阳性率不高，耗时长，临床很少采用。

4. 其他

白细胞计数一般不高，分类计数中淋巴细胞增多。结核活动期血沉可增快，但血沉正常亦不能除外结核。

五、诊断

重症患者有典型症状、体征，诊断一般无困难。但生殖器官结核大多为慢性炎症，缺乏典型的结核中毒症状，腹胀、腹水、盆腔包块易被误诊为卵巢肿瘤、子宫内膜异位症或盆腔炎性疾病，又因临床上相对不多见，认识不足，警惕性不够，因此早期诊断很困难，误诊率可达 85%。应注意详细询问病史，拓宽诊断思路。若患者对抗生素治疗无效时应怀疑生殖器结核可能。原发不孕患者伴有月经改变：经量增多、经期延长或月经稀少甚至闭经；盆腔炎久治不愈；未婚女青年有低热、盗汗、盆腔炎或腹水，皆应高度怀疑生殖器结核。既往曾患有肺结核、胸膜结核、肠结核或有结核接触史者应警惕。根据可能的病史、体征，进一步借助子宫内膜病检及子宫输卵管造影等辅助检查可明确诊断。经血和内膜组织的结核杆菌培养是诊断的金标准，但技术要求高、阳性率低、需时也较长。

六、鉴别诊断

临床上常需与生殖器结核鉴别的病变有以下几种：

（一）盆腔炎性疾病后遗症

既往多有急性 PID 病史，有宫腔手术史或流产史，月经量减少和闭经少见。诊断性刮宫、子宫输卵管碘油造影及腹腔镜检查有助于明确诊断。

（二）子宫内膜异位症

两者亦有很多相似之处。但子宫内膜异位症患者痛经更明显，妇科检查可在子宫后壁或骶韧带处扪及有触痛的小结节，输卵管大多通畅。

（三）卵巢肿瘤

结核性包裹性积液应与卵巢囊性肿瘤鉴别。卵巢囊性肿瘤大多表面光滑、活动，再结合病程、临床表现、B 超特征等予以鉴别。卵巢恶性肿瘤伴盆、腹腔转移时，患者可有发热、消瘦，检查可发现与子宫粘连的不规则肿块，可有乳头状或结节样突起，伴腹水。血清 CA125 值明显升高。此时与严重内生殖器结核或合并腹膜结核者常难以区分。诊断困难时，应及早剖腹探查，以免延误治疗。

（四）宫颈癌

宫颈结核可有乳头状增生或溃疡，出血明显，肉眼观察与宫颈癌不易区分。通过宫颈活检即可明确诊断。

七、治疗

生殖器结核一经明确诊断，不论病情轻重均应积极治疗，由于分枝杆菌的特性，对结核病的治疗应坚持长期用药。

（一）一般治疗

适当休息，加强营养，增强机体抵抗力，提高免疫功能有利于恢复。急性期有发热或重症患者须卧床休息住院治疗。

（二）预防性治疗

结核菌素试验阳性而无临床症状阶段应给予预防性治疗，可防止具有明显临床症状的活动性病例出现，又可阻止细菌的传播。可选择异烟肼每日 300mg 和维生素 B6 每日 50mg 同服，持续服用 3 ~ 6 个月。已证实异烟肼预防活动性结核的有效率为 60% ~ 90%，甚至高达 98%。

（三）活动性结核的治疗

抗结核药物对绝大多数生殖器结核有效，是最重要的首选治疗。抗结核药疗效好、不良反应少的药物有异烟肼、利福平、乙胺丁醇、吡嗪酰胺及链霉素等，多作为初治的首选药物，称为一线药。对氨基水杨酸钠、丙硫异烟肼和卡那霉素等为二线药物。异烟肼联合利福平可治愈 85% 的结核患者，但对耐多药结核病无效。近年研究表明，氟喹诺酮类药物具有抗分枝杆菌活性，疗效良好。某些品种（如环丙沙星、司帕沙星、氧氟沙星和左氧氟沙星）被作为二线抗 TB 药物，在治疗耐多药结核病以及对耐受一线抗 TB 药物的患者使用中发挥着重要作用。

1. 常用抗结核药

（1）异烟肼（H）：对结核杆菌有选择性抗菌作用，对生长旺盛的结核菌有杀灭作用，能杀灭细胞内外的结核菌，但对静止期结核菌仅有抑制作用。其用量较小，疗效较好，毒性相对较低。口服吸收快而完全，生物利用度为90%，服药后1～2h血药浓度达峰值。通常每日300mg，1次顿服，需要时可肌注或静脉注射。副反应可有周围神经炎、肝损害等，多在大量或长期应用时发生。加服维生素B_6，每天30mg可预防神经炎。用药时注意监测肝功能。

（2）利福平（R）：为利福霉素的半合成衍生物，是对结核菌有明显杀菌作用的全效杀菌药。对增殖期结核菌作用最强，浓度较高时对静止期结核菌亦有杀菌作用。能渗入细胞内，对吞噬细胞内的结核菌亦有杀灭作用。口服吸收迅速而完全，生物利用度90%～95%。每日0.45～0.60g空腹顿服。副反应轻，可有胃肠道症状、药疹热、皮疹等，少数有肝损害、粒细胞和血小板减少等。

（3）乙胺丁醇（E）：对增殖期结核菌有较强的抑制作用。口服吸收约80%，常用剂量15～25mg/（kg·d），1次顿服。不良反应较少，大剂量长时间用药偶可见视神经炎，用15mg/（kg·d）则很少发生。

（4）吡嗪酰胺（Z）：对细胞内结核杆菌有杀灭作用，在酸性环境中杀菌作用更强。口服易吸收，每日剂量0.75～1.50g。副反应少，可有高尿酸血症及肝毒性。

（5）链霉素（S）：对细胞外结核菌的杀灭作用大于对细胞内菌群的作用。其抗结核菌作用弱于异烟肼和利福平，口服不吸收，剂量0.75g肌注，疗程以2～3个月为宜，主要副反应为听觉器官及前庭功能损害，偶见肾脏损害。

2. 氟喹诺酮类药物

氧氟沙星、左氟沙星、环丙沙星等为常用药物。该类药物主要通过抑制结核菌的DNA旋转酶(拓扑异构酶D)A亚单位，从而抑制细菌DNA的复制和转录，达到抗菌目的。氟喹诺酮类药物对细胞内外的结核菌均有杀灭作用，且有在巨噬细胞内聚积的趋势。与其他抗结核药多呈协同或相加作用。氧氟沙星用量300～800mg/d，口服吸收迅速，生物利用度高，不良反应少。

3. 其他新型抗结核药

如利福霉素类药物中的利福喷汀、克拉霉素、阿奇霉素、罗红霉素以及近年开发的5-硝基咪唑衍生物等均具有肯定的抗结核作用。

抗结核治疗应严格遵照“早期、联合、适量、规律、全程”的原则，制订合理的化疗方案。20世纪70年代以来，短疗程方案日益盛行，其用药时间短，剂量减少，患者经济负担减轻，疗效好。大多以异烟肼、利福平和吡嗪酰胺为基础，在开始2个月内可加用链霉素或乙胺丁醇，进行6～9个月的短程化疗。

活动性结核病常用治疗方案有：①2SHRZ/4HRE，WHO提出的短程化疗方案即每天用链霉素（S）、异烟肼（H）、利福平（R）、吡嗪酰胺（Z）2个月，以后用异烟肼（H）、利福平（R）、乙胺丁醇（E）4个月。在此基础上改良的服药方法有多种：

② 2HRSZ/6H3R3E3，即每日用 HRSZ 2 个月后再改为 HRE，每周 3 次，用 6 个月；③ 2SHR/2S2H2R2/5S2H2，每天用药 SHR 2 个月，每周用 SHR 2 次 2 个月，每周用 SH 2 次 5 个月；④ 2SHRZ/4 ～ 6TH，每天给 SHRZ 治疗 2 个月，以后 4 ～ 6 个月给硫胺脲（T）和异烟肼；⑤ 2SHRE/4H3R3，每天链霉素、利福平、异烟肼乙胺丁醇口服，连续应用 2 个月，然后每周 3 次给予异烟肼、利福平，连续应用 4 个月。

（四）手术治疗

由于药物治疗可获得满意疗效，大多数生殖器结核患者不须手术治疗。手术治疗主要适用于：①输卵管卵巢炎经药物治疗无效或治疗后又反复发作者；②多种药物耐药；③瘘管形成，药物治疗未能愈合；④怀疑有生殖道肿瘤并存。

手术范围依据患者的年龄及病灶范围而定。为求彻底治疗，一般以双附件及全子宫切除为宜，年轻患者应尽量保留卵巢功能，术前做好肠道准备，术时注意解剖关系，细心分离粘连，避免损伤邻近脏器。为了避免手术导致感染扩散，减少炎症反应所致手术操作困难，术前应给予抗结核药物治疗 1 ～ 2 个月，术后视结核活动情况及手术是否彻底而决定是否继续抗结核治疗。若盆腔病灶已全部切除，又无其他器官结核并存者，术后再予碎结核药物治疗 1 ～ 2 个月即可。有生育要求的宫腔粘连患者可行宫腔镜下宫腔粘连松解术。

八、预防

生殖器结核多为继发性感染，原发病灶以肺结核为主，因此积极防治肺结核，对预防生殖器结核有重要意义。加强防痨宣传，新生儿接种卡介苗，3 个月以后的婴儿直至青春期少女结核菌素阴性者应行卡介苗接种。结核活动期应避免妊娠。此外，生殖器结核患者其阴道分泌物及月经血内可能有结核菌存在，应加强隔离，避免传染。

第五节　盆腔瘀血综合征

盆腔瘀血综合征（PCS）是一类由于盆腔静脉回流受阻引起以慢性下腹痛、坠胀感以及腰骶痛为主诉的妇科疾病。现已公认为盆腔瘀血综合征为引起女性慢性盆腔痛的最重要的原因之一。

一、流行病学

本病好发于生育年龄妇女，尤其是生育过的妇女，最常见于 25 ～ 40 岁妇女，未生育过的妇女有报道本病的，而绝经后妇女则罕见本病。曾报道本病发生与输卵管绝育术相关，有资料显示 60 例盆腔瘀血综合征患者中 58 例接受过输卵管绝育术，认为绝育术改变了盆腔静脉血流分布，造成了本病的发生。但由于现有关于输卵管绝育术的研究并未比较患者在术前、术后盆腔静脉血流的变化，故不能肯定其患盆腔瘀血综合征与手术直接相关。

二、病理生理

盆腔瘀血综合征的病因目前尚不明确。和男子相比，女性盆腔循环在解剖学、循环动力学和力学方面有很大的不同。任何使盆腔静脉血流出盆腔不畅或受阻的因素，均可造成盆腔静脉瘀血。它可能与盆腔静脉机械性扩张造成血流瘀滞有关，也可能与卵巢分泌激素失调有关，目前更公认的是机械因素与内分泌因素共同作用的结果。

（一）女性盆腔静脉解剖学特点

主要表现为静脉丛数量增多和构造薄弱。

1. 盆腔有丰富的静脉丛

往往数条盆腔静脉伴行一条盆腔动脉，呈丛状分布；盆腔的中等静脉如子宫静脉、阴道静脉和卵巢静脉，一般是 2 ~ 3 条静脉伴随一条同名动脉，卵巢静脉甚至可多达 5 ~ 6 条，形成蔓状静脉丛，弯曲在子宫体两侧后方，直到它们流经骨盆缘前才形成单一的卵巢静脉。

2. 盆腔静脉之间有丰富的吻合支

盆腔各静脉之间有较多的吻合支，形成蔓状静脉丛，如阴道静脉丛、子宫静脉丛、卵巢静脉丛、膀胱静脉丛和直肠静脉丛；盆腔静脉丛之间又存在纵向和横向的吻合支，例如在子宫、输卵管、卵巢静脉间有许多吻合支，在输卵管系膜内，有子宫静脉与卵巢静脉的吻合支，并形成网状的静脉分布，再与外侧的卵巢静脉丛吻合。起源于盆腔脏器黏膜、肌层及其浆膜下的静脉丛，汇集成两支以上的静脉，流向粗大的髂内静脉丛。所以盆腔脏器之间的静脉循环互相影响。一个静脉丛内血流异常会引流到其他静脉丛，通过其他静脉丛发挥代偿功能，例如，膀胱、生殖器官和直肠 3 个系统的静脉丛彼此相通，由于缺少瓣膜，故三者间任何一个系统的循环障碍，皆可影响到其他 2 个系统。而一旦失代偿，则出现盆腔瘀血综合征。

3. 盆腔静脉壁薄且缺乏瓣膜

与四肢静脉相比，盆腔静脉缺乏一层由筋膜组成的静脉外鞘，使得其弹性减低，盆腔的中小静脉只在它进入大静脉前才有瓣膜，且超过 1/3 的经产妇还常有瓣膜功能不全。盆腔静脉穿行在盆腔疏松的结缔组织之中，受压后易扩张，加之盆腔静脉内血流缓慢，易发生血流瘀滞甚至逆流。

4. 卵巢静脉的解剖特点

从解剖上看，卵巢静脉有其特殊性，右侧卵巢静脉直接在肾静脉水平回流入下腔静脉，而左侧卵巢静脉丛汇总至左卵巢静脉，再流入左肾静脉。两根卵巢静脉都有非常多的交通支，而通常左侧卵巢静脉内压力高，且约 15% 缺乏静脉瓣，而右侧的约 6% 缺乏静脉瓣，故左侧更易发生静脉血流瘀滞。此外，部分患者由于腹膜后静脉解剖学变异，产生胡桃夹综合征，而引起左肾静脉高压，导致左卵巢静脉反流而致病。

（二）引起盆腔静脉血流瘀滞的原因

1. 特殊生理时期盆腔器官供血增加的需要

在某些生理情况下，例如月经期、排卵期、妊娠期，以及性生活过程中，盆腔器官充血，需要静脉引流的血液总量增多，导致盆腔瘀血。但是须指出的是：孕妇与产褥期妇女虽然盆腔静脉血流瘀滞，却很少有盆腔痛的症状。

2. 某些病理状态下的盆腔充血

例如盆腔子宫内膜异位症，盆腔炎症（尤其是慢性盆腔炎形成输卵管卵巢囊肿者），以及中、重度子宫颈糜烂，盆腔肿瘤（包括子宫肌瘤等）及盆腔手术后等，盆腔充血、盆腔血流量增加而引起盆腔瘀血。而输卵管绝育术后发生的盆腔瘀血综合征可能与实施的绝育术是否损伤了输卵管系膜内的静脉有关。

3. 体位或呼吸变化引起盆腔瘀血

例如长期站立位、慢性咳嗽、便秘和屏气搬重物等，都会直接或间接导致中心静脉压增高，盆腔静脉扩张迂曲，引流受阻，可引起局部组织及相关器官的瘀血、水肿。

4. 雌激素的影响

在盆腔瘀血综合征的发病中雌激素起一个静脉扩张剂的作用，妊娠期间因大量雌、孕激素的影响，再加上增大的子宫对子宫周围静脉的压迫，可引起子宫周围静脉及输卵管－卵巢静脉显著扩张、增粗。故早婚、早育及孕产频繁，产后或流产后得不到适当的休息和恢复者，易患盆腔瘀血综合征。除流行病学证据外，抗雌激素治疗有一定疗效也支持该理论。

5. 精神因素

盆腔瘀血综合征的某些症状，如抑郁、忧伤、心情烦躁、易疲劳、慢性疼痛、腰痛、性感不快等，在很大程度上与患者的精神状态有关，可能系因自主神经功能紊乱的结果。但精神因素是否在盆腔瘀血综合征的发病中起作用尚存争议。

三、病理

病理诊断在盆腔瘀血综合征的诊断中并非必需的，因本病而行全子宫与双附件切除术的病例也不多，相应的病理特征并不显著。大体病理所见可无特异性病变发现，子宫可表现为均匀增大，子宫肌层及浆膜下静脉瘀血，宫颈水肿增大；卵巢往往水肿；子宫静脉和卵巢静脉扩张迂曲。镜下，典型的盆腔瘀血综合征表现为：子宫内膜间质水肿，静脉充盈、扩张；卵巢一般较大，囊状，水肿样。

四、诊断

盆腔瘀血综合征的患者往往主诉多，体征有时不明显，与症状不符，缺乏特异性的临床表现，故而给诊断带来困难，并容易造成误诊。“三痛二多一少”为其临床特点，即下腹盆腔坠痛、腰背疼痛、深部性交痛；月经量多、白带增多；妇科检查阳性体征少。本病的诊断缺乏简便易行的方法，主要依据临床表现与辅助检查。

（一）临床表现

本综合征的主要特点是慢性盆腔疼痛，疼痛往往是在月经前一周就开始加重，一般为钝痛，久坐、久站、劳累，性交后更明显，月经来潮第一、二天则明显减轻。有少数患者为慢性持续性疼痛，或表现为继发性痛经，可自排卵时起，到月经末期结束。除慢性盆腔疼痛外，白带多、便秘、心情烦躁、夜梦多、多噩梦，亦为本综合征的常见症状。几乎90% 以上的患者不同程度地有上述症状。部分患者还出现肠道激惹症状。此外，患者还常有月经过多，经前期乳房胀痛，经前期排便痛，以及膀胱刺激症状等。症状分述如下：

1. 慢性下腹痛

盆腔瘀血综合征患者多数表现为慢性耻骨联合上区弥漫性疼痛，或为两侧下腹部疼痛，常常是一侧较重，并同时累及同侧或两下肢，尤其是大腿根部或髋部酸痛无力，开始于月经中期，有少数患者偶尔表现为急性发作性腹痛。

2. 低位腰痛

疼痛部位相当于骶臀区域水平，少数在骶骨下半部，常伴有下腹部疼痛症状。经前期、长久站立和性交后加重。

3. 瘀血性痛经

几乎半数以上患者有此症状。特点是月经前数天即开始出现下腹痛、腰骶部痛或盆腔内坠胀痛，有的还逐渐转为痉挛性疼痛，到月经来潮的前一天或第一天最严重，月经第二天以后明显减轻。

4. 性感不快

患者可有深部性交痛，严重者可持续数天，难以忍受，以致对性生活产生恐惧或厌倦。

5. 极度疲劳感

患者往往整天感到非常疲劳，劳动能力明显下降。

6. 白带过多

一半以上的患者有白带过多的症状。白带多为清晰的黏液，无感染征。

7. 月经改变

部分患者有月经过多的改变，还有一部分患者表现为月经量反较前减少，但伴有明显的经前期乳房痛。

8. 瘀血性乳房痛

70% 以上的患者伴有瘀血性乳房疼痛、肿胀，多于月经中期以后出现，至月经前一天或月经来潮的第一天达高峰，月经过后症状减轻或完全消失。有的患者乳房疼痛较盆腔疼痛为重，以至成为就诊的主诉。

9. 外阴、阴道坠痛

部分患者有外阴和阴道内肿胀、坠痛感，或有外阴烧灼、瘙痒感。

10. 膀胱刺激症状

约有 1/3 以上患者在经前期有明显的尿频，常被怀疑为泌尿道感染，但尿常规检查正常。对某些症状严重的患者进一步做膀胱镜检查，可发现膀胱三角区静脉充盈、充血和水肿。个别患者由于瘀血的小静脉破裂可导致血尿。直肠坠痛：部分患者有不同程度的直肠坠感、直肠痛或排便时直肠痛，以经前期较明显，尤以子宫后位者较多见。

11. 自主神经系统的症状

绝大多数盆腔瘀血综合征患者都伴有程度不等的自主神经系统的症状，表现为心情烦躁、易激惹、情绪低落、夜梦多、枕后部痛等神经系统症状；或有心悸、心前区闷胀不适等心血管系统症状；或气短、腹胀及排气不畅等；或全身各处不明的酸痛不适，如肩关节痛、髋关节痛，手指发紧感，或眼球涨感等。

（二）体格检查

患者的体征与上述主观症状的严重程度不相称，腹部检查的唯一体征是压痛，多数位于耻骨联合与髂前上棘连线的中外 2/3 的范围，疼痛一般不显著，无腹肌紧张及反跳痛。

大腿与臀部可有静脉曲张。妇科检查时会阴可见静脉充盈甚至曲张，阴道黏膜常有紫蓝着色，宫颈肥大、水肿，周围黏膜紫蓝着色，有时可在宫颈后唇看到充盈的小静脉，分泌物多，子宫后位，可稍大呈球形，也可正常大小；卵巢可囊性增大，子宫、宫旁有触痛是本综合征最突出的征象。部分患者自觉乳房内有硬结，但检查只是扪及乳头下方弥漫性肿大的乳腺组织，多伴有不同程度的触痛。

（三）辅助检查

1. 彩色超声多普勒

可观察子宫旁动静脉的血流信息，静脉丛的分布范围、形态，测量管径与静脉流速。由于该检查无创伤、直观、简便、重复性好，已成为诊断盆腔瘀血综合征和观察疗效的首选方法之一。

经腹二维超声检查应用较早，但由于受膀胱充盈程度、肠道气体的干扰及腹壁脂肪厚度等因素的影响，检出率较低。经阴道超声由于高频探头直接靠近宫颈，其对盆腔瘀血综合征的检出率要优于经腹超声。近年来，随着超声技术的发展，三维超声成像可对盆腔血管进行全面扫查，立体成像，通过 3D 工具对所获取的原始三维数据进行重复编辑、切割和处理，可从不同角度或空间动态观察血管分布、形态和范围，以判断盆腔静脉曲张的病疫程度。

本病典型的二维超声表现为：子宫可轻度增大，肌层内可见较细管道样不均质表现，部分病例卵巢体积增大，子宫、宫颈静脉、两侧卵巢静脉迂曲扩张；表现呈“串珠状”或“蜂窝状”无回声区；增多、迂曲、扩张的盆腔静脉呈“蚯蚓”状聚集成团，血管直径增粗。彩色多普勒血流显像（CDFI）为红、蓝相间的彩色血流团块信号，血流较缓，色彩较暗，彩色斑块之间以交通支连接形成不规则的“湖泊”样彩色斑。脉冲多普勒显示为连续、低速、无波动静脉频谱。加用能量图（CDE）能补充彩色多普勒在低速血流和取样角度不好等血流信号不佳的图像，同时能区分盆腔内血管与其他血液性病变。

2. 盆腔静脉造影

可直观显示盆腔静脉丛的轮廓，是盆腔瘀血综合征的确诊手段。

具体做法：在月经干净后 5 ~ 7 天内，使用 16 号 18cm 长穿刺针，刺入子宫底肌壁 0.4 ~ 0.6cm，然后连接到高压注射器上，以 0.7mL/min 的速度连续注射 76% 的复方泛影葡胺溶液 20mL。当造影剂注射完毕后充盈最佳时快速照片 1 张，然后每隔 20s 摄片 1 张，直到注射完毕后 60s，至少 4 张，也可以拍到盆腔造影剂完全廓清为止。

正常情况下造影剂在盆腔内的廓清时间为 20s 内，而盆腔瘀血综合征时盆腔静脉曲张，造影剂在盆腔的廓清时间延长。根据盆腔静脉造影的结果，Beard 等将盆腔瘀血综合征分为轻型和重型两类，前者卵巢静脉直径 5 ~ 8mm，造影剂廓清时间 20 ~ 40s，后者卵巢静脉直径 > 8mm，造影剂廓清时间超过 40s。另有学者将盆腔瘀血综合征分为轻、中和重三型，具体标准如下：轻型指卵巢静脉直径 10 ~ 15mm，造影剂廓清时间 20 ~ 40s；中型指卵巢静脉直径 16 ~ 20mm，造影剂廓清时间 40 ~ 60s；重型指卵巢静脉直径 > 20mm，造影剂廓清时间超过 60s。用卵巢静脉最大直径、造影剂廓清时间以及卵巢静脉丛瘀血程度等 3 项指标进行评分诊断盆腔瘀血综合征的敏感性和特异性分别为 91% 和 89%。

盆腔静脉造影还可以通过数字减影技术。将动脉导管插入髂内动脉，注射泛影葡胺等造影剂，录制造影显像全过程或在盆腔血管开始显像时开始拍摄第 1 张片，每 10 ~ 20s 拍摄 1 张，直到造影剂注射后 60s。两种方法的判断标准基本相同。该检查较普通的盆腔静脉造影更为清晰全面，诊断明确，但操作复杂，费用较高，故临床应用尚未推广。

有学者经比较造影与盆腔超声、MRI 及腹腔镜等检查方法后，认为造影更为经济有效。且造影除用于本病的诊断外，还可用于静脉栓塞治疗。

3. 逆行卵巢静脉造影术

该方法采用经股静脉穿刺后选择性地对双侧卵巢静脉进行造影检查，可以明确盆腔静脉的充盈程度，有学者认为，逆行卵巢静脉造影术是盆腔瘀血综合征诊断的最可靠方法，此外，它还可用于治疗。逆行卵巢静脉造影诊断盆腔瘀血综合征的诊断标准，卵巢静脉增粗扩张，直径 > 10mm；子宫静脉丛扩张；卵巢周围静脉丛扩张；盆腔两侧静脉交叉明显丰富以及外阴阴道静脉丛充盈。

4. 腹腔镜检查

属微创检查，是目前诊断盆腔瘀血综合征最好的方法之一。本病在腹腔镜下的典型表现为子宫后位，表面呈紫蓝色瘀血状或黄棕色瘀血斑及浆膜下水肿，可看到充盈、曲张的子宫静脉，两侧卵巢静脉丛像蚯蚓状弯曲在宫体侧方，可以不对称，有时一侧卵巢静脉怒张呈静脉瘤样；阔韧带静脉增粗、曲张，可伴输卵管系膜血管增粗、充盈，直径可达 0.8 ~ 1.0cm，举宫成前位后或可见阔韧带底部腹膜裂隙。有的裂隙较小，还有的后腹膜菲薄、裂隙较大，可见充盈、曲张的子宫静脉从裂隙处隆起膨出。但如镜检时盆部抬高，则不一定能看到上述静脉曲张的表现。

5. 断层扫描（CT）和核磁共振（MRI）

通过 CT 或 MRI 可以直接测量盆腔内大的静脉（子宫及卵巢静脉）的直径，如果单侧或者双侧卵巢静脉直径超过 7mm，则提示有盆腔瘀血综合征的可能，若同时合并临床症状或其他影像学指标，则可以做出诊断。但 CT 的主要缺陷是不能指明血流方向，但可判断静脉的管腔是否狭窄以及各交通支的分布情况。相比CT而言，MRI的主要优点在于无辐射，可做动态多维显影，故而能观察到卵巢静脉的血流速度与方向。

五、预防

采取预防措施，可避免或减少盆腔瘀血综合征的发生。

（一）提倡计划生育

早婚、早育、性生活过度及生育过多使生殖器官解剖与生理功能不能充分恢复，易引起本病。

（二）重视体育锻炼

运动，包括产后或流产后适当进行体育锻炼，能促进静脉回流，加快血液循环，有效预防盆腔静脉瘀血。

（三）注意劳逸结合

避免过度疲劳，对长期从事站立或坐位工作者，应开展工间操及适当的体育活动。

六、治疗

目前尚无有确切疗效的方法。治疗以前，应分析病因并认真判断病情的严重程度。轻症患者多不须用药物治疗。可针对其有关病因，给予卫生指导，使患者对本症的形成及防治有充分的理解，并通过休息和调节体位缓解盆腔血流瘀滞。重症患者须采用药物治疗，严重者酌情选用介入或手术治疗。

（一）药物治疗

1. 孕激素

高剂量孕激素，如醋酸甲羟孕酮 30mg，口服，每天 1 次，治疗 3 ~ 6 个月，有一定疗效，但停药后往往症状复发。

2. 避孕药

可用以孕激素为主，含有低剂量雌激素的避孕药，效果尚不明确。

3.GnRH 类似物

多数报道认为，采用 GnRH 类似物可取得与孕激素治疗相当的疗效。一项土耳其开展的前瞻性随机对照试验对47位确诊为盆腔瘀血综合征的患者随访了一年，比较醋酸戈舍瑞林（3.6mg，皮下注射，6个月）与醋酸甲羟孕酮（30mg，口服，6个月）的疗效，发现无论在客观指标（血管造影）的改善上，还是在主观指标（如疼痛的缓解、性功能的改善，以及焦虑与抑郁的减轻）好转程度上戈舍瑞林都显著优于醋酸甲羟孕酮。但GnRH类似物的花费更高，且长期应用可有与雌激素水平低下相关的严重副作用，故实际应用中还须慎重。而有关应用该药更远期的随访还未见报道。

4. 中药

根据“通则不痛”的道理，采用活血祛瘀的治疗原则（如丹参、红花、川芎、当归、桃仁、蒲黄、炒灵脂等）及推拿疗法，均有一定的效果。

5. 止痛治疗

多学科的心理治疗联合镇痛治疗也是很重要的，有报道认为，醋酸甲羟孕酮联合止痛治疗更为有效。

（二）介入治疗

适合病情较重，影响日常生活，而保守治疗无效者。

1. 卵巢静脉栓塞

经股静脉或经皮向双侧卵巢静脉内注入血管硬化剂，或采用5～15mm的不锈钢圈进行卵巢静脉和临近扩张的盆腔静脉的栓塞，该方法创伤较小，但应由有经验的医生操作，文献报道的有效率在60%～100%，其技术失败主要与解剖变异有关。有作者比较栓塞与全子宫加卵巢切除的疗效，发现栓塞更为有效，但该报道仅为一年内的疗效，更远期的疗效未见报道。有学者建议将其作为盆腔静脉瘀血综合征的首选治疗方法。

2. 卵巢动脉灌注

有人采用经皮腹壁下动脉穿刺，在X线透视下将导管远端置于卵巢动脉起始点、腰1～2水平，行动脉灌注。用5%葡萄糖200mL+复方丹参注射液20mL，每日灌注1次，连续15～20天，共治疗30例盆腔瘀血综合征患者，其腹痛症状缓解率达80%，优于对照组的30%缓解率。

（三）手术治疗

适合病情较重，影响日常生活，而药物保守治疗以及介入治疗无效者。

1. 圆韧带悬吊术、骶韧带缩短术及阔韧带裂伤修补术

用手术将后倒的子宫维持在前倾位，理论上能使肥大的子宫体及子宫颈缩小，盆腔疼

痛等症状大为减轻。方法是，将圆韧带分为三段，一折三，将三段缝成一条加强的圆韧带子宫附着部，外侧端缝在腹股沟内环处。如术中发现阔韧带裂伤，还可同时进行修补，从宫颈与宫颈旁腹膜连接处开始，用4号丝线间断缝合逐渐向外修补。

2. 全子宫双附件切除术

对于40岁以上已完成生育，而又病情严重者，可以做此选择。可同时切除曲张的盆腔静脉，特别是子宫静脉及卵巢静脉，但创伤较大，有报道约1/3的患者术后仍有下腹痛不能缓解，提示盆腔瘀血综合征的发病仍有更复杂的因素存在。

第四章　生殖内分泌疾病

第一节　功能失调性子宫出血

功能失调性子宫出血（DUB）简称功血，是由于性腺轴功能失调，而并非器质性病变引起的异常子宫出血。无排卵性功血多见于青春期及绝经过渡期女性，有排卵性功血多见于生育期女性。

一、无排卵性功能失调性子宫出血

（一）临床表现

最常见的症状是子宫不规则出血。表现为月经周期紊乱，经期长短不一，经量多少不一。出血期间一般无腹痛或其他不适，出血时间长或多常呈贫血貌，大量出血时可导致休克。异常子宫出血包括四个方面。月经过多：周期规则，经期延长（超过 7d），或经量过多（超过 80 mL）。子宫不规则过多出血：周期不规则，经期延长，经量增多。子宫不规则出血：周期不规则，经期延长而经量正常。月经过频：月经稀发，周期缩短，不足 21d。

（二）病因与病理

1. 病因

正常月经是基于排卵后黄体生命期结束，雌激素和孕激素撤退，使子宫内膜功能层皱缩坏死而脱落出血。无排卵性功血好发于青春期和绝经过渡期，也可以发生于生育期。在青春期，下丘脑 – 垂体 – 卵巢轴激素间的反馈调节尚未成熟，大脑中枢对雌激素的正反馈作用存在缺陷，FSH 呈持续低水平，无促排卵性 LH 陡直高峰形成而不能排卵；在绝经过渡期，卵巢功能不断衰退，卵巢对垂体促性腺激素的反应性低下，卵泡发育受阻而不能排卵；生育期妇女有时因应激等因素干扰，也可发生无排卵。因卵巢不排卵，导致子宫内膜受单一雌激素刺激且无孕酮对抗下持续增生，发生雌激素突破性出血或雌激素水平下降而发生撤退性出血。

2. 病理

（1）子宫内膜增生症。①单纯型增生：镜下特点是腺体密集、腺腔囊性扩大，犹如瑞士干酪，腺上皮为单层或假复层，细胞呈高柱状，无异型性；间质也有增生，发展为子宫内膜腺癌的概率约为1%；②复杂型增生：腺体增生明显，出现背靠背现象。腺上皮高度增生，致使间质减少。腺上皮细胞呈复层排列，但细胞无不典型性改变。发展为子宫内膜腺癌的概率约为3%；③不典型增生：指腺体增生并有细胞不典型。表现为腺上皮细胞增生，层次增多，排列紊乱，核深染，见分裂象，核浆比例增加。此类改变不属于功血范畴。

（2）增殖期子宫内膜：子宫内膜形态表现与正常月经周期中的增生期内膜无区别，只是在月经周期后半期甚至月经期仍表现为增生期形态。

（3）萎缩型子宫内膜：子宫内膜萎缩菲薄，腺体少而小，腺管狭而直，腺上皮为单层立方形或低柱状细胞，间质少而致密，胶原纤维相对增多。

（三）诊断与鉴别诊断

1. 诊断

主要依据病史、体格检查及辅助检查做出诊断。

（1）病史。详细了解异常子宫出血的类型、发病时间、病程经过、出血前有无停经史及以往治疗经过。

（2）体格检查。包括妇科检查和全身检查，排除生殖器官及全身性器质性病变。

（3）辅助检查。①诊断性刮宫：适用于已婚者，可达到止血、诊断及治疗的目的。刮出物必须送病理检查。了解有无排卵及黄体功能情况应于月经前或月经来潮6h内刮宫。不规则阴道出血或阴道大量出血，应随时刮宫；② B型超声检查：了解子宫形态、内膜情况；③基础体温测定：单相型提示无排卵；④激素测定：可了解有无排卵及黄体情况。⑤凝血功能测定：除外血液系统疾病。

2. 鉴别诊断

应排除异常妊娠或妊娠并发症：如流产、异位妊娠、葡萄胎等。生殖器官肿瘤：如子宫内膜癌、宫颈癌、子宫肌瘤等。生殖器官感染：如子宫内膜炎、子宫肌炎、生殖道支原体和衣原体感染等。全身性疾病：如血液病、肝肾衰竭等。激素类药物使用不当及宫内节育器或异物引起的子宫不规则出血。

（四）处理

1. 一般治疗

对于贫血者补充铁剂、维生素C、蛋白质，必要时输血。出血时间长者给予抗生素预防感染。

2. 药物治疗

功血的一线治疗方法。青春期及生育期无排卵性功血以止血、调整周期、促排卵为主；绝经过渡期功血以止血、调整周期、减少经量、防止子宫内膜病变为治疗原则。

（1）止血

对少量出血的患者，使用最低有效剂量性激素，减少药物不良反应。

雌激素：应用大剂量雌激素可迅速促使子宫内膜生长，短期内修复创面而止血，适用于急性大量出血时，口服结合雌激素 2.5mg，每 4 ～ 6h 1 次，血止后每 3d 递减 1/3 量直至维持量 1.25mg，每日 1 次，血止后第 21d 停药。

孕激素：止血机制是使雌激素作用下持续增生的子宫内膜转化为分泌期，使内膜不再增厚。停药后子宫内膜脱落较完全，可起到药物性刮宫的作用，从而达到止血效果。适用于体内有一定雌激素水平的功血患者。可使用炔诺酮 5mg，每 8h 1 次，血止后每 3d 递减 1/3 量直至维持量每日 2.5 ～ 5.0mg，用至血止后第 21d 停药。

雄激素：雄激素有拮抗雌激素、增强子宫平滑肌及子宫血管张力的作用，减少盆腔充血而减少经量。适用于绝经过渡期功血，大出血时单独应用效果不佳。

联合用药：青春期和生育期功血患者，口服复方低剂量避孕药，于月经第 1 天开始，连服 21d，停药 7d,28d 为 1 个周期。急性大出血者可口服复方单相避孕药，每 6 ～ 8h 1 片，血止后第 3 天递减 1/3 量直至维持量，共 21d 停药。

宫内孕激素释放系统：常用于治疗严重月经过多。含孕酮或左炔诺孕酮的宫内节育器放置宫腔，使孕激素在局部直接作用于子宫内膜，常能有效减少经量，有时甚至出现闭经。

（2）调整月经周期

对于青春期和生育期无排卵性功血患者，应使其建立正常的月经周期及诱导正常月经的建立。对绝经过渡期患者须控制出血、预防子宫内膜增生性病变甚至子宫内膜癌的发生。

雌激素、孕激素序贯疗法：即人工周期。适用于青春期功血或生育期功血内源性雌激素水平较低者。雌激素自月经来潮第 5 天起用药，戊酸雌二醇 2mg 或结合雌激素 1.25mg，每晚 1 次，连服 21d，至服药第 11d，每日加用醋酸甲羟孕酮 10mg，连用 10d。用药 3 个周期后，若正常月经仍未建立，应重复上述序贯疗法。

雌激素、孕激素联合法：适用于生育期功血内源性雌激素水平较高者或绝经过渡期功血者。开始即用孕激素以限制雌激素促进内膜生长作用，减少撤药性出血，其中雌激素可预防治疗过程中孕激素突破性出血。常用低剂量给药，可用口服避孕药自月经来潮第 5 天起，每晚 1 片，连服 21d，1 周为撤退性出血间隔，连用 3 个周期为 1 个疗程。对停药后仍未建立正常月经周期者，可重复。

后半周期疗法，适用于青春期或活组织检查为增殖期内膜功血者。

（3）促排卵

主要用于有生育要求的无排卵性功血患者，可针对病因采取促排卵治疗。

3. 手术治疗

（1）刮宫术

刮宫术适用于急性大出血或存在子宫内膜癌高危因素的功血患者，可起到止血和取得病理的作用。

（2）子宫内膜切除术

子宫内膜切除术是利用宫腔镜下电切割、激光、滚动球电凝或热疗等方法，使子宫内膜组织凝固或坏死。

（3）子宫切除术

患者经各种治疗效果不佳，无生育要求，可酌情选择接受子宫切除。

二、排卵性功能失调性子宫出血

有排卵性功血较无排卵性功血少见，多发生于生育期妇女。患者能自行排卵，但黄体功能异常。常见有两种类型：黄体功能不足和子宫内膜不规则脱落。

（一）黄体功能不足

月经周期中有卵泡发育及排卵，但黄体期孕激素分泌不足或黄体过早衰退导致子宫内膜分泌反应不良和黄体期缩短。

1. 临床表现

黄体功能不足主要表现为月经周期缩短。有时月经周期虽在正常范围内，但卵泡期延长、黄体期缩短，以致患者不易受孕或在孕早期流产。

2. 病因及病理

（1）病因

黄体健全发育的必要前提是有足够水平的 FSH 和 LH 及卵巢对 LH 的良好反应。造成黄体功能不足有多种因素：神经内分泌调节功能紊乱导致卵泡期垂体分泌 FSH 缺乏，雌激素分泌减少，从而对垂体及下丘脑正反馈不足；LH 脉冲峰值不高及排卵峰后 LH 低脉冲缺陷，导致孕激素分泌减少；卵巢本身发育不良，卵泡期颗粒细胞 LH 受体缺陷，使子宫内膜分泌反应不足。部分黄体功能不足可由高催乳素血症引起。此外，生理性因素也可出现黄体功能不足。

（2）病理

子宫内膜形态一般表现为分泌期内膜腺体分泌不良，间质水肿不明显或腺体与间质发育不同步。内膜活检显示分泌反应落后 2d。

3. 诊断

根据月经周期缩短、不孕或孕早期时流产病史，基础体温双相型，但高温相短于 11d；子宫内膜活检显示分泌反应至少落后 2d，并排除引起功血的生殖器官器质性病变，即可做出诊断。

4. 处理

（1）促进卵泡发育：卵泡期使用低剂量雌激素，可协同 FSH 促进优势卵泡发育；氯米芬，可通过与内源性雌激素受体竞争性结合而促使垂体释放 FSH 和 LH，达到促进卵泡发育的目的。

（2）促进月经中期 LH 峰形成：在检测到卵泡成熟时，使用绒促性素 5 000 ~ 10 000 U 一次或分两次肌内注射，达到不使黄体过早衰退和提高其分泌孕酮的效果。

（3）黄体功能替代疗法：一般选用天然黄体酮制剂。自排卵后开始肌内注射黄体酮 10mg/d，共 10 ~ 14d，以补充黄体分泌孕酮不足。

（二）子宫内膜不规则脱落

1. 临床表现

主要表现为月经周期正常，但月经期延长，达 9 ~ 10d，且出血量多。

2. 病因与病理

（1）病因

下丘脑 – 垂体 – 卵巢轴调节功能紊乱，或溶黄体机制失常，引起黄体萎缩不全，内膜持续受孕激素影响，以致不能如期完整脱落。

（2）病理

正常月经第 3 ~ 4d 时，分泌期子宫内膜已完全脱落。黄体萎缩不全时，残留的分泌期内膜与出血坏死组织及新增生的内膜混合共存。

3. 诊断

临床表现为经期延长，基础体温双相型，但下降缓慢。在月经第 5 ~ 6d 行诊断性刮宫，仍可见到分泌期内膜，病理检查作为确诊依据。

4. 处理

（1）孕激素

有生育要求者肌内注射黄体酮注射液。无生育要求者也可口服单相口服避孕药，于月经周期第 5 天开始，1 片 /d，连续 21d 为 1 个周期。

（2）绒促性素

HCG 有促进黄体功能的作用。可以在黄体期补充 HCG 或用少量雌激素以刺激子宫内膜的 ER 和 PR 的生成。

第二节　闭经

闭经是妇产科临床的一种常见症状，表现为无月经或月经停止。习惯上将闭经分为原发性闭经与继发性闭经。原发性闭经是指女性年满 16 岁，虽有第二性征，而月经未来潮，或年满 14 岁，未出现第二性征也无月经。继发性闭经是指：按原有月经周期计算停经 3 个周期以上或正常月经建立后月经停止 6 个月。青春前期、妊娠期、哺乳期、绝经过渡期及绝经后期出现的月经不来潮称生理性闭经。下面主要讨论病理性闭经。

一、病因及分类

正常月经的建立和维持有赖于下丘脑 – 垂体 – 卵巢轴的神经内分泌调节，以及靶器官子宫内膜对性激素的周期性反应，其中任何一个环节发生障碍就会出现月经失调，甚至闭经。

（一）子宫性闭经及隐经

子宫内膜缺如或受到破坏或对卵巢激素不能做出反应产生周期性变化，剥脱和出血，称为子宫性闭经。如子宫内膜功能完好，可以对卵巢激素做出反应，仅由于经血排出通道受阻，经血不能流出，称为假性闭经，亦称隐经。

1. 米勒管发育不全综合征

米勒管发育不全综合征是由于副中肾管发育障碍引起的先天畸形。表现为原发闭经。生殖道的缺陷包括始基子宫或无子宫、无阴道。卵巢发育及功能正常，故第二性征正常，约 34% 的本征患者合并泌尿道畸形，12%有骨骼畸形。

2.Asherman 综合征

Asherman 综合征又称创伤性宫腔粘连，是指人工流产、中孕引产或足月分娩后以及诊断性刮宫、子宫内膜切除等手术后发生的宫腔粘连。视子宫内膜损伤后宫腔粘连的面积及程度，患者可表现为月经过少或闭经。

3. 无孔处女膜

月经初潮后因处女膜无孔，经血不能外流，渐形成阴道血肿，宫腔积血，输卵管血肿，盆腔积血。临床表现为原发闭经伴周期性下腹坠胀疼痛，进行性加重。腹部检查可扪及一触痛明显的包块，有深压痛。妇科检查可见处女膜膨出，无开口，表面呈紫蓝色。

4. 阴道横膈及阴道闭锁

完全性阴道横膈及阴道闭锁因经血排出障碍，出现原发闭经，周期性下腹痛等类似于无孔处女膜的临床表现。阴道闭锁者常合并外生殖器发育不良。

（二）卵巢性闭经

卵巢的先天性发育不全或功能缺陷，使卵巢分泌的激素水平低下或缺乏周期性变化而发生闭经。

1. 单纯性腺发育不全

患者染色体核型为46，XX或46，XY，先天性卵巢发育不全。临床表现为原发闭经，第二性征不发育或发育不良，内外生殖器一定程度地发育不良，体格发育无异常，卵巢呈条索状，内无生殖细胞或各级卵泡。

2. 卵巢抵抗综合征

卵巢抵抗综合征又称卵巢不敏感综合征，由于卵巢的胞膜受体缺陷，不能对促性腺激素产生反应。临床表现为原发闭经，第二性征及生殖器发育不良，卵巢形态饱满，内有众多始基卵泡，少有窦状细胞。卵巢激素水平低下，促性腺激素水平明显增高，使用外源性促性腺激素很难使卵泡发育。

3. 卵巢早衰

40岁前绝经者称卵巢早衰，表现为继发性闭经，常伴更年期症状。具低雌激素及高促性腺激素特征。卵巢内无卵母细胞或虽有原始卵泡，但对促性腺激素无反应。病因以特发性即无明确诱因的卵巢萎缩及过早绝经最常见，另外自体免疫病亦可引起本病。

4. 卵巢功能性肿瘤

产生雄激素的睾丸母细胞瘤、卵巢门细胞瘤等，由于过量的雄激素抑制下丘脑–垂体–卵巢功能而闭经。

分泌雌激素的颗粒－卵泡膜细胞瘤，因持续分泌雌激素抑制了排卵，使子宫内膜增生过长而短暂闭经。

5. 多囊卵巢

由于持续无排卵和雄激素过多引起的多囊卵巢，表现为闭经、不孕、多毛、肥胖，双侧卵巢增大，LH/FSH比率高于正常。

（三）垂体性闭经

垂体前叶器质性病变或功能失调均影响促性腺激素的分泌，继而致卵巢功能低落而引起闭经。

1. 席汉综合征

由于产后大出血，特别是伴有较长时间低血容量休克，引起垂体前叶缺血坏死，而造成垂体功能不全，继发垂体前叶多种激素分泌减退，出现闭经、无乳、性欲减退、毛发脱落、第二性征衰退、生殖器官萎缩，还可出现畏寒、嗜睡、低血压及基础代谢率降低。

2. 垂体肿瘤

位于蝶鞍内的腺垂体各种腺细胞可发生催乳素腺瘤、生长激素腺瘤、促甲状腺激素腺瘤、促肾上腺皮质激素腺瘤以及无功能，垂体腺瘤。不同类型的肿瘤可出现不同症状，但都有闭经表现，这是因为肿瘤压迫分泌细胞，使促性腺激素分泌减少所致。常见的催乳素细胞肿瘤可引起闭经溢乳综合征。

3. 空蝶鞍综合征

因先天性或后天性原因（腺瘤手术和放射治疗）导致鞍隔不完整，使蛛网膜下腔疝入蝶鞍窝内。疝囊内积聚的脑脊液使垂体受压缩小，蝶鞍扩大，酷似空泡状。如压迫垂体柄，可出现高催乳素血症，常见症状为闭经、溢乳、不育，可伴有多种垂体激素缺乏。X 线检查仅见蝶鞍稍增大；CT 或 MRI 检查则精确显示，在扩大的垂体窝中，可见萎缩的垂体和低密度的脑脊液。

（四）下丘脑性闭经

下丘脑性闭经是最常见的一类闭经，以功能性原因为主。下丘脑弓状核含有传导神经内分泌的神经元，接受多处脑区的神经冲动，汇合成信号促使脉冲式释放 GnRH。在卵泡期为维持正常卵泡功能，约每 90min 有一次 GnRH 脉冲频率，若脉冲式分泌模式异常，包括频率、幅度及量的变化，将导致卵泡发育障碍而闭经。

1. 假孕

患者因渴望生育而抑郁，出现闭经、乳汁分泌，自认为怀孕，还可出现早孕样反应。但一旦向患者否定了妊娠的诊断，LH、PRL、E2、P 水平急剧下降，月经可来潮。

2. 精神性闭经

因精神刺激应激，引起下丘脑－垂体－卵巢功能失调，导致闭经。发病机制可能是由于应激状态时，下丘脑分泌促肾上腺皮质激素释放因子亢进，使内源性阿片肽、多巴胺升高，抑制 GnRH 神经元的脉冲释放而闭经。

3. 神经性厌食症

神经性厌食症是一种严重的甚至可以致死的进食行为障碍。患者为保持体形而强迫节食或因受到身体精神刺激而引起下丘脑功能失调。表现为精神性厌食，严重消瘦而闭经，GnRH 浓度降至青春期前水平，以致使性腺激素水平低下而发生闭经。

4. 运动性闭经

运动性闭经原因是多方面的。脂肪组织是雄激素系统芳香化酶催化成雌激素的主要场所，初潮发生和月经的维持有赖于一定比例（17% ~ 20%）的机体脂肪，体脂减少可引起闭经。此外，运动剧增后 GnRH 的释放受到抑制也可引起闭经。

（五）其他内分泌疾病

甲状腺、肾上腺、胰腺等功能紊乱也可引起闭经，常见的疾病为甲状腺功能减退或亢进、肾上腺皮质功能亢进、肾上腺皮质肿瘤。

二、诊断

闭经是一种症状，诊断时首先必须寻找引起闭经的原因，即异常发生在下丘脑–垂体–卵巢轴的哪一环节，然后再确定是何种疾病所引起。

（一）询问病史

询问闭经时间，有无诱因，伴随症状，做过什么检查及结果，药物治疗剂量用法及疗效。了解自幼生长发育过程，有无先天性缺陷或其他疾病。详细询问月经史，包括初潮年龄、第二性征、发育情况、月经周期、经期、经量等。已婚妇女须注意其生育史及产后并发症。还应询问其家族史有无类似患者，父母是否为近亲结婚。

（二）体格检查

测量身高、体重，检查全身发育状况，有无畸形，有无特殊面貌、四肢与躯干比例，观察精神状况、智力发育、营养和健康状况。第二性征如毛发分布、乳房发育、有无乳汁分泌、有无喉结。妇科检查应注意内外生殖器的发育，有无先天缺陷、畸形，腹股沟区有无肿块。

（三）辅助诊断方法

1. 药物撤退试验

（1）孕激素试验

方法为肌内注射黄体酮 20mg/d，连续 3 ~ 5d；或安宫黄体酮 10mg/d，连续 5d，停药后 3 ~ 7d 内有阴道流血者为阳性，提示下生殖道通畅，内膜已受一定水平的雌激素影响，为 Ⅰ 度闭经。无阴道流血者为阴性，在排除妊娠后，提示下生殖器不正常或子宫内膜异常或体内雌激素水平低落。

（2）雌孕激素序贯试验

适用于孕激素试验阴性的闭经患者。方法为口服乙蔗酚 1mg/d或用孕雌酮 1.25 ~ 2.5mg/

d，连续 20d，最后 3 ~ 5d，继以肌内注射黄体酮 20mg/d，或最后 10d 给安宫黄体酮 10mg/d，停药后 3 ~ 7d 内有阴道流血者为阳性，提示子宫内膜反应正常，为Ⅱ度闭经。若无阴道流血者为阴性，提示子宫或其内膜不正常，为子宫性闭经。

2. 内分泌检查

（1）卵巢功能检查

①靶器官反应检查：包括基础体温测定、宫颈黏液评分、阴道脱落细胞检查、子宫内膜活检或诊断性刮宫；②血甾体激素测定：做雌二醇、孕酮及睾酮测定。取样前应肯定至少 1 个月内未用过激素药物，根据检查的目的选择取血时间，结果的解释须结合临床；③卵巢兴奋试验：又称尿促性素（HMG）刺激试验。用 HMG 75 ~ 150 U/d 肌内注射，连用 4d，自开始注射第 6d 起，用上述方法了解卵巢能否产生雌激素。若卵巢对垂体激素无反应，提示病变在卵巢；若卵巢有反应，则病变在垂体或垂体以上。

（2）垂体功能检查

①血 PRL、FSH、LH 测定：多用放射免疫法。PRL 正常值为 0 ~ 20 μg/L，PRL > 25 μg/L 时称高催乳素血症。PRL 升高时应进一步做头颈 X 线摄片或 CT 检查，排除垂体肿瘤，月经周期中 FSH 正常值为 5 ~ 20 U/L，LH 为 5 ~ 25 U/L，若 FSH > 40 U/L，提示卵巢功能衰竭；若 LH > 25 U/L，高度怀疑为多囊卵巢；若 FSH、LH 均 < 5 U/L，提示垂体功能减退，病变可能在垂体或下丘脑；② GnRH 兴奋试验：用以了解垂体功能减退起因于垂体或下丘脑。将 GnRH25Mg/L 于 2mL 生理盐水静脉推注，在注入前与注入后 25、45,90、180min分别取血以放射免疫法测定LH、FSH，若25min时LH值较基础上升3 ~ 5倍，FSH值在45min时上升2 ~ 5倍，为正常反应，提示垂体功能正常。若LH值上升倍数 < 3，FSH 反应倍数 < 2 或无反应，提示垂体功能低下。若 LH 较基础值明显升高，FSH 升高不明显，伴有 LH/FSH 比值 > 3 时，GnRH 兴奋试验反应亢进者提示多囊卵巢综合征；③其他垂体激素：如生长激素的测定及功能试验，适用于闭经者身材矮小，或疑肢端肥大症，垂体无功能细胞瘤。

（3）肾上腺皮质功能检查

可测定血游离 T3、T4 及 TSH 浓度和做功能试验。

（4）甲状腺功能检查

可测空腹血糖、胰岛素浓度，做糖耐量试验。

3. 影像学检查

（1）B 超：可观察盆腔有无肿块，子宫形态大小及内膜厚度，卵巢大小、卵泡数目，有无肿块、腹水，动态监测卵泡发育及排卵情况。

（2）子宫输卵管造影：了解宫腔形态大小及输卵管情况，用以诊断生殖系统发育不良、畸形、结核及宫腔粘连等病变。

（3）电子计算机断层扫描（CT）或磁共振成像（MRI）：用于盆腔及头部蝶鞍区检查，有助于分析盆腔肿块的性质，诊断空泡蝶鞍、垂体微小腺瘤等。

4. 宫腔镜检查

宫腔镜检查有助于明确子宫性闭经的病变性质，例如了解宫腔粘连的部位、范围、估计粘连的组织学类型及月经恢复的可能性。

5. 腹腔镜检查

腹腔镜检查可直视下观察卵巢的外观，做卵巢活检可确定有无卵泡及确认卵睾，还可观察子宫的形态、卵巢肿块、输卵管及盆腔腹膜的病变。

6. 染色体检查

原发闭经患者应常见检查外周血染色体，对鉴别先天性卵巢发育不全的病因、性畸形的病因及指导临床处理皆有意义。

三、治疗

（一）全身治疗

女性生殖器官是整体的一部分，闭经的发生与神经内分泌的调控有关。若闭经由于潜在的疾病或营养缺乏引起，应积极治疗全身性疾病，提高机体体质，供给足够的营养，保持标准体重。若闭经受应激或精神因素影响，则应耐心地心理治疗，消除精神紧张和焦虑。

（二）病因治疗

闭经若由器质性病变引起，应针对病因治疗。先天性畸形，如处女膜闭锁、阴道横隔或阴道闭锁均可手术切开或成形术，使经血畅流。诊断为结核性子宫内膜炎者，应积极抗结核治疗。卵巢或垂体肿瘤患者诊断明确后，应根据肿瘤的部位、大小和性质制订治疗方案。

（三）激素治疗

先确定患者为正常、高或低促性腺激素性闭经，据此给予不同的治疗方案。

1. 正常促性腺激素性闭经

（1）Asherman 综合征的治疗：宫腔镜下分离粘连，插入小儿导尿管持续 7d，保持通畅。

（2）大剂量雌激素和孕激素序贯治疗：即妊马雌酮 2.5mg/d，共用 21d，甲羟孕酮 10mg/d，共用 7d（最后 7d），共用 6 个月，以重建子宫内膜。

2. 高促性腺激素性闭经

（1）雌、激素替代治疗：适用于无子宫者。妊马雌酮 0.625 ～ 1.25mg/d（自小剂量开始），连服 21d，停药 1 周后重复用药。

（2）雌孕激素序贯治疗：妊马雌酮 0.625mg/d，自出血第 5 天起，连服 20 ～ 22d；后 10 ～ 12d 配伍甲羟孕酮 6 ～ 10mg/d。

以上两种疗法的目的是：①促进第二性征发育，缓解低雌激素症状；②负反馈，抑制 FSH、LH，停药后月经或能恢复，也可作为试用促排卵药的准备治疗；③防止骨质疏松及心血管疾病。

3. 低促性腺激素性闭经

（1）无生育要求病例：采用周期性孕激素疗法，即甲羟孕酮 10mg/d，连续口服 12d，每 8 周 1 次。

（2）要求生育病例：以下各种促排卵药物可单用或联合应用。治疗期间加强监测，警惕可能并发卵巢过度刺激综合征。

（四）手术治疗

针对各种器质性病因，采用相应的手术治疗。

1. 生殖器畸形

如处女膜闭锁、阴道闭锁及阴道横隔，可做切开或成形术。

2.Ashenman 综合征

多采用宫腔镜下直视分离粘连，后加用大剂量雌激素和放置宫腔内节育环的治疗方法。

3. 肿瘤

卵巢肿瘤一经确诊应予手术治疗；中枢神经系统肿瘤应根据肿瘤部位、大小及性质制订治疗方案。

第三节　多囊卵巢综合征

多囊卵巢综合征（PCOS）是青春期少女和育龄期妇女最常见的妇科内分泌疾病之一，据估计其在育龄期妇女中的发生率为 5% ~ 10%。

PCOS 不但影响生殖健康，而且还会引起糖尿病、高血压、子宫内膜癌等远期并发症，对健康的危害很大。但是由于 PCOS 的发病机制尚不清楚，因此现在的治疗往往都达不到根治的目的。

一、病理生理机制

关于 PCOS 发病的病理生理机制，人们做了许多研究，提出了一些假说，如促性腺激素分泌失调、性激素分泌失调、胰岛素抵抗和遗传因素等。近年又发现，脂肪细胞分泌的一些激素也可能与 PCOS 的发生有关。

（一）促性腺激素分泌失调和性激素分泌失调

卵巢合成雄激素受促性腺激素调节，LH 刺激卵泡膜细胞分泌雄激素。20 世纪 70 年代发现 PCOS 患者体内的 LH 水平异常升高，FSH 水平相对偏低，当时认为 PCOS 患者体内过多的雄激素是促性腺激素分泌紊乱的结果。

PCOS 患者体内过多的雄激素在周围组织的芳香化酶作用下转化成雌酮。与排卵正常的妇女相比，PCOS 患者体内的雌酮 / 雌二醇比值偏高。雌激素对促性腺激素的分泌有反馈调节作用，过去认为雌酮 / 雌二醇的比值不同，反馈作用也有差异。当雌酮 / 雌二醇比值偏高时可引起 LH 分泌增加，从而加重 PCOS 的促性腺激素分泌紊乱。

过去认为在 PCOS 患者体内，促性腺激素分泌失调和性激素分泌失调相互影响形成恶性循环是 PCOS 发病的关键，因此当时把 LH/FSH 比值作为 PCOS 的诊断标准之一。目前认为，促性腺激素分泌失调和性激素分泌失调很可能只是 PCOS 的临床表现，因此新的 PCOS 诊断标准没有考虑 LH/FSH 比值。

（二）胰岛素抵抗

胰岛素抵抗指机体对胰岛素不敏感，在正常人群中的发生率为 10% ~ 25%，在 PCOS 妇女中的发生率为 50% 以上。在胰岛素抵抗时，机体为代偿糖代谢紊乱会分泌大量的胰岛素，从而导致高胰岛素血症。PCOS 患者往往同时存在高胰岛素血症和高雄激素血症，目前认为高胰岛素血症与高雄激素血症之间存在因果关系。

1. 在 PCOS 中高胰岛素血症引起高雄激素血症

由于人们观察到有胰岛素抵抗和高胰岛素血症的妇女常常有男性化表现，因此考虑胰岛素可能影响雄激素代谢。

2. 高胰岛素血症引起高雄激素血症的机制

胰岛素增强细胞色素 P450c17α 的活性，从而刺激卵巢雄激素的合成。细胞色素 P450c17α 是一种双功能酶，同时有 17a- 羟化酶和 17，20- 裂解酶活性，是性类固醇激素合成的关键酶。在许多 PCOS 者的卵巢内，细胞色素 P450c17α 的活性显著增强。二甲双胍能抑制肝糖原的合成，提高周围组织对胰岛素的敏感性，从而减少胰岛素的分泌，降低胰岛素水平。伴有高胰岛素血症的 PCOS 者口服二甲双胍 4 ~ 8 周后，血胰岛素水平降低，细胞色素 P450c17α 的活性也显著降低，睾酮的合成也受到抑制。用控制饮食的方法改善肥胖型 PCOS 者的胰岛素抵抗做类似实验得到同样的结果。这表明 PCOS 者卵巢中细胞色素 P450c17α 活性增强可能是高胰岛素直接刺激的结果。

高胰岛素增强胰岛素样生长因子 -l（IGF-1）的生物活性。IGF-1 是一种能促进合成代谢的多肽，其结构类似于胰岛素。IGF-1 的作用是由 IGF-1 受体介导的，该受体在结构和功能上类似于胰岛素受体，与胰岛素也有一定的亲和力。另外体内还存在胰岛素和 IGF-1 的杂交受体，其两条链中一条来自胰岛素受体，另一条来自 IGF-1 受体，同胰岛素和 IGF-1 均有较高的亲和力。体内大多数 IGF-1 与 IGF 结合球蛋白（IGFBP）结合，只有少部分是游离的，具有生物活性。体内共有 6 种 IGFBP，其中 IGFBP-1 是由肝脏合成的，在调节 IGF-1 活性方面最重要。

IGF-1 能直接刺激卵泡膜细胞合成雄激素，也能协同 LH 的促雄激素合成作用。许多研究证明胰岛素能通过影响 IGF-1 系统促进卵巢雄激素的生物合成，这可能是高胰岛素诱发高雄激素的机制之一。体内升高的胰岛素则竞争性地结合于 IGF-1 受体或杂交受体，发挥类似 IGF-1 的生物学效应，从而促进卵巢雄激素的合成。

更多的研究表明，胰岛素主要通过影响 IGFBP-1 的合成来促进卵巢雄激素的合成，胰岛素能抑制肝脏 IGFBP-1 的合成，提高卵巢组织 IGF-1 的生物活性，促进雄激素的合成。PCOS 者血胰岛素水平升高时，血 IGFBP-1 浓度明显降低。PCOS 者胰岛素抵抗得到改善，胰岛素水平降低后，血 ICFBP-1 会相应升高。

LH 主要作用于已分化的卵泡膜细胞，促进其合成雄激素。LH 是促进雄激素合成的最重要的因子，它能增强细胞色素 P450c17α 的活性，促进雄激素的生物合成。体外实验发现胰岛素能协同 LH 促进卵巢雄激素的合成，这可能是高胰岛素血症引起高雄激素血症的又一机制。另外有学者认为，胰岛素可能在垂体水平调节 LH 的分泌，从而增强卵巢雄激素的合成。

近年来的研究还表明，高胰岛素对雄激素代谢的调控不仅与直接参与卵巢雄激素的合成有关，而且还可能与影响性激素结合球蛋白(SHBG)合成有关。SHBG 是由肝脏合成的，与睾酮有很高的亲和力，而与其他性类固醇激素的亲和力则较低。体内大多数睾酮都与

SHBG 结合，只有小部分是游离的。被组织直接利用的只是游离的睾酮，而不是与 SHBG 结合的部分。因此，SHBG 能调节雄激素的生物利用度。

胰岛素能抑制肝细胞 SHBG 的生物合成，SHBG 降低能增加游离睾酮浓度，诱发高雄激素血症。青春期性成熟过程中常伴有胰岛素抵抗和高胰岛素血症，此时女孩体内 SHBG 水平偏低。生育年龄妇女中也发现血胰岛素水平与 SHBG 水平呈负相关，高胰岛素血症患者的血SHBG水平显著低于胰岛素正常的妇女。当高胰岛素血症患者的胰岛素抵抗改善后，胰岛素水平下降，SHBG 水平也明显升高。研究人员在离体培养的肝细胞中发现，胰岛素能直接抑制 SHBG 的生物合成。

高胰岛素血症引起高雄激素血症的机制非常复杂，一些脂肪细胞分泌的激素或因子也可能参与其中，如瘦素、脂联素和抵抗素等。

（三）肾上腺皮质与 PCOS

肾上腺皮质是雄激素的又一重要来源，由于 95% 以上的硫酸脱氢表雄酮（DHEAS）来自肾上腺皮质，因此临床上把 DHEAS 水平作为衡量肾上腺皮质雄激素分泌的指标。研究发现一半以上的 PCOS 患者伴有 DHEAS 的分泌增加，这提示肾上腺皮质可能在 PCOS 的发病机制中发挥一定的作用。

二、临床表现

PCOS 临床表现呈高度异质性，有月经稀发或闭经、多毛、痤疮、肥胖、黑棘皮症、多囊卵巢、不孕、LH/FSH 升高、血睾酮水平升高、血清性激素结合球蛋白（SHBG）降低和空腹胰岛素水平升高等。

（一）症状

1. 月经失调

月经失调是由排卵障碍引起的，多表现为月经稀发或闭经，少数可表现为月经频发或月经不规则。

2. 不孕

PCOS 是排卵障碍性不孕的主要病因，许多患者正是由于不孕才来就诊的。有统计表明，约 75% 的 PCOS 患者不孕。

（二）体征

1. 肥胖

一半以上的 PCOS 患者有肥胖表现。体重指数［BMI，体重（kg）/ 身高（m）］是常用的衡量肥胖的指标。肥胖的标准为 BMI > 25。

腰臀围比（WHR）= 腰围 / 臀围，WHR 的大小与腹部脂肪的量呈正相关。根据 WHR 可以把肥胖分为两类：WHR ≥ 0.85 时称为男性肥胖、腹部型肥胖、上身肥胖或中心型肥胖；WHR < 0.85 时称为女性肥胖、臀股肥胖、下身肥胖或外周型肥胖。PCOS 多与男性肥胖有关。

2. 多毛、雄激素性脱发和痤疮

多毛、雄激素性脱发和痤疮是由高雄激素血症引起的。多毛是指性毛过多，妇女的性毛主要分布于上唇、下唇、腋下、胸中线、腹中线和外阴，雄激素水平过高时这些部位的毫毛就会变成恒毛，临床上表现为多毛。四肢和躯干的毛发生长受雄激素的影响较少，它们主要与体质和遗传有关，这些部位的毛发增多不一定与高雄激素血症有关。约 2/3 的 PCOS 患者有多毛。

临床上多用 Ferriman–Gallway 半定量评分法（即 FG 评分）来评判多毛的严重程度。Ferriman 和 Gallway 把对雄激素敏感的毛发分为 9 个区，根据性毛生长情况，分别评 0 ~ 4 分。对每个区进行评分，最后把 9 个区的评分相加作为总评分。如果总评分 > 7 分，则诊断为多毛。

雄激素性脱发为进行性头发密度减少，男女均可发生，但女性症状较轻。临床上表现为头顶部毛发变得稀疏，其病理特点是生长期毛囊与休止期毛囊比例下降，毛囊逐渐缩小，毛囊密度减少。

痤疮主要分布于面部，部分患者的背部和胸部也可有较多的痤疮。痤疮是高雄激素血症的一个重要体征，不少患者因面部痤疮过多而就诊。

（三）辅助检查

1. 内分泌检查

测定血清促卵泡素（FSH）、黄体生成素（LH）、泌乳素（PRL）、睾酮、硫酸脱氢表雄酮（DHEAS）、性激素结合球蛋白（SHBG）、雌二醇、雌酮和空腹胰岛素。有月经者在月经周期的第 3 ~ 5d 抽血检测，闭经者随时抽血检测。

PCOS 患者的 FSH 在正常卵泡早期水平范围，为 3 ~ 10 IU/L。约 60% 患者的 LH 水平较正常妇女高，LH/FSH > 2.5，如 LH/FSH ≥ 3，有助于诊断。多数患者的 PRL 水平在正常范围（< 25ng/mL），少部分患者的 PRL 水平可轻度升高（40ng/mL）。

妇女体内的睾酮水平往往升高，如伴有肾上腺皮质分泌雄激素过多时，DHEAS 水平也可升高。一般来说，大多数 PCOS 患者体内的睾酮水平偏高（> 0.55ng/mL），一半患者体内的DHEAS水平偏高。妇女体内的大多数睾酮是与SHBG结合的，只有少部分是游离的。当 SHBG 水平降低时，游离睾酮会增加，此时即使总睾酮在正常范围，也可有多毛和痤疮等表现。PCOS 患者的 SH&G 水平往往较低。

PCOS 患者的雌二醇水平往往低于雌酮水平，这是过多的雄激素在周围组织中转化成雌酮的缘故。

有胰岛素抵抗的患者空腹胰岛素水平升高，大于 20 mU/L。

2. 超声检查

已常规用于 PCOS 的诊断和随访，PCOS 患者在做超声检查时常发现卵巢体积增大，皮质增厚，皮质内有多个直径为 2 ~ 10mm 的小卵泡。

3. 基础体温（BBT）

由于患者存在排卵障碍，因此 BBT 呈单相反应。

4. 腹腔镜检查

腹腔镜下见卵巢体积增大，皮质增厚，皮质内有多个小卵泡。

（四）PCOS 临床表现的异质性

不同的 PCOS 患者，临床表现不完全相同。前面介绍的各种表现可以有多种组合，这些不同的组合均可以诊断为 PCOS。

三、诊断标准

PCOS 是一个综合征，因此严格来说没有一个诊断标准能完全满足临床诊断要求。

（一）排卵障碍的诊断

多数患者有月经稀发或继发性闭经，故排卵障碍不难诊断。如患者月经正常，则需要测定基础体温或做卵泡监测来了解有无排卵。

（二）高雄激素血症的诊断标准

多毛是指性毛异常增多，单纯的临床诊断不需要做 FG 评分。上唇、颏、胸部中线、乳头周围、下腹中线等部位出现毛发即可诊断，阴毛增多也可诊断。脱发也是高雄激素血症的临床表现，但临床上较少见。

痤疮出现也是高雄激素血症存在的标志，单纯的临床诊断不需要做 Rosenfield 评分。反复出现的痤疮是诊断高雄激素血症的有力证据。

（三）多囊卵巢的诊断

由于卵巢体积也是多囊卵巢的诊断标准之一，因此在做超声检查时应同时测定卵巢的 3 个径线。该诊断标准不适用于正在口服避孕药的妇女，因为使用口服避孕药能改变正常妇女和 PCOS 妇女的卵巢形态。如果存在优势卵泡（ > 10mm）或黄体的证据，须在下个周期再做超声检查和测定基础体温。

（四）排除相关疾病

排除先天性肾上腺皮质增生、库欣综合征和分泌雄激素的肿瘤等临床表现相似的疾病，对诊断 PCOS 非常重要。当血睾酮水平 > 1.5ng/mL 时应排除分泌雄激素的肿瘤，患者有向心性肥胖、满月脸等体征时应排除库欣综合征。当环丙孕酮 / 炔雌醇对降低雄激素的疗效不明显时，应考虑排除 21– 羟化酶缺陷引起的不典型肾上腺皮质增生症。

高雄激素血症患者排除甲状腺功能失调的意义有限，因为其在高雄激素血症患者中的发生率并不比正常生育年龄妇女中的发病率高。在评估高雄激素血症患者时应常规测定泌乳素，目的是排除高泌乳素血症。需要注意的是许多高雄激素血症患者的泌乳素水平可处于正常范围的上限或稍微超过正常范围。

（五）胰岛素抵抗

胰岛素抵抗在 PCOS 妇女中，无论是肥胖的还是不肥胖的，都很常见（高达 50%）。但基于以下理由鹿特丹标准并未把胰岛素抵抗列为 PCOS 的诊断标准。

（1）PCOS 妇女中所报道的胰岛素抵抗的发生率，因所使用试验的敏感性和特异性的不同以及 PCOS 的异质性而不同。

（2）缺乏标准的全球性的胰岛素分析。

（3）目前尚没有在普通人群中探查胰岛素抵抗的临床试验。公认的评估胰岛素抵抗的最佳方法是正常血糖钳夹试验，但该方法操作复杂，患者依从性差，因此只适于小样本的科学研究，不适于临床应用。

（4）目前缺少资料证明，胰岛素抵抗的指标可预测对治疗的反应，因此这些指标在诊断 PCOS 及筛选治疗方面的作用尚不明确。2003 年鹿特丹共识关于代谢紊乱筛选的总结如下。①对诊断 PCOS 来说没有一项胰岛素抵抗试验是必需的，它们也不需要选择治疗；②应该对肥胖型 PCOS 妇女做代谢综合征的筛选，包括用口服糖耐量试验筛选葡萄糖不耐受；③对不肥胖的 PCOS 妇女有必要做进一步的研究以确定这些试验的使用，尽管在胰岛素抵抗额外危险因素如糖尿病家族史存在时需要对这些试验加以考虑。

四、治疗

由于 PCOS 的具体发病机制尚不清楚，因此现在的治疗都达不到治愈的目的。PCOS 治疗的目的是解决患者的需求，减少远期并发症。

（一）一般治疗

对于肥胖的 PCOS 患者来说，控制体重是最重要的治疗手段之一。控制体重的关键是减少饮食和适当增加体育锻炼。一般来说不主张使用药物控制体重，除非患者极度肥胖。

1. 控制饮食

节食是治疗肥胖最常见的方法，优点是短时间内就可使体重下降。如果每天膳食能量缺乏 5 021kJ（1 200 kcal），10 ~ 20 周后患者的体重就可以下降 15%。节食的缺点是不容易坚持，为了达到长期控制体重的目的，现在不主张过度节食。刚开始减肥时，每天膳食能量缺乏 2 092kJ（500 kcal），坚持 6 ~ 12 个月体重可以下降 5 ~ 10 kg。每天膳食缺乏 418kJ（100 kcal）时，可以保持体重不增加。

在节食的同时，还应注意食物结构。建议患者总的能量摄入不低于 5 021kJ/d，其中 15% ~ 30% 的能量来自脂肪，15% 的能量来自蛋白质，55% ~ 60% 来自糖类。患者应不吃零食，少吃或不吃油炸食品和含油脂高的食品，多吃蔬菜和水果。喝牛奶时，应选择脱脂牛奶或脂肪含量少的牛奶。另外，每天的膳食还应保证提供足够的维生素和微量元素。

2. 增加体力活动

体力活动可以消耗能量，因此对控制体重有帮助。为降低体重，患者每天应坚持中等强度的体育锻炼 60min。如果做不到上述要求，那么适当增加体力活动也是有意义的。步行或骑自行车 1h，可以消耗能量 251 ~ 836kJ（60 ~ 200 kcal）。

每天坚持体育锻炼对很多人来说不现实。但是，每天适当增加体力活动还是可行的。为此建议患者尽量避免长时间久坐少动，每天坚持有目的地步行 30 ~ 60min（有条件的可以做中等强度的体育锻炼），这对控制体重很有帮助。

体重减少 5% ~ 10% 后，患者有可能恢复自发排卵。体重减轻对改善胰岛素抵抗和高雄激素血症也有益，临床上表现为空腹胰岛素、睾酮水平降低，SHBG 水平升高，黑棘皮症、多毛和痤疮症状得到改善。另外，控制体重对减少远期并发症，如糖尿病、心血管疾病、子宫内膜癌等也有帮助。

（二）治疗高雄激素血症

高雄激素血症是 PCOS 的主要临床表现。当患者有高雄激素血症，但无生育要求时，采用抗高雄激素血症疗法。有生育要求的患者，也应在雄激素水平恢复正常或下降后，再治疗不孕症。

1. 螺内酯

螺内酯又名安体舒通。该药原本用作利尿剂，后来发现它有抗雄激素的作用，所以又被用于治疗高雄激素血症。治疗方案：螺内酯 20mg，每天 3 次，口服，最大剂量每天可用至 200mg，连续使用 3 ~ 6 个月。在治疗的早期患者可能有多尿表现，数天以后尿量会恢复正常。肾功能正常者一般不会发生水和电解质的代谢紊乱。如果患者有肾功能损害，应禁用或慎用该药。在使用螺内酯时，往往会出现少量、不规则出血。由于螺内酯没有调节月经的作用，因此如果患者仍然有月经稀发或闭经，须定期补充孕激素，以免发生子宫内膜增生症或子宫内膜癌。

2. 复方口服避孕药

PCOS 的雄激素主要来自卵巢，卵巢分泌雄激素的细胞主要是卵泡膜细胞。LH 能刺激卵泡膜细胞分泌雄激素，当 LH 水平降低时，卵泡膜细胞分泌的雄激素减少。复方口服避孕药能负反馈地抑制垂体分泌 LH，减少卵巢雄激素的分泌，因此可用于治疗多毛和痤疮。另外，复方口服避孕药还有调整月经周期的作用。

（1）复方甲地孕酮片：又称避孕片 2 号，每片含甲地孕酮 1mg、炔雌醇 35 μg。治疗方案：从月经周期的第 3 ~ 5d 开始每天服用 1 片，连服 21d 后等待月经来潮。

（2）复方去氧孕烯片：为短效复方口服避孕药，每片复方去氧孕烯片含去氧孕烯 150μg、炔雌醇 30 μg。治疗方案：从月经周期的第 3 ~ 5d 开始每天服用 1 片，连服 21d 后等待月经来潮。

3. 地塞米松

地塞米松为人工合成的长效糖皮质激素制剂，它对下丘脑－垂体－肾上腺皮质轴有负反馈抑制作用，对肾上腺皮质雄激素的分泌有抑制作用。如果患者体内的 DHEAS 水平升高，提示肾上腺皮质来源的雄激素增多，可给予地塞米松治疗。一般情况下较少使用地塞米松，往往在氯米芬疗效欠佳且 DHEAS 升高时才使用地塞米松。方法：地塞米松 0.5 ~ 0.75mg/d。一旦确诊怀孕，应立即停用地塞米松。为了避免肾上腺皮质功能受到抑制，地塞米松治疗时间一般不超过 3 个月。

4. 非那雄胺

非那雄胺是 20 世纪 90 年代研制开发的新一类Ⅱ型 5a- 还原酶抑制剂，其结构与睾酮相似，临床上主要用于治疗前列腺疾病，近年也开始用于治疗女性高雄激素血症。非那雄胺每片 5mg，治疗前列腺增生时的剂量是 5mg/d，女性用药的剂量需要摸索。

5. 氟他胺

氟他胺为非类固醇类雄激素受体拮抗剂。临床证据表明，其抗高雄激素血症的疗效不亚于螺内酯。用法：氟他胺 250mg/ 次，每天 1 ~ 3 次。抗雄激素治疗 1 ~ 2 个月后痤疮体征就会得到改善，6 ~ 12 个月后多毛体征得到改善。在治疗高雄激素血症时，一般至少治疗 6 个月才停药。在高雄激素血症改善后，改用孕激素疗法。患者往往在停止抗高雄激素血症治疗一段时间后又复发，复发后可以再选用抗高雄激素疗法。有学者认为没有必要在高雄激素血症缓解后仍长期使用抗高雄激素疗法。

第四节 痛经

痛经是指在月经前、后或月经期出现下腹疼痛、坠胀，伴腰酸或其他不适，影响正常生活。痛经常发生在年轻女性，其疼痛常为痉挛性。痛经分为原发性和继发性两种，原发性痛经是指痛经不伴有明显的盆腔疾患，又称为功能性痛经；继发性痛经是由于盆腔疾病导致的痛经，又称为器质性痛经，常见于子宫内膜异位症、子宫腺肌病、生殖道畸形、慢性盆腔炎、宫腔粘连及子宫肌瘤等疾病。

一、原发性痛经

（一）病因及发病机制

1. 子宫收缩异常

正常月经周期，子宫的基础张力 < 1.3 kPa（10mmHg），活动时压力不超过 16 kPa（120mmHg），收缩协调，频率为每 10min3 ~ 4 次；痛经时，子宫基础张力升高，活动时压力超过 16 ~ 20 kPa（120 ~ 150mmHg），收缩频率增加并变为不协调或无节律的收缩。子宫异常活动的增强使子宫血流减少，造成子宫缺血，导致痛经发生。研究表明，有些异常的子宫收缩与患者主观感觉的下腹绞痛在时间上是吻合的。引起子宫过度收缩的因素有前列腺素、血管加压素、缩宫素等。

2. 前列腺素的合成与释放异常

许多研究表明，子宫合成和释放前列腺素（PG）增加是原发性痛经的重要原因。PGF2α 使子宫肌层及小血管收缩，与痛经发生关系最密切。在正常子宫内膜，月经前期合成 PGF2α 的能力增强，痛经患者增强更为明显；分泌期子宫内膜 PG 含量多于增殖期子宫内膜，痛经患者经期内膜、经血内及腹腔冲洗液中 PG 浓度明显高于正常妇女；月经期 PG 释放主要在经期第 48h 以内，痛经症状则以此段时间最为明显。静脉输入 PGF2α，可以模拟原发性痛经的主要症状如下腹痉挛性疼痛、恶心、腹泻及头痛等。PGF2aR 中期引产时引起的症状与原发性痛经的临床表现十分相似而证实了这一点。PGE2 和前列环素 PGI2 可以使子宫松弛，二者浓度的减低可能与痛经有关。最有利的证据是 PG 合成酶抑制药（PGSI）如非甾体类抗炎药可使本病患者疼痛缓解。

3. 血管加压素及缩宫素的作用

血管加压素是引起子宫收缩加强、子宫血流减少的另一种激素。女性体内血管加压素的水平，与雌孕激素水平有一定的关系。因为神经垂体受雌激素刺激可释放血管加压素，这种作用可以被孕激素抵消。在正常情况下，排卵期血管加压素水平最高，黄体期下降，直至月经期。原发性痛经女性晚黄体期雌激素水平异常升高，所以在月经期血管加压素水平高于正常人 2 ~ 5 倍，造成子宫过度收缩及缺血。

以往认为缩宫素与痛经关系不大，但近来研究证实，非孕子宫也存在缩宫素受体。给痛经女性输入高张盐水后，血中缩宫素水平也升高。血管紧张素胺和缩宫素都是增加子宫活动导致痛经的重要因素。它们作用的相对重要性，取决于子宫的激素状态，血管紧张素胺也可能影响非孕子宫的缩宫素受体。用缩宫素拮抗药竞争性抑制缩宫素和血管紧张素胺受体，可以有效缓解痛经。

4. 神经与神经递质

分娩后痛经症状会减轻或消失这一现象，过去一直认为是子宫颈管狭窄这一因素在分娩得到解除所致，可是即使是剖宫产后，痛经也能好转。这一事实引起研究神经的学者们的关注，实验证明，荷兰猪子宫上的神经在妊娠后会退化；人类妊娠期子宫去甲肾上腺素水平也低下，即使分娩后子宫的交感神经介质再生，其去甲肾上腺素浓度也不能达到妊娠前水平，所以痛经的症状减轻或消失。

5. 其他因素

（1）精神因素

有关精神因素与痛经的关系，争论较大。有人认为，痛经妇女精神因素也很重要。痛经女性常表现为自我调节不良、抑郁、焦虑和内向，很多研究表明，抑郁和焦虑等情绪因素影响痛经，但情绪因素如何参与痛经的发生，机制尚不明确；也有人认为精神因素只是影响了对疼痛的反应而非致病因素。

（2）宫颈狭窄

子宫颈管狭窄或子宫极度前屈或后屈，导致经血流出受阻，造成痛经。用 CO_2 通气法进行研究，结果显示痛经患者子宫峡部的张力高于正常妇女。

（3）免疫因素

痛经患者的免疫细胞和免疫反应发生改变，淋巴细胞增殖反应下降，血中单核细胞β－内啡肽水平升高。有研究人员认为痛经是一种反复发作性疾病，形成了一种身体和心理的压力，从而导致免疫反应的改变。关于痛经与免疫之间的关系还有待进一步的研究。

（二）临床表现

原发性痛经的临床特点是：①青春期常见，多在初潮后 6 ~ 12 个月发病，这时排卵周期多已建立，在孕激素作用下，分泌型子宫内膜剥脱时经血的 PG 含量显著高于增殖型内膜经血中浓度。无排卵月经一般不发生痛经；②痛经多自月经来潮后开始，最早出现在经前 12h；行经第 1 天疼痛最剧，持续 2 ~ 3d 缓解；疼痛程度不一，重者呈痉挛性；部位在耻骨上，可放射至腰骶部和大腿内侧；③有时痛经伴有恶心、呕吐、腹泻、头晕、乏力等症状，严重时面色发白、出冷汗，与临床应用 PG 时引起胃肠道和心血管系统平滑肌过强收缩的不良反应相似；④妇科检查无异常发现。

（三）诊断及鉴别诊断

诊断原发性痛经，主要是排除盆腔器质性病变的存在。完整地采取病史，做详细的体格检查，尤其是妇科检查，必要时结合辅助检查，如 B 超、腹腔镜、宫腔镜、子宫输卵管碘油造影等，排除子宫内膜异位症、子宫腺肌症、盆腔炎症等，以区别于继发性痛经。另外，还要与慢性盆腔痛区别，后者的疼痛与月经无关。

关于疼痛程度的判定，一般根据疼痛程度对日常生活的影响、全身症状、止痛药应用情况而综合判定。轻度：有疼痛，但不影响日常生活，工作很少受影响，无全身症状，很少用止痛药。中度：疼痛使日常生活受影响，工作能力亦受到一定影响，很少有全身症状，须用止痛药且止痛药有效。重度：疼痛使日常生活及工作明显受影响，全身症状明显，止痛药效果不好。

（四）治疗及预防

原发性痛经的预防在于注意锻炼身体，增强体质，保持乐观态度，树立健康的人生观。治疗以对症治疗为主，药物治疗无效者，亦可采取手术治疗，中医中药也常能显效。

1. 一般治疗

对原发性痛经患者进行必要的解释工作十分重要，尤其是对青春期少女。讲解有关的基础生理知识，阐明“月经”是正常的生理现象，帮助患者打消顾虑，有助于减轻患者的焦虑、抑郁及痛经的程度。痛经重时可以卧床休息，或热敷下腹部，注意经期卫生。可以应用一般非特异止痛药，如水杨酸盐类，有解热镇痛的作用。

2. 口服避孕药

有避孕要求者，可采用短效口服避孕药抑制排卵达到止痛的效果。口服避孕药可有效治疗原发性痛经，使 50% 的患者痛经完全缓解，40% 明显减轻。口服避孕药可抑制内膜生长，降低血中前列腺素、血管紧张素胺及缩宫素水平，抑制子宫活动。原发性痛经妇女，子宫活动增强部分是由于卵巢激素失衡，可能是黄体期或月经前期雌激素水平升高所致，雌激素可以刺激 PGF2a 和血管紧张素胺的合成、释放。口服避孕药可能通过改变卵巢激素的失衡状态，抑制子宫活动。

3. 前列腺素合成酶抑制药

对于不需避孕或口服避孕药效果不好者，可以用非甾体抗炎药（NSAID），它是前列腺素合成酶抑制药，通过阻断环氧化酶通路，抑制 PG 合成，使子宫张力和收缩性下降，达到治疗痛经的效果。由于效果好（有效率 60% ~ 90%），服用简单（经期用药 2 ~ 3d），不良反应少，NSAID 不仅可以减轻疼痛，还可以减轻相关的症状，如恶心、呕吐、头痛、腹泻等。

一般于月经来潮、疼痛出现后开始服药，连服 2 ~ 3d，因为前列腺素在经期的初 48h 释放最多，连续服药的目的是为了纠正月经血中 PG 过度合成和释放的生化失调。如果不是在前 48h 连续给药，而是疼痛时临时间断给药，难以控制疼痛。经前预防用药与经后开始用药，效果相似。如果开始服药后最初几小时仍有一定程度的疼痛，下一个周期的首剂量须加倍，但维持量不变。

NSAID 常用药物及用法：吲哚美辛 25mg，每日 3 次；氟芬那酸 100 ~ 200mg，每日 3 次；甲芬那酸 250 ~ 500mg，每日 4 次；萘普生 200mg，每日 2 次；酮洛芬 50mg，每日 3 次；吡罗昔康 20mg，每日 1 次；双氯芬酸 25mg，每日 3 次。禁忌：胃肠道溃疡，对阿司匹林或相似药物过敏者。

4. 钙离子通道阻滞药

硝苯地平可以明显抑制缩宫素引起的子宫收缩，经前预服 10mg，每日 3 次，连服 3 ~ 7d 或痛经时舌下含服 10 ~ 20mg，均可取得较好效果，该药毒性小，不良反应少，安全有效，服药后偶有头痛。

二、继发性痛经

继发性痛经常与盆腔器质性疾病有关，如子宫内膜异位症、子宫腺肌症、盆腔感染、子宫内膜息肉、子宫黏膜下肌瘤、宫腔粘连、宫颈狭窄、子宫畸形、盆腔充血综合征、宫内节育器等。首次常发生在初潮后数年，生育年龄阶段多见。常有不同的症状，伴腹胀、下腹坠，牵引痛常较明显。疼痛常在月经来潮前发生，月经前半期达高峰，以后减轻，直至结束。但子宫内膜异位症的痛经也有可能发生在初潮后不久。盆腔检查及其他辅助检查常有异常发现，可以找出继发痛经的原因。治疗主要是针对病因进行治疗。

第五节　经前期综合征

经前期综合征（PMS）是指反复发生在经前，影响妇女日常生活和工作，涉及身体和精神两方面的症候群。月经来潮后，症状自然消失。最多见于 30 ~ 40 岁的妇女，发生率 30% ~ 40%。值得提出的是，绝大多数妇女在经前期都会有生理改变，但只有对日常生活产生了不良影响的才称为 PMS。

一、病因

PMS 的各种症状周期性地发生于排卵周期的晚黄体期。其病因尚不十分清楚，可能与以下因素有关。

（一）精神社会因素

严重的 PMS 都有明显的精神症状。不少学者提出精神社会因素引起身心功能障碍可引起 PMS。患者的精神心理与社会环境因素之间的相互作用参与了 PMS 的发病。

（二）内分泌因素

由于孕激素水平不足，雌激素相对过高，雌孕激素比例失调，引起水钠潴留，从而出现体重增加等征象。

（三）神经类阿片肽

异常神经类阿片肽随月经周期而变化。PMS 妇女在黄体后期循环中类阿片肽水平异常下降，表现为内源性类阿片肽撤退症状，影响精神、神经及行为方面的变化，从而引起 PMS。

（四）前列腺素的作用

前列腺素可影响水钠潴留、精神、行为、体温调节及许多 PMS 的有关症状。前列腺素合成抑制药能改善 PMS 的身体症状。

（五）维生素 B_6 缺陷

维生素 B_6 缺陷可能也是造成 PMS 的原因之一。

二、临床表现

经前综合征为周期性发生的系列异常征象。多见于 25 ~ 45 岁妇女。常因家庭、工作等问题而激发。典型的PMS症状常在经前 1 周开始，逐渐加重，至月经前 2 ~ 3d最为严重。月经开始后突然消失，也有的要持续至月经的第 3 ~ 4d。

PMS 症状严重程度不一。可分为 2 类：①精神症状：如焦虑、抑郁、失眠、健忘、易怒不能自制等；②身体症状：包括水钠潴留、疼痛（如经前头痛、乳房胀痛、盆腔痛、肠痉挛性疼痛等）和低血糖症状（如食欲增加、喜甜食等）。

三、诊断

经前期综合征既没有能供诊断的特定病征，也没有特殊的实验室诊断指标。诊断的基本要素是确定经前症状的严重性以及月经来潮后缓解的情况。不在经前发生的症状不属于 PMS。根据在经前周期性出现的典型症状，可以做出诊断，但需要与轻度精神病及心、肝、肾等疾病引起的水肿鉴别。

四、治疗

（一）精神治疗

首先应予以心理安慰与疏导，帮助患者调整心理状态，认识疾病和建立勇气及自信心，使之精神松弛，重新控制生活。

（二）饮食

不良的饮食结构会加重 PMS 的症状。在经前有症状时摄入高糖类和低蛋白饮食、限制盐和咖啡、补充维生素和微量元素，有助于改善 PMS 的症状。

（三）药物治疗

适用于一般治疗无效的患者。

1. 性激素

（1）孕激素：长期以来一直使用孕激素作为治疗 PMS 的药物，但是，近年的一些较大规模的研究并没有证实其有效性，可能在将来会废弃这种治疗方式。

（2）口服避孕药：虽然有用口服避孕药治疗 PMS，但是其有效性同样不能确定，甚至有研究认为该药会加重 PMS 的症状。

2. 抗抑郁药

用 5- 羟色胺类的抗抑郁药，如氟西汀、氯丙咪嗪等，能有效减轻 PMS 的精神症状和行为改变。于黄体期用药，20mg，1 ~ 2 次 / 日，不超过 3 个周期。

3. 抗焦虑药

适用于有明显焦虑及易怒的 PMS 患者。阿普唑仑就是一种效果良好的抗焦虑药物，经前开始应用，0.25mg，2 ~ 3 次 / 日，逐渐递增，每天 4mg 为最大量，一直用到月经来潮的第 2 ~ 3d。

4. 溴隐亭

对乳房胀痛伴高泌乳素血症者，在后半周期给予溴隐亭 1.25 ~ 2.5mg 口服，可使 90% 患者症状缓解。

5. 维生素 B_6

可调节自主神经系统与下丘脑－垂体－卵巢轴的关系，还可抑制泌乳素的合成。口服 100mg/d 可改善症状，不可过量服用。

6. 螺内酯（安体舒通）

螺内酯是一种醛固酮受体拮抗药，具有利尿和抑制血管紧张素功能的作用。可以减轻水钠潴留症状，对精神症状也有效。

（四）手术治疗

适用于药物治疗无效、年龄较大的妇女，用手术或放疗的方法消除卵巢的功能，造成人为的绝经。这种方法能够成功地治疗顽固性 PMS，但这是最后治疗手段的选择。

第六节　绝经综合征

绝经指月经完全停止 1 年以上。绝经标志妇女月经的终结，是每一个妇女生命过程中必经的阶段。绝经提示卵巢功能衰退，生殖能力终止。这是一个渐进的过程，称为绝经过渡期，即指从接近绝经出现与绝经有关的内分泌、生物学和临床特征起至绝经 1 年内的时间。绝经过渡期多逐渐发生，表现出不同程度的内分泌、躯体和心理方面的变化。有一部分妇女可出现一系列性激素减少所致的躯体及心理症状，称为绝经综合征。

一、围绝经期的变化

在绝经过渡期，会发生相互关联的几个变化，主要是卵巢的改变及内分泌的变化，并由此引发的靶组织如泌尿生殖道的改变，由上述变化引起的临床症状和心理问题，为此寻求医疗帮助。

绝经过渡期的最早变化是卵巢功能衰退，然后才表现为下丘脑和垂体功能退化。此时卵巢逐渐停止排卵，雌激素分泌减少，而促性腺激素分泌增多。

（一）卵巢的变化

作为卵巢的基本结构和功能单位的卵泡不可逆的减少是绝经发生的原因。当卵泡减少时，卵巢形态有相应的老化改变。卵巢体积逐渐缩小。组织切片会发现未见或少见原始基卵泡，以间质组织为主，内部为多纤维结构。卵巢的生殖功能随之大大降低。在生育力下降的同时，月经周期也变得不规律。卵巢的内分泌功能也衰退，表现为孕激素不足，合成和分泌雌激素的能力也降低。

（二）内分泌改变

l. 性激素

围绝经期由于卵巢功能衰退，雌激素分泌减少，孕激素分泌停止。卵巢间质虽然能分泌雄激素，但由于卵巢内缺乏芳香化酶，不能在卵巢内转化为雌激素，因此绝经后妇女体内只有低水平的雌激素。其中雌酮均值高于雌二醇均值，$E_1/E_2>1$，这是与育龄期妇女不同的特征性变化。

2. 促性腺激素

绝经后由于雌激素水平下降，反馈性引起垂体释放 FSH 和 LH 增加。其中以 FSH 升高更加显著。

3. 泌乳素

绝经后雌激素降低，对下丘脑的抑制功能降低，下丘脑分泌泌乳素抑制因子增加，使泌乳素浓度降低。

4. 促性腺激素释放激素

绝经后 GnRH 的分泌增加与 LH 相平行，说明下丘脑与垂体之间仍保持较好的功能。

5. 抑制素

最近研究指出抑制素与卵巢功能开始衰退有密切联系。抑制素抑制 FSH 分泌。当卵巢开始老化时，血 E2 还未降低，抑制素就已经开始下降，使 FSH 升高。因此，抑制素比 E2 更能反映卵巢的功能。绝经后抑制素很低，难以测得。

二、临床表现

（一）月经紊乱

绝经前 50% 以上妇女出现月经紊乱，多为月经周期不规则，持续时间长及月经量增加，为无排卵性月经。多数妇女经历不同类型和时期的月经改变后，逐渐进入闭经，少数妇女可能突然闭经。闭经超过 1 年即为绝经。

（二）全身症状

l. 潮热

这是绝经过渡期最常见的症状。面部和颈部皮肤阵阵发红，伴有阵热、出汗。持续数秒至 30min 不等。因常发生在夜间而影响睡眠，由此引起疲乏、注意力不集中、记忆力下降等症状。轻者数日发作1次，重者每日发作数次至数十次。这是血管舒缩功能不稳定造成的，雌激素降低是其重要原因。

2. 精神神经症状

围绝经期妇女多易怒，焦虑不安或情绪低落，多疑，自信心降低，注意力不集中，抑郁寡欢，不能自制。但是个体之间的差异较大，可能与雌激素降低的速度及量，个体对身体变化的耐受性和衰老的心理影响及对生活改变的情绪反应均有关系。

3. 泌尿生殖系统症状

盆腔松弛；乳房萎缩、下垂；尿道与膀胱黏膜变薄，括约肌松弛，常有尿失禁，易发生泌尿系炎症。

4. 心血管系统的症状

表现为血压升高或血压波动，心悸或心律失常，这些症状均与雌激素下降有关，在补充雌激素后能有所改善。绝经后妇女还易发生动脉粥样硬化、心肌缺血、心肌梗死、高血压和脑卒中，因绝经后雌激素水平下降，使血胆固醇水平升高，各种脂蛋白增加，而高密度脂蛋白 / 低密度脂蛋白比率降低。

5. 骨质疏松

绝经后妇女骨质吸收速度快于骨质生成，促使骨质丢失变得疏松，围绝经期过程中约25%妇女患有骨质疏松症，其发生与雌激素下降有关。雌激素可促进甲状腺分泌降钙素，降钙素是一种强有力的骨质吸收抑制物，对骨骼有保护作用，因此，雌激素不足使骨质吸收增加。此外，甲状旁腺激素是刺激骨质吸收的主要激素，绝经后由于甲状旁腺功能亢进，或由于雌激素不足使骨骼对甲状旁腺激素的敏感性增强，导致骨质吸收增加。骨质疏松可造成脊柱骨骼压缩使身高变矮，严重者易发生股骨颈或桡骨远端骨折。骨质疏松是一种无法逆转的变化，因此预防的意义远大于治疗，且应于30岁后就开始。

6. 皮肤和毛发的变化

皮肤和毛囊都是雌激素的靶器官。雌激素不足使皮肤胶原纤维丧失，皮肤皱纹增多；皮肤变薄、干燥甚至皲裂；皮肤色素沉着，出现斑点；皮肤营养障碍易发生围绝经期皮炎、瘙痒、多汗、水肿；暴露区皮肤经常受日光刺激易得皮肤癌。绝经后全身骨骼肌肉疼痛与皮肤、肌肉及骨骼的胶原降低有关。绝经后妇女大多数出现毛发分布改变，形成轻度胡须，腋毛、阴毛有不同程度丧失；躯体和四肢毛发增多或减少，偶有轻度脱发。

三、诊断

典型的潮热症状是绝经过渡期的特征性症状，是诊断的重要根据。如果伴有月经改变，症状发生在 40 岁左右，诊断较为容易。但需要注意并发的疾病。如果没有典型的潮热的症状，诊断必须慎重，一般应先排除器质性病变，或确定是否并发器质性疾病。如甲状腺疾病、神经精神疾病等。

四、治疗

（一）一般治疗

绝经过渡期有神经精神症状者要给予心理治疗，必要时可选用适量的镇静药促进睡眠。谷维素有助于调节自主神经功能，口服 20mg，3/d。为预防骨质疏松，要坚持体格锻炼，增加日晒时间，摄入足量蛋白质及含钙丰富的食物，并适当补充钙剂。

（二）月经紊乱的处理

1. 月经频发的处理

如果单纯的月经频发，不影响健康，可不处理。但如果出血时间延长，或出血量多，用一般止血药无效，子宫内膜明显增厚时，可采用孕激素治疗以控制出血周期。如甲羟孕酮，6 ~ 10mg/d，或妇康片，每天 8 ~ 10 片（每片 0.625mg），于月经周期第 5 天开始，连用 20d。

2. 月经稀少

月经周期延长并常伴有经血量少，是停经前常见的月经变化，如能排除病理变化，为绝经过渡期无排卵引起的，定期加用孕激素，使增生的子宫内膜转化为分泌期，撤退后内膜随月血排出即可。

3. 不规则子宫出血

在出血期间应进行诊断性刮宫术，以排除器质性病变，并且确定子宫出血的原因，并针对病因进行治疗。

（三）激素替代治疗（HRT）

主要是补充雌激素，但此期间体内雌激素也在波动，补充雌激素的剂量和时间要因人而异，而且要取得患者的良好配合。原则上选用天然雌激素，并且要使用对患者有效的最小剂量。

1. 常用的药物

国产的尼尔雌醇，为长效雌三醇衍生物。每 15d 至 1 个月口服 1 次，每次 1 ~ 2mg，服用 3 ~ 6 个月时应给予黄体酮撤退出血，或者可以采用皮贴剂，每日释放 25 μg 雌二醇，还有阴道给药、皮下埋植等途径，可有效控制潮热、多汗、阴道干燥和尿道感染。但是有子宫的妇女，长期服用雌激素增加子宫内膜癌的危险，必须定期服用孕激素。

2. 用药时间

（1）短期给药：用药的目的是解除围绝经期症状，待症状消失后即可停药。

（2）长期用药：用于防治骨质疏松，必须持续5年以上，甚至终身。但是一定要定期复查，防止长期应用性激素引起其他疾病，如子宫内膜癌、乳腺癌等。

3. 用药方法

一般应雌、孕激素联合使用，防止子宫内膜增生过长或子宫内膜癌。即模拟自然周期，产生撤退性出血。于月经周期的第1 ~ 25天用雌激素，第16 ~ 25d用孕激素，每周期停药，等月经来潮再开始下一周期的治疗。现在有很多这方面的制药可供选择。

4. 不良反应和危险性

雌激素受体广泛存在于身体各个部位，因此雌激素对身体许多部位都会产生影响。长期应用（一般指超过5年）雌激素可能产生不良后果，尤其是在HRT治疗初期，单一使用雌激素有使子宫内膜癌、乳腺癌患病率增加的危险，日后在使用安全剂量的孕激素拮抗雌激素对子宫内膜的持续增殖作用后，使癌变的发生率大大降低。因此，对HRT治疗的总评价是益处占绝大部分。然而，近年又有人对HRT提出质疑，认为HRT治疗有增加心血管发病率的危险。国内权威专家认为，增加心血管病危险的因素在于孕激素拮抗的比例过高所致。总之，对此问题，应持慎重态度，除对骨质疏松症患者的续用时间宜较长以外，其他情况者应采用适当的药物剂量和时间。

（四）其他药物治疗

1. 钙剂和维生素D

有许多钙剂可以选择，应注意其能否被顺利地吸收，同时注意补充维生素D，帮助钙的沉积，使钙吸收完全。

2. 降钙素

降钙素是作用很强的骨吸收抑制药，可缓解骨痛，稳定和增加骨量。

3. 双磷酸盐类

可抑制破骨细胞，有较强的抗骨吸收的作用，从而提高骨密度。

第七节　高泌乳素血症

机体受到内外环境因素（生理性或病理性）的影响，血中催乳素（PRL）水平升高，其升高值达到或超过 30ng/mL 时，称高泌乳血症（HPRL）。发生高泌乳血症时，除有泌乳外常伴性功能低下，女性则有闭经不孕等表现。若临床上妇女停止授乳半年到 1 年仍有持续性溢乳，或非妊娠妇女有溢乳伴有闭经者，称闭经 - 溢乳综合征（AGS）。HPRL 在妇科内分泌疾患中较常见，其发病率约 29.8%（12.9% ~ 75%）。引起催乳素增高的原因十分复杂。

一、催乳素的来源和内分泌调节

PRL 来源于垂体前叶分泌细胞，妊娠和产褥期此种分泌细胞占垂体 20% ~ 40%，其余时间占 10%。下丘脑分泌多巴胺，经门脉系统进入垂体抑制 PRL 的分泌。也有人认为下丘脑分泌 PRL 抑制因子（PIF）抑制 PRL 分泌。下丘脑的促甲状腺释放激素（TRH）在促使垂体释放促甲状腺激素（TSH）的同时又能促使 PRL 的释放。5- 羟色胺亦可促使 PRL 的分泌。通常 PRL 的分泌是受下丘脑的控制和调节。正常情况下，PRL 主要受下丘脑的持续性抑制控制。

二、病因

正常情况 PRL 的分泌呈脉冲式释放，其昼夜节律对乳腺的发育、泌乳和卵巢功能起重要调节作用，一旦此调节作用失衡即可引起 HPRL。

（一）生理性高催乳素血症

日常的生理活动可使PRL暂时性升高，如夜间睡眠(2 ~ 6Am)，妊娠期、产褥期3 ~ 4周，乳头受吸吮性刺激、性交、运动和应激性刺激、低血糖等均可使 PRL 有所升高，但升高幅度不会太大，持续时间不会太长，否则可能为病理状态。

（二）病理性高催乳素血症

1. 下丘脑 - 垂体病变

（1）垂体 PRL 腺瘤是造成高催乳素血症的主要原因，一般认为大于 10mm 为大 PRL

腺瘤，小于10mm称PRL微腺瘤，一般说来血中PRL大于250ng/mL者多为大腺瘤，100 ~ 250ng/mL多为微腺瘤。随着CT、MRI、放免测定使PRL腺瘤的检出率逐年提高。微小腺瘤有时临床长期治疗观察中才能确诊。

（2）颅底炎症、损伤、手术、空泡蝶鞍综合征，垂体柄病变、压迫等亦可引起发病。

2. 原发性和继发性甲状腺功能低下

由于甲状腺素分泌减少，解除了下丘脑－垂体的抑制作用，使TRH分泌增加，从而使TSH分泌增加，也刺激PRL分泌增加并影响卵巢与生殖功能。

（三）医源性高催乳血症

药物治疗其他疾病时往往造成PRL的增高。

1. 抗精神失常药物

氯丙嗪、阿米替林、丙咪嗪、舒必利、安坦、罗拉、奋乃近、眠尔通、胃复安、灭吐灵等，以上药物可影响多巴胺的产生，影响PIF的作用而导致PRL分泌增多。

2. 甾体激素

雌激素和口服避孕药可通过对丘脑抑制PIF的作用或直接刺激PRL细胞分泌，使PRL升高。

3. 其他药物

α－甲基多巴、利血平、苯丙胺、异烟肼、吗啡等也可使PRL升高。

（四）其他疾病

一些疾病亦可同时引起PRL的升高，例如：未分化支气管肺癌、肾上腺瘤、胚胎癌、阿狄森氏病、慢性肾衰竭、肝硬化、妇科手术、乳头炎、胸壁外伤、带状疱疹等。

（五）特发性闭经－溢乳综合征

此类患者与妊娠无关，临床亦查不到垂体肿瘤或其他器质性病变，许多学者认为可能系下丘脑－垂体功能紊乱，促性腺激素分泌受到抑制，而PRL分泌增加。其中部分病例经数年临床观察，最后发现垂体PRL腺瘤，故此类患者可能无症状性潜在垂体瘤。所以对所有HPRL患者应定期随诊，早期发现肿瘤。

三、临床表现

（一）月经失调－闭经

当PRL升高超过生理水平时，则对性功能有影响，可表现为功能性出血、月经稀发以至闭经。有人报告 PRL 小于 60ng/mL 仅表现月经稀发，PRL 大于 60ng/mL 易产生闭经。月经的改变可能是渐进而非急剧的变化，病早期时可能有正常排卵性月经，然后发展到虽有排卵而黄体功能不全、无排卵月经、月经稀发以至闭经。

（二）溢乳

溢乳的程度可表现不同，从挤压出一些清水或乳汁到自然分泌出不等量的乳汁。多数患者在检查乳房时挤压乳房才发现溢乳。有人报道，当 PRL 很高时则雌激素很低，而泌乳反停止，故溢乳与 PRL 水平不呈正相关。

（三）不孕、习惯性早期流产史

（1）高 PRL 血症伴无排卵，即使少数患者不闭经，但从 BBT 显宫内膜活检及孕酮测定均证实无排卵，所以常有原发不孕。

（2）高 PRL 血症伴黄体功能不全，主要表现为：① BBT 示黄体期短于 12d，黄体期温度上升不到 0.3℃；②宫内膜活检显示发育迟缓；③黄体中期孕酮值小于 5ng/mL。故高 PRL 血症患者易不孕，有习惯性早期流产史。

（四）其他表现

若发病在青春期前，第二性征不发育。成年妇女可有子宫萎缩、性功能减退，部分患者由于雌激素水平低落而出现更年期症状。微小腺瘤（小于 1cm 直径）时，很少有自觉症状，肿瘤长大向上压迫视交叉时，则有头痛、视力障碍、复视、偏盲甚至失明等。

四、诊断

（一）病史及体格检查

重点了解月经史、婚育史、闭经和溢乳出现的始因、诱因、全身疾病史和引起 HPRL 相关的药物治疗史。查体时应注意有无肢端肥大和黏液性水肿。妇科检查了解性器官和性征有无萎缩或器质性病变。乳房检查注意乳房发育、形态、有无肿块、炎症、观察溢乳(多用双手轻挤压乳房)溢出物性状和数量。

（二）内分泌检查

1.PRL 的测定

取血前患者至少 1 个月未服用激素类药物或多巴胺拮抗剂，当天未做乳房检查，一般在晨 8 ~ 10 点空腹取血，取血前静坐半小时，两次测定值均不低于 30ng/mL 为异常。药物引起的 HPRL 很少超过 80ng/mL，停药后则 PRL 恢复正常。当 PRL 大于 100ng/mL 时应首先除外垂体瘤可能性。一般认为PRL值的升高与垂体瘤体积呈正相关。巨大腺瘤出血坏死时PRL值可不升高。须指出的是，目前所用PRL放免药盒仅能测定小分子PRL，而不能测定大、超大分子PRL，故某些临床症状明显而PRL正常者，不能排除所谓隐匿型高泌乳素血症。

2. 其他相关内分泌测定

各种原发的或继发的内分泌疾病均可能与高泌乳血症有关。除测定PRL外应测FSH、LH、E2、P，了解卵巢及垂体功能。TRH测定除外原发性甲状腺功能低下，还应进行肾上腺功能检查和生长激素测定等。

（三）泌乳素功能试验

1. 泌乳素兴奋试验

（1）促甲状腺激素释放激素试验（TRH Test）：正常妇女1次静脉注射TRH 100 ~ 400 μg后，25 ~ 30min PRL较注药前升高5 ~ 10倍，TSH升高2倍，垂体瘤不升高。

（2）氯丙嗪试验：氯丙嗪促进PRL分泌。正常妇女肌内注射25 ~ 50mg后60 ~ 90min血PRL较用药前升高1 ~ 2倍。持续3h，垂体瘤时不升高。

（3）灭吐灵试验：该药为多巴胺受体拮抗剂，促进PRL合成和释放。正常妇女静脉注射10mg后30 ~ 60min，PRL较注药前升高3倍以上。垂体瘤时不升高。

2. 泌乳素抑制试验

（1）左旋多巴试验：该药为多巴胺前体物，经脱羧酶作用生成多巴胺，抑制PRL分泌。

（2）溴隐亭试验：该药为多巴胺受体激动剂，强力抑制PRL合成和释放。正常妇女口服2.5 ~ 5mg后2 ~ 4h PRL下降达到50%，持续20 ~ 30h，特发性HPRL和PRL腺瘤时下降明显。

（四）医学影像学检查

1. 蝶鞍断层

正常妇女蝶鞍前后径小于17mm、深度小于13mm、面积小于130mm^2，若出现以下现象应做CT或MRI检查：①风船状扩大；②双蝶底或重像；③鞍内高、低密度区或不均质；④平面变形。⑤鞍上钙化灶。⑥前后床突骨质疏松或鞍内空泡样变。⑦骨质破坏。

2.CT和MRI

CT和MRI可进一步确定颅内病灶定位和放射测量。

3. 各种颅内造影

颅内造影包括海绵窦造影，气脑造影和脑血管造影。

（五）眼科检查

明确颅内病变压迫现象，包括视力、眼压、眼底检查等。

五、治疗

根据病因不同、治疗目的不同，合理选择药物和手术方式等。

（一）病因治疗

若病因是由原发性甲状腺功能低下引起的 HPRL，可用甲状腺素替代疗法。由药物引起者，停药后一般短期 PRL 可自然恢复正常，如停药后半年 PRL 仍未恢复，再采用药物治疗。

（二）药物治疗

I. 溴隐亭

溴隐亭为治疗高 PRU 血症的首选药物，它是麦角生物碱的衍生物，多巴胺受体激动剂，直接作用于下丘脑和垂体，抑制 PRL 合成与分泌，且抑制垂体瘤的生长使肿瘤缩小或消失。用药方法较多，一般先每日 2.5mg，5 ~ 7d，若无不良反应可增加到 5 ~ 7.5mg/d（分 2 ~ 3 次服），根据 PRL 水平增加剂量，连续治疗 3 ~ 6 个月或更长时间。一般治疗 4 周左右，血 PRL 降到正常。2 ~ 14 周溢乳停止，月经恢复。治疗期间一旦妊娠即应停药。

不良反应：治疗初期有恶心、头痛、眩晕、腹痛、便秘、腹泻，有时尚可出现体位性低血压等。不良反应一般症状不重，在 1 ~ 2 周内自行消失。

2. 溢乳停（甲磺酸硫丙麦角林）

溴隐亭是 20 世纪 80 年代新开发的拟多巴胺药物，其药理作用和临床疗效与溴隐亭相似，但剂量小，毒副作用少，作用时间长。目前已由天津药物研究院 1995 年完成Ⅱ期临床研究，并开始临床试用，剂量每片 50mg。用法每日 25 ~ 50mg,1 周后无不良反应加量，根据 PRL 水平增加剂量，直至 PRL 水平降至正常。

3. 左旋多巴

左旋多巴在体内转化为多巴胺作用于下丘脑，抑制 PRL 分泌，但作用时间短，须长期服药。剂量每日 0.5mg,3 次 / 日，连续半年。大部分患者用药后 1 个月恢复月经,1.5 ~ 2 个月溢乳消失。此药对垂体瘤无效。

4. 维生素 B6 可抑制泌乳

其作用机理可能是作为多巴脱羧酶的辅酶，增加下丘脑内多巴向多巴胺转化，刺激 PIF 作用，而抑制 PRL 分泌。用法为每日 200 ～ 600mg，可长期应用。

（三）手术治疗

对垂体瘤患者手术切除效果良好，对微腺瘤治疗率可达 85%。目前经蝶鞍显微手术切除垂体瘤安全、方便、易行，损伤正常组织少，多恢复排卵性月经。但对较大垂体瘤，因垂体肿瘤没有包膜，与正常组织界限不清，不易切除彻底，故遗留 HPRL 血症，多伴有垂体功能不全症状。因此有人建议对较大肿瘤术前选用溴隐亭治疗，待肿瘤缩小再手术，可提高手术疗效。如术后肿瘤切除不完全，症状未完全消除，服用溴隐亭等药物仍可获得疗效，术后出现部分垂体功能不全，PRL 仍高可用 HMG/HCG 联合治疗，加用溴隐亭等药物，若有其他内分泌腺功能不全现象，可根据检查结果补充甲状腺素、强的松等。

（四）放射治疗

适用肿瘤已扩展到蝶鞍外或手术未能切除干净术后持续 PRL 高水平者。方法可行深部 X 线、60Co、α 粒子和质子射线治疗，同位素 198Au 种植照射。

第八节　性早熟

性发育开始的年龄受地域、种族和遗传等因素的影响。男孩 10 岁前、女孩 8 岁前出现第二性征为性早熟。由于下丘脑 – 垂体 – 性腺轴功能提前活动，引起第二性征提前出现者称为促性腺激素释放激素（GnRH）依赖性性早熟，又称为中枢性或真性性早熟。由于某些原因引起第二性征过早出现而无性腺成熟者称为非 GnRH 依赖性性早熟，又称为外周性或假性性早熟。根据患者性早熟的表现与其性别是否一致，还可分为同性性早熟和异性性早熟。同性性早熟是指女性患者出现女性性早熟的表现或男性患者出现男性性早熟的表现。异性性早熟是指男性患者出现女性化或女性患者出现男性化表现。

一、病因和发病机制

GnRH 依赖性性早熟有下丘脑 – 垂体 – 性腺轴的整体发动，最终发育完善至具有生育能力；其病因可以是中枢神经系统肿瘤或其他器质性病变。若未发现中枢器质性病变则称为特发性中枢性早熟。非 GnRH 依赖性性早熟可见于性腺或肾上腺肿瘤以及摄入外源性性激素，还见于性腺自主性病变，包括性激素分泌细胞促性腺激素受体变异使受体自主性激活所致家族性男性性早熟（家族性高睾酮血症）、多发性骨纤维营养不良等。

二、临床表现

（一）真性性早熟

特发性性早熟多见于 4 ～ 8 岁的女孩。首先出现乳腺发育，继而外生殖器发育、阴道分泌物增多、阴毛生长，随后月经来潮。男孩则首先出现睾丸和阴茎增大，阴茎勃起和排精，并出现阴毛、痤疮和变声。患儿骨骼生长加速，骨骺提前融合，故暂时高于同龄儿童，但成年后则矮于正常人。颅内肿瘤所致性早熟多见于男孩，先出现性早熟表现，待病情发展到一定阶段才出现中枢占位症状。

（二）假性性早熟

临床表现与真性性早熟相似，但乳晕及小阴唇往往有明显色素沉着。先天性肾上腺皮质增生可引起男孩假性性早熟，但睾丸并不增大。McCune-Albright 综合征多见于女性患儿，除性早熟外患者还伴有单侧或双侧多发性骨纤维结构不良，同侧肢体皮肤有片状棕褐色色素沉着(牛奶咖啡斑)。若色素沉着边缘整齐，则单一骨受累。若色素沉着边缘不整齐，则多块骨受累。患儿常伴有多种内分泌腺功能异常，如结节性甲状腺肿伴甲亢、结节性肾上腺皮质增生伴皮质醇增多症、生长激素分泌过多和高泌乳素血症等。性早熟是由卵巢黄体化的滤泡囊肿自主性产生过多的雌激素所致。

三、实验室和辅助检查

（一）血清性腺激素测定

包括 E2、睾酮、FSH、LH 和 HCG 等。对于 LH 和 FSH 升高同时伴有睾酮（在男性）和 E2（在女性）高于正常者要考虑真性性早熟，促性腺激素升高是由于下丘脑 - 垂体 - 性腺轴的提前活动所致，也可由产生促性腺激素的中枢神经系统肿瘤所致。前者促性腺激素水平高于正常，后者则非常显著高于正常。对于只有睾酮或 E2 升高而无促激素升高者要多注意睾丸和卵巢的检查。

（二）肾上腺功能测定

血尿皮质醇、24h 尿 17- 羟和 17- 酮皮质类固醇的检查对肾上腺皮质增生所致的性早熟有重要的价值。

（三）性腺功能试验

GnRH 激发试验，以 GnRH 3 μg/kg 皮下或静脉注射，于注射前和注射后 30、60、

90、120min 分别抽血测定 LH 和 FSH，如 LH 峰值≥ 13 mU/mL(女孩)或 16 mU/mL(男孩)，提示为 GnRH 依赖性性早熟，LH/FSH ＞ 1 更有意义。LH 不升高或显著低水平则提示为非 GnRH 依赖性。在发育早期，GnRH 激发可呈假阴性，应予注意。

（四）特殊检查

X 线平片测骨龄，股骨和其他部位的 X 线平片可除外多囊纤维异样增殖症。颅脑 CT、MRI 用于高度怀疑颅脑肿瘤者。女孩盆腔超声检查，卵巢增大，容积＞ 1 mL，提示卵巢发育，若发现多个直径＞ 4mm 的卵泡则意义更大，提示卵巢处于功能活动状态。孤立性、直径＞ 9mm 的卵泡常为卵巢囊肿。疑有肾上腺或卵巢肿瘤者，可行相应部位的 B 超、CT 或 MRI 检查。

（五）其他检查

性染色体检查对于鉴别先天性肾上腺皮质增生和两性畸形有一定意义。阴道涂片有明显雌激素影响者多提示真性性早熟。原发性甲状腺功能减退症患儿可发生性早熟，伴生长迟缓的 GnRH 依赖性性早熟应检查 T3、T4 和 TSH 以助鉴别。

四、诊断和鉴别诊断

（一）诊断

性早熟的诊断并不太困难。若须确定性早熟的病因，则需要详细地询问病史，以区分是真性或假性性早熟，例如有无使用雄激素、绒毛膜促性腺激素、误服避孕药史，有无神经系统症状如头痛、视力障碍和行为改变等，有无性早熟家族史。男性有遗精史，女性有周期性阴道出血者多提示真性性早熟。对于出生时就有性早熟表现者，应追问患儿母亲妊娠期的服药史，特别是使用激素类药物的历史，然后进行相应检查，查找病因。

（二）鉴别诊断

1. 良性乳腺发育过早

见于 6 个月到 3 岁的女孩，仅出现单侧或双侧乳腺组织增生，无阴道出血和生长速率加快等青春期征候，也无雌激素过多的证据，必须排除服用或涂抹含雌激素制剂的历史。患儿应每 6 ～ 12 个月复诊追踪检查，以确定乳腺发育过早不是由于性早熟所致。该病预后良好。

2. 肾上腺早熟

男女两性均可见，女性多见。虽有阴毛生长，但无乳腺发育，其他周身检查均正常。

本症预后良好。

五、治疗

主要治疗目的是改善成年期身高，防治月经初潮早期（女孩）和防止因性征早现所引致心理及社会问题。治疗措施包括抑制性激素分泌，阻抑骨龄进展、防止骨骺过早愈合，使成年后身材不至于过矮。

（一）药物治疗

l.GnRH 类似物（GnRH-a）

GnRH 类似物是目前治疗真性性早熟的最有效药物。GnRH-a 保留了 GnRH 的生物活性，对垂体前叶 GnRH 受体有更强的亲和力且不易被降解，半衰期较长，因此优于天然 GnRH。GnRH 类似物持续作用于受体，从而产生 GnRH 受体的降调节，使垂体 LH 分泌细胞对 GnRH 敏感性减弱，阻断受体后负反馈机制激活通路使分泌受抑，性激素水平显著下降。这一作用可逆，停药后下丘脑 - 垂体 - 性腺轴功能可恢复正常。现多采用 GnRH-a 的缓释剂型，如亮丙瑞林或达菲瑞林，二者用法相同。每次 50 ~ 60mg/kg 皮下注射，首次剂量较大，2 周后加强注射 1 次（尤其出现初潮者），以后每 4 周 1 次，间歇期不长于 5 周。

2. 酮康唑（ketoconazole）

大剂量可抑制激素合成过程中 17,20- 碳链酶活性，抑制睾酮合成，用于治疗非 GnRH 依赖性性早熟。建议剂量为每天 4 ~ 8mg/kg，分 2 次服用。本品对肝有毒性，停药后可逆转。

3. 其他药物

睾酮能抑制性激素合成而抑制发育进程，但治疗后 1 ~ 3 年会发生药效脱逸。螺内酯有雄激素受体拮抗作用，对高睾酮血症的性征有控制作用。

（二）手术治疗

肿瘤确诊后应尽早手术治疗。下丘脑 - 垂体 - 松果体部位肿瘤可采用 γ 刀治疗，经照射治疗后瘤体显著缩小，性早熟特征明显消退，患儿预后大为改观。卵巢囊肿部分会自发消退，随访观察后再决定手术与否。

第五章　生殖系统肿瘤的护理

第一节　外阴恶性肿瘤

外阴癌是最常见的外阴恶性肿瘤，以鳞状细胞癌最多见，约占外阴恶性肿瘤的 80% 以上，女性恶性肿瘤的 4%。好发于绝经期后的妇女，平均发病年龄 60 岁左右，随着年龄增长，发病率以对数形式增加，年龄越大癌瘤越为晚期。其发病率近年有所增加。

一、病因

外阴癌的病因尚不清楚，常合并外阴上皮内瘤变。与发病相关的因素有：性传播疾病（STD）包括尖锐湿疣、单纯疱疹病毒 n 型（HSV-D）感染、淋病、梅毒等，人乳头瘤病毒（HPV）感染，尤其是高危型，如 HPV-16 型，巨细胞病毒感染；外阴慢性皮肤病，外阴上皮内非瘤样病变中 5% ~ 10% 伴不典型增生者可能发展为外阴癌，外阴癌 50% 伴有外阴上皮内非瘤样病变。

二、病理

原发性外阴癌 80% 以上为鳞状细胞癌，少数为前庭大腺癌或汗腺癌。外阴癌的癌前病变称为外阴上皮内瘤变（VIN），包括外阴上皮不典型增生及原位癌。外阴上皮内瘤变分为 3 级：Ⅰ级指轻度外阴不典型增生、Ⅱ级指中度外阴不典型增生、Ⅲ级指重度外阴不典型增生及外阴原位癌。

外阴癌的好发部位大部分发生于大阴唇，其次是小阴唇、阴蒂、会阴、肛周及尿道口，常为多源性，病变早期多为圆形硬结，少数为乳头状或菜花赘生物。病变继续发展，可形成溃疡或菜花状质硬肿块。

外阴癌的转移方式以直接浸润转移及淋巴转移常见，血行转移很少。外阴癌的淋巴转移是主要转移方式。外阴部淋巴管分布丰富，双侧淋巴管互相交叉成网状，癌灶往往先向同侧淋巴结转移，腹股沟浅淋巴结最早受累，再经腹股沟深淋巴结到盆腔淋巴结，进而到腹主动脉旁淋巴结。癌细胞可直接向周围及深部组织浸润生长，蔓延到尿道、对侧外阴及阴道，深至肛提肌、直肠、膀胱等部位。

三、临床表现

（一）症状

主要为不易治愈的外阴瘙痒和各种不同形态的肿物，如结节状、菜花状、溃疡状。肿物易合并感染，较晚期可出现疼痛、渗液和出血。

（二）体征

癌灶可生长在外阴任何部位，大阴唇最多见，其次为小阴唇、阴蒂、会阴、尿道口或肛周等。早期局部丘疹、结节或小溃疡；晚期呈不规则肿块，伴或不伴溃疡或乳头样肿瘤。若癌灶已转移至腹股沟淋巴结，可扪及一侧或双侧腹股沟淋巴结增大，质地硬且固定。

四、治疗原则

手术是治疗外阴癌的主要措施。强调个体化、多学科综合治疗。根据患者的一般情况及临床分期尽量选择手术治疗，有内科并发症不能手术的也可用化疗或放疗或综合治疗。手术的适应证及范围分别介绍如下：

（一）表皮内肿瘤的治疗

VIN Ⅰ：药物治疗：5% 氟尿嘧啶软膏涂外阴病灶，每天一次。

激光治疗：外阴病灶经此方法治疗后，能保留外阴的外观，疗效亦较好。

VIN Ⅱ－Ⅲ：手术治疗：术式包括外阴皮肤切除和单纯外阴切除。

（二）外阴浸润癌的治疗

1. 手术治疗

由于年轻患者和早期病例的日益增加和近 10 年来对本癌瘤的生物学行为——淋巴结转移规律相关危险因素的深入了解，因此，手术方式已不是单纯采用临床沿用达半世纪的传统的 Taussig 术式和 Way 术式，而是趋向于个体化，尤其是早期病例。但结合目前我国的状况，对早期癌淋巴管受累浸润深度的病理检查存在一定的困难，故其治疗仅做粗线条处理。

各期术式的选择应依据癌瘤临床期别、病灶部位来决定。

0 期：单侧外阴切除。

Ⅰ期：

a. 外阴广泛切除及同侧腹股沟淋巴切除术。

适应证：癌灶位于外阴一侧。

b. 外阴广泛切除及双腹股沟淋巴切除术。

适应证：癌灶位于外阴中部。

Ⅱ期：

a. 外阴广泛切除及双侧腹股沟浅、深淋巴结（Cloquet 淋巴结）切除术。

适应证：腹股沟深淋巴结（–）者。

b. 外阴广泛切除及双侧腹股沟浅淋巴切除术和一侧盆腔淋巴切除术。

适应证：一侧腹股沟深淋巴结（–）者。

c. 外阴广泛切除及双侧腹股沟、盆腔淋巴切除术。

适应证：双侧腹股沟深淋巴结（–）者。

Ⅲ期：

a. 外阴广泛切除及双侧腹股沟、盆腔淋巴切除术。

适应证：同侧腹股沟转移淋巴结固定或皮肤受累者。

b. 外阴广泛切除、前尿道部分切除及双侧腹股沟、盆腔淋巴切除术。

适应证：癌灶侵犯尿道前部者。

c. 外阴广泛切除、肛门皮肤切除双侧腹股沟、盆腔淋巴切除术。

适应证：癌灶侵犯肛门皮肤，且有双侧腹股沟转移淋巴结者。

Ⅳ期：

a. 外阴广泛切除、直肠下段和肛管切除、人工肛门形成术及双侧腹股沟、盆腔淋巴切除术。

适应证：癌灶侵犯肛管、直肠和（或）下段直肠阴道隔。

b. 外阴广泛切除、全尿道和部分膀胱切除、人工膀胱形成术及双腹股沟、盆腔淋巴切除术。

适应证：癌灶侵犯上尿道和（或）膀胱三角区。

为了使手术范围缩小，目前已不主张清扫盆腔淋巴结，而是以盆腔放疗代替。

2. 放射治疗

适用于不能手术的患者、晚期患者或复发可能性大的患者。

3. 化学药物治疗

可作为较晚期或复发癌的综合治疗手段。

五、护理问题

相关因素因自我防护知识缺乏，长期不易治愈的外阴瘙痒和各种不同形态的肿物，羞于治疗可致恐惧、焦虑、疼痛、渗液、出血，易合并感染。

主要表现为长期顽固、不易治愈的外阴瘙痒，外阴结节状、菜花状、溃疡状肿物，外阴皲裂、疼痛、渗液、出血，易合并感染。

护理措施根据相关护理问题、主要表现等进行护理评估，制定相应的护理措施。

（1）综合评估病史：了解患者有无不明原因的外阴瘙痒、外阴赘生物史等。询问既往相关病史，如性传播性疾病、人乳头瘤病毒感染（HPV-16 型）及单纯疱疹病毒Ⅱ型感染、免疫功能、外阴慢性皮肤疾病等，均可导致病变的发生和发展，了解既往外阴疾患的诊治过程。

外阴癌患者多为绝经以后的老年妇女，易伴老年性内科疾病而影响治疗，应该询问有无糖尿病、高血压及冠心病、肺心病等病史，应仔细评估患者各系统的健康状态。

（2）身体状况：观察患者的精神状态、营养状态，糖尿病患者应严格控制尿糖、血糖，高血压患者注意血压控制情况，注意高龄患者血压、心脏状况。局部注意外阴部肿块或溃疡、斑丘疹样病变，单个还是多个，是分散还是融合，有无压痛，活动程度，表面是否有坏死组织或继发感染，病变部位与周围皮肤的关系，如合并外阴上皮内非瘤样病变，则须确定病变的范围，是否有疼痛、瘙痒、恶臭分泌物，尿频、尿痛或排尿困难，注意腹股沟淋巴结有无增大、压痛、质地、活动度，注意阴道、宫颈是否有癌肿转移或多发癌。

（3）心理状况：外阴癌是老年恶性肿瘤，护士应仔细评估患者及其家属的心理状态。当患者得知患癌症后易焦急、绝望，感到悲哀或被遗弃。应关注能否治疗，手术能否耐受；术后外阴严重变形、伤口不愈、性功能的维持、是否须放化疗及其后果、治疗费用、生存期限等问题导致患者出现自尊低下、自我形象紊乱、恐惧等心理方面的护理问题。

（4）诊断检查妇科检查：外阴局部，特别是大阴唇处，有单个或多个融合或分散的灰白色、粉红色丘疹或斑点，也可能是硬结、溃疡或菜花样的赘生物。应注意评估肿块、溃疡大小、深浅及其他外阴皮肤的特点。观察双侧腹股沟有无增大、质硬而固定的淋巴结。

（5）特殊检查外阴活体组织病理检查以明确诊断。为了发现早期患者并且定位准确，可在阴道镜下观察，异常图像可疑常规活检，也可用甲苯胺蓝染色外阴部，再用 1% 醋酸洗去染料，在蓝染的部位活检，可提高阳性检出率，防止漏诊。

第二节　宫颈癌

宫颈癌是最常见的妇科恶性肿瘤，严重威胁妇女的生命及生活质量。原位癌高发年龄为 30 ~ 35 岁，浸润癌为 50 ~ 55 岁。近 40 年来由于子宫颈细胞学筛查的普遍应用，使宫颈癌和癌前病变得以早期发现和治疗，使宫颈癌的发病率和死亡率明显下降。

一、病因

目前认为高危型人乳头瘤病毒(HPV)感染是宫颈癌的主要致病因素。另外，性活跃、初次性生活 < 16 岁、早育、多产等与宫颈癌的发生密切相关；阴茎癌、前列腺癌或其性伴侣曾患宫颈癌的高危男子性接触的妇女也易患宫颈癌。此外，宫颈癌发病率还与经济状况、种族、环境地理因素等有关。

子宫颈癌的好发部位多位于宫颈外口的转化区，也称为移行带区，即宫颈鳞状上皮与柱状上皮交接部。宫颈转化区上皮化生过度活跃，容易在致癌因素作用下形成宫颈上皮内瘤变（CIN）。宫颈上皮内瘤变是与宫颈浸润癌密切相关的一组癌前病变。宫颈上皮内瘤变形成后继续发展，突破上皮下基底膜浸润间质，形成宫颈浸润癌。从宫颈癌前病变到宫颈浸润癌时间不等。

二、病理

（一）巨检

早期浸润癌，外观可正常或类似宫颈糜烂，随着病情发展，表现为 4 种形态。

1. 外生型

最常见，一般来自宫颈外口，癌灶向外生长呈乳头状或菜花样。肿瘤体积较大，触之易出血，常累及阴道。

2. 内生型

癌灶浸润宫颈深部组织，使宫颈增大成桶状，但宫颈表面光滑或仅有柱状上皮异位。常累及宫旁组织。

3. 溃疡型

上述两种类型合并感染或病变进一步发展，癌组织坏死脱落，形成溃疡，特别是内生型，溃疡可很深，空洞形如火山口，有时整个宫颈及阴道穹隆部组织溃烂而完全消失。

4. 颈管型

癌灶发生于宫颈管内，常侵入宫颈管及子宫峡部供血层及转移至盆腔淋巴结。

（二）镜检

按组织发生学划分，子宫颈癌主要有鳞癌及腺癌两大类，鳞癌占 80% ~ 85%，腺癌仅占 15% ~ 20%，少见的还有腺鳞癌、透明细胞癌等。鳞癌与腺癌或少见的腺鳞癌、透明细胞癌外观上均无明显差异，均可发生在宫颈阴道部或宫颈管内，通常腺癌发生在宫颈管内。根据癌细胞分化程度分为3级，即高、中、低分化鳞癌或腺癌。

三、转移途径

主要为直接蔓延及淋巴转移，以直接蔓延最常见。癌组织可直接侵犯宫颈旁及盆壁组织，向上累及宫体，向下累及阴道，向前向后可侵犯膀胱和直肠；肿瘤压迫输尿管造成泌尿道梗阻，输尿管和肾盂积水。淋巴转移首先到闭孔、髂内髂外淋巴结，然后到髂总、腹主动脉旁、腹股沟深浅淋巴结；晚期可到锁骨上淋巴结。血行转移极少见，晚期可转移到肺、肝、骨骼等。

四、临床表现

早期可无症状，仅在妇科普查发现。性接触出血及白带增多常为宫颈癌的最早症状。晚期明显症状为阴道流血、排液、疼痛、排便困难。

（一）阴道流血

当癌肿侵入间质内血管时开始出现流血。早期表现为性交后或双合诊检查后有少量出血，称为接触性出血。以后可有不规则出血，晚期出血量增多，肿瘤侵蚀较大血管或大块肿瘤坏死脱落时可致大出血。

（二）阴道排液

多发生在阴道流血之后，最初量不多，无味，随着癌组织破溃可产生浆液性分泌物；晚期癌组织坏死继发感染时，则出现大量脓性或米汤样恶臭白带。

（三）疼痛

此为晚期症状，表示宫颈癌已有周围脏器浸润。由于病变累及盆壁、闭孔神经、腰骶神经等，可出现严重持续性腰骶部或坐骨神经痛。当盆腔病变广泛时，可因静脉淋巴回流受阻，导致下肢肿痛，累及膀胱尿道时出现尿痛、排尿困难，累及直肠时出现排便困难、血便及下腹痛。

五、诊断

根据病史、临床表现，尤其有接触性出血者，应想到宫颈癌可能，结合妇科检查，并根据不同情况行细胞学或活组织检查以协助诊断。

（一）宫颈细胞学检查液基细胞学检测（LCT）或液基薄层细胞学检测（TCT）

用子宫颈癌筛查的主要方法，明显优于以往常用的巴氏涂片，能及时发现宫颈细胞学异常。伯塞斯达系统宫颈细胞学类（TBS）分类中有上皮细胞异常时，应行阴道镜下宫颈活组织检查。

（二）阴道镜检查

TBS 报告为鳞状上皮内病变者应在阴道镜检查下观察宫颈表面病变情况，选择可疑部位做活检，提高诊断准确率。

（三）宫颈和宫颈管组织活检

是确诊宫颈癌前病变及癌的最可靠方法。直接肉眼活检有一定盲目性，在阴道镜指导下活检可提高确诊率。但也不能发现宫颈管内病灶，因此应对细胞学阳性而活检阴性的患者行宫颈管搔刮术，刮出物送病检。

（四）宫颈锥切术

宫颈细胞学检查多次阳性而宫颈活检阴性，或活检为原位癌须排除早期浸润癌者，均应做宫颈锥切送病理组织学检查。宫颈锥切可采用冷刀锥切或宫颈环形电圈切除术（LEEP），宫颈组织应做连续病理切片（24 ~ 36 张）检查。

六、治疗原则

应根据临床分期、患者年龄、全身情况、医院设备及医护技术水平等综合分析后确定治疗方案。常用治疗方法有手术、放疗、化疗，多采用综合治疗。一般认为，子宫颈癌在发生浸润前几乎可以全部治愈，因此在全面评估基础上，争取早期发现，早期诊断、早期治疗是提高患者 5 年存活率的关键。

（一）手术治疗

适用于Ⅱa 期以前的患者。Ⅰa1 期选用全子宫切除术，对要求保留生育功能的年轻患者可行宫颈锥形切除术（即完整的移行带切除）。Ia2 期选用改良根治性子宫切除术及盆腔淋巴结清扫术。Ⅰb ~ Ⅱa 期，采用根治性子宫切除术及盆腔淋巴结清扫术。有生育要求的Ⅰa2 或Ⅰb 期病变直径 < 2cm，可行根治性宫颈切除术加盆腔淋巴结清扫术。由子宫颈癌转移到卵巢的机会较少，年轻患者如卵巢无病变可保留。

（二）放射治疗

适用于各期宫颈癌。目前的放疗主张以腔内照射为主，体外照射为辅。中晚期患者以放疗为主，有的肿瘤体巨大的Ⅰb ~ Ⅱa 期患者先行放疗使其瘤体缩小，再行手术。或手术后证实淋巴结或宫旁组织有转移者，放疗作为术后的补充治疗。放疗的优点是疗效高，危险少，缺点是对放疗不敏感的疗效差，并能引起放射性直肠炎、膀胱炎等并发症。

（三）化学治疗

1. 新辅助化疗（NAC）

新辅助化疗是指对宫颈癌患者先行数个疗程化疗后再行手术或放疗，以期提高疗效。NAC 的目的是减少肿瘤体积，使手术易于施行，并控制亚临床转移，适宜于Ⅰb2、Ⅱa 期（巨块型）、Ⅱb 期较年轻的患者。

2. 同步放化疗（CCR）

同步放化疗又称同期放化疗，即盆腔外照射加腔内近距离照射，同时应用以铂类为基础的化疗。

七、护理措施

（一）健康教育和心理护理

宫颈癌患者在经受躯体上的痛苦之外，还经受着巨大的精神创伤，应加强与患者及家属的沟通，注重将健康教育和心理护理相结合。评估患者目前的身心状况及接受诊治方案的反应，利用挂图、电视电脑、实物、宣传资料等向患者介绍有关宫颈癌的医学常识；介绍各种诊治过程可能出现的不适及有效的应对措施，介绍宫颈癌的预后，使患者能以积极的态度接受诊治过程。使之采取乐观的态度配合治疗，为患者提供舒适的环境，鼓励患者提问交流，耐心解释，解除其疑虑，缓解焦虑不安情绪，以最大限度地减少治疗对患者及其家属心理的影响，使患者能乐观开朗地面对疾病，增强治疗信心，提高生活质量。

（二）营养护理

鼓励患者摄入足够的营养，评估患者对摄入足够营养的认知水平、目前的营养状况及患者摄入营养物的习惯。注意纠正患者不良饮食习惯，兼顾患者的嗜好，进食高蛋白、易消化食物，尽量减少酸辣刺激性食物，少吃多餐以满足其需要，维持体重不继续下降。术前的营养会直接影响术后康复。特别是严重体弱的患者应指导摄取高蛋白、高能量、高维生素、低脂肪、足量碳水化合物的低渣饮食。必要时静脉输入白蛋白、脂肪乳、氨基酸等。贫血者可输新鲜血液，并及时和患者共同协商调整饮食结构，安排合理的食谱，以保证机体处于术前最佳的营养状态。

（三）术前护理

1. 肠道准备

理想的肠道准备有利于手术野的暴露及手术的顺利进行，同时也可避免手术中可能因肠道损伤而污染手术创面。故肠道准备要认真彻底，术前 3 天少吃多渣饮食，术前 2 天宜半流质饮食，术前 1 天全流质饮食，口服泻药及肠道消毒剂。术前 10 小时禁食水，术前晚和术晨清洁灌肠各一次，保证肠道清洁。

2. 阴道准备

子宫颈癌的患者，阴道流液、出血，宫颈组织较脆。术前 3 天应每日用 0.05% 聚维酮碘行阴道擦洗 2 次 / 天，并阴道上药甲硝唑片，每次 2 片，每日 2 次。擦洗时动作应轻柔，以免损伤子宫颈病灶组织引起大出血。出血较多者可阴道堵塞无菌纱布，以压迫止血，24 小时后取出并观察。术晨用 0.05% 聚维酮碘再次擦洗阴道。阴道堵塞无菌长纱条，纱条尾端暴露于阴道外，防止术中阴道分泌物污染手术野并有利于暴露术野及手术操作。

术前一天腹部外阴备皮，手术当天导尿须置尿管。

（四）术后护理

1. 协助术后康复

宫颈癌根治术涉及范围广，患者术后反应也较一般腹部手术大。为此，更要求每个护理人员精心护理，连续 24 小时心电监护，每半小时至 1 小时观察记录一次生命体征、血氧饱和度，注意输液速度、出入量。

2. 加强尿管及引流管的护理

因宫颈癌根治术手术致盆腔创面大，渗液多，术后一般在盆腔腹膜后持续负压引流。应准确记录尿量及盆腔引流液的颜色、性质及量，保证通畅防止扭曲阻塞。留尿管期间每日用 0.05% 聚维酮碘消毒液擦洗尿道口及外阴 2 次，保持清洁无血渍。通常按医嘱于术后 48 ~ 72 小时取出引流管，术后 7 ~ 14 天拔除尿管。由于盆腔手术范围大，支配膀胱及输尿管下段的血管神经容易受损而发生尿潴留，故拔除尿管前 3 天开始夹管，定时开放尿管以训练膀胱功能，使其恢复正常排尿功能。拔除尿管后嘱患者多饮水，每 1 ~ 2 小时排尿一次，如未自解小便应及时处理。必要时重新留置尿管，拔管后一般 12 小时内测残余尿，残余尿少于 100mL 为正常，如超过 100mL 则须继续留置尿管。并可口服溴吡斯的明、膀胱区微波理疗、针灸、多饮水等对症治疗，3 天后再拔管测残余尿。

3. 手术切口观察

注意手术切口有无渗出，渗出液量及颜色，变换体位时防止尿管及阴道引流管脱落，并观察术后出血情况，一旦发生须手术止血治疗。因妇女腹部脂肪较厚，加之手术时间长，创面大，反复牵拉易致脂肪液化。术后第 2 天开始腹部切口换药，并红外线照射切口，每日一次，每次 20 分钟，以促进切口愈合。

4. 化疗时护理

化疗患者大多有不同程度的胃肠道反应，应根据患者反应的差别，采取相应的护理措施，如：首先做好患者的心理护理，消除紧张情绪。鼓励患者少食多餐，进食高营养富含维生素的清淡易消化食物。轻度胃肠道反应，给予一般的止吐药物如甲氧氯普胺 10mg 肌内注射。中重度胃肠道反应，化疗前静推昂丹司琼 8mg。

（五）出院指导

护士要鼓励患者及家属积极参与出院康复计划的制订过程，以保证计划的可行性。对出院患者认真随访。治疗最初 3 个月每月一次，之后 9 个月每 3 个月一次。一年后每半年一次，第 3 年开始每年一次。有症状时随诊。护士注意帮助患者调整自我，重新评价自我能力，根据患者具体状况提供有关术后生活方式指导。性生活的恢复须依术后复查结果而定，护士应认真听取患者对性问题的看法和疑虑，提供有针对性的指导。

年轻患者伴有绝经症状者可用雌激素替代治疗，以保持阴道弹性，稳定情绪，提高生活质量。为了提高生活质量，术后半年可在检查无复发征象后使用激素替代疗法及过性生活。必要时行放、化疗提高存活率。

（六）预防保健

大力宣传与宫颈癌发病有关的高危因素，积极治疗宫颈炎，及时诊治宫颈上皮内瘤变，以阻断宫颈癌的发生。已婚妇女定期行宫颈细胞学检查，有接触性出血或不规则阴道流血者及时就医，警惕宫颈癌的可能。

第三节　子宫肌瘤

子宫肌瘤是女性生殖器官中最常见的良性肿瘤，由平滑肌及结缔组织组成。多见于 30 ~ 50 岁妇女，20 岁以下少见。据统计，至少有 20% 的育龄妇女有子宫肌瘤，因肌瘤多无或很少有症状，临床报道发病率远低于肌瘤真实发病率。

一、病因

确切病因尚未明了。一般认为其发生及生长与女性激素相关，是一种性激素依赖性肿瘤。生物化学检测证实，肌瘤局部组织对雌激素的高敏感性，是肌瘤发生的重要因素之一。此外研究证实，孕激素有促进肌瘤有丝分裂活动、刺激肌瘤生长的活动。细胞遗传学研究显示，25% ~ 50% 子宫肌瘤存在细胞遗传学的差异。子宫肌瘤是由单克隆平滑肌细胞增殖而成，多发性子宫肌瘤是由不同克隆细胞形成的。

二、病理

（一）巨检

为实质性球形包块，单个或多个，大小不一，大体观表面光滑，剖面灰白色，内有旋涡状结构，肿瘤表面有被压的肌纤维束和结缔组织构成的假包膜覆盖。颜色和硬度与纤维组织多少有关。

（二）镜检

通过镜检发现子宫肌瘤主要由梭形平滑肌细胞和不等量纤维结缔组织构成。肌细胞大小均匀，排列成旋涡状或栅状，核为杆状。

三、分类

（一）按肌瘤生长部位分类

分为宫体肌瘤（90%）和宫颈肌瘤（10%）。

（二）按肌瘤与子宫肌壁的关系分类

（1）肌壁间肌瘤：占 60% ~ 70%，肌瘤位于子宫肌层内，周围被肌层包绕。

（2）浆膜下肌瘤：占 20%，肌瘤向子宫浆膜面生长，并突出于子宫表面，由浆膜层覆盖，浆膜下肌瘤继续向腹腔内生长，基底部形成细蒂，与子宫相连时为带蒂的浆膜下肌瘤；若向阔韧带两叶腹膜间伸展，则形成阔韧带内肌瘤。

（3）黏膜下肌瘤：占 10% ~ 15%，肌瘤向宫腔方向生长，突出子宫腔，表面仅为黏膜层覆盖。黏膜下肌瘤易形成蒂，可脱出宫颈外口突入阴道。

各种类型的肌瘤可发生在同一子宫上，称为多发性子宫肌瘤。

四、肌瘤变性

肌瘤变性是肌瘤失去原有的典型结构。常见的变性有：

（一）玻璃样变

又称透明变性，最常见。肌瘤剖面旋涡状结构消失，由均匀透明样物质取代。镜下见病变区肌细胞消失，为均匀透明无结构区。

（二）囊性变

子宫肌瘤玻璃样变继续发展，肌细胞坏死液化即可发生囊性变，此时子宫肌瘤变软，很难与妊娠子宫或卵巢囊肿区别。肌瘤内出现大小不等的囊腔，其间有结缔组织相隔，数个囊腔也可融合成大囊腔，腔内含清亮无色液体，也可凝固成胶冻状。镜下见囊腔为玻璃样变的肌组织构成，内壁无上皮覆盖。

（三）红色样变

多见于妊娠期或产褥期，为肌瘤的一种特殊类型坏死，发生机制不清，可能与肌瘤内小血管退行性变引起血栓及溶血、血红蛋白渗入肌瘤内有关。患者可有剧烈腹痛伴恶心、呕吐、发热，白细胞计数升高，检查发现肌瘤迅速增大、压痛。肌瘤剖面为暗红色，如半熟的牛肉，有腥臭味，质软，旋涡状结构消失。镜检见组织高度水肿，假包膜内大静脉及瘤体内小静脉血栓形成，广泛出血伴溶血，肌细胞减少，细胞核常溶解消失，并有较多脂肪小球沉积。

（四）肉瘤样变

肌瘤恶变为肉瘤仅 0.4% ~ 0.8%，多见于年龄较大妇女。肌瘤在短期内迅速长大并伴有不规则阴道流血者，应考虑有恶变的可能。若绝经后妇女肌瘤增大，更应警惕恶变可能。肌瘤恶变后组织变软且脆，切面灰黄色，似生鱼肉状，与周围组织界限不清。镜下见平滑肌细胞增生，排列紊乱，旋涡状结构消失，细胞有异型性。

（五）钙化

多见于蒂部细小、血供不足的浆膜下肌瘤以及绝经后妇女的肌瘤。常在脂肪变性后进一步分解成甘油三酯，再与钙盐结合，沉积在肌瘤内。X 线摄片可清楚看到钙化阴影。镜下可见钙化区为层状沉积，呈圆形，有深蓝色微细颗粒。

五、临床表现

（一）症状

多无明显症状，仅在体检时偶然发现。症状与肌瘤部位、有无变性相关，而与肌瘤大小、数目关系不大。常见症状有：

1. 经量增多及经期延长

多见于大的肌壁间肌瘤及黏膜下肌瘤，肌瘤使宫腔增大，子宫内膜面积增加并影响子宫收缩，此外肌瘤可能使肿瘤附近的静脉受挤压，导致子宫内膜静脉丛充血及扩张，从而引起经量增多、经期延长。黏膜下肌瘤伴有坏死感染时，可有不规则阴道流血或血样脓性流液。长期经量增多可继发贫血，出现乏力、心悸等症状。

2. 下腹包块

肌瘤较小时腹部摸不到肿块，当肌瘤增大使子宫超过 3 个月妊娠大时可从腹部触及。巨大的黏膜下肌瘤可脱出于阴道外，可因外阴脱出肿物就医。

3. 白带增多

肌壁间肌瘤使宫腔面积增大，内膜腺体分泌增多，并伴有盆腔充血致使白带增多；子宫黏膜下肌瘤一旦感染，可有大量脓样白带。若有溃烂、坏死、出血，可有血性或脓血性、有恶臭的阴道溢液。

4. 压迫症状

子宫前壁下段肌瘤可压迫膀胱引起尿频、尿急，宫颈肌瘤可引起排尿困难、尿潴留，子宫后壁肌瘤（峡部或后壁）可引起下腹坠胀不适、便秘等症状。阔韧带肌瘤或宫颈巨型肌瘤向侧方发展，嵌入盆腔内压迫输尿管使上泌尿路受阻，形成输尿管扩张甚至发生肾盂积水。

5. 其他

常有下腹坠胀、腰酸背痛，经期加重。可引起不孕或流产。肌瘤红色样变时有急性下腹痛，伴恶心、呕吐、发热及肿瘤局部压痛；浆膜下肌瘤蒂扭转可有急性腹痛；子宫黏膜下肌瘤由宫腔向外排出时也可引起腹痛。

（二）体征

与肌瘤大小、位置、数目及有无变性相关。

六、处理原则

根据患者年龄、症状、肌瘤大小、数目、生长部位及对生育功能的要求等情况进行全面分析后选择处理方案。

（一）随访观察

无症状肌瘤一般不须治疗，特别是近绝经期妇女。绝经后肌瘤多可萎缩或逐渐消失。可每 3 ~ 6 个月随访一次。

（二）药物治疗

适用于症状轻或近绝经年龄或全身情况不宜手术者。

（1）促性腺激素释放激素类药物（GnRH-a）：可产生抑制FSH及LH分泌作用，降低雌二醇至绝经水平，借以缓解症状并抑制肌瘤生长使其萎缩。但停药后又可逐渐增大至原来大小。用药6个月以上可产生围绝经期综合征、骨质疏松等不良反应，故长期用药受限制。每月皮下注射1次。常用药物有亮丙瑞林，每次3.75mg，或戈舍瑞林，每次3.6mg。应用指征：缩小肌瘤以利于妊娠；术前治疗控制症状，纠正贫血；术前应用缩小肌瘤，降低手术难度，或使阴式手术成为可能；对近绝经妇女，提前过渡到自然绝经，避免手术。

（2）其他药物：米非司酮，每日12.5mg口服，作为术前用药或提前绝经使用。但不宜长期使用，以防其拮抗糖皮质激素的不良反应。

（三）手术治疗适应证

月经过多继发贫血，药物治疗无效；严重腹痛、性交痛或慢性腹痛、有蒂肌瘤扭转引起的急性腹痛；有膀胱、直肠压迫症状；导致不孕或反复流产；疑有恶变。手术可经腹、经阴道或宫腔镜及腹腔镜下手术，术式有：

1. 肌瘤切除术

适用于希望保留生育功能的患者。可经腹或腹腔镜下切除，黏膜下肌瘤可经阴道或宫腔镜下切除。术后有50%复发机会，约1/3患者须再次手术。

2. 子宫切除术

不要求保留生育功能或疑恶变者可行子宫切除术，术前应行宫颈细胞学检查，排除宫颈恶性病变。

七、护理措施

（一）心理护理

积极宣传，耐心细致地解释，增强信心。仔细评估患者所具备的子宫肌瘤相关知识及错误概念，通过连续性护理活动与患者建立良好的护患关系，讲解有关疾病知识，纠正错误认识。为患者提供表达内心顾虑、恐惧、感受和期望的机会，帮助患者分析住院期间及出院后可被利用的资源及支持系统，以减轻无助感。使患者确信子宫肌瘤属良性肿瘤，通常不会出现其他问题，消除其不必要的顾虑，增强康复信心。

（二）观察病情，认真护理

积极配合医生，缓解患者的不适，阴道流血多须住院治疗者，应严密观察并记录其生命体征变化情况。除协助医师完成各项检查外，须定血型，交叉配血以备急用。注意收集会阴垫评估出血量。按医嘱给予止血药及宫缩剂，必要时输血补液抗感染或刮宫止血。维持正常血压并纠正贫血状态。因巨大肌瘤压迫而大小便困难者，酌情导尿或导泻。须手术治疗者，按开腹、腹腔镜、阴道或宫腔镜手术护理。

1. 术前准备

常规化验检查，无手术禁忌证后再行手术；术前 3 天聚维酮碘棉球阴道擦洗，每天 1 次，防止上行感染；会阴及下腹部手术范围备皮；术前 8 小时禁食，6 小时禁饮，手术前晚及术晨各用温肥皂水灌肠或行清洁灌肠，排空肠道以利手术；留置导尿管，避免术中损伤膀胱。

2. 术后护理

及时反馈手术完成情况，告诉患者手术进行得很顺利，达到了手术的目的，让其放心。应向患者多传达有利信息，给予鼓励和支持，以免患者术后心理负担过重。

3. 术后常规护理

严密观察生命体征，每半小时或 1 小时测量一次生命体征，直至病情稳定为止；保持各种管道的通畅；保持伤口清洁、干燥，术后第 3 天换药；保持外阴清洁卫生；术后 6 小时协助翻身，24 小时协助患者在床上活动，第 2 天适当下床活动，以增加肠蠕动，防止肠粘连及并发症，提高自理能力。

4. 术后并发症的观察及处理

（1）术后疼痛：及早告诉患者术后伤口疼痛、腹腔镜术后疼痛原因及可能持续时间，鼓励患者用毅力战胜疼痛，术后 24 小时内可根据疼痛情况遵医嘱给予止痛剂，帮助患者缓解疼痛。

（2）出血：及时向手术医生询问手术情况，对于不同的手术方式查找出血原因，予以正确的处理。

（3）静脉血栓形成：取膀胱截石位时间较长易致下肢压迫静脉，血液回流受阻、血流缓慢发生静脉血栓形成，术后护士应协助患者活动肢体，鼓励及早离床活动，询问患者下肢是否疼痛。

稀释性低钠血症（宫腔镜手术的并发症）：术中、术后应监测血钠，一旦发生此综合征，应积极利尿，输注高钠溶液，纠正电解质及酸碱平衡紊乱。

（三）鼓励参与决策过程

根据患者能力，提供疾病的治疗信息，允许患者参与决定自己的护理和治疗方案。

（四）提供随访及出院后的健康指导

护士要努力使接受保守治疗者明确随访时间、目的及联系方式，按时接受咨询指导，以便根据病情需要修正治疗方案。向接受药物治疗者讲明药物名称、用药目的、剂量、方法，可能出现的不良反应及应对措施。术后 1 个月返院复查，3 个月内禁性生活，半年内免重体力劳动。宫腔镜下行黏膜下肌瘤电切术，常规于术后 1 个月、3 个月、6 个月、12 个月复查，以后每年一次门诊复查，了解月经情况，必要时于手术后 3 个月做宫腔镜检查；对有生育要求者常规于术后 3 ~ 4 周做宫腔镜检查，了解宫腔恢复情况，防止宫腔粘连。肌瘤剥除或切除术后根据术中情况告知患者避孕 6 个月到 1 年。病情有变化随时复诊。

第四节　子宫内膜癌

子宫内膜癌是发生于子宫内膜的恶性肿瘤，以来源于子宫内膜腺体的腺癌最为常见，又称子宫体癌，是女性生殖道常见三大恶性肿瘤之一，多见于老年妇女。近年由于人类寿命延长和肥胖人群增多，发病率在世界范围内呈上升趋势，40 岁以下患者有增多趋势。

一、病因

子宫内膜癌的确切病因仍不清楚，目前认为可能有两种发病机制。一种是雌激素依赖型，可能与内膜受雌激素的长期刺激而无孕激素拮抗有关，临床上常见于无排卵性疾病（如无排卵性功血，多囊卵巢综合征）、功能性卵巢肿瘤、长期接受外源性雌激素治疗的妇女以及长期服用他莫昔芬的妇女。实验及临床观察结果提示未婚、少育、未育或家族中有癌症史的妇女，肥胖、高血压、糖尿病、绝经延迟及其他心血管疾病患者发生子宫内膜癌的机会增多。合并肥胖、高血压、糖尿病患者临床认为是高危因素，称为子宫体癌综合征。另一种是非激素依赖型，发病与雌激素无明显关系，这类子宫内膜癌的病理形态属少见类型，如子宫内膜浆液性乳头状癌、透明细胞癌、腺鳞癌等，雌孕激素受体多阴性，预后不良。

二、病理

（一）巨检

病变大多数发生在子宫底部内膜，以子宫两个角附近为多见，其次为子宫后壁，依病变的形态和范围分为两种。

1. 弥漫型

子宫内膜大部分或全部为癌组织侵犯，癌变区增厚，常突向宫腔，癌组织呈灰白色，常伴出血、坏死，浸润肌层较少。晚期侵犯肌壁全层并扩展到宫颈管导致宫腔积脓。

2. 局限型

癌灶局限子宫腔的一部分，多见子宫底或宫角部，呈息肉或小菜花状，易侵犯肌层，晚期可扩散于整个宫腔。

（二）显微镜检

镜下可见 4 种类型。

1. 内膜样腺癌

约占 80% ~ 90%，镜下见内膜腺体增多，排列紊乱，上皮复层并形成筛孔状结构。癌细胞异型明显，核大，不规则，深染，呈多形性改变，胞质少，分裂象多。分化差的癌细胞则腺体少，结构消失，成为实性癌块。按腺癌分化程度分类：Ⅰ级为高分化癌；Ⅱ级为中分化癌；Ⅲ级为低分化或未分化癌。

2. 腺鳞癌或称混合癌

癌组织中有腺癌和鳞癌两种类型病理表现。

3. 浆液性腺癌

癌细胞异型性明显，多为不规则复层排列，呈乳头状或簇状生长，1/3 伴有砂粒体。易有深肌层浸润和腹腔、淋巴及远处转移，预后极差。

4. 透明细胞癌

镜下见大量大小不等的背靠背排列的小管，内衬透明的靴钉状细胞，表现为胞质少，较大并突入腔内，间质中有胶原纤维。恶性程度高，易早期转移。

三、临床表现

（一）症状

极早期可无明显症状，以后出现阴道流血、阴道排液、疼痛等。

（1）阴道流血：为最常见的症状，主要表现为绝经后阴道流血，量一般不多。未绝经者可表现为经量增多、经期延长或不规则阴道流血。

（2）阴道排液：多为血性分泌物或浆液性分泌物，合并感染则有脓血性排液，恶臭。

（3）下腹疼痛及其他：当宫颈管被癌组织堵塞致宫腔积脓时，表现为下腹胀痛及痉挛性宫缩痛。晚期因癌组织扩散侵犯周围组织或压迫神经出现下腹及腰骶部疼痛。晚期可出现贫血、消瘦及恶病质等症状。

（二）体征

早期妇科检查无异常发现。晚期可由子宫明显增大，合并宫腔积脓可有明显触痛，癌灶浸润周围组织时，子宫固定或在宫旁扪及不规则结节状物。

四、诊断

除根据临床表现及体征外，病理组织学检查是确诊的依据。

（一）病史及临床表现

对绝经后阴道流血、绝经过渡期月经紊乱，均应排除内膜癌后再按良性疾病处理。收集病史时应高度重视患者的高危因素，如老年、肥胖、高血压、糖尿病、绝经推迟、少育、不孕以及经绝后接受雌激素补充治疗等病史；询问近亲家属的肿瘤史；高度警惕育龄妇女曾用激素治疗效果不佳的月经失调史。

（二）B 超检查

子宫内膜癌声像图表现为子宫内膜增厚 > 10mm，宫腔线紊乱，宫腔内见实质不均的回声区，形态不规则，子宫增大或大于绝经年龄，有时见肌层内不规则回声紊乱区，可提示肌层浸润的深度，有助于术前判断癌浸润深度选择治疗方案。

（三）分段诊刮

是目前早期诊断子宫内膜癌最常用的方法。通常要求先环刮宫颈管，刮出组织装好送病理检查，然后探宫腔，再刮子宫内膜送病理检查。病理检查结果是确诊及临床分期的依据。但诊刮带有盲目性，有时漏诊。

（四）宫腔镜检查

可直接观察子宫内膜病灶的生长情况，直视下取可疑病灶活检送病理检查。对高度可疑子宫内膜癌而诊刮未能诊断者尤为重要。

（五）细胞学检查

宫颈及后穹隆涂片细胞学检查阳性率不高，采用特制的宫腔吸管或宫腔刷，放入宫腔，吸取分泌物做细胞学检查，可提高阳性率，此项仅供筛查用。

（六）其他辅助检查方法

MRI、CT 等检查及血清 CA125 测定可判断病变范围，有子宫外播散者其血清 CA125 值明显升高。

五、处理原则

应根据临床分期、子宫大小、肌层是否被浸润、颈管是否累及、癌细胞分化程度及患者全身情况而定。主要治疗方式为手术、放疗及药物治疗，单用或综合应用。根据临床手术病理分期的结果及存在的复发高危因素选择辅助治疗，晚期采用手术、放射、药物等综合治疗。Ⅰa期经腹行子宫全切+双附件切除术，Ⅰb～Ⅰc期行扩大性子宫切除+双附件切除术，盆腔及腹主动脉旁淋巴清扫术。Ⅱ期行广泛性子宫切除、双附件切除术、盆腔腹主动脉旁淋巴清扫术。Ⅲ期处理同Ⅱb期手术，手术前后应用放疗。化疗为晚期或复发子宫内膜癌综合治疗措施之一。孕激素以高效、大剂量、长期应用为宜，至少应用12周以上方可评定疗效。复发者则选用放疗为主，辅以激素及化疗。

六、护理措施

（一）普及防癌知识

大力宣传进行防癌检查的重要性，定期体检，中年妇女每年接受一次妇科检查，注意子宫内膜癌的高危因素和人群。重视更年期、月经紊乱及绝经后出现不规则阴道流血诊治，建议接受正规检查与治疗。正确掌握雌激素的应用指征及用药方法，加强用药期间的监护，对有高危因素的人群应有密切随访或监测。

（二）提供疾病知识，缓解焦虑，消除恐惧

针对患者的心理特征，采取不同的护理措施。在护理过程中，对情绪低落，有焦虑、恐惧心理的患者，采取保护性心理护理措施。与患者交谈，建立相互信任感，介绍诊疗计划、可能出现的不适，使患者对疾病有一定的认识，以求得主动配合治疗。鼓励患者家属共同配合对患者进行心理安慰，使手术能够顺利进行。运用通俗易懂的语言有针对性地讲解有关疾病的发生、发展和生殖系统的解剖及生理功能，耐心解答有关疾病和治疗的疑虑，努力使患者确信子宫内膜癌的病程发展缓慢，是女性生殖器官恶性肿瘤中预后较好的一种，缓解其焦虑程度，增强治病信心，减轻患者心理压力。

（三）围术期的护理

1.皮肤、肠道及阴道准备

（1）术前1天协助淋浴、更衣、剪指甲。认真做好腹部及会阴部皮肤准备，并注意脐部的清洁。

（2）术前3天进食半流质饮食，术前1天进流质饮食，以减轻胃肠道负担，有利于术后肠蠕动恢复；术前3天每日用0.1%肥皂水灌肠一次，术前晚行清洁灌肠，以排空肠

内粪便和积气，便于手术操作及避免术后腹胀和便秘。

（3）术前 3 天每日用甲硝唑 0.4g 阴道上药。尤其注意后穹隆部的清洁，冲洗后拭干。有阴道流血者不宜行阴道冲洗，宜用 0.5% 聚维酮碘棉球擦洗消毒。术日晨用聚维酮碘行阴道抹洗，确保阴道清洁。

2. 伴有高血压、糖尿病的患者

应特别注意血压波动，督促服降压药及休息，糖尿病患者特别注意糖尿病饮食护理指导及餐前肌注胰岛素，严格控制血糖，随时复查血糖，防止血糖过高或低血糖反应。

3. 术后一般护理

（1）患者术毕返回病房，固定好各种引流管，予吸氧、多功能心电监护，术后 24 小时内严密观察生命体征变化及全身情况。

（2）术后 6 小时内去枕取平卧位，头偏向一侧，6 小时后待血压平稳可取半卧位。

（3）手术当天禁食，肛门排气前予流质免奶无糖饮食，以避免奶制品及含糖食物经消化道产气过多引起腹胀，肛门排气后进半流质饮食并逐渐过渡到进普食。

（4）鼓励患者床上早活动，以增加肠蠕动，促进肠功能早日恢复。

4. 导尿管的护理

保持尿管固定通畅，鼓励患者经常更换卧位，多饮水，保持尿量在 1500mL/d 以上。观察并记录尿液的颜色、性质和量。每日用 0.5% 聚维酮碘溶液清洁消毒外阴和尿道口 2 次，防止逆行感染。患者术后留置尿管时间一般为 2 ~ 10 天。广泛性子宫切除 + 盆腔淋巴结清扫术的患者留置尿管时间较长，一般为 7 ~ 14 天，拔除尿管前 3 天开始夹管，每 2 小时开放一次，定时间断排尿，以促进膀胱功能恢复；拔除尿管后常规测残余尿，残余尿超过 100mL 者提示膀胱功能尚未完全恢复，重新留置尿管 3 ~ 5 天，再行拔管、测残余尿，直至残余尿 100mL 以下。

5. 腹膜后引流管的护理

保持引流管固定通畅，防止扭曲、受压、脱落。观察并记录引流液的颜色、性质和量。术后 48 ~ 72 小时拔除引流管。

6. 术后腹胀

术后腹胀是由于吞服空气或肠道酵解产生气体，加上手术麻醉，肠蠕动未能恢复，使肠腔扩张而产生的，一般于术后 24 ~ 48 小时内肠蠕动恢复。超过 48 小时无肛门排气，腹胀明显者向其解释原因，鼓励多翻身，取舒适卧位，尽早下床活动，遵医嘱予开塞露塞肛、新斯的明 0.5mg 肌注或行肛管排气。一般经对症处理后患者症状消失，肛门排气。

7. 术后阴道流血

阴道残端一般用可吸收线缝合，不需要拆线，自然吸收脱落；术后 7 ~ 10 天开始由于缝线吸收脱落可出现少量阴道流血，但须严密观察并记录出血情况。此期间患者应避免长时间端坐及便秘，减少活动，保持大便通畅。

（四）孕激素治疗的护理

子宫内膜癌孕激素治疗的作用机制可能是直接作用于癌细胞，缓解 DNA 复制和 RNA 转录过程，从而抑制癌细胞的生长。常用各种人工合成孕激素制剂如己酸羟黄体酮、甲羟黄体酮、醋酸甲羟黄体酮等，通常用药剂量大，至少 8 ～ 12 周才能评估疗效，常须用药 1 ～ 2 年时间，患者需要具备配合治疗的耐心。用药的不良反应为肝脏损害、水钠潴留，但停药后即好转。

（五）他莫昔芬（TMX，三苯氧胺）治疗

他莫昔芬是一种非甾体类抗雌激素药物，也可用以治疗子宫内膜癌。不良反应有潮热、急躁等类似更年期综合征的表现，还有骨髓抑制如白细胞、血小板下降等表现。也有少数患者出现不规则少量阴道流血等。

（六）出院指导

出院后应定期随访，1 个月返院复查，鉴定恢复体力活动的程度及性生活指导。一般术后 2 年内每 3 个月随访一次，3 年后每 6 个月一次，5 年后每年一次。随访内容包括详细病史、盆腔检查（三合诊）、阴道细胞学涂片、X 线胸片、血清 CA125 检测等，注意有无复发灶。酌情调整随访的间期。术后或放疗及服药后，患者可能出现阴道分泌物减少、干枯、性交痛等症状，但不能使用雌激素制剂。可指导用局部水溶性润滑剂提高生活质量，还可服中药缓解卵巢激素缺乏症状。

第五节　卵巢肿瘤

卵巢肿瘤是女性生殖器常见的肿瘤之一。卵巢恶性肿瘤是威胁妇女生命和健康的三大恶性肿瘤之一。其发病率居第三位，死亡率居第一位。卵巢是人体内最小的器官，却是肿瘤的好发部位，种类繁多，年龄不限，由于缺乏有效的诊断方法，加之卵巢深居盆腔内无法直视，而且早期无症状，很难早期诊断，一旦发现为恶性肿瘤多为晚期，晚期疗效不佳，5 年存活率一直徘徊在 20% ～ 30%，已成为严重威胁妇女生命的肿瘤。

一、组织学分类

卵巢是女性体内最小的器官，也是肿瘤的好发部位，组织形态复杂，种类最多。

二、常见的卵巢肿瘤及病理临床特点

（一）卵巢上皮性肿瘤

卵巢上皮性肿瘤是卵巢肿瘤中最常见的一种，约占所有原发性卵巢肿瘤的2/3，一般根据细胞增生程度、核异型性、生长速度、转移情况等分为良性、恶性及交界性。任何年龄均可发生。

1. 浆液性囊腺瘤

浆液性囊腺瘤是良性肿瘤，约占卵巢良性肿瘤的25%。多为单侧，圆形，壁薄，大小不等，表面光滑，囊内充满淡黄透明液体，有的囊壁光滑，单房，有的内有乳头状物突出，多房，偶尔向囊壁外生长，镜下见囊壁为纤维结缔组织，内衬单房立方形或柱状上皮，间质见砂粒体。临床上无不适，肿瘤较大时可有压迫症状。多为普查时无意中发现。

2. 浆液性囊腺癌

浆液性囊腺癌是最常见的卵巢恶性肿瘤。多为双侧，大小不一，囊实性，壁薄容易穿破，表面有乳头生长，囊液混浊，可有囊内出血。镜下见囊壁上皮显著增生，复层排列，癌细胞为立方形或柱状细胞，明显异型，并向间质浸润。肿瘤生长速度快，产生大量腹水，早期无症状，中晚期表现为腹胀、腹痛，化疗效果较好，但5年存活率低，约在25%。

3. 黏液性囊腺瘤

黏液性囊腺瘤是人体中生长最大的肿瘤，约占卵巢良性肿瘤的20%，多为单侧多房，壁厚，表面光滑，灰白色，囊液呈胶冻藕粉样。瘤壁破裂，黏液性上皮种植在腹膜上继续生长，并分泌黏液，形成腹膜黏液瘤。镜下见囊壁为纤维结缔组织，内衬单层高柱状上皮，产生黏液。肿瘤软、小，临床无症状，妇查或B超发现，肿瘤体积增大时可表现压迫症状，严重者呼吸困难，行动不便，破裂或扭转时腹痛。

4. 黏液性囊腺癌

黏液性囊腺癌为恶性肿瘤，约占10%，多为单侧，也可双侧。瘤体一般较大，腺壁可见乳头或实质区囊液黏液状，可混合有血。镜下见腺体密集，间质较少，癌腺上皮多层，细胞明显异型并有间质浸润。临床上可有腹胀不适，晚期有压迫症状及腹水，预后较差，5年存活率40%左右，对化疗较敏感。

5. 交界性上皮性卵巢肿瘤

交界性上皮性卵巢肿瘤肿瘤上皮细胞增生，细胞增生活跃，并有核异型，表现为上皮细胞层次增加，但无间质浸润。是一种低度恶性肿瘤，生长速度慢，转移率低，复发较迟，愈合较好，但对化疗不敏感。

（二）卵巢性索间质肿瘤

1. 卵巢颗粒细胞瘤

卵巢颗粒细胞瘤是低度恶性肿瘤，是最常见的分泌雌激素的功能性肿瘤，故有女性化作用，青春期前可出现假性性早熟，生育年龄引起月经紊乱，绝经后妇女则有绝经后阴道流血，子宫内膜增生过长，甚至合并子宫内膜癌或乳腺疾病。肿瘤表面光滑，多为单侧，大小不一，镜下见瘤细胞呈小多边形，偶呈圆形或圆柱形，胞质嗜酸性或中性，细胞膜界限不清，核圆，核膜清楚。临床上有晚期复发特点，预后良好，5 年存活率达 70% ~ 80%。

2. 卵泡膜细胞瘤

卵泡膜细胞瘤是良性功能性肿瘤，多为单侧，实质性，质硬，表面光滑，中等大小，可合并腹水。临床上有女性化激素作用的表现。也可与颗粒细胞瘤同时存在。镜下见瘤细胞短梭形，胞质富含脂质，细胞交错排列呈旋涡状。

3. 纤维瘤

纤维瘤为较常见的良性肿瘤，多为单侧，实质性，中等大小，表面光滑但呈结节状，切面灰白色，编织状，质硬。镜下见胶原纤维的梭形瘤细胞呈编织状排列。纤维瘤有时合并有腹水或胸腹水，手术切除肿瘤后，胸腹水自行消失，称梅格斯综合征。

（三）卵巢生殖细胞肿瘤

好发于青少年及儿童，占 60% ~ 90%，常见的包括成熟畸胎瘤及未成熟畸胎瘤，无性细胞瘤及内胚窦瘤。

1. 成熟畸胎瘤

成熟畸胎瘤又称皮样囊肿，由多胚层组织构成，偶见含一个胚层成分，是最常见的卵巢良性肿瘤。多为双侧，单房，中等大小，壁厚，表面光滑，腔内充满油脂毛发，有时见牙齿或骨质，触之囊实性，易发生扭转。临床上较小或未发生并发症时无不适。少数由于某种组织成分发生恶变，可形成各种恶性肿瘤。

2. 未成熟畸胎瘤

未成熟畸胎瘤是恶性生殖细胞肿瘤，可以原发也可以恶变而形成。常为单侧，实质性，体积较大，转移及复发率均较高，病情发展较快，对化疗敏感，效果较好，化疗后有自恶性肿瘤向良性分化倾向。预后较上皮性恶性肿瘤好。

3. 无性细胞瘤

卵巢无性细胞瘤属中等恶性肿瘤，实质性，单侧，中等大小，包膜光滑，好发于青春期及生育期妇女。镜下见圆形或多角形大细胞，核大，胞质丰富，瘤细胞呈片状或条索状排列，间质中常有淋巴细胞浸润。容易淋巴转移，对放疗特别敏感。早期5年存活率可达80% ~ 90%。

4. 内胚窦瘤

卵巢内胚窦瘤又名卵黄囊瘤，是一种高度恶性肿瘤，常见于青少年及儿童，多为单侧，实质性，易破裂及囊内出血，体积较大，其生长迅速，易早期转移。镜下见疏松网状和内胚样结构。癌细胞扁平，立方，柱状或多角形，并产生甲胎蛋白（AFP），血清中AFP浓度可作为诊断、治疗及术后追踪监护的重要指标，该肿瘤预后差，近年手术及化疗联合治疗效果有所改善。

（四）卵巢转移性肿瘤

任何部位的原发性癌均可转到卵巢。卵巢转移性肿瘤常见的是克鲁肯贝格瘤，多原发于胃肠道，是一种特殊的转移性腺癌。其特点是肿瘤实质性，肾形，双侧对称，表面光滑；体积较大，有的原发肿瘤还很小，转移性瘤体已很大；周围无粘连，可有腹水。镜下见典型的印戒细胞，能产生粘连，周围是结缔组织或黏液瘤性间质。其恶性程度很高，预后很差。5年存活率10%左右。须外科配合治疗原发灶及化疗。

三、处理原则

卵巢增大或卵巢囊肿有下列指征者应及早行腹腔镜检查或剖腹探查：卵巢实质性肿块、囊肿直径＞5cm；青春期前和绝经后期；生育年龄正在口服避孕药；囊肿持续存在超过3个月。

确诊为卵巢肿瘤者原则上应立即手术切除肿瘤。手术范围应根据临床期别组织学类型、患者年龄、对生育的要求及对手术的耐受力来分别决定。卵巢良性肿瘤，如年轻、单侧应行卵巢肿瘤剔除术或患侧附件切除术；即使为双侧，也应争取行卵巢肿瘤剔除术，保留部分卵巢组织。围绝经期妇女应行全子宫及双侧附件切除术。术中可疑恶性时立即冷冻切片组织学检查确定手术范围。如为恶性肿瘤，早期卵巢上皮性癌应行全面确定分期的手术，程序是：进入盆腹腔后首先留取腹水或腹腔冲洗液进行细胞学检查，全面探查盆、腹腔，对可疑病灶及易发生转移部位多处取材做组织学检查，全子宫和双附件切除，尽可能切除所有明显的肿瘤病灶，大网膜、盆腔及腹主动脉旁淋巴结切除。晚期卵巢癌行肿瘤细胞减灭术，手术目的是切除所有原发灶、转移灶，残余肿瘤直径越小越好。对下列条件的年轻患者可考虑保留对侧卵巢：临床Ⅰa期；肿瘤分化好；肿瘤为临床临界恶性或低度恶性；术中剖视对侧卵巢未发现肿瘤；术后有条件严密随访。

化学药物治疗及放射治疗：为主要的辅助治疗，根据手术后情况决定具体方案。

四、护理措施

（1）使患者对疾病有正确的了解，增强患者及家属的信心，主动配合治疗，协助患者应对压力。为患者提供表达情感的机会和环境，经常巡视病房，花费一定时间尽可能陪伴患者，详细了解患者的疑虑和需求，评估患者的身心状况，耐心向患者解释病情，有问必答，安排康复了的患者互访，分享感受，增强治疗信心，鼓励患者及家属亲友尽可能参与护理活动及照顾关心患者，使患者得到家属亲友的鼓励和帮助。

（2）协助患者接受各种检查和治疗遵医嘱，向患者及家属介绍治疗计划，可能做哪些检查及治疗，取得主动配合，协助医师完成各种诊断性检查，如抽血、腹腔穿刺放腹水、腹腔或胸腔内注入化疗药物，备好用物，观察患者血压、脉搏、呼吸等生命体征，发现异常反应立即报告医师处理。手术是卵巢肿瘤最主要的治疗手段，解除患者对手术的种种顾虑，按腹部手术护理常规内容认真做好术前准备，包括饮食指导，肠道、腹部、阴道准备，巨大肿瘤或大量腹水者准备沙袋，术后注意体温、血压、脉搏、呼吸、心肺腹部情况，早期发现感染征象，及早得到防治，腹部伤口止痛，外阴因留置尿管注意冲洗，注意饮食指导，营养调配，术后化疗患者注意相应的护理，加强监护感染，消化道反应及血象变化。注意电解质紊乱及肝肾功能。

（3）治疗后性生活指导及康复卵巢良性肿瘤术后 1 个月复查，如未切子宫 1 个月后可恢复性生活，恶性肿瘤在治疗后或病情基本控制、健康恢复以后，能不能恢复正常性生活，这一问题常使患者及丈夫难以启齿询问，实际上这已成为患者及家属的另一心理负担，对患者的恢复是不利的，如癌症患者在治疗后恢复正常性生活，不仅对保持家庭、夫妻关系是必要的，而且对患者自身长远康复和健康都是十分重要的。卵巢癌术后 3 个月阴道残端愈合后即可过性生活。

（4）做好随访及加强预防保健知识的宣传。卵巢非赘生性肿块直径＜5cm 者，应定期 3 ~ 6 个月接受复查，保管好病历记录及检查结果，手术后患者根据病理报告酌情复查，卵巢恶性肿瘤术后一般应做化疗及其他综合治疗，护士应协助医师向患者交代定期来院化疗，给患者提供舒适的环境，定期化疗，完成治疗计划，化疗结束后还应追踪，开始 2 ~ 3 个月一次，复查妇科情况，B 超或 CT，血象及相应的其他检查。行全身检查为宜。为了早期发现卵巢肿瘤，应大力宣传卵巢癌知识，高危因素，参加每年一次的妇科普查，高危人群最好半年一次，附件小肿块严密观察，针对盆腔肿块诊断不清、持续存在，应尽早做腹腔镜或剖腹探查。凡患消化道癌、乳腺癌术后应密切观察妇科情况。

第六节　化疗患者的护理

化学治疗（简称化疗）在妇科恶性肿瘤的治疗中占有重要地位。长期以来，手术、放疗、化疗一直被视为妇科恶性肿瘤三大主要治疗手段。化疗属于全身性的治疗，药物经由血液直接进入，或经由肠道吸收间接进入全身循环，可以治疗手术及放射线治疗无法彻底消灭的残留细胞及转移性肿瘤，能有效控制肿瘤的生长、扩散和转移，对一些高度敏感的妇科恶性肿瘤（如妊娠滋养细胞肿瘤和卵巢恶性生殖细胞肿瘤），化疗可以达到治愈的疗效。

由于抗肿瘤药物缺乏选择性，且正常细胞和肿瘤并无根本性的代谢差异，故抗肿瘤药物在控制肿瘤细胞生长、杀伤肿瘤细胞的同时，对人体正常组织细胞有不同程度损害，甚至影响心、肺、肝、肾等重要脏器的功能。

一、护理评估

（一）病史

采集患者既往用药史，尤其是化疗史及药物过敏史，记录既往接受化疗过程中出现的药物不良反应及应对情况。询问有关造血系统、肝脏、消化系统及肾脏疾病史，了解疾病的治疗经过、病程及治疗后的反应。采集患者的肿瘤疾病史、发病时间、治疗方法及效果，了解总体和本次治疗的化疗方案、目前的病情。

（二）身心状况

测量体温、脉搏、呼吸、血压、体重，了解患者一般情况（意识状态、发育、营养与面容），观察皮肤、黏膜、淋巴结有无异常，了解患者日常生活规律，如饮食、嗜好、睡眠、排泄状态及自理程度，是否存在转移灶症状及体征，以便为护理活动提供依据。

了解患者的心理状态，对化疗的不良反应是否具有恐惧心理，了解患者既往化疗的感受，对疾病的预后是否产生焦虑情绪。评估患者的社会支持系统、家庭成员的关心程度、家庭经济状况。

（三）实验室检查

（1）在用药前测白细胞计数，为用药提供依据。白细胞计数低于 4.0 × 109/L 者则不能化疗。用药过程中监测白细胞数，如低于 3.0 × 109/L 应考虑停药。

（2）测血常规、尿常规、肝肾功能，了解化疗药物对个体的毒性反应，化疗前如有异常则暂缓进行治疗。

二、护理诊断

（一）营养失调

摄入量低于机体需要量，与化疗所致的消化道反应有关。

（二）体液不足

体液不足与化疗所致恶心、呕吐、腹泻有关。

（三）有感染的危险

有感染的危险与化疗引起的白细胞减少，癌症长期慢性消耗，造成机体抵抗力降低有关。

（四）自我形象紊乱

自我形象紊乱与子宫卵巢摘除，化疗引起的脱发有关。

三、护理措施

（一）心理护理

与患者建立良好的护患关系，提供保密的谈话环境，认真倾听患者诉说恐惧、担忧、不适及疼痛，关心患者以取得信任。提供正确的信息，鼓励病友间交流，分享感受，促进患者克服化疗不良反应，减轻恐惧和焦虑，鼓励患者适当地化妆和修饰，维护自尊。与家属联系，取得家属配合，给患者爱和关心。

（二）健康指导

（1）向患者讲解化疗药物的分类、适应证、常见的不良反应及应对措施、本次化疗方案。

（2）鼓励患者进食高蛋白、高维生素、高能量、清淡、易消化食物，保证所需营养的摄入及液体的摄入。如出现恶心、呕吐等消化道反应，应少食多餐，强调坚持进食的重要性。

（3）指导患者保持良好的口腔卫生，如软毛牙刷刷牙、用漱口水漱口，经常擦身更衣，保持皮肤清洁、干燥。

（4）鼓励适当的户外活动，以增加食欲。注意休息，保持充足睡眠以减少体力消耗。尽量不去公共场所，如非去不可，则应戴口罩，加强保暖。

（三）用药护理

1. 准确测量并记录体重

化疗时须根据体重准确计算和调整药量，一般在每个疗程前及用药中各测一次体重。如体重不正确，用药剂量过大，可发生中毒反应，过小则影响疗效。

2. 正确使用药物

根据医嘱严格三查七对，做到现配现用。一般常温下不超过 1 小时，尤其是氮芥类药物，使用时要用避光罩。使用顺铂者，应准确记录 24 小时尿量，化疗当天的尿量应 > 2500mL，停化疗后应至少水化 1 ~ 2 天。如果联合用药，应根据药物的性质排出先后顺序。

3. 合理使用静脉血管并注意保护

化疗患者应遵循长期补液保护血管的原则，从远端开始，有计划地穿刺，练就过硬的穿刺本领，使穿刺次数减少到最小。如发现药物外渗，应立即停止滴入，对使用局部刺激性较强的药物，如长春新碱、放线菌素 D 等的患者须立即冷敷，并用生理盐水或普鲁卡因局部封闭，以后用金黄散外敷，以防止局部组织坏死，减轻疼痛和肿胀。经常巡视并调节滴速，以减少对静脉的刺激并保证药物在预定时间内输入，保证疗效。

4. 正确防护

化疗药的致癌性不仅对患者有影响，对医护人员来说也存在着明显的安全问题。使用化疗药后的注射器和输液管、输液瓶应放置在装有红色垃圾袋的容器中，作为危险垃圾处理。药物给患者使用过程中要防止气雾产生和液体外溅。药师或护士配制化疗药前应受过专门训练，配制时应穿上防护衣，戴上一次性的乳胶或聚乙烯手套，并在生物危险品安全通风橱内进行，有条件的医院可在层流室内进行配制。

（四）严密观察病情

观察体温，以判断有无感染，观察牙龈出血、鼻出血、阴道流血情况。观察肝功能损害的症状和体征，如黄疸、上腹部不适、恶心、腹泻等。如有腹痛、腹泻，要严密观察排便性状及次数，并正确收集大便标本，报告医师以警惕假膜性肠炎。观察有无尿频、尿急、尿痛、血尿等膀胱炎症状。

（五）药物不良反应护理

（1）提供愉快、轻松、清新的进餐环境，减少恶心、呕吐，提供少量多餐饮食。合理安排用药时间，分散注意力，遵医嘱按时使用止吐药。呕吐严重时应补充液体，以防电解质紊乱。

（2）按医嘱定期测定白细胞计数，低于 3.0×109/L 应及时与医师联系停药。对于白细胞计数低的患者要预防感染，不与传染病患者接触，限制探视，严格无菌操作，并注意保暖，勿着凉，预防感冒。遵医嘱用升白细胞药或应用抗生素，输新鲜血、白蛋白等。

（3）有口腔溃疡者，忌食辛辣、过冷、过热或坚硬等刺激性食物，给予温凉的流质或软食。口腔疼痛影响进食时，可在用餐前用 2% 利多卡因溶液漱口或双料喉风散喷涂口腔。保持良好的口腔卫生，进食漱口后，用甲紫或冰硼散等局部涂抹。鼓励患者进食，促进咽部活动，以减轻咽部溃疡引起的充血、水肿、结痂。

第六章　正常妊娠护理

第一节　正常妊娠期的护理

妊娠期管理主要通过产前保健工作来完成，产前保健主要包括定期产前检查、指导孕期营养和用药、及时发现和处理异常妊娠等，以保证母儿平安，顺利地度过妊娠期。

产前保健属于围生医学研究的范畴。围生医学是研究在围生期内加强对围生儿及孕产妇卫生保健的一门科学，对降低围生期母儿死亡率和病残儿发生率、保障母儿健康具有重要意义。

围生期是产前、产时和产后的一段时期，国际上对围生期的规定有4种。①围生期Ⅰ：从妊娠满28周（即胎儿体重＞1 000g或身长≥35cm）至产后1周；②围生期Ⅱ：从妊娠满20周（即胎儿体重＞500g或身长≥25cm）至产后4周；③围生期Ⅲ：从妊娠满28周至产后4周；④围生期Ⅳ：从胚胎形成至产后1周。我国目前采用围生期Ⅰ来计算围生期死亡率，它是衡量产科和新生儿科水平的重要指标，因此，产前保健是围生期保健的关键。

规范的产前检查是妊娠期孕妇监护的主要方法。

第一，产前检查的目的。产前检查的目的是：明确孕妇和胎儿的健康状况；及早发现与治疗妊娠并发症、合并症；及时发现并处理胎方位异常和胎儿发育异常；进行卫生保健教育；做好分娩前准备；初步确定分娩方案。

第二，产前检查的时间。首次产前检查的时间从确诊早孕时开始。首次产前检查未发现异常者，应于妊娠20～36周每4周检查1次，妊娠36周以后每周检查1次，即于妊娠20、24、28、32、36、37、38、39、40周分别进行产检，共9次，高危孕妇应酌情增加产前检查次数。对有遗传病家族史或生育史、不明原因反复流产、死胎、死产的孕妇，应由专科医师做遗传咨询。

一、护理评估

详细询问健康史，进行系统的全身检查、产科检查和必要的辅助检查。

（一）健康史

1. 年龄

年龄过小（＜18岁）或过大（＞35岁）者容易难产；35岁以上高龄初产妇易发生妊娠并发症与合并症，如妊娠期高血压病、妊娠合并糖尿病等，分娩时易出现产力、产道异常等。

2. 职业

放射线可致胎儿畸形，长期接触铅、汞、苯、有机磷农药等有毒物质，有可能导致流产、死胎、胎儿畸形等。若工作环境对胎儿健康不利，则应考虑暂时换岗。孕妇应注意检查血常规与肝功能。

3. 月经史

详细询问末次月经日期、月经周期是否规律，有助于准确推算预产期。月经周期延长的孕妇，其预产期也应相应推迟。

4. 孕产史

了解分娩方式，有无流产、早产、难产、死胎、死产、产后出血史，了解出生时新生儿情况。

5. 本次妊娠过程

了解有无早孕反应、早孕反应出现的时间；妊娠早期有无病毒感染史及用药史；胎动开始时间；妊娠过程有无阴道流血、腹痛、头晕、头痛、心悸、气短、下肢水肿等表现。

6. 既往史和手术史

了解过去有无高血压、心脏病、糖尿病、严重肝肾疾病等病史，了解既往有无手术史。

7. 家族史

询问家族中有无高血压、糖尿病、双胎妊娠、肺结核及其他遗传性疾病等。

8. 个人史

了解婚姻状况、受教育程度、宗教信仰等。

9. 丈夫健康状况

主要询问有无烟酒嗜好、遗传性疾病、传染病等。

（二）预产期的推算

预产期（EDC）主要是通过末次月经来推算，方法为：从末次月经（LMP）第 1 天算起，月份减去 3 或加上 9，日数加上 7。例如：末次月经第 1 天是 2011 年 3 月 12 日，预产期则为 2011 年 12 月 19 日。若孕妇只知农历日期，可将农历时间换算成公历再推算。一般实际分娩日期在预产期前或后 1 ~ 2 周。若孕妇记不清末次月经日期或哺乳期尚未月经复潮而受孕者，可根据早孕反应开始时间、胎动开始时间、子宫高度等推算预产期。

（三）身体评估

1. 全身检查

观察孕妇发育、营养；注意孕妇的步态及身高，身材矮小不足 145cm 者常伴有骨盆狭窄；检查心肺有无病变；检查乳房发育情况、乳头大小及有无凹陷；注意脊柱及下肢有无畸形；测量血压，孕妇正常血压不应超过 140/90mmHg；注意有无水肿，妊娠晚期仅有踝部或小腿下部水肿，经休息后能消退，属于正常；测量体重，妊娠晚期体重增加每周不超过 500g，超过者多考虑水肿或隐性水肿、羊水过多、双胎妊娠等。

2. 产科检查

产科检查包括腹部检查、骨盆测量、阴道检查和肛门检查。

（1）腹部检查

嘱孕妇排尿后取仰卧位，头部略垫高，袒露腹部，双腿略屈曲、稍分开，放松腹部。检查者站于孕妇右侧，注意保护隐私，动作轻柔。

①视诊

注意观察腹部形状和大小，有无手术瘢痕、水肿、妊娠纹。腹部呈横椭圆形常提示肩先露；腹形呈尖形腹（多见于初产妇）或悬垂腹（多见于经产妇），提示可能存在骨盆狭窄。腹部过大，考虑多胎妊娠、巨大胎儿、羊水过多的可能；腹部过小，考虑胎儿生长受限（FGR）、孕周推算错误等。

②触诊

触诊分 4 步完成，称为 4 步触诊法，是产科特有的检查方法。可检查子宫大小、胎产式、胎先露、胎方位及胎先露是否衔接和估计羊水多少等。触诊时注意腹壁紧张度、子宫敏感度、羊水多少等。进行 4 步触诊法前 3 步操作时，检查者应面向孕妇头部；进行第 4 步操作时，检查者应面向孕妇足部。

第 1 步：检查者两手放在子宫底部，轻按压以摸清子宫底部，先测子宫高度及腹围，子宫高度是指从耻骨联合上缘中点到子宫底部的距离，腹围是指下腹最膨隆处通常是绕脐 1 周的周径。估计胎儿大小与孕龄是否相符；接着两手指腹相对轻推，判断在子宫底部的胎儿部分（若圆而硬、有浮球感为胎头；若宽而软、形态不规则为胎臀），还可判断胎产式，并间接推断胎先露。

第 2 步：检查者两手掌下移分别放于腹部左右两侧，一手固定，另一手由上至下轻轻深按检查，左右手交替进行。若触及平坦饱满部分，则为胎背，并了解胎背朝向（前方、侧方）；若触及较空虚、高低不平、可变形活动的部分，则为胎儿肢体。

第 3 步：检查者右手拇指与其余四指分开，放在孕妇耻骨联合上方握住胎先露，轻按压，仔细摸清是胎头还是胎臀，圆而硬的为胎头，宽而软的为胎臀；接着握住胎先露左右推动，能推动者表示未衔接，不能推动者则已衔接。

第 4 步：检查者左右手分别放在胎先露两侧轻按压，进一步核对胎先露，然后朝骨盆入口方向伸入深按，确定胎先露入盆程度。双手能伸入、左右推胎先露能推动者，表示胎先露尚未入盆，临床上称为“浮”；手仅能伸入一点、胎先露稍活动，称为“半固定”；手不能伸入、胎先露不能活动，称为“固定”。

③听诊

听诊时胎心音最清楚的部位在胎背上方的孕妇腹壁处。妊娠 24 周后，枕先露的听诊部位在脐左下方或脐右下方；臀先露的听诊部位在脐左上方或脐右上方；肩先露的听诊在靠近脐部下方最清楚。

（2）骨盆测量

骨盆大小及其形状与分娩密切相关，它的大小决定着胎儿能否顺利经阴道娩出。

（3）阴道检查

确诊早孕时或初次产检时进行阴道检查，可了解产道、子宫、附件有无异常。妊娠末 1 个月内应避免阴道检查。

（4）肛门检查

肛门检查帮助判断胎先露、坐骨棘间径、坐骨切迹宽度、骶骨前面弯曲度以及骶尾关节活动度，多用于分娩期。

3. 辅助检查

常规检查红细胞计数、血红蛋白值、血细胞比容、血小板数、血型、肝功能、阴道分泌物、尿蛋白、尿糖等。

（四）心理－社会评估

1. 早期妊娠

评估孕妇对妊娠的反应及其接受程度。大部分孕妇感到惊讶和惊喜，部分计划外妊娠的孕妇，觉得尚未做好充分准备，出现矛盾心理。当出现早孕反应或早孕反应较重时，有些孕妇感到焦虑不安。孕妇接受妊娠的程度，可以从孕妇遵循产前指导的能力来评估。

2. 中、晚期妊娠

评估孕妇对妊娠有无不良的情绪反应。妊娠中期后，孕妇自感胎动，真实感受到胎儿的存在，开始关爱胎儿；妊娠晚期子宫明显增大，孕妇的体力负担加重，行动不便，出现腰背痛、水肿、睡眠障碍等症状，此时大多数孕妇都盼望分娩日期尽快到来，当新生儿即将降临人世时，孕妇一方面感到高兴，同时，又因对分娩将产生的痛苦而焦虑、恐惧，担心能否顺利分娩、害怕出现危险等。另外，也要评估孕妇的丈夫对此次妊娠的态度、家庭经济情况等。

二、护理措施

（一）一般护理

向孕妇宣传产前检查的意义和重要性，根据具体情况预约产前检查时间和内容。一般情况下，妊娠 20 ~ 36 周，每 4 周产前检查 1 次；妊娠 36 周后，每周产前检查 1 次。高危孕妇应酌情增加产检次数。

（二）心理护理

孕妇心境不佳，经常抑郁、悲伤、焦虑、紧张、恐惧等，可致胎儿脑血管收缩，脑血流量减少，影响胎儿脑部发育，严重时造成胎儿大脑畸形。大量研究发现，严重焦虑的孕妇往往恶心、呕吐加剧，流产、早产发生率高，过度紧张、恐惧可致宫缩乏力、产程延长或难产。让孕妇了解以上知识，告诉孕妇妊娠中晚期可能出现的生理症状，共同解决问题，解除孕妇的担心，帮助孕妇消除不良情绪及保持心情平和、轻松、愉快。

（三）营养指导

孕妇是胎儿成长的小环境，孕妇为适应胎儿生长发育、增大子宫等的需要，其所需的营养必须增加，其营养状况直接或间接地影响胎儿和孕妇自身的健康。若孕妇患有营养不良，会直接影响胎儿生长和智力发育，导致器官发育不全、胎儿生长受限，出现流产、早产、胎儿畸形等。

（1）帮助孕妇制订合理的饮食计划，平衡膳食，指导孕妇进食高蛋白质、高维生素、高矿物质、适量脂肪及糖、低盐饮食。

①热量：妊娠期热量随妊娠逐渐增加，每日增加约 0.84kJ（相当于每日增加 200 kcal）。膳食安排 3 大营养素应比例适当，一般为糖类占 65%，脂肪占 20%，蛋白质占 15%。注意热量增加勿太高，以免胎儿过大，导致难产。

②蛋白质：妊娠期摄入不足，会造成胎儿脑细胞分化缓慢，脑细胞总数减少，影响胎儿智力发育。建议孕妇从妊娠起每日增加蛋白质的摄入，孕早期每日增加 5g，孕 4 ~ 6 个月时每日应增加 15g，孕 7 ~ 9 个月时每日增加 25g。优质蛋白质能提供最佳搭配的氨基酸，其主要来源为肉类、牛奶、鸡蛋、奶酪、鸡肉和鱼等，尤其是牛奶。

③糖类：淀粉是机体主要供给热量的食物。孕中期以后，每日进主食 0.4 ~ 0.5 kg，可以满足需要。

④微量元素：中国营养学会建议孕妇每日膳食中铁的供应量为 28mg，但很难从膳食中得到补充，多主张从孕 16 周开始口服硫酸亚铁或富马酸亚铁，同时口服维生素 C，以利于铁的吸收，含铁较多的食物有动物肝脏、血制品、瘦肉、蛋黄、豆类、黑木耳、海带、紫菜及各种绿叶菜等；孕妇对钙的需求量大大增加，建议从孕 16 周起服用复方氨基酸螯合钙胶囊，牛奶及奶制品、肉类、豆类、海产品等含钙较多，其中牛奶及奶制品中的钙容易被吸收，可多饮用；孕期碘的需要量也增加，提倡在整个孕期服用含碘食盐；另外，在孕妇膳食中应注意补充硒、锌。

⑤维生素：维生素参与机体重要的生理过程，是生命活动中不可缺少的物质，主要从食物中获取，有维生素 A、B 族维生素、维生素 C、维生素 D、维生素 E、维生素 K 等。维生素 A 主要存在于动物性食物中，如牛奶、肝脏等；B 族维生素尤其是叶酸供给量应增加，孕早期叶酸缺乏，易致胎儿神经管缺陷畸形，建议在妊娠前 3 个月最好口服叶酸，叶酸的重要来源是谷类食品；补充维生素 C 应多吃新鲜水果和蔬菜；维生素 D 在鱼肝油中含量最多，其次为肝、蛋黄、鱼。

（2）饮食重质不重量，符合均衡、自然的原则，采用正确的烹饪方法，避免破坏营养素。选择易消化、无刺激性的食物，避免烟、酒、浓咖啡、浓茶及辛辣食品。

（3）定期测量体重，监测营养供给、体重增长情况。

（四）症状护理

（1）恶心、呕吐。约半数孕妇在孕 6 周左右出现恶心、呕吐、挑食、流涎等早孕反应症状，一般不影响生活与工作，孕 12 周左右自行消失，无须用药。此期间应指导孕妇少食多餐，忌油腻、难消化的食物，避免空腹或过饱。若恶心、呕吐频繁，应考虑妊娠剧吐，须入院补液，以纠正水、电解质紊乱。

（2）白带增多。孕妇受性激素水平不断升高的影响，阴道分泌物增加，于妊娠初 3 个月及妊娠末 3 个月明显，属妊娠期生理变化。嘱孕妇保持外阴清洁与干燥，每日清洗外阴，穿透气性好的棉质内裤，经常更换内裤或卫生巾，严禁进行阴道冲洗。孕期常规检查白带时应注意排除假丝酵母菌、滴虫、衣原体等的感染。

（3）尿频、尿急。尿频、尿急为增大子宫压迫膀胱所致，常发生在妊娠初 3 个月及妊娠末 3 个月。嘱孕妇及时排尿，憋尿易致泌尿系统感染。产后症状自行消失。

（4）便秘为孕期常见症状。因肠蠕动减弱，肠内容物排空时间延长，增大的子宫及胎先露压迫肠道引起。指导孕妇养成按时排便的良好习惯，每日清晨饮一杯温开水，进食易消化的粗纤维食物，多吃新鲜蔬菜和水果，多喝水，坚持每日适当运动。应在医生指导下口服缓泻剂，如车前番泻颗粒，不咀嚼，足量水冲服；或用开塞露、甘油栓；禁用峻泻剂，也不可灌肠，以免引起流产或早产。

（5）痔疮。痔疮是因增大子宫压迫或妊娠期便秘使痔静脉回流受阻，直肠静脉压升高引起。应多喝水，多吃蔬菜和水果，少吃辛辣刺激性食物。温水浸泡患处能缓解胀痛，亦可在医生指导下服用缓泻剂。

（6）下肢水肿。增大的子宫压迫下腔静脉使下肢静脉血液回流受阻是下肢水肿的主要原因，孕妇于妊娠后期常有踝部、小腿下半部轻度水肿，休息后消退，属正常现象。避免长时间站或坐，取左侧卧位休息，下肢垫高 15% 均能使下肢血液回流改善，减轻水肿。若下肢水肿非常明显，休息后不缓解，孕妇可能患妊娠期高血压病、妊娠合并肾脏疾病、严重贫血等。

（7）下肢、外阴静脉曲张。因下腔静脉受压使股静脉压升高可导致下肢、外阴静脉曲张，应避免长时间站立，穿弹力裤或下肢绑弹性绷带，左侧卧位睡眠，同时垫高下肢，以促进血液回流。

（8）下肢痉挛。下肢痉挛多为孕妇缺钙引起，小腿腓肠肌肌肉痉挛常见，常在夜间发作，大部分能迅速缓解。应指导孕妇饮食中增加钙的摄入，口服复方氨基酸螯合钙，避免腿部疲劳、受凉。下肢痉挛发作时，局部可热敷按摩，或背屈肢体，或站直前倾，以伸展抽搐的肌肉，直至痉挛消失。

（9）腰背痛。妊娠期间子宫向前隆起，为了保持平衡，孕妇体姿后仰，使背部肌肉处于持续紧张状态，另外妊娠时关节韧带松弛，也可导致孕妇腰背疼痛。应指导孕妇穿平跟鞋，俯拾地面物品时，应保持上身直立，屈膝，借助两下肢力量起身；少抬举重物；休息时，腰背部垫枕头可缓解疼痛，必要时卧床休息（硬床垫）、局部热敷。疼痛严重者可服止痛药物。

（10）仰卧位。低血压综合征。妊娠晚期孕妇长时间仰卧，由于增大的子宫压迫下腔静脉，回心血量及心排出量突然减少，血压下降。孕妇转换左侧卧位后，血压很快恢复，孕妇不必紧张。

（11）贫血。孕妇于妊娠后期对铁的需求量增多，单靠饮食补充明显不足，易发生缺铁性贫血。从妊娠 4 个月起补充铁剂，可用温水或水果汁送服，或同时服用维生素 C 和钙剂能增加铁的摄入，铁剂最好餐后 20 分钟服用，以减轻对胃肠道的刺激。多食动物肝脏、瘦肉、蛋黄、豆类等。告诉孕妇服用铁剂后大便可能会变黑，甚至可能导致便秘或轻度腹泻。

（12）失眠。加强心理护理，缓解焦虑、紧张的情绪，每日坚持户外散步，睡前喝杯热牛奶，用温水泡脚或用木梳梳头有助于入睡。

三、健康教育

（一）异常症状的判断

异常症状的出现意味着孕妇与胎儿都可能有危险，首先应让孕妇明白自觉、及时就诊的重要性。孕妇发现下列症状应立即就诊：阴道流血、腹痛、头痛、眼花、胸闷、心悸、气短、寒战、发热、胎动突然减少、突然阴道流液等。

（二）饮食

增加营养，平衡膳食，指导孕妇进食高蛋白质、高维生素、高矿物质、适量脂肪及糖、低盐饮食，以满足自身和胎儿的双重需要，并为分娩和哺乳做好准备。

（三）活动与休息

一般妊娠 28 周后孕妇应适当减轻工作量，妊娠期应避免长时间站立或重体力劳动，避免上夜班或长时间紧张地工作；坚持适量运动，如散步、做孕妇保健操等，勿攀高或举重物。妊娠期孕妇身心负荷加重，容易疲劳，须保证足够的休息和睡眠，每日保证 8 小时睡眠，午休 1 ～ 2 小时，妊娠中后期取左侧卧位休息，以增加胎盘血供。

（四）衣着

衣着以宽松、柔软、舒适为宜。不宜穿紧身衣，不要紧束腰腹部，以免影响乳房发育、胎儿发育与活动；选择舒适、合身的胸罩，以减轻不适感；宜穿轻便、舒适的平跟鞋，避免穿高跟鞋，以防身体失衡、腰背痛。

（五）个人卫生

养成良好的卫生习惯，勤刷牙，勤更衣，勤洗外阴，保持外阴局部清洁干燥。

（六）性生活指导

妊娠期间适当减少性生活次数，注意身体姿势，原则上妊娠前 3 个月及妊娠后 3 个月，应避免性生活，以防流产、早产、胎膜早破、感染。

（七）孕期自我监护

胎动计数和胎心音计数是孕妇自我监护的重要手段。计数胎动是自我监护最常用而简单的方法，方法为：孕 28 周后，每日早、中、晚各数 1 小时胎动，1 小时胎动不少于 3 次，提示胎儿情况良好；3 次计数总和乘以 4 为 12 小时的胎动次数，若 12 小时内胎动小于 10 次，或突然下降 50% 以上者，提示胎儿缺氧，孕妇应立即就诊。

（八）孕期用药

许多药物可通过胎盘进入胎体，对胚胎或胎儿不利的药物会影响胚胎分化和发育，导致胎儿畸形和功能障碍，孕 12 周内是药物的致畸期，用药应特别慎重，须在医生指导下合理用药。孕产妇用药原则是：能用一种药物，就要避免联合用药；能用疗效比较肯定的药物，就要避免用尚难确定对胎儿有无不良影响的新药；能用小剂量药物，就要避免用大剂量药物；严格掌握药物剂量和用药持续时间，并注意及时停药。

（九）胎教

胎教能有目的、有计划地促进胎儿生长发育，现代科学研究发现，胎儿具有感觉、知觉、记忆等能力，胎儿的眼睛会随光亮而活动，触其手足可产生收缩反应，外界音响可引起心率的改变等。因此，孕妇生活规律，心情愉悦，对胎儿进行抚摸和音乐训练等，均有助于胎儿的生长发育。

（十）分娩前准备

指导孕妇准备新生儿和产妇用物。为新生儿准备数套柔软、宽大、便于穿脱（衣缝在正面）的衣服，尿布宜选用柔软、吸水、透气性好的纯棉织品。产妇应准备足够大的卫生巾、毛巾、内裤、合适的胸罩、吸乳器等。另外，可采用上课、看录像等形式讲解新生儿喂养及护理知识，宣传母乳喂养的好处，示教如何给新生儿洗澡、换尿布等。教会孕妇做产前运动、分娩呼吸技巧等，有利于减轻分娩不适，促进顺产。

（十一）识别先兆临产

在预产期前后 1 ~ 2 周，若孕妇出现不规则宫缩及阴道出现少量血性分泌物（俗称"见红"），预示孕妇即将临产，是先兆临产较可靠的征象；若孕妇出现间歇 5 ~ 6 分钟、持续 30 秒的规律宫缩，则为临产，应马上入院。若阴道突然大量流液，估计为胎膜早破，嘱孕妇平卧，由家属送往医院，以防脐带脱垂而危及胎儿生命。

第二节 正常分娩期的护理

一、第一产程妇女的护理

（一）临床表现

1. 规律子宫收缩

产程开始时，出现伴有疼痛的宫缩，常用"阵痛"一词来描述。起初宫缩持续时间较短（约 30 秒）且弱，间歇期较长（5 ~ 6 分钟）。随着产程进展，持续时间渐长（50 ~ 60 秒），且强度不断增加，间歇期渐短（2 ~ 3 分钟）。当子宫口近开全时，宫缩持续时间可长达 1 分钟以上，间歇期仅 1 分钟或稍长。

2. 子宫口扩张

在不断增强的宫缩作用下，子宫颈管逐渐缩短展平，子宫口逐渐扩张。当子宫口开全时，子宫口边缘消失，子宫下段及阴道形成宽阔的筒腔。临床上按照子宫颈扩张的程度，将第一产程分为潜伏期和活跃期 2 个阶段。

（1）潜伏期

从临产出现规律性宫缩到子宫口扩张至 3cm。此期子宫口扩张较慢，约需 8 小时（超过 16 小时为潜伏期延长）。此期子宫口扩张速度较慢。

（2）活跃期

从子宫口扩张 3cm 至子宫口开全 10cm。此期子宫口扩张明显加快，约需 4 小时（超过 8 小时为活跃期延长）。此期子宫口扩张速度较快。

3. 胎头下降

胎头下降程度是决定胎儿能否经阴道分娩的重要观察项目。胎头下降程度，以坐骨棘平面为标志来判断。胎头颅骨最低点平坐骨棘时以“0”表示，在坐骨棘平面上 1cm 以“−1”表示，在坐骨棘平面下 1cm 以“+1”表示，以此类推。潜伏期胎头下降不明显，活跃期（特别是子宫口开全后）胎头下降最快。

4. 胎膜破裂

胎膜破裂简称破膜。胎先露衔接后，将羊水阻断为前、后两部。在胎先露前面的羊水不多，约为 100mL，称为前羊水，形成前羊水囊，它有助于扩张子宫口。宫缩不断增强，子宫羊膜腔内压力不断增高，当压力增加到一定程度时，胎膜自然破裂。破膜多发生在子宫口近开全时。

5. 焦虑

产妇一般（尤其是初产妇）在第一产程往往存在不同程度的焦虑。此时，产妇最担心的是：能否顺利分娩？自己应该做些什么？胎儿是否健康？疼痛程度多少？持续时间多长？此外，新入院的待产妇也会因陌生的环境和有孤独感而出现焦虑。

（二）护理评估

1. 病史

待产妇入院后，首先阅读产前检查记录或通过询问了解其一般情况，如年龄、孕次、产次、身高、体重等，重点评估本次妊娠经过并核实预产期。注意有无宫缩及开始时间、频率、强弱，有无阴道流血或排液等。

2. 身体评估

（1）重点评估生命体征、子宫底高度、腹围、胎产式、胎方位、胎心率、宫缩的频率与强弱、胎先露下降的情况、子宫口扩张的程度、胎膜的完整性、羊水的性质、骨盆的大小等。

（2）辅助检查：

①实验室检查：测血常规、尿常规、出血时间、凝血时间、血型等。

②胎儿监护仪：可以连续动态监测宫缩和胎心音变化，了解产妇宫缩情况和胎儿在宫内的安危状况。

3. 心理－社会评估

主要评估产妇对分娩的反应，如焦虑、紧张、恐惧等；评估产妇及其家属对正常分娩的认知程度，是否愿意家人陪伴分娩，是否理解有关正常分娩和母乳喂养等健康教育的内容。还应了解产妇婚姻状况、经济来源、社会支持情况、文化背景、有无特殊心理负担等。

（三）护理问题

1. 疼痛

疼痛与子宫收缩有关。

2. 知识缺乏

知识缺乏，缺乏分娩的相关知识。

3. 焦虑

与担心分娩能否顺利进行有关。

（四）护理措施

1. 心理护理

护理人员应介绍产房环境，鼓励产妇说出焦虑的感受，安慰产妇并耐心讲解分娩是生理过程，尽可能陪在其身边，帮助其擦汗、喂水等，随时告知产程的进展、每次检查的目的和结果，使产妇增强信心，顺利完成分娩。现在提倡的导乐陪伴分娩及家庭式产房等，有助于消除产妇的恐惧和孤独感。

2. 一般护理

（1）观察生命体征

每 4 ～ 6 小时测量 1 次体温、血压、脉搏、呼吸，并做好记录。血压应在宫缩间歇期测量，血压异常者增加测量次数，并及时报告医生，给予相应的处理。

（2）补充液体和热量

鼓励产妇少量多次进食，给予高热量、易消化、低脂肪的流质食物或半流质食物，并注意补充足够的水分，以保证产妇的体力和精力。

（3）活动和休息

提供安静、清洁、舒适的休息环境，在待产室内播放轻松、柔和的背景音乐，尽量分散产妇的注意力，使产妇尽可能获得休息。临产后宫缩不强，未破膜者，可在室内活动，鼓励产妇取自己感觉舒适的体位，避免仰卧位，跪姿是很多产妇喜欢采用的姿势，有助于产程进展及减轻疼痛。初产妇子宫口近开全或经产妇子宫口扩张 4cm 以上者，有合并症的产妇，应取左侧卧位休息。

（4）清洁卫生

护理人员应经常为产妇更衣、更换床单和产垫，大、小便后行会阴部冲洗，保持会阴部的清洁和干燥，以促进身体舒适和放松。

（5）排尿与排便

鼓励产妇每 2 ~ 4 小时排尿 1 次，以防止膀胱过度充盈影响胎先露下降及宫缩，延长产程。若小便不能自解，必要时可给予导尿。产妇有便意欲上厕所时，护理人员应陪伴，严禁产妇自己在厕所中长时间蹲位，以防产妇在厕所中分娩。（有关第一产程是否需要灌肠，有研究认为不宜常规进行。）

3. 产程护理

（1）观察宫缩

①触诊法

助产人员将手掌放在产妇腹壁上，感觉宫缩时子宫体隆起变硬，间歇时松弛、变软。定时连续观察宫缩持续时间、间歇时间、强度及规律性，并及时做好记录。

②胎儿监护仪

可通过胎儿监护仪描记曲线，宫缩强度、频率和每次宫缩持续的时间是较全面反映宫缩的客观指标。临床上最常用的是外监护，具体方法是将测量宫缩强度的探头固定于产妇腹壁子宫体接近子宫底部，连续描记曲线 30 ~ 40 分钟，必要时延长时间或重复数次。

（2）监测胎心音

可用胎心听诊器、超声多普勒仪或胎儿监护仪进行监测。

①听诊器

潜伏期每隔 1 ~ 2 小时听胎心音 1 次，活跃期后每 30 分钟听诊胎心音 1 次，正常胎心率为 120 ~ 160 次 / 分钟。听诊应在宫缩间歇时进行，每次听诊 1 分钟，并做好记录。听诊时注意胎心音的快慢、强弱及其节律。正常情况下宫缩时胎心率变慢，宫缩后胎心率迅速恢复。若宫缩后胎心率不能迅速恢复、胎心率少于 120 次 / 分钟或胎心率大于 160 次 / 分钟，均提示胎儿缺氧，应给予及时处理。

②胎心监护仪

将测量胎心的探头置于胎心音最响亮的部位，固定于孕妇腹部，观察胎心率的变异及其与子宫收缩、胎动的关系。

（3）观察子宫口扩张和胎先露下降

可通过肛门检查和阴道检查判断。肛门检查能了解子宫颈软硬度及厚薄、子宫口扩张程度、胎先露及其下降程度、是否破膜、骨盆腔大小、胎方位等。肛门检查的方法：产妇仰卧，两腿尽量屈曲分开，检查前用消毒纸覆盖阴道口以避免粪便污染。检查者站在孕妇右侧，右手食指戴指套，涂少许润滑剂，在宫缩时轻轻插入肛门，其余各指屈曲，以利于示指深入。食指向后触及尾骨尖端，了解尾骨活动度，再向两侧触摸坐骨棘是否突出并确定胎先露的高低，然后食指指腹向上，沿直肠前壁可触及胎儿先露部，于胎先露中央附近摸到一圆形凹陷，触摸凹陷边缘宽度，估计子宫口扩张程度。当子宫口近开全时，仅能摸到一窄边，子宫口开全时，摸不到子宫口边缘。未破膜者，在胎先露前方可触到有弹性的羊膜囊，已破膜者直接接触到胎先露，同时能扪清颅缝及囟门的位置，有助于确定胎位。肛门检查次数不宜太多，潜伏期每 2 ~ 4 小时查 1 次，活跃期每 1 ~ 2 小时查 1 次。近年来，有些医院在严格消毒的情况下，用阴道检查代替肛门检查。

（4）绘制产程图

临床上，常用产程图描记子宫口扩张与胎先露下降情况，以观察产程进展并指导产程处理。产程图以临产时间（h）为横坐标，纵坐标分别为子宫颈扩张程度（cm）与胎先露下降程度（cm），前者在左侧，后者在右侧。连续记录子宫颈口扩张（用红色“0”表示）、先露部下降程度（用蓝色“X”表示）并连成曲线，即构成产程图。

（5）破膜及羊水观察

胎膜多在子宫口近开全时自然破裂，一旦胎膜破裂，立即听胎心音，并观察羊水的量、颜色、性状，同时记录破膜时间。破膜超过 12 小时尚未分娩者，应遵医嘱给予抗生素，以预防感染。

（6）减轻疼痛

①耐心听取产妇关于疼痛的诉说，表达对其疼痛的同情和理解。因为疼痛是生理因素和心理因素的综合反应，所以产妇叙述了疼痛可能会使其心情得到安抚，疼痛减轻；②指导深呼吸，按压腰骶部或按摩子宫下部，以减轻产妇的疼痛感。③用音乐、图片、谈话等方法转移产妇对疼痛的注意，也可用热敷、淋浴等方法减轻疼痛，有条件的应允许产妇选择分娩体位；④药物镇痛：有全身用药和局部用药（常用硬膜外麻醉镇痛）两种方法。按医嘱给予镇静止痛剂缓解疼痛。

二、第二产程妇女的护理

（一）临床表现

1. 宫缩增强

产妇进入第二产程后，宫缩的频率和强度达到高峰。宫缩持续 1 分钟或以上，间歇期仅1～2分钟。

2. 胎儿下降娩出

当胎头降至骨盆出口并压迫骨盆底组织和直肠时，产妇有排便感，不由自主向下屏气用力，产妇体力消耗很大，常表现为大汗淋漓、面部发红、肌肉乏力和震颤等。随着产程进展，会阴逐渐膨隆、变薄，肛门括约肌松弛。宫缩时，胎头露出阴道口，间歇时又缩回阴道内，称胎头拨露。当胎头双顶径越过骨盆出口，宫缩间歇时胎头不再回缩，称胎头着冠。此时会阴极度扩张，胎头枕骨露出耻骨弓下方，仰伸而出，接着复位及外旋转，胎肩与胎体相继娩出，羊水随之涌出。

3. 恐惧、急躁

产妇的恐惧、急躁情绪比第一产程加剧，常表现为烦躁不安。

（二）护理评估

1. 病史

了解产程进展情况和胎儿宫内情况，注意第一产程的经过及处理情况。

2. 身体评估

①评估生命体征，了解产妇一般情况，有无过度疲劳与大量出汗，有无过度呼气造成手足发麻、头晕等表现，有无尿潴留、肠胀气等；②持续评估产妇和胎儿情况，了解宫缩的持续时间、间歇时间、强度及胎心情况，询问产妇是否有便意，观察胎头拨露及着冠情况，评估会阴情况，估计胎儿大小，判断是否行会阴切开术；③辅助检查：胎儿监护仪监测胎心率变化情况，如有异常及时处理。

3. 心理－社会评估

评估产妇有无焦虑、急躁及恐惧情绪，评估其对分娩的信心，了解产妇与医护人员的配合能力等。

（三）护理问题

1. 有受伤的危险

与可能的会阴撕裂伤、新生儿产伤有关。

2. 焦虑

与缺乏顺利分娩的信心及担心胎儿安危有关。

3. 知识缺乏

缺乏正确使用腹压的技巧和知识。

（四）护理措施

1. 心理护理

第二产程期间，助产人员应陪伴在产妇旁边，随时告知其产程进展情况，并以鼓励性语言增强产妇顺利分娩的信心，宫缩间歇时协助其饮水、擦汗，以缓解其紧张、焦虑情绪。

2. 密切监测胎心音

勤听胎心音，每 5 ~ 10 分钟听 1 次，最好用胎心监护仪连续监测胎心变化，若发现胎心音异常，马上通知医生，立即做阴道检查，尽快结束分娩。必要时给予产妇吸氧。

3. 指导产妇屏气用力

子宫口开全后，指导产妇正确运用腹压，方法是：让产妇双脚放在产床上，双手紧握产床两边把手，宫缩开始时，先深吸一口气屏住，然后如解大便样向下用力；宫缩间歇期，指导产妇全身放松、安静休息，宫缩再次出现时，重复上述动作，以加速产程进展。

4. 准备接产

初产妇宫口开全，经产妇子宫口扩张 4cm，且宫缩规律有力时，将产妇送至产房做好接产准备。

（1）产妇的准备

让产妇仰卧于产床上，两腿屈曲分开，暴露外阴。在臀下放便盆或塑料布，用消毒纱布球蘸肥皂水依次擦洗大小阴唇、阴阜、大腿内上 1/3、会阴及肛门周围，然后用温开水冲洗。为防止冲洗液流入阴道，用消毒干纱布球盖住阴道口，再用 0.1% 苯扎溴铵溶液冲洗或涂以聚维酮碘消毒。取下阴道口的纱布球及臀下便盆或塑料布，铺消毒巾于臀下。

（2）接产者准备

接产者按无菌操作常规洗手，穿手术衣，戴手套，打开产包，铺消毒巾，准备接产。

5. 接产

当胎头拨露使阴唇后联合紧张时，开始保护会阴，至胎肩娩出后方可结束。保护会阴的要领为：在保护会阴的同时协助胎头俯屈，使胎头以最小径线（枕下前囟径）子宫缩间歇时缓慢通过阴道口，此为预防会阴撕裂的关键。接产方法如下：

接产者站在产妇右侧，在产妇会阴部盖一块消毒巾，接产者右肘支在产床上，右手拇指与其余四指分开，用手掌大鱼际肌顶住会阴部，宫缩时右手向内上方托压，同时左手轻轻下压胎头枕部，协助胎头俯屈和使胎头缓慢下降。宫缩间歇时，保护会阴的右手稍放松，以免压迫过度引起会阴水肿。当胎头枕部在耻骨弓下露出时，左手协助胎头仰伸，此时若宫缩过强，嘱产妇张口哈气以缓解腹压，在宫缩间歇时让产妇稍向下屏气，使胎头缓慢娩出。胎头娩出后，右手继续保护会阴，左手自胎儿鼻根向下颏挤压，挤出口鼻内的黏液和羊水，然后协助胎头复位、外旋转，使双肩径与骨盆出口前后径一致。继而左手向下轻压胎儿颈部，使胎儿前肩自耻骨弓下娩出，再向上托胎颈，使后肩娩出。双肩娩出后，方可放松保护会阴的右手，双手协助胎体及下肢相继以侧位娩出，并记录胎儿娩出时间。胎头娩出时发现脐带绕颈，如果脐带绕颈较松，用手将脐带从胎儿头部滑下或顺肩推上；如脐带绕颈较紧或缠绕2周以上，则用两把止血钳将脐带夹住，从中间剪断。注意不要损伤皮肤，脐带松解后再协助胎肩娩出。

胎儿娩出后1 ~ 2分钟内结扎脐带，在距脐带根部15 ~ 20cm处，用两把止血钳钳夹，在两钳之间剪断脐带。胎儿娩出后，在产妇臀下放一弯盘，可估计出血量。

接产过程中，如发现产妇会阴部过紧或胎儿过大，估计分娩时软产道撕裂不可避免，或母儿有病理情况亟须结束分娩，应行会阴切开术。

三、第三产程妇女的护理

（一）临床表现

1. 宫缩

胎儿娩出后，子宫底降至脐平，宫缩暂停，产妇略感轻松，数分钟后宫缩再次出现。

2. 胎盘剥离

由于子宫腔容积缩小，胎盘不能相应缩小与子宫壁发生错位而剥离，剥离面出血形成胎盘后血肿，随着子宫收缩，剥离面不断扩大，直到完全剥离后娩出。胎盘剥离的征象：①子宫体变硬呈球形，子宫底升高达脐上；②阴道口外露的脐带自行下降延长；③阴道少量流血；④用手掌尺侧于产妇耻骨联合上方轻压子宫下段时，子宫体上升而外露脐带不再回缩。

3. 阴道流血

由于胎盘剥离所致，阴道流血一般不超过300 mL，暗红色，可有血块。

4. 轻松

胎儿胎盘娩出后，产妇感到轻松，心情比较平静。若新生儿有异常或性别与自己期望不同时则会感到失望。

（二）护理评估

1. 病史

了解胎儿娩出的方式、速度、时间，了解有无会阴切开、撕裂及阴道助产术，了解阴道流血及宫缩等情况。

2. 身体评估

①评估新生儿的健康状况：通过新生儿 Apgar 评分法判断有无新生儿窒息及窒息程度，检查新生儿身高、体重以及体表有无畸形等；②评估母体生理状况：监测产妇血压、脉搏、出血量、胎盘剥离及娩出过程，检查胎盘、胎膜是否娩出完整，检查软产道是否有裂伤及裂伤的程度；③辅助检查：遵医嘱进行相应的检查。

3. 心理－社会评估

了解产妇对新生儿健康状况、性别、外貌的反应，产妇及家属是否接受新生儿等。

（三）护理问题

1. 组织灌注量不足

与产后出血有关。

2. 有亲子依恋关系改变的危险

与产后疲倦、会阴伤口疼痛以及新生儿性别不符合期望有关。

（四）护理措施

1. 新生儿护理

（1）清理呼吸道

胎儿娩出断脐后，立即用吸痰管轻轻吸出新生儿咽部及鼻腔的黏液及羊水，以免发生吸入性肺炎。当呼吸道黏液和羊水已吸净时，如新生儿仍未啼哭，可用手轻拍新生儿足底以刺激啼哭，新生儿大声啼哭表示呼吸道已畅通。

（2）新生儿 Apgar 评分法

以出生后 1 分钟及 5 分钟的心率、呼吸、肌张力、喉反射及皮肤颜色 5 项体征为依据。每项为 0 ~ 2 分，满分 10 分：8 ~ 10 分属正常新生儿，一般无须处理；4 ~ 7 分为轻度窒息，须采取清理呼吸道、人工呼吸、吸氧、用药等措施才能恢复；0 ~ 3 分为重度窒息，须紧急抢救，行喉镜直视下气管内插管并给氧。缺氧较严重的新生儿，应在出生后 5 分钟、10 分钟时再次评分，直至连续 2 次评分均不低于 8 分。出生后 1 分钟的评分反映胎儿在宫内情况，出生后 5 分钟及 5 分钟以后的评分则反映复苏效果，与预后关系密切。

（3）处理脐带

结扎脐带的方法有双重棉线结扎法、气门芯结扎法、脐带夹结扎法等。双重棉线结扎法：即用 75% 乙醇消毒脐带根部周围，在距脐带根部 0.5cm 处用棉线结扎第 1 道，再在第 1 道结扎线外 0.5cm 处结扎第 2 道，结扎时松紧适度，以防脐带出血或断裂。在第 2 道结扎线外 0.5cm 处剪断脐带，挤净残血，用 20% 高锰酸钾溶液或 5% 聚维酮碘溶液消毒脐带断面，用无菌纱布盖好，再用脐带布包扎。

（4）保暖

护理人员在产妇进入第 2 产程时，预先将新生儿保暖处理台预热。新生儿娩出后，将其放在保暖处理台上，用无菌巾擦干身上的血迹、羊水，常规处理后应尽快包裹以保暖。

（5）新生儿全身检查及护理

接产者应仔细检查新生儿全身情况，注意有无胎记、损伤、畸形等，如有异常须记录。让产妇查看新生儿及确认新生儿性别。擦净新生儿足底胎脂，并在新生儿病历上打上新生儿足印与新生儿母亲的指印。测量新生儿身长、体重，做好产时记录，将标明新生儿性别、体重、出生时间、母亲姓名和床号的手腕带系在新生儿右手腕，并将同样的记录牌挂在包被上。用抗生素滴眼液滴眼，以预防经过产道时新生儿眼部感染。

2. 产妇护理

（1）协助胎盘娩出

确认胎盘完全剥离，宫缩时左手握住子宫底并按压，右手轻拉脐带，协助胎盘娩出。当胎盘娩出至阴道口时，接产者以双手捧住胎盘，向一个方向旋转并缓慢向外牵拉，协助胎盘胎膜完整排出，在胎膜排出过程中发现胎膜部分断裂，可用止血钳夹住断裂上段的胎膜，继续向原方向旋转，直至胎膜完整排出。

（2）检查胎盘胎膜

将胎盘铺平，先检查胎盘母体面胎盘小叶有无缺损，然后提起胎盘，检查胎膜是否完整，再检查胎盘胎儿面边缘有无血管断裂以及时发现副胎盘。疑有副胎盘、部分胎盘或大块胎膜残留时，应在无菌操作下徒手入子宫腔取出残留组织。如确认仅有少量胎膜残留，按医嘱给予子宫收缩剂待其自然娩出。

（3）检查软产道

胎盘娩出后，应仔细检查产妇外阴、小阴唇内侧、尿道口周围、阴道及子宫颈有无裂伤，如有裂伤，应立即缝合，缝合前应用无菌生理盐水冲洗伤口，以预防伤口感染。

（4）预防产后出血

对易发生产后出血者可按医嘱在胎儿前肩娩出时肌内注射或静脉滴注缩宫素 10 ~ 20 U。如胎盘未完全剥离而出血量多，应行手取胎盘术。

（5）产后观察

产后留产妇在产房观察 2 小时，注意宫缩情况、子宫底高度、膀胱充盈程度、阴道流血量、会阴及阴道有无血肿等情况，每 15 ~ 30 分钟测量一次血压、脉搏，并询问产妇有无头晕、乏力。如子宫收缩不佳、阴道流血量不多，但子宫底上升，表示子宫腔内有积血，应按压子宫底以排出积血，并给予宫缩剂。产后 2 小时将产妇连同新生儿送至母婴休养室继续观察。

（6）促进亲子互动

产后初期，如新生儿情况稳定，护理人员应协助产妇与新生儿尽早互动，如鼓励产妇和新生儿目光接触，鼓励产妇触摸或拥抱新生儿，协助新生儿在产后 30 分钟内第 1 次吸乳，可刺激母乳分泌及预防产后出血，促进母婴情感交流。

第三节　正常产褥期的护理

一、产褥期妇女的变化

产妇全身各器官（除乳腺外）从胎盘娩出至恢复或接近正常未孕状态所需的一段时期，称产褥期，一般为 6 周。产褥期以生殖器官变化最显著。

（一）产褥期妇女的生理变化

1. 生殖系统

（1）子宫

子宫是产褥期变化最大的器官。子宫自胎盘娩出后逐渐恢复至未孕状态的过程称子宫复旧。子宫复旧包括子宫肌纤维缩复、子宫血管变化、子宫内膜再生和宫颈的恢复。

①子宫肌纤维缩复

子宫肌纤维缩复并不是肌细胞数目减少而是肌细胞体积缩小、肌细胞胞浆减少所致。胎盘娩出后，子宫底在脐下 1 指，因子宫颈外口升至坐骨棘水平，子宫底稍上升，产后第 1 天平脐，随着肌纤维的不断缩复，子宫体逐渐缩小，以后每日下降 1 ~ 2cm，产后 1 周缩小至妊娠 12 周大小，产后 10 天子宫降入骨盆腔内，产后 6 周子宫恢复至非孕时期大小。子宫重量也逐渐减少，分娩后约 1 000g，至产后 1 周重约 500g，至产后 2 周重约 300g，至产后 6 周时重约 50g。

②子宫血管变化

胎盘娩出后，宫缩导致开放的螺旋小动脉和静脉窦压缩变窄，数小时后血管内血栓形成，胎盘剥离处出血逐渐减少，直至停止。

③子宫内膜再生

分娩后蜕膜缺血坏死脱落，子宫内膜重新再生。产后 3 周，除胎盘附着处外，子宫腔表面均由新生内膜修复。胎盘附着处的子宫内膜至产后 6 周全部修复。

④宫颈的恢复

分娩后宫颈松软，呈紫红色，壁薄，形成皱襞，宫颈外口呈环状，形如袖口。产后 1

周，子宫颈内口关闭；产后4周，子宫颈恢复至未孕形态。由于分娩，子宫颈外口在3点及9点处易发生轻度裂伤，故初产妇的子宫颈外口由圆形（未产型）变为“一”字横裂形（已产型）。

（2）阴道及外阴

分娩时阴道壁被扩张而松弛，黏膜皱襞消失。分娩后，阴道逐渐缩小，产后3周，阴道黏膜皱襞重新出现，阴道壁张力逐渐恢复，但不能完全恢复至非孕状态。分娩后，阴道黏膜及外阴轻度水肿，产后2 ~ 3天即可消退。处女膜在分娩时撕裂形成处女膜痕。会阴部血液循环丰富，如有缝合切口，一般于产后3 ~ 4天愈合。

（3）盆底组织

盆底组织及筋膜在分娩时过度扩张使弹性减弱，常伴有部分肌纤维断裂。产后1周，水肿和淤血逐渐消失，产褥期如能坚持产后运动，盆底肌肉可恢复至接近非孕状态。如盆底组织有严重断裂或产褥期过早进行重体力劳动，可影响盆底组织恢复，导致阴道壁膨出甚至子宫脱垂。

2. 乳房

乳房的主要变化为泌乳活动。产后母体内雌激素、孕激素、胎盘生乳素急剧下降，垂体生乳素升高，刺激泌乳，加之新生儿吸吮动作致使垂体生乳素和缩宫素升高，促进泌乳。乳汁的分泌依赖于哺乳时的吸吮刺激，吸吮是保持乳腺不断泌乳的关键。而产后产妇的睡眠、营养、健康状况及精神状态均会影响乳汁的分泌。产后7天内乳房极度膨胀、变硬、胀痛明显，腋下淋巴结也会肿大，并开始分泌少量浑浊的淡黄色乳汁，称为初乳。初乳内含有较多的蛋白质和矿物质，是新生儿最理想的天然食物。产后7 ~ 14天分泌的乳汁为过渡乳，蛋白质含量逐渐减少，脂肪和乳糖含量升高。生产14天以后分泌的乳汁为成熟乳，呈白色。母乳内含有大量抗体，故母乳喂养的新生儿抵抗力较强。

3. 血液循环系统

分娩解除了子宫对下腔静脉的压迫，静脉血回流量增加；子宫胎盘的血液循环不复存在，子宫肌纤维的缩复，使大量血液从子宫回流入体循环；加之妊娠期组织间液的回吸收，致使产褥期血容量增加，心脏负荷加重，尤其以产后24小时内心脏负荷最重，产后2 ~ 3周血容量恢复至非孕状态。产褥早期血液处于高凝状态，产后2 ~ 4周，恢复至孕前水平。红细胞计数和血红蛋白值增高，血中白细胞总数增加，可达（15 ~ 30）×109/L，一般产后1 ~ 2周恢复正常。中性粒细胞计数增加，血小板计数于产后2 ~ 3天恢复正常。血沉于产后3 ~ 4周降至正常。

4. 消化系统

产后几天由于体力消耗及失水，故产妇常感口渴，以后逐渐好转。产后胃液分泌减少（尤其是胃酸分泌减少）及卧床休息均可使胃肠肌张力及蠕动减弱，容易发生便秘。

5. 泌尿系统

妊娠期体内潴留的水分在产后由肾脏排出，故产后2～3天尿量增多。在分娩过程中，膀胱受压致使黏膜水肿、充血及肌张力降低，以及会阴伤口疼痛，容易发生尿潴留。

6. 内分泌系统

（1）月经及卵巢功能的恢复：未哺乳妇女通常在产后6～10周月经复潮，卵巢平均在10周左右恢复排卵；哺乳妇女的月经复潮延迟，甚至哺乳期一直不来月经，卵巢则在产后4～6个月恢复排卵，故产后恢复月经较晚者，首次月经来潮前多有排卵，所以哺乳妇女虽未有月经却有受孕的可能。

（2）妊娠期腺垂体、甲状腺及肾上腺增大，功能增强，在产褥期逐渐恢复正常。

7. 腹壁

妊娠期出现的下腹正中线色素沉着在产褥期逐渐消退。初产妇紫红色的妊娠纹变成白色妊娠纹。产后腹壁松弛，需6～8周恢复。

（二）产褥期妇女的心理调适

产后产妇需要从妊娠期及分娩期的不适、疼痛、焦虑中恢复，需要接纳家庭新成员，这一过程称为心理调适。分娩前产妇担心和恐惧，随着健康新生儿的顺利诞生，在心理上获得愉悦、轻松和兴奋感的同时，也感到责任和压力，产妇须确立家长与孩子关系并担当母亲角色，哺育并照料婴儿。因而，产褥期妇女需要依家庭的改变进行调节，并逐渐完成心理适应。美国心理学家把产褥期妇女的心理调适分为3期。

1. 依赖期

产后1～3天，此期的产妇会较多地谈论自己对分娩的感受，而对新生儿的照顾（如喂奶、沐浴等）则需要通过别人来帮助完成。

2. 依赖－独立期

产后3～14天，这一时期产妇表现出较为独立的行为，开始学习和练习护理新生儿，改变依赖期中接受特别照顾和关心的状态。这一时期产妇容易产生心理异常，可能与体内的激素水平迅速下降、分娩及产后照顾新生儿、产妇过度疲劳有关。

3. 独立期

产后2周～1个月，产妇及其家庭形成新的生活形态，新的家庭运作模式形成，产妇及其丈夫开始恢复分娩前的家庭生活，并开始共同哺育新生儿及进行家务劳动等。

二、产褥期妇女的护理

（一）产褥期临床表现

1. 生命体征

（1）体温

体温大多在正常范围。如产程延长致产妇过度疲劳，体温可在产后 24 小时内升高，但不会超过 38℃。产后 3 ~ 4 天（初乳分泌的最初 24 小时），乳房血管、淋巴管充盈，乳房胀大，导致泌乳热，一般体温在 37.8 ~ 39℃之间，4 ~ 16 小时后可自行恢复。

（2）脉搏

产后循环血量增加及休息使产褥期妇女脉搏略缓慢，为 60 ~ 70 次 / 分钟，产后 1 周可恢复正常。

（3）呼吸

产妇由妊娠期胸式呼吸变为胸腹式呼吸，呼吸深慢，为 14 ~ 16 次 / 分钟。

（4）血压

患妊娠期高血压病的产妇，血压于产后逐渐下降。其他产妇血压平稳，变化不大。

2. 产后宫缩痛

产后宫缩痛是指产褥早期因宫缩而引起的下腹部阵发性剧烈疼痛。在产后 1 ~ 2 天出现，持续 2 ~ 3 天消失，以经产妇多见，哺乳时反射性子宫收缩可使疼痛加剧。

3. 恶露

产后随着子宫蜕膜的脱落，血液、坏死蜕膜组织经阴道排出，称为恶露。恶露分为以下 3 种：

（1）血性恶露

色鲜红，量多，含大量血液、坏死蜕膜组织及少量胎膜，一般持续 3 ~ 4 天。

（2）浆液恶露

色淡红，量减少，含少量血液、大量坏死蜕膜组织、子宫腔渗出液、宫颈黏液、白细胞等，持续 10 天左右。

（3）白色恶露

色较白，含大量白细胞、坏死蜕膜组织、表皮细胞及细菌等，持续 3 周左右。

正常恶露总量为 250 ~ 500 mL，血腥味，但无臭味，持续 4 ~ 6 周。若恶露量多、血性恶露持续时间长、恶露伴有臭味，提示子宫复旧不全、子宫腔内胎盘胎膜残留或合并感染可能。

4. 会阴

经阴道分娩产妇外阴轻度水肿，产后 2 ~ 3 天即可消退。产后 3 天内切口有水肿，拆线后自然消失，切口多于产后 3 ~ 4 天愈合。产后 3 天切口在活动时可有轻微疼痛。若出现疼痛严重、局部肿胀、发红及皮肤温度升高等，要考虑会阴切口感染。

5. 胃纳

产后几天内常感口渴，喜进流质饮食及半流质饮食，由于疲劳，产妇食欲不佳，1 ~ 2 天后恢复。

6. 排泄

（1）褥汗

产妇皮肤排泄功能旺盛，大量出汗，夜间睡眠和初醒时尤甚，约在 1 周后好转。

（2）尿量

尿量增多及排尿困难，产后 2 ~ 3 天尿量增加，由于膀胱黏膜水肿，加上会阴伤口疼痛，可发生排尿困难，甚至会发生尿潴留及泌尿系统感染。

（3）便秘

便秘与产后卧床、胃肠平滑肌张力及蠕动减弱、腹直肌及盆底松弛有关。

7. 乳房胀痛

产妇可有乳房胀痛感，触摸乳房有坚硬感并且疼痛加重。乳房胀痛与产后哺乳延迟或没有及时排空乳房有关。

8. 乳头皲裂

乳头皲裂表现为乳头红、裂开甚至出血，哺乳时疼痛。大多因为哺乳方法不正确或产前乳头准备不充分引起。

9. 体重减轻

由于胎儿及胎盘娩出、羊水流出、产时出血、子宫复旧以及恶露、褥汗、尿液的大量排出，产妇在产后 1 周体重可下降 10 kg 左右。

10. 产后压抑

产后压抑指产妇在产后 2 ~ 3 天内发生的轻度或中度的情绪反应。主要表现为易激惹、喜怒无常、忧虑不安等。可能与产后体内雌激素、孕激素水平降低及产后的心理压力、产后疲乏有关。

（二）护理评估

1. 病史

详细了解产妇入院时情况、分娩经过及用药情况，应特别注意异常情况及处理。

2. 身体评估

（1）一般情况

产后体温多在正常范围内，有些产妇在产后 24 小时内或产后 3 ～ 4 天体温可有升高，但一般不超过 38℃ ；脉搏略缓慢；呼吸深慢；血压平稳。产后 1 ～ 2 天可出现宫缩痛，持续 2 ～ 3 天消失，以经产妇多见，哺乳时疼痛加剧，须评估疼痛程度及产妇是否能够耐受。产后产妇还有疲劳、口渴等表现。

（2）生殖系统

①子宫

评估前嘱产妇排空膀胱，取平卧位，腹部放松，双腿略屈曲分开。子宫体在胎盘娩出后圆而硬，子宫底在脐下 1 指，产后第 1 天平脐（因子宫颈外口升至坐骨棘水平，子宫底稍上升），以后每天下降 1 ～ 2cm，产后 1 周缩小至妊娠 12 周大小，产后 10 日子宫降入骨盆腔内。注意每日测量前应先按摩子宫底，且测量时间应尽量选择在每日同一时间段进行，以便准确评估子宫复旧情况。

②会阴

评估会阴是否水肿、会阴切口是否红肿、是否有硬结、分泌物是否增多、是否有异味等。产后 3 日切口在活动时可有轻微疼痛，如疼痛严重及局部肿胀、发红、皮肤温度升高等，要考虑会阴切口感染。

③恶露

应评估恶露的色、量、味。若恶露量多、血性恶露持续时间长、恶露伴有臭味则提示子宫复旧不全、子宫腔内胎盘胎膜残留或合并感染可能。

（3）膀胱充盈情况

须评估膀胱充盈及第 1 次排尿后情况。

（4）乳房

①乳房的类型：评估有无乳头平坦、内陷及副乳等。

②乳汁的质和量：产后 7 日内分泌的乳汁为初乳，淡黄色、质稠，因内含有较多的蛋白质和矿物质，是新生儿最理想的天然食物。若哺乳后新生儿安静，体重增加，每天换尿布 6 次以上，大便数次，一般表明乳量充足。

③乳头皲裂：哺乳方法不正确或产前乳头准备不充分，可引起乳头红肿、裂开、出血，哺乳时疼痛。

④乳房胀痛：产后 1 ～ 3 日哺乳延迟或没有及时排空乳房，产妇可有乳房胀痛，触摸乳房有坚硬感，疼痛加重。

（5）辅助检查

必要时行血常规、尿常规及药物敏感试验等检查。

3. 心理 – 社会评估

产褥期是产妇身体及心理恢复的关键时期，产妇在产褥期容易受身体内环境、外环境不良刺激而导致心理障碍，心理－社会评估对产褥期康复具有重要意义。主要评估：产妇对分娩的感受；自我形象；对婴儿的看法；产后行为；影响产妇康复的因素等。

（四）护理措施

1. 产后 2 小时内护理

产后 2 小时易发生产后出血，应在产房严密观察产妇生命体征；注意子宫收缩及膀胱充盈情况；观察阴道流血量及阴道、会阴有无血肿（发生血肿后的主要表现为伤口严重疼痛，肛门有坠胀感）和新生儿的一般情况。如有异常，及时通知医生处理。协助产妇和新生儿早接触，新生儿于产后 30 分钟内吸吮，促进亲子互动。

2. 一般护理

认真评估产妇的身心状况，每日测 2 次体温、脉搏、血压及呼吸。提供良好的休养环境，保持床单的清洁、干燥、整齐。重视产后排尿，产后 4 ~ 6 小时要鼓励产妇及时排尿，以防子宫收缩欠佳。鼓励产妇早期下床活动及做产后保健操，多饮水，多摄入富含纤维素的食物，保持大便通畅。

3. 会阴护理

观察会阴切口有无渗血、血肿、水肿等。如无异常，会阴每日 2 次用 1 ∶ 5 000 高锰酸钾溶液或 2% 苯扎溴铵溶液冲洗或擦洗。擦洗的原则是先擦净会阴部污物，再由上至下、由内向外擦洗。会阴侧切者取健侧卧位休息。出现下列情况时应及时做出处理。

（1）伤口血肿

伤口血肿常发生于会阴切开术的 2 小时内，表现为伤口局部严重疼痛、肛门坠胀，此时需要拆开缝合线、清除血肿、结扎出血血管、进行二次缝合，绝大多数伤口可以正常愈合。小的血肿可用湿敷或远红外灯照射。

（2）伤口感染

局部有硬结、波动感，挤压时有脓性分泌物溢出，提示有伤口感染。须拆线、清创，再行理疗，或在产后 7 ~ 10 天用 1 ∶ 5000 高锰酸钾溶液坐浴，同时使用抗生素。

（3）伤口裂开

拆线后伤口裂开，如伤口新鲜，可再次缝合，但多数按感染伤口处理。

（4）会阴水肿

用 95% 乙醇溶液或 50% 硫酸镁湿热敷，勤换会阴垫，大便后清洗，保持会阴清洁干燥。

4. 排尿困难的护理

①解除产妇对排尿疼痛的顾虑；②鼓励产妇坐起排尿，或热水熏洗外阴，用温开水冲

洗尿道外口周围，以诱导排尿；③下腹正中间放置热水袋，以刺激膀胱收缩；④针灸或肌内注射新斯的明 1mg，以兴奋膀胱逼尿肌促其排尿。⑤上述方法无效时应予导尿。

5. 子宫复旧的护理

产妇入休养室后 30 分钟、1 小时、2 小时，分别观察子宫底高度、软硬度，并按压子宫底以促进宫缩与排出积血，更换会阴垫，记录子宫底高度、恶露的质和量，以后每天评估子宫复旧情况及恶露。

6. 乳房护理

乳房应保持清洁、干燥，经常擦洗。分娩后第 1 次哺乳前，用温水毛巾清洁乳头和乳晕，切忌用肥皂或乙醇擦洗，以免引起局部皮肤干燥、皲裂。出现以下情况时，应及时处理。

（1）乳头平坦或凹陷：指导产妇做牵拉和伸展乳头的练习，每日 2 次，每次 10 分钟以上；也可用负压吸乳器吸乳头。

（2）乳房胀痛：尽早哺乳；用手指顺乳腺管向乳头方向按摩；哺乳前用湿毛巾热敷；哺乳期间冷敷；增加婴儿吸吮次数，以缓解疼痛。

（3）乳头皲裂：乳头皲裂多数由于婴儿吸吮不当引起，吸吮时应含住乳头及大部分乳晕，否则易吸破乳头；哺乳时应两侧交替进行，喂奶完毕，可挤出少量乳汁涂在乳头上，以保持湿润。乳头有破裂者，新生儿应先吸吮健侧，再吸吮患侧，以缩短患侧的吸吮时间，多余乳汁可挤出。

（六）健康教育

1. 母乳喂养指导

一般产后半小时开始哺乳，以按需哺乳为原则。顺产产妇回到休养室后、剖宫产产妇清醒后即可进行新生儿哺乳。此时虽无乳汁或乳汁极少，但通过吸吮可反射性刺激泌乳功能，并使新生儿及早适应。产妇可取侧卧位、坐位或半坐卧位，以全身肌肉放松和舒适为原则。哺乳前洗净双手，用温毛巾擦洗乳头及乳晕。产妇一只手托住新生儿头部，另一只手拇指在上，其余四指在下，托起乳房，将乳头及大部分乳晕塞入新生儿口中，大拇指轻压乳房，以免堵住新生儿鼻孔。当新生儿吸完奶后，应轻压新生儿下颌，使新生儿张嘴后再取出乳头，以防乳头皲裂。为保证足够的乳量，产妇应保持心情舒畅、多喝汤，保证足够休息等。

2. 产后保健操

产后保健操可以促进腹壁、盆底肌肉张力的恢复，防止尿失禁、膀胱直肠膨出及子宫脱垂。应根据产妇情况，由弱到强循序进行。产后保健操包括锻炼腹肌的伸腿、仰卧起坐运动及锻炼盆底肌的缩肛运动等，共 7 节。产后 2 周加做膝胸卧位或俯卧屈腿运动，以防子宫后位。一般在产后第 2 天开始，每 1 ~ 2 天增加 1 节，每节做 8 ~ 16 次。出院后继续坚持做保健操。

3. 计划生育指导

妇女在产褥期内禁性交，产后 6 周应采取避孕措施，未哺乳妇女可用药物避孕；哺乳妇女宜选用工具避孕。要求绝育者，若无禁忌证，可在产后 24 小时内行输卵管结扎术，也可另选择合适时间。

4. 产后检查

产后检查包括产后访视和产后健康检查。产后访视共 3 次，分别在产妇出院后 3 天内、产后 14 天和产后 28 天。产后 42 天行产后健康检查。检查内容包括：全身检查（测血压等）；妇科检查，以了解子宫复旧情况及盆底肌的恢复情况；检查腹部及会阴伤口愈合情况；乳房有无炎症、乳头有无皲裂，了解乳汁的质和量及喂养情况等。同时携带婴儿进行全面检查。

第七章　异常妊娠

第一节　异位妊娠

正常妊娠时，受精卵着床于子宫体腔内膜。当受精卵于子宫体腔以外着床时，称为异位妊娠。异位妊娠是妇产科常见的急腹症之一，若不及时诊断和积极抢救，可危及生命。异位妊娠包括输卵管妊娠、卵巢妊娠、腹腔妊娠、阔韧带妊娠及宫颈妊娠等。

一、输卵管妊娠

异位妊娠中以输卵管妊娠最为多见，输卵管妊娠的发病部位以壶腹部最多，约占78%；其次为峡部、伞部、间质部妊娠较少见。输卵管管腔狭小，管壁薄且缺乏黏膜下组织，其肌层远不如子宫肌壁厚与坚韧，妊娠时又不能形成完好的蜕膜，不能适应胚胎的生长发育。因此，当输卵管妊娠发展到一定时期时将发生以下结局：输卵管妊娠流产、输卵管妊娠破裂、陈旧性宫外孕、继发性腹腔妊娠、持续性异位妊娠。

（一）异位妊娠的诊断

1.临床表现

（1）停经

多有6～8周停经史，但输卵管间质部妊娠停经时间较长。另有部分患者无明显停经史，可能因未仔细询问病史，或将不规则阴道出血误认为末次月经，或由于月经过期仅数日而不认为是停经。

（2）腹痛

腹痛是输卵管妊娠患者就诊的主要症状。输卵管妊娠发生流产或破裂之前，由于胚胎在输卵管内逐渐增大，输卵管膨胀而常表现为一侧下腹部隐痛或酸胀感。当发生输卵管流产或破裂时，患者突感一侧下腹部撕裂样疼痛，常伴有恶心、呕吐。若血液局限于病变区，主要表现为下腹部疼痛。当血液积聚于直肠子宫陷凹处时，出现肛门坠胀感。随着血液由下腹部流向全腹，疼痛可由下腹部向全腹部扩散，血液刺激膈肌时，可引起肩胛部放射性疼痛。

（3）阴道出血

胚胎死亡后，常有不规则阴道出血，色暗红或深褐，量少呈点滴状，一般不超过月经量，少数患者阴道出血量较多，类似月经。阴道出血可伴有蜕膜管型或蜕膜碎片排出，系子宫蜕膜剥离所致。阴道出血一般常在病灶除去后，方能停止。

（4）晕厥与休克

由于腹腔急性内出血及剧烈腹痛，轻者出现晕厥，严重者出现失血性休克。出血量越多、越快，症状出现也越迅速、越严重，但与阴道出血量不成正比。

（5）腹部包块

当输卵管妊娠流产或破裂所形成的血肿时间较久者，因血液凝固与周围组织或器官（如子宫、输卵管、卵巢、肠管或大网膜等）发生粘连形成包块，包块较大或位置较高者，可于腹部叩及。

2. 体征

（1）一般情况

腹腔内出血较多时，呈贫血貌。大量出血时，患者可出现面色苍白、脉快而细弱、血压下降等休克表现。体温一般正常，出现休克时体温略低，腹腔内血液吸收时体温略升高，但不超过 38℃。

（2）腹部检查

下腹有明显压痛及反跳痛，尤以患侧为著，但腹肌紧张轻微。出血较多时，叩诊有移动性浊音。

（3）盆腔检查

阴道内常有少量血液，来自宫腔。输卵管妊娠未发生流产或破裂者，除子宫略大较软外，仔细检查可能触及胀大的输卵管有轻度压痛。输卵管妊娠流产或破裂者，阴道后穹隆饱满，有触痛。宫颈举痛或摇摆痛明显，将宫颈轻轻上抬或向左右摇动时引起剧烈疼痛，此为输卵管妊娠的主要体征之一，是因加重对腹膜的刺激所致。子宫稍大而软。内出血多时，检查子宫有漂浮感。子宫一侧或其后方可触及肿块，其大小、形状、质地常有变化，边界多不清楚，触痛明显。病变持续较久时，肿块机化变硬，边界亦渐清楚。输卵管间质部妊娠时，子宫大小与停经月份基本符合，但子宫不对称，一侧角部突出，破裂所致的征象与子宫破裂极相似。

3. 辅助检查

（1）血 β-HCG 测定

血 β-HCG 检测是早期诊断异位妊娠的重要方法。临床上常用酶联免疫试纸法测定尿 β-HCG，方法简便、快速，适用于急诊患者，但该法系定性试验，灵敏度不高。异位妊娠时，患者体内 β-HCG 水平较宫内妊娠为低，因此需要采用灵敏度高的放射免疫分析测定法或酶联免疫吸附试验定量测定血 β-HCG。

（2）超声诊断

B 型超声显像对诊断异位妊娠有帮助。阴道 B 型超声检查较腹部 B 型超声检查准确性高。异位妊娠的声像特点：①子宫虽增大但宫腔内空虚，宫旁出现低回声区，该区若查出胚芽及原始心管搏动，可确诊异位妊娠；② B 型超声显像一般要到停经 7 周时，方能查到胚芽与原始心管搏动，而在停经 5 ~ 6 周时宫内妊娠显示的妊娠囊（蜕膜与羊膜囊形成的双囊）可能与异位妊娠时在宫内出现的假妊娠囊（蜕膜管型与血液形成）发生混淆；③输卵管妊娠流产或破裂后，则宫旁回声区缺乏输卵管妊娠的声像特征，但若腹腔内存在无回声暗区或直肠子宫陷凹处积液暗区像，对诊断异位妊娠有价值。诊断早期异位妊娠，单凭B型超声显像有时可能发生误诊。若能结合临床表现及 β-HCG测定等，对诊断的帮助很大。

（3）腹腔穿刺

腹腔穿刺包括阴道后穹隆穿刺和经腹壁穿刺，为简单、可靠的诊断方法。适用于疑有腹腔内出血的患者。已知腹腔内出血最易积聚在直肠子宫陷凹，即使血不多，也能经阴道后穹隆穿刺抽出血液。抽出暗红色不凝固血液，说明有血腹症存在。陈旧性宫外孕时，可以抽出小血块或不凝固的陈旧血液。若穿刺针头误入静脉，则血液较红，将标本放置 10 分钟左右，即可凝结。无内出血、内出血量很少、血肿位置较高或直肠子宫陷凹有粘连时，可能抽不出血液，因而后穹隆穿刺阴性不能否定输卵管妊娠存在。当出血多，移动性浊音阳性时，可直接经下腹壁一侧穿刺。

（4）腹腔镜检查

该检查有助于提高异位妊娠的诊断准确性，尤其适用于输卵管妊娠尚未破裂或流产的早期患者，并适用于与原因不明的急腹症鉴别。大量腹腔内出血或伴有休克者，禁止做腹腔镜检查。在早期异位妊娠患者，可见一侧输卵管肿大，表面紫蓝色，腹腔内无出血或有少量出血。

（5）诊断性刮宫

适用于阴道出血较多的患者，目的在于排除宫内妊娠流产。将宫腔排出物或刮出物做病理检查，切片中见到绒毛，可诊断为宫内妊娠，仅见蜕膜未见绒毛有助于诊断异位妊娠。由于异位妊娠时子宫内膜的变化多种多样，因此子宫内膜病理检查对异位妊娠的诊断价值有限。但也须谨慎宫内宫外同时妊娠的情况。

（二）异位妊娠的鉴别诊断

1. 早期妊娠先兆流产

先兆流产腹痛较轻，阴道出血量少，宫内可见孕囊，无盆腹腔内出血征象。

2. 卵巢囊肿蒂扭转或破裂

一般有附件包块病史，患者月经正常，无内出血征象，经妇科检查结合 B 型超声可明确诊断。亦有妊娠并发卵巢囊肿扭转、破裂可能，须认真鉴别。

3. 卵巢黄体破裂出血

黄体破裂多发生在黄体期或月经期，B型超声下可见附件区包块及盆腔积液，后穹隆穿刺抽出不凝血。但关键在于黄体破裂出血、尿HCG为阴性。

4. 外科急腹症

急性阑尾炎，常有明显转移性右下腹疼痛，多伴有发热、恶心、呕吐，血常规血象增高。输尿管结石，下腹一侧疼痛，突发，常呈绞痛，伴同侧腰痛，常有血尿，结合B型超声和X线检查可确诊。

（三）异位妊娠的治疗

以手术治疗为主，其次是非手术治疗，在抢救休克的同时，积极手术。

1. 手术治疗

手术分为保守手术和根治手术。保守手术方式为保留患侧输卵管，根治手术方式为切除患侧输卵管，可开腹手术或腹腔镜下手术。

（1）输卵管切除术

输卵管妊娠一般采用输卵管切除术，尤其适用于内出血并发休克的急症患者。对这种急症患者应在积极纠正休克的同时，迅速打开腹腔，提出有病变的输卵管，用卵圆钳夹出血部位，暂时控制出血，并加快输血、输液，待血压上升后继续手术切除输卵管，并酌情处理对侧输卵管。

输卵管间质部妊娠，应争取在破裂前手术，以避免可能威胁生命的出血。手术应做子宫角部楔形切除及患侧输卵管切除，必要时切除子宫。

自体输血是抢救严重内出血伴休克的有效措施之一，尤其在缺乏血源的情况下更重要。回收腹腔内血液应符合以下条件：妊娠 < 12周、出血时间 < 24小时、血液未受污染、镜下红细胞破坏率 < 30%。每100mL血液加入3.8%枸橼酸钠10mL抗凝，经8层纱布过滤后方可输回体内。回输入体血400mL应补充10%葡萄糖酸钙10mL。

（2）保守性手术

适用于有生育要求的年轻妇女，特别是对侧输卵管已切除或有明显病变者。根据受精卵着床部位及输卵管病变情况选择术式，若为伞部妊娠可行挤压将妊娠产物挤出；壶腹部妊娠行切开输卵管取出胚胎再缝合；峡部妊娠行病变节段切除及断端吻合。手术若采用显微外科技术可提高以后的妊娠率。术后须密切监测血HCG，预防持续性异位妊娠，必要时补充甲氨蝶呤（MTX）治疗。

2. 药物治疗

主要适用于早期异位妊娠，要求保存生育能力的年轻患者，符合下列条件可采用此法：①无药物治疗的禁忌证；②输卵管妊娠未破裂或流产；③输卵管妊娠包块直径 < 4cm，且未见胎心搏动；④血 β-HCG < 2000U/L；⑤无明显内出血。

化疗方法：甲氨蝶呤全身治疗，亦可局部注射。治疗机制是抑制滋养细胞增生，破坏绒毛，使胚胎组织坏死、脱落、吸收。全身治疗可每日 0.4mg/kg，肌内注射，5 日为 1 个疗程。若单次剂量肌内注射常用每平方米 50mg 体表面积计算，在治疗的第 4 日和第 7 日测血清 β-HCG，若治疗第 4 ~ 7 日血 β-HCG 下降 < 15%，应重复剂量治疗，然后每周重复测血清 β-HCG，直至正常为止，一般需 3 ~ 4 周。应用化学药物治疗，未必每例均获成功，故应在甲氨蝶呤治疗期间，应用 B 型超声和 β-HCG 进行严密监护，并注意患者的病情变化及药物的不良反应。若用药后 14 日，β-HCG 下降并连续 3 次阴性，腹痛缓解或消失，阴道出血减少或停止者为显效。若病情无改善，甚至发生急性腹痛或输卵管破裂症状，应立即进行手术治疗。局部用药为 B 型超声引导下穿刺或在腹腔镜下将甲氨蝶呤直接注入输卵管妊娠孕囊内。

（四）临床经验及诊治进展

宫内外同时妊娠在临床上较少见，由于诱发排卵、体外授精和胚胎移植术在临床的广为应用，使这种情况的发病率上升。在出现下列情况时，应警惕宫内外同时妊娠的可能：采用助孕技术以后的妊娠；自然流产或人工流产后 HCG 仍持续升高；子宫大于正常停经月份；一个以上的黄体囊肿存在；宫外妊娠无阴道出血。

手术治疗时，若发现孕囊比较小或已经发生输卵管妊娠流产，发现双侧输卵管均无明显肿块，无法确定哪一侧时，可以在每侧输卵管上注射 10 ~ 20mg 的甲氨蝶呤，既保留双侧输卵管，又可以将胚胎破坏吸收。

二、其他类型的异位妊娠

（一）卵巢妊娠

卵巢妊娠是指受精卵在卵巢着床和发育，其诊断标准为：①双侧输卵管正常；②胚泡位于卵巢组织内；③卵巢及胚泡以卵巢固有韧带与子宫相连；④胚泡壁上有卵巢组织。

卵巢妊娠的临床表现与输卵管妊娠极相似，主要症状为停经、腹痛及阴道出血。破裂后可引起腹腔内大量出血，甚至休克。因此，术前往往诊断为输卵管妊娠或误诊为卵巢黄体破裂。术中经仔细探查方能明确诊断，因此对切除组织必须常规进行病理检查。

治疗方法为手术治疗，手术应根据病灶范围做卵巢部分切除、卵巢楔形切除、卵巢切除术或患侧附件切除术，手术亦可在腹腔镜下进行。

（二）腹腔妊娠

腹腔妊娠是指位于输卵管、卵巢及阔韧带以外的腹腔内妊娠，其发生率约为1∶15000，腹腔妊娠分原发性和继发性两种。

原发性腹腔妊娠指受精卵直接种植于腹膜、肠系膜、大网膜等处，极少见，其诊断标准为：①两侧输卵管和卵巢必须正常，无近期妊娠的证据；②无子宫腹膜瘘形成；③妊娠只存在于腹腔内，无输卵管妊娠等的可能性。促使受精卵原发种植于腹膜的因素可能为腹膜上存在子宫内膜异位灶。继发性腹腔妊娠往往发生于输卵管妊娠流产或破裂后，偶可继发于卵巢妊娠或子宫内妊娠而子宫存在缺陷（如瘢痕子宫裂开或子宫腹膜瘘）破裂后。胚胎落入腹腔，部分绒毛组织仍附着于原着床部位，并继续向外生长，附着于盆腔腹膜及邻近脏器表面。腹腔妊娠由于胎盘附着异常，血液供应不足，胎儿不易存活至足月。

患者有停经及早孕反应，且病史中多有输卵管妊娠流产或破裂症状，即停经后腹痛及阴道出血。随后阴道出血停止，腹部逐渐增大。若胎儿死亡，妊娠征象消失，月经恢复来潮，粘连的脏器和大网膜包裹死胎。胎儿逐渐缩小，日久者干尸化或成为石胎。若继发感染，形成脓肿，可向母体的肠管、阴道、膀胱或腹壁穿通，排出胎儿骨骼。若胎儿存活并继续生长，胎动时，孕妇常感腹部疼痛，腹部检查发现子宫轮廓不清，但胎儿肢体极易触及，胎位异常，肩先露或臀先露，胎先露部高浮，胎心异常清晰，胎盘杂音响亮。盆腔检查发现宫颈位置上移，子宫比妊娠月份小并偏于一侧，但有时不易触及，胎儿位于子宫另一侧。近预产期时可有阵缩样假分娩发动，但宫口不扩张，经宫颈管不能触及胎先露部。B型超声显像若宫腔空虚，胎儿位于子宫以外，有助于诊断。

腹腔妊娠确诊后，应剖腹取出胎儿，胎盘的处理应特别慎重，因胎盘种植于肠管或肠系膜等处，任意剥离将引起大出血。因此，对胎盘的处理要根据其附着部位、胎儿存活及死亡时间来决定。胎盘附着于子宫、输卵管或阔韧带者，可将胎盘连同附着的器官一并切除。胎盘附着腹膜或肠系膜等处，胎儿存活或死亡不久（不足4周），则不能触动胎盘，在紧靠胎盘处结扎切断脐带取出胎儿，将胎盘留在腹腔内，约需6个月逐渐自行吸收，若未吸收而发生感染者，应再度剖腹酌情切除或引流；若胎儿死亡已久，则可试行剥离胎盘，有困难时仍宜将胎盘留于腹腔内，一般不做胎盘部分切除。术前须做好输血准备，术后应用抗生素预防感染。

（三）宫颈妊娠

受精卵着床和发育在宫颈管内者称宫颈妊娠，极罕见。多见于经产妇。有停经及早孕反应，主要症状为阴道出血或血性分泌物，出血量一般是由少到多，也可为间歇性阴道大出血。主要体征为宫颈显著膨大，变软变蓝，宫颈外口扩张边缘很薄，内口紧闭，而宫体大小及硬度正常。宫颈妊娠的诊断标准为：①妇科检查发现在膨大的宫颈上方为正常大小的子宫；②妊娠产物完全在宫颈管内；③分段刮宫，宫腔内未发现任何妊娠产物。

本病易误诊为难免流产，若能提高警惕，发现宫颈特异改变，有可能明确诊断。B 型超声显像对诊断有帮助，显示宫腔空虚，妊娠产物位于膨大的宫颈管内。确诊后可行刮宫术，术前应做好输血准备，术后用纱布条填塞宫颈管创面以止血，若出血不止，可行双侧髂内动脉结扎。若效果不佳，则应及时行全子宫切除术，以挽救患者生命。

为了减少刮宫时出血并避免切除子宫，近年常采用术前给予甲氨蝶呤（MTX）治疗。MTX 每日肌内注射 20mg，共 5 日，或采用 MTX 单次肌内注射 $50mg/m^2$，或将 MTX 50mg 直接注入妊娠囊内。经 MTX 治疗后，胚胎死亡，其周围绒毛组织坏死，刮宫时出血量明显减少。

（四）子宫残角妊娠

子宫残角为先天发育畸形，由于一侧副中肾管发育不全所致。残角子宫往往不与另一发育较好的子宫腔沟通。但有纤维束与之相连。子宫残角妊娠是指受精卵着床于子宫残角内生长发育。残角子宫壁发育不良，不能承受胎儿生长发育，常于妊娠中期时发生残角自然破裂，引起严重内出血，症状与输卵管间质部妊娠相似。偶有妊娠达足月者，分娩期亦可出现宫缩，但因不可能经阴道分娩，胎儿往往在临产后死亡。B型超声显像可协助诊断，确诊后应及早手术，切除残角子宫。若为活胎，应先行剖宫产，然后切除残角子宫。

（五）剖宫产瘢痕妊娠

剖宫产瘢痕妊娠虽较少见，但随着剖宫产率的增加，其发生率呈明显增长趋势。其发病机制尚未明了，可能为受精卵通过子宫内膜和剖宫产瘢痕间的微小腔道着床在瘢痕组织中，其后胚囊由瘢痕组织的肌层和纤维组织包绕，完全与子宫腔隔离。目前认为，除剖宫产外，其他子宫手术也可形成子宫内膜和手术瘢痕间的微小腔道，如刮宫术、肌瘤剥除术及宫腔镜手术等。瘢痕组织中胚胎可继续发育、生长，但有自然破裂而引起致命性出血的潜在危险。另外，胚囊滋养细胞也可能出现：①浸润膀胱，引起相应症状和体征；②穿透子宫下段瘢痕组织，胚囊落入腹腔，继续生长，形成腹腔妊娠。剖宫产瘢痕妊娠 5 ~ 16 周间的临床表现多为无痛性少量阴道出血，约 16% 患者伴有轻度腹痛，约 9% 患者仅有腹痛。

诊断主要依靠超声检查，B 型超声可见：①子宫腔与宫颈管内均未见孕囊；②孕囊位于子宫峡部的前部；③约 2/3 患者的孕囊和膀胱壁间肌性组织厚度 $< 5mm$，且有缺损；④偶见子宫下段肌性组织断损，孕囊突于其间。必要时也可借助磁共振、宫腔镜及腹腔镜检查协助诊断。目前，尚无标准的治疗方案，多采用甲氨蝶呤（MTX）保守治疗和子宫动脉栓塞（同时用栓塞剂和 MTX），也可行开腹或腹腔镜下瘢痕（包括孕囊）楔形切除术。必要时，可行全子宫切除术。

第二节　流产

妊娠在 28 周以前终止，胎儿体重不足 1000g 称为流产。根据时间，发生在妊娠 12 周以前的称为早期流产；发生在妊娠 12 周或之后者，称为晚期流产。在早期流产中，约 2/3 为隐性流产，胚胎在着床后很快就停止发育，仅表现为月经过多或月经延期，即早早孕流产（也称生化妊娠）。

根据流产的原因不同分为自然流产及人工流产。自然流产的临床过程及表现又分为先兆流产、难免流产、不完全流产、完全流产及稽留流产。根据自然流产的次数，将连续发生 3 次或 3 次以上的自然流产定义为习惯性流产（或称复发性流产）。在所有临床确认的妊娠中自然流产发生率为 10% ~ 15%，复发性流产发生率为 0.5% ~ 3%。

一、流产的诊断

（一）病史

多有停经史，停经时间不等，伴有早孕反应。大部分患者有阴道出血或腹痛，早期流产者临床过程表现为先出现阴道出血，后出现腹痛。晚期流产者表现为先出现腹痛，后出现阴道出血。部分患者有反复流产史。

（二）查体

阴道有不同程度的出血，部分患者阴道分泌物无血迹，但分泌物量多伴有异味，有阴道炎症表现可能是流产的诱因。宫颈口可扩张，有时可见妊娠物嵌顿。子宫增大，可与停经周数不相符。

（三）实验室检查

尿妊娠试验阳性，对血 HCG 及黄体酮的定量测定可协助判断先兆流产的预后。必要时检查血常规、C 反应蛋白（CRP），判断有无流产感染。

（四）超声检查

B 型超声下可以监测胚胎是否存活从而明确流产类型，依据妊娠囊形态、位置判断预后。

（五）不同类型的流产

1. 先兆流产

孕 28 周前少阴道出血，部分患者伴有下腹隐痛及腰酸。妇科检查宫颈口未开，胎膜未破，B 型超声下可见胎心存在，胚胎或胎儿存活。

2. 难免流产

在先兆流产的基础上阴道出血增多，腹痛加剧或出现阴道流水，妇科检查有时可见宫口已经扩张或可见妊娠物堵塞子宫颈内口。

3. 不完全流产

在难免流产的基础上妊娠物部分排出，可见阴道出血量多，甚至出现休克，妇科检查可见宫口扩张，妊娠物嵌顿子宫颈口或阴道内，子宫一般小于停经周数。

4. 完全流产

阴道出血少，腹痛消失，妇科检查宫口闭合，B 型超声检查妊娠物已完全排出子宫。

5. 稽留流产

胚胎或胎儿已经死亡滞留子宫腔内未能及时排出。患者有少量阴道出血、腹痛或无任何症状。B 型超声检查未闻及胎心。

6. 流产合并感染

流产过程中因阴道出血时间长或阴道炎症上行感染，表现为发热，腹痛明显，妇科检查可有阴道内异味、宫体压痛，实验室检查血常规白细胞、CRP 异常升高。

二、流产的鉴别诊断

（一）异位妊娠

早孕期间的先兆流产引发阴道出血或腹痛易与异位妊娠混淆。实验室检查血、尿 HCG 阳性可明确妊娠，但 B 型超声检查异位妊娠宫内未见孕囊，附件区可见异常包块，甚至妊娠囊、心管搏动。在宫内宫外均未见妊娠囊时须特别谨慎，密切随访。

（二）葡萄胎

常有妊娠反应严重、阴道出血、子宫大于实际孕周等临床表现，B 型超声下可见子宫腔内落雪征或蜂窝征。

（三）妊娠并发急腹症或肌瘤变性

妊娠并发急腹症如阑尾炎、胆囊炎、卵巢囊肿蒂扭转等或子宫肌瘤变性也可引发先兆流产，但不能只顾保胎治疗而忽略了流产的诱发因素。

（四）妊娠并发宫颈糜烂或息肉出血

妊娠后阴道出血仍须在妇科检查时小心撑开阴道观察宫颈情况，盲目使用保胎药物并不能控制宫颈表面出血，甚至有少数病例出现妊娠并发宫颈癌的漏诊。

三、流产的治疗

根据流产的不同类型，如先兆流产、难免流产、不完全流产、完全流产和稽留流产等进行相对应处理。先兆流产以保胎为原则；难免流产应清除宫腔内胚胎组织；不完全流产应清除宫腔；完全流产，在胚胎组织排出后，流血停止，腹痛消失，除嘱患者休息，无须特殊处理：稽留流产，妊娠 3 个月内如已确诊为死胎，可立即清除宫腔，如孕期超过 3 个月，先用大量雌激素，然后再用催产素引产，如不成功，可考虑手术。

（一）先兆流产

1. 一般处理

卧床休息，忌性生活，缓解紧张、焦虑情绪。

2. 查找病因对症药物或手术治疗

①黄体功能不全。孕前异常的基础体温测量记录及超声测量子宫内膜厚度、孕期连续监测血清孕激素水平可明确该诊断。给予黄体酮 10 ~ 20mg，每日肌内注射。②甲状腺功能低下。实验室检测临床甲状腺功能低下或抗甲状腺过氧化物酶抗体（TPOAb）阳性的亚临床甲状腺功能低下孕妇，可口服小剂左甲状腺素片；③宫颈功能不全。宫颈软化，无明显腹痛而宫颈内口开大 2cm 以上，B 型超声下显示宫颈管缩短，宫颈呈漏斗样改变。可于孕 12 ~ 18 周行宫颈内口环扎术；④其他。给予 HCG 2000U，隔日肌内注射；口服维生素 E 10mg，每日 3 次；中成药如保胎灵、安胎丸等。

3. 定期监测

定期复查 B 型超声注意胎心、羊水变化，监测血常规及 CRP 有无感染迹象，血 HCG 值有无不升反降情况，若孕妇阴道出血症状加重，出现胎膜早破、感染迹象、血 HCG 下降或胚胎、胎儿死亡时，及时终止妊娠。

（二）难免流产

一经确诊，尽快排出妊娠物。早期流产可行吸宫术或刮宫术，晚期流产可将缩宫素

10 ～ 20U 加入 5% 葡萄糖溶液 500mL 中，静脉滴注，以促进子宫收缩。术后 B 型超声检查宫内有无残留，必要时再次清宫，给予广谱抗生素预防感染，益母草等促进子宫复旧，必要时给予维生素 B_6 每次 70mg，每日 3 次口服。回奶治疗，配合芒硝乳房外敷。

（三）不完全流产

尽快行刮宫术或钳刮术，清除宫腔内残留组织。阴道大量出血伴休克者，给予输液、输血治疗，并给予抗生素预防感染。

（四）完全流产

经 B 型超声检查证实宫腔内无残留物，一般不须特殊处理。存在高危因素时，可给予抗生素预防感染。

（五）稽留流产

确诊稽留流产后，应尽快终止妊娠，否则胎盘组织机化，与子宫壁紧密粘连，造成刮宫困难。稽留时间过长，可能发生凝血功能障碍，导致弥散性血管内凝血（DIC），造成严重出血，且晚期流产较早期流产更易出现此类情况。治疗前应检查血常规、凝血功能，做好配血、输血准备。若凝血功能障碍，应尽早使用肝素、纤维蛋白原及输新鲜血等，待凝血功能好转后，再行引产或刮宫。若凝血功能正常，子宫小于妊娠 10 周，可直接行清宫术，术时注射宫缩药以减少出血，若胎盘组织机化并与宫壁粘连较紧，手术应特别小心，防止穿孔，一次不能刮净，可于 5 ～ 7 日后再次刮宫。子宫大于 12 孕周者，应静脉滴注缩宫素（5 ～ 10U 加入 5% 葡萄糖液内），也可给予米非司酮 200mg，顿服米索前列醇 600μg，塞阴道，或利凡诺尔 100mg，羊膜腔内注射药物引产。

（六）流产并发感染

治疗原则为积极控制感染，尽快清除宫内残留物。若阴道出血不多，应用抗生素 2 ～ 3 日，待控制感染后再行清宫。若阴道出血量多，静脉滴注抗生素和输血的同时，用卵圆钳将宫腔内残留组织夹出，使出血减少，切不可用刮匙全面搔刮宫腔，以免造成感染扩散。术后继续应用抗生素，待感染控制后再行彻底刮宫。控制感染在抗生素的选择上应考虑对需氧菌、厌氧菌有效的抗生素，若无药物过敏史，可考虑使用头孢类药物配伍甲硝唑。必要时完善血培养，取宫颈管及宫腔内容物做厌氧菌及需氧菌培养，根据药敏试验选择合适的药物。若已并发感染性休克者，应积极纠正休克。若感染严重或腹腔、盆腔有脓肿形成时，应行手术引流。抢救效果不显著时可考虑切除子宫。

第三节　早产

妊娠满28周而不满37足周（196～258日）间分娩者称早产，占分娩总数的5%～15%。早产儿各器官发育不成熟，易发生脑瘫、视听障碍、呼吸窘迫综合征、湿肺、坏死性小肠炎、动脉导管未闭等，抢救费用大，约有15%于新生儿期死亡。除去致死性畸形，75%以上围生儿死亡与早产有关。

一、早产的修新

（一）早产的病因及高危因素

1. 孕妇方面

①生殖系统炎症或发育畸形。B族链球菌感染及沙眼衣原体、支原体感染引起的下生殖道感染、绒毛膜羊膜炎等。子宫畸形包括单角子宫、双角子宫及纵隔子宫等。此外，宫颈内口松弛与子宫肌瘤也易发生早产；②孕妇并发急性或慢性疾病，如急性肾盂肾炎、急性阑尾炎、妊娠期肝内胆汁淤积症，慢性肾炎、妊娠期高血压疾病、内外科并发症等引起的医源性早产；③以往有流产、早产史或本次妊娠期有阴道出血史的孕妇容易发生早产。

2. 胎儿、胎盘因素

胎儿畸形、多胎妊娠、羊水过多、胎膜早破、宫内感染、胎盘功能不全、母儿血型不合、前置胎盘及胎盘早剥等。

（二）早产的临床表现

主要是子宫收缩，最初为不规则宫缩，并常伴有少许阴道出血或血性分泌物，以后可发展为规则宫缩，与足月临产相似。若子宫收缩较规则（20分钟 > 4次，或60分钟 > 8次），伴有宫颈管消退 > 80%及进行性宫口扩张1cm以上时，可诊断为早产临产。

（三）早产的预测

1. 宫颈内口形态的变化

在阴道超声下，正常妊娠宫颈长度 > 3cm，宫颈内口形状为“T”形。宫颈内口形状的变化若逐渐变成“Y、V、U”形，或宫颈管长度 < 3cm，则提示早产发生可能性大。

2. 胎儿纤维连接蛋白（fFN）

fFN是一种细胞外基质蛋白，由羊膜、蜕膜和绒毛膜合成分泌，正常妊娠20周前阴道后穹隆分泌物中可呈阳性改变，但妊娠22 ~ 35周应为阴性，孕36周后可以为阳性。因此妊娠22 ~ 35周，出现先兆早产症状者，可行fFN检测，若为阳性，提示胎膜与蜕膜分离，有早产风险。该检测阴性预测值为98%，预测价值较大，可以认为有症状但监测阴性的孕妇在2日内发生早产的危险性小于1%。注意在fFN检测前不能行阴道检查及阴道B型超声检测，24小时内禁止性交。

二、早产的鉴别诊断

（一）生理性子宫收缩

生理性子宫收缩，一般为不规则、无痛感，且不伴宫颈管消退等改变。

（二）胎盘早剥

患者主诉有腹痛腹胀，查体可叩及宫缩，但子宫持续高涨状态，甚至呈现腹壁板样硬，有时阴道出血量偏多，胎心音异常，B型超声下发现胎盘增厚或胎盘后血肿。

（三）妊娠合并外科急腹症

妊娠合并阑尾炎、胆囊炎、肾绞痛等也表现为下腹痛，但通常伴有血常规血象升高，抗感染治疗后可好转，若不及时诊断治疗，急腹症也可成为早产的诱因。

三、早产的治疗

治疗原则：若胎儿存活，无胎儿窘迫、胎膜未破，应设法抑制宫缩，尽可能使妊娠继续维持。若胎膜已破，早产不可避免时，应尽力设法提高早产儿的存活率。

（一）一般处理

卧床休息，左侧卧位，可减少自发性宫缩，提高子宫血流置，改善胎盘功能，增加胎儿氧供与营养。

（二）促胎肺成熟

对于孕34周前的早产，应用糖皮质激素能促进胎肺成熟，同时也能促进胎儿其他组织发育，明显减少新生儿呼吸窘迫综合征。治疗方案：单胎妊娠，地塞米松5mg，肌内注射，每12小时1次，共4次。双胎妊娠，地塞米松5mg，肌内注射，每8小时1次，共6次。注意糖皮质激素的不良反应：孕妇血糖升高，多疗程反复应用可能对胎儿神经系统发育产生一定的影响。禁忌证：临床已有宫内感染证据者。

（三）抑制宫缩药物

1. β－肾上腺素受体激动剂

这类药物可激动子宫平滑肌中的 $β_2$ 受体，抑制子宫平滑肌收缩，减少子宫的活动而延长孕周。但其不良反应较多，特别是心血管不良反应较突出，常使母胎心率增快，孕妇血压下降。此外，尚有恶心、呕吐、头昏、出汗、肺水肿、低血钾及血糖增高等不良反应，应予注意。目前，常用药物有：利托君 100mg 加入 5% 葡萄糖液 500mL，开始时以每分钟 0.05mg 的速度静脉滴注，以后每隔 10 ~ 15 分钟增加 0.05mg，最大滴速每分钟 0.35mg，待宫缩抑制后至少持续静脉滴注 12 小时，再改为口服治疗。注意监测孕妇呼吸、心率、血压、胎心率，总液体量不超过 2000mL/L，定期复查血生化指标，谨防低钾血症。如心率 > 140 次 / 分钟应停药。对并发心脏病、重度高血压、未控制的糖尿病患者应慎用。

2. 硫酸镁

镁离子直接作用于子宫肌细胞，拮抗钙离子对子宫收缩的活性，从而抑制子宫收缩。一般采用 25% 硫酸镁 16mL 加入 5% 葡萄糖溶液 100 ~ 250mL 中，30 ~ 60 分钟内缓慢静脉滴注，然后用 25% 硫酸镁 20 ~ 40mL 加入 5% 葡萄糖液 500mL 中，以每小时 1 ~ 2g 速度静脉滴注，直至宫缩停止。用药过程中应注意呼吸（每分钟不少于 16 次），膝反射（存在）及尿量（每小时不少于 17mL 或 24 小时不少于 400mL）等，定期监测血镁浓度。禁忌证：肾功能不良，肌无力、心脏病患者。镁中毒解毒：10% 葡萄糖酸钙 10mL 静脉缓慢推注（5 ~ 10 分钟）。

3. 前列腺素合成酶抑制剂

前列腺素有刺激子宫收缩和软化宫颈的作用。前列腺素合成酶抑制剂可抑制前列腺素合成酶、减少前列腺素的合成或抑制前列腺素的释放以抑制宫缩。常用药物有吲哚美辛及阿司匹林等。吲哚美辛 25mg，每 8 小时口服一次，24 小时后改为每 6 小时一次。由于该类药物可通过胎盘到达胎儿，可使胎儿动脉导管提前关闭，导致胎儿肺动脉高压，血液循环障碍，而且有使肾血管收缩，抑制胎儿尿形成，使肾功能受损、羊水减少的不良反应。因此，此类药物已较少应用，必要时仅能短期（不超过 1 周）服用。

4. 钙离子拮抗剂

抑制钙离子进入子宫肌细胞膜，抑制缩宫素及前列腺素的释放，达到治疗早产的效果。常用硝苯地平 10mg，舌下含服，每 6 ~ 8 小时一次。若与硫酸镁合用，应防止血压急剧下降。对充血性心力衰竭、主动脉狭窄者应禁用。

（四）控制感染

因感染是早产的重要诱因，所以保胎治疗的同时不要忽略对早产诱发因素的治疗，如下生殖道或泌尿系统炎症、阑尾炎、胆囊炎等，给予抗感染治疗，必要时可选择手术。

（五）终止早产的指征

①宫缩进行性增强，经过治疗无法控制者；②有宫内感染；③继续妊娠对母胎危害大；④孕周已达 34 周，如无母胎并发症，停用抗早产药顺其自然，不必干预，只须密切监测胎儿情况即可。

（六）不可避免早产的处理

对难免早产，停用一切抑制宫缩的药物，严密观察产程进展并做好产时处理，设法降低早产儿的发病率与死亡率。大部分早产儿可经阴道分娩，产程中左侧卧位，间断面罩吸氧，肌内注射维生素 K，减少新生儿颅内出血的发生。密切监测胎心，临产后慎用可能抑制新生儿呼吸中枢的镇静药（吗啡、哌替啶）。第二产程可行会阴后一侧切开，缩短胎头在盆底的受压时间，从而减少早产儿颅内出血的发生。对于早产胎位异常者，在权衡新生儿存活利弊基础上，可以考虑剖宫产。

四、临床经验及诊治进展

早产儿死亡与胎龄密切相关，随着地塞米松促胎肺成熟的应用推广及监护、抢救水平的提高，早产儿存活率有很大的提高，故近年来国外学者将早产定义时间的上限提前到妊娠 20 周。

预防早产是降低围生儿死亡率的重要措施之一。定期产前检查，指导孕期卫生，对可能引起早产的因素应充分重视。切实加强对高危妊娠的管理，积极治疗妊娠并发症，预防胎膜早破，预防亚临床感染。宫颈内口松弛者，应于妊娠 14 ~ 16 周做宫颈内口环扎术。

保胎过程须与患者及家属密切沟通病情变化，若存在难免早产，应向患者交代早产儿出生后存在的风险及抢救费用；存在医源性早产须终止妊娠时要告知家属理由，取得患者及家属知情同意并签字。

第四节　胎儿生长受限

胎儿生长受限（FGR）又称胎盘功能不良综合征，是指胎儿受各种不利因素影响，未能达到其潜在的所应有的生长速率，表现为足月胎儿出生体重小于2500g，或胎儿体重低于同孕龄平均体重的2个标准差，或低于同孕龄正常体重的第10百分位数。胎儿生长受限是围生期主要并发症之一，死亡率为正常胎儿的4～6倍。其不仅影响胎儿的发育，也影响儿童期及青春期的体能与智能发育。

其病因多而复杂，有些尚不明确，主要有如下几种：①孕妇因素。最常见，占50%～60%。如孕妇缺乏营养，妊娠并发症(如妊娠期高血压疾病、多胎妊娠、前置胎盘、胎盘早剥、过期妊娠，妊娠期肝内胆汁淤积症等)；其他，如孕妇年龄、地区、体重，身高、吸烟、吸毒、酗酒等，以及宫内感染、子宫发育畸形、母体接触放射线或有毒物质等；②胎儿因素。胎儿遗传性疾病或染色体疾病，如21-三体综合征、18-三体或13-三体综合征，Turner综合征（染色体核型为45，XO），三倍体畸形等。胎儿本身发育缺陷、胎儿代谢功能紊乱、各种生长因子缺乏、胎儿宫内感染、接触放射线等；③胎盘或脐带因素。胎盘梗死、炎症、功能不全，以及脐带过长、过细、扭转、打结等。

一、胎儿生长受限的诊断

孕期准确诊断FGR并不容易，常在分娩后才能确诊。密切关注胎儿发育情况是提高FGR诊断率及准确率的关键。

（一）病史

①准确判断孕龄；②确定有无引起FGR的高危因素，如既往有无先天畸形、FGR、死胎的不良分娩史，有无慢性高血压、慢性肾病、严重贫血等疾病，有无吸烟、吸毒与酗酒等不良嗜好，工作生活中是否接触有害、有毒物质。

（二）临床指标

测量宫高、腹围、体重，推测胎儿大小。①宫高，腹围值连续3周均在第10百分位数以下者，为筛选FGR指标，预测准确率达85%以上；②计算胎儿发育指数。胎儿发育指数=宫高（cm）-3×（月份+1），指数在-3和+3之间为正常，小于-3提示有FGR的可能；③孕晚期孕妇每周增加体重0.5kg，若停滞或增长缓慢时可能为FGR。

（三）辅助检查

1.B 型超声测量

判断 FGR 较准确，常用指标有：①胎儿双顶径（BPD）。正常孕早期每周平均增长 3.6 ~ 4.0mm，孕中期 2.4 ~ 2.8mm，孕晚期 2.0mm。若每周增长 < 2.0mm，或每 3 周增长 ≤ 4.0mm，或每 4 周增长 ≤ 6.0mm，于孕晚期每周增长 < 1.7mm，均应考虑 FGR 可能；②头围与腹围比值（HC/AC）。妊娠 36 周以前腹围值小于头围值，36 周时两者相等，此后腹围值大于头围值。计算 HC/AC，比值小于同孕周平均值的第 10 百分位数，即有 FGR 可能，有助于估算不均称型 FGR；③羊水量与胎盘成熟度。多数 FGR 出现羊水过少，胎盘老化的 B 型超声图像；④超声多普勒。孕晚期 S/D 值 ≤ 3 为正常值，脐血 S/D 值升高时 FGR 的发生率明显升高；胎儿生物物理评分可协助诊断。

2. 监测胎心

定期进行胎儿胎心电子监护。

3. 化验检查

尿 E3 和 E/C 比值、血甲胎蛋白、胎盘生乳素、妊娠特异性糖蛋白、碱性核糖核酸酶、微量元素锌（Zn）、病原微生物 TORCH 感染的检测及胎儿染色体核型分析等。

二、胎儿生长受限的鉴别诊断

根据胎儿生长特征、发生时间及病因等，将胎儿生长受限分为内因性均称型、外因性不均称型、外因性均称型 FGR。

（一）内因性均称型 FGR

属于原发性胎儿生长受限，抑制生长的因素主要作用在受孕时或在妊娠早期，常因某些染色体异常、宫内感染及环境有害物质所致。特点：①体重、身长、头径均相称，但均小于该孕龄正常值，外表无营养不良表现；②脑重量轻，常有脑神经发育障碍；③胎盘组织结构无异常，但体积重量小；④半数有先天畸形；⑤产后新生儿生长发育亦有困难，多伴有智力障碍。

（二）外因性不均称型 FGR

属于继发性生长发育不良，不良因素主要作用在妊娠中、晚期。如妊娠期高血压疾病，慢性高血压，糖尿病、过期妊娠等导致胎盘功能不全。特点：①各器官细胞数正常，但细胞体积缩小；②身长、头径与孕龄相符而体重偏低；③新生儿发育不匀称，外观呈营养不良或过熟儿状态；④胎盘体积重量正常，常有梗死、钙化、胎膜黄染等。出生后躯体发育正常，容易发生低血糖。

（三）外因性均称型 FGR

为上述两型之混合型，致病因素在整个妊娠期发生作用，常因缺乏重要生长因素，如叶酸、氨基酸、微量元素或受有害药物影响所致。特点：①身长、体重、头径相称，但均较小；②外表有营养不良表现，常伴明显的生长与智力障碍；③胎盘外观正常，但体积小。

三、胎儿生长受限的治疗

（一）寻找病因

对临床怀疑 FGR 的孕妇，应尽可能找出致病原因，排除胎儿畸形。对高危孕妇应早期检查，早期发现可能的影响因素。

（二）孕期治疗

治疗越早，效果越好。孕 32 周前开始治疗效果较佳，孕 36 周后治疗较差。

1. 一般治疗

均衡膳食，休息吸氧，左侧卧位改善子宫胎盘血液循环。

2. 补充营养物质

①复合氨基酸 1 片，口服，每日 1 ~ 2 次；②脂肪乳注射液 250 ~ 500mL 静脉滴注，3 日 1 次，连用 1 ~ 2 周；③ 10% 葡萄糖液 500mL 加维生素 C 或能量合剂，每日 1 次，连用 10 日；④叶酸 5 ~ 10mg，每日 3 次，连用 15 ~ 30 日，适量补充维生素 E、B 族维生素、钙剂、铁剂、锌剂等。小剂量低分子肝素、阿司匹林的应用可促进子宫胎盘循环，但不能提高出生体重，有增加胎盘早剥的风险。

3. 其他

积极治疗妊娠期并发症。

（三）监测胎儿健康状况

B 型超声下动态监测胎儿生长发育情况，评估治疗效果。每周进行一次胎儿电子监护（NST 监护），如无反应，应做缩宫素激惹实验（OCT）或胎儿生物物理评分。

（四）产科处理

1. 继续妊娠指征

①胎儿尚未足月；②宫内监护情况良好；③胎盘功能正常；④孕妇无并发症者。可以

在密切监护下妊娠至足月，但不应超过预产期。

2. 终止妊娠指征

①治疗后 FGR 未见好转，胎儿停止生长 3 周以上；②胎盘提前老化，伴有羊水过少等胎盘功能低下表现；③ NST，胎儿生物物理评分及脐动脉 S/D 比值测定等，提示胎儿缺氧；④妊娠并发症病情加重，妊娠继续将危害母婴健康或生命者。

3. 分娩方式选择

FGR 的胎儿对缺氧耐受性差，胎儿胎盘储备功能不足，难以耐受分娩过程中子宫收缩时的缺氧状态，应适当放宽剖宫产指征。①阴道产。胎儿情况良好，胎盘功能正常，胎儿成熟，Bishop 宫颈成熟度评分≥ 7 分，羊水量及胎位正常，无禁忌者，可经阴道分娩；若胎儿难以存活，无剖宫产指征时予以引产；②剖宫产。胎儿病情危重，产道条件欠佳，阴道分娩对胎儿不利，均应行剖宫产结束分娩。

4. 新生儿监护

在胎儿娩出前做好窒息抢救的准备，娩出后仔细清理呼吸道，早断脐预防红细胞增多症，鼻导管吸氧，加强保暖，及早检查血糖，开展新生儿近期及远期保健等。

四、临床经验及诊治进展

胎儿生长受限（FGR）的近期及远期并发症发病率均较高。近期并发症主要有新生儿窒息、低体温、低血糖、红细胞增多症等；远期并发症主要有脑瘫、智力障碍、行为异常、神经系统障碍；成年后高血压、冠心病等心血管疾病及代谢性疾病的发病率较高，约为正常儿的 2 倍。

小剂量低分子肝素越来越多地应用于 FGR 的治疗。FGR 时胎盘螺旋小动脉可表现为血管硬化及纤维蛋白原沉积及血栓形成，造成血管部分或完全阻塞，胎盘绒毛内血管床减少，胎盘绒毛直径变小，胎盘梗死绒毛间质血管间物质转运受阻。肝素不仅可以通过增加体内抗凝血酶（AT）- Ⅲ的活性来发挥强抗凝作用，还可以保护血管内皮细胞功能，并有局部抗炎作用，同时阻断纤维蛋白原转变为纤维蛋白，防止其在胎盘血管基底膜上沉积，这就可以有效解决胎盘的高凝状态，降低血液黏度和血管阻力，增加胎盘血流灌注，从而改善胎盘功能，从根本上改善宫内微环境，促进胎儿生长发育。

应用方案：低分子肝素 0.2 ～ 0.4mL 皮下注射，每日 1 次。7 ～ 10 天为 1 个疗程，每个疗程结束后休息 1 周，继续下一个疗程。应用期间密切监测血小板，凝血酶原时间、部分凝血活酶时间。预计分娩前一天停用肝素治疗，必要时可在术前肌内注射维生素 K_1。

第五节　羊水异常

凡妊娠的任何时期内，羊水量超过 2000mL 称为羊水过多症，大多数羊水的增加是缓慢的，称为慢性羊水过多症；极少数羊水量在数天内急剧增多，称为急性羊水过多症。羊水量少于 300mL 称为羊水过少症。羊水过多占分娩总数的 0.5% ~ 1%，其中有 25% ~ 30% 并发胎儿畸形。羊水过少除因妊娠过期所致的羊水过少外常被忽视，发生率占分娩数的 0.4% ~ 4%。但两者均可引起妊娠和分娩的异常。

一、羊水过多

妊娠期间羊水量超过 2000mL 者，称为羊水过多，发病率为 0.5% ~ 1%。羊水量在数日内急剧增多，称为急性羊水过多；羊水量在较长时期内缓慢增多，称为慢性羊水过多。羊水过多时羊水的外观、性状与正常者并无差异。

约 1/3 羊水过多的原因不明，称为特发性羊水过多，不并发任何孕妇、胎儿或胎盘异常，其原因至今不明。2/3 羊水过多可能与胎儿畸形、多胎妊娠、胎盘脐带病变及妊娠并发症有关，如糖尿病、母儿血型不合、重症胎儿水肿、妊娠期高血压疾病、急性病毒性肝炎、重度贫血等。

（一）羊水过多的诊断

1. 临床表现

（1）急性羊水过多

较少见，多发生在妊娠 20 ~ 24 周，羊水快速增多，子宫于数日内急剧增大，似妊娠足月或双胎妊娠大小，产生一系列压迫症状。孕妇腹部张力过大感到疼痛，行动不便，表情痛苦，横膈上抬，出现呼吸困难，甚至发绀，不能平卧。检查见腹壁皮肤紧绷发亮，严重者皮肤变薄，皮下静脉清晰可见。巨大子宫压迫下腔静脉，影响下肢回流，引起下肢及外阴部水肿及静脉曲张。子宫明显大于停经月份，胎位不清，胎心遥远或不清。

（2）慢性羊水过多

较多见，常发生在妊娠 28 ~ 32 周，数周内羊水缓慢增多，多数孕妇能适应，仅感腹部增大较快，临床上无明显不适或仅出现轻微压迫症状，能忍受。产检示宫高、腹围均大于同期孕妇。腹壁皮肤发亮、变薄，触诊时感到皮肤张力大，有液体震颤感，胎位不清，胎心遥远或不清。

2. 辅助检查

（1）B 型超声检查

是羊水过多的重要检查方法，能了解羊水量和胎儿情况，如无脑儿、脊柱裂、胎儿水肿及双胎等。B 型超声诊断羊水过多的标准有 2 个：①测量羊水最大暗区垂直深度（AFV）。≥ 8cm 诊断为羊水过多，其中 AFV 8 ~ 11cm 为轻度羊水过多，12 ~ 15cm 为中度羊水过多，> 15cm 为重度羊水过多；②计算羊水指数（AFI）。即孕妇平卧，以经脐横线与腹白线作为标志线，分为 4 个区，各象限最大羊水暗区垂直深度之和。羊水指数 ≥ 25cm 为羊水过多，其中 AFI 25 ~ 35cm 为轻度羊水过多，36 ~ 45cm 为中度羊水过多，≥ 45cm 为重度羊水过多。经比较 AFI 显著优于 AFV。

（2）甲胎蛋白（AFP）测定

母血，羊水中 AFP 明显增高提示胎儿畸形。胎儿神经管畸形（无脑儿，脊柱裂）、上消化道闭锁等羊水 AFP 呈进行性增加。羊水 AFP 平均值超过同期正常妊娠平均值 3 个标准差以上；孕妇血清 AFP 平均值超过同期妊娠平均值 2 个标准差以上，有助于临床诊断。

（3）孕妇血糖检查

尤其慢性羊水过多者，必要时行口服葡萄糖耐量（OGTT）试验，以排除妊娠期糖尿病。

（4）血型检查

胎儿水肿应检查孕妇 Rh、ABO 血型，排除母儿血型不合溶血引起的胎儿水肿。

（5）胎儿染色体检查

羊水细胞培养或采集胎儿血培养做染色体核型分析，或应用染色体探针对羊水或胎儿血间期细胞真核直接原位杂交，了解染色体数目、结构异常。

（二）羊水过多的鉴别诊断

诊断羊水过多时应与多胎妊娠、葡萄胎巨大儿等相鉴别，B 型超声下可鉴别诊断。

（三）羊水过多对母儿的影响

1. 对母体的影响

羊水过多引起明显的压迫症状，孕妇易并发妊娠期高血压疾病，是正常妊娠的 3 倍；胎膜早破、早产发生率增加。突然破膜可使宫腔内压力骤然降低，易发生胎盘早剥。子宫肌纤维伸展过度可致子宫收缩乏力，产程延长及产后出血发生率明显增多。

2. 对胎儿的影响

胎位异常增多，破膜时脐带可随羊水滑出造成脐带脱垂、胎儿窘迫及早产。围生儿死亡率为正常妊娠的 7 倍。

（四）羊水过多的治疗

羊水过多的围生儿死亡率为 28%，其处理主要取决于胎儿有无畸形、孕周和孕妇自觉症状的严重程度。

1. 羊水过多并发胎儿畸形

一旦确诊胎儿畸形、染色体异常，应及时终止妊娠。通常采用人工破膜引产。破膜时须注意：①采用高位破膜器高位破膜，自宫口沿胎膜向上送入 15 ~ 16cm 刺破胎膜，使羊水缓慢流出，以免宫腔内压力骤减引起胎盘早剥；② 2 放羊水后腹部放置沙袋或加腹带包扎以防休克；③严格无菌操作，羊水流出过程中注意血压，心率变化；④注意阴道出血及宫高变化，及早发现胎盘早剥；⑤破膜后多能自然临产，12 小时后仍未临产，须用抗生素，同时静脉滴注缩宫素引产，也可先经腹羊膜腔穿刺放出适量羊水，后行人工破膜或依沙吖啶 50 ~ 100mg 引产。

2. 羊水过多并发正常胎儿

对孕周 < 37 周、胎肺不成熟者，应尽量延长孕周。

（1）一般治疗

低盐饮食，减少饮水量，卧床休息，取左侧卧位，改善子宫胎盘循环，每周复查羊水指数及胎儿生长情况。

（2）羊膜穿刺减压

压迫症状严重者可经羊膜腔穿刺放羊水，以缓解症状并延长孕周。在 B 型超声监测下避开胎盘部位，以 15 ~ 18 号腰椎穿刺针，经腹羊膜腔穿刺，以每小时约 500mL 的速度放出羊水，一次放羊水量不超过 1500mL。操作过程中应严格消毒预防感染，密切观察胎心及孕妇血压、心率、呼吸变化，酌情给予镇静药预防早产。必要时 3 ~ 4 周后再次放羊水，以降低宫腔内压力。

（3）前列腺素合成酶抑制剂

常用吲哚美辛，有抗利尿作用，以期抑制胎儿排尿从而减少羊水量。用量为每日 2.2 ~ 2.4mg/kg，分 3 次，口服。用药期间每周做一次 B 型超声监测羊水量。鉴于吲哚美辛有引起动脉导管闭合的不良反应，故不宜长期应用。

（4）病因治疗

积极治疗糖尿病、妊娠期高血压等并发症，母儿血型不合可以行宫内输血。

（5）分娩期处理

妊娠足月或自然临产，可行人工破膜，终止妊娠。应警惕脐带脱垂和胎盘早剥、羊水栓塞发生。若破膜后子宫收缩乏力，可给予低浓度缩宫素加强宫缩，密切观察产程进展。胎儿娩出后及时应用缩宫素，预防产后出血发生。

（五）临床经验及诊治进展

对于羊水过多患者，应重视症状及体格检查，不能过于依赖辅助检查。注意了解孕妇自身感觉，对观察病情有重要帮助。治疗上先行无创的治疗方法，无效后可行有创的治疗。

二、羊水过少

妊娠晚期羊水量少于300mL者，称为羊水过少，发生率为0.4%～4%，若羊水量少于50mL，胎儿窘迫发生率达50%以上，围生儿死亡率达88%。因羊水过少严重影响围生儿预后，应高度重视。

羊水过少主要与羊水产生减少或羊水吸收、外漏增加有关。部分羊水过少原因不明，临床多见下列情况：胎儿畸形、胎盘功能减退、羊膜病变、胎膜早破及母体因素如孕妇脱水、服用某些药物（如利尿药、芒蔗美辛），也能引起羊水过少。

（一）羊水过少的诊断

1. 临床表现

孕妇于胎动时常感腹痛，检查发现腹围、宫高均较同期妊娠者小，并发胎儿生长受限更明显，有子宫紧裹胎儿感。子宫敏感性高，轻微刺激即可引起宫缩，临产后阵痛剧烈，宫缩多不协调，宫口扩张缓慢，产程延长。阴道检查时，发现前羊膜囊不明显，胎膜紧贴胎儿先露部，人工破膜时羊水极少。

2.B型超声检查

妊娠晚期羊水最大暗区垂直深度（AFV）≤2cm为羊水过少，≤lcm为严重羊水过少。羊水指数（AFI）≤8cm为羊水偏少，≤5cm诊断为羊水过少。B型超声检查能较早发现胎儿生长受限，以及胎儿肾缺，如肾发育不全、输尿管或尿道梗阻等畸形。B型超声检查已成为确诊羊水过少不可缺少的辅助检查方法。

3. 羊水直接测量

破膜后，直接测量羊水量，缺点是不能早期诊断。

4. 其他检查

妊娠晚期发现羊水过少，应结合胎儿生物物理评分，胎儿电子监护仪、血尿雌三醇，胎盘生乳素检测等，了解胎盘功能及评价胎儿宫内安危，及早发现胎儿宫内缺氧。

（二）羊水过少对母儿的影响

1. 对胎儿影响

羊水过少是胎儿危险的重要信号，围生儿发病率和死亡率会因此而明显增高。与正常妊娠相比，轻度羊水过少可使围生儿死亡率增高13倍，重度羊水过少的围生儿死亡率可增高47倍，死因主要是胎儿缺氧及胎儿畸形。羊水过少发生在妊娠早期，胎膜可与胎体粘连，造成胎儿畸形，甚至肢体短缺；若发生在妊娠中、晚期，子宫外压力直接作用于胎儿，易引起胎儿肌肉骨骼畸形，如斜颈、曲背、手足畸形或胎儿皮肤干燥呈羊皮纸状等。现已证实，妊娠期胎儿吸入少量羊水有助于胎肺膨胀和发育，羊水过少可致胎儿肺发育不全。

2. 对孕妇影响

手术产率和引产率均增加。

（三）羊水过少的治疗

1. 终止妊娠

对确诊胎儿畸形或胎儿已成熟但胎盘功能严重不良者，应立即终止妊娠。对胎儿畸形者，常采用依沙吖啶羊膜腔内注射的方法引产，而妊娠足月并发胎盘功能不良或胎儿窘迫，估计短时间内不能结束分娩，在排除胎儿畸形后，应选择剖宫产结束分娩。对胎儿储备力尚好，宫颈成熟者，可在密切监护下破膜后行缩宫素引产。产程中要连续监测胎心变化，观察羊水性状。

2. 补充羊水期待治疗

（1）胎肺不成熟，无明显胎儿畸形者

可行羊膜腔输液补充羊水，尽量延长孕周，此法常在中期妊娠羊水过少时采用。经羊膜腔灌注液体解除脐带受压，能使胎心变异减速发生率，羊水胎粪污染率及剖宫产率下降，提高围生儿存活率。具体方法：常规消毒腹部皮肤，在B型超声引导下行羊膜腔穿刺，以每分钟 10 ~ 15mL 的速度向羊膜腔内输入 37℃的 0.9% 氯化钠注射液 200 ~ 300mL。同时应选用宫缩抑制剂预防流产或早产。若 AFI 达 8cm，并解除了胎心变异减速，则停止输液，否则再输 250mL。若输液后 AFI ≥ 8cm，但胎心减速不能改善也应停止输液，按胎儿窘迫处理。羊膜腔灌注是一种安全、经济、有效的方法，但多次羊膜腔输液有发生绒毛膜羊膜炎等并发症的可能。

（2）母体水化

母体水化治疗分为饮水疗法及静脉补液。孕妇大量饮水或经静脉补液是一种简单、安全的治疗方法。但此方法增长速度缓慢，作用机制不明，可能与子宫胎盘灌注量增加有关，是否对所有羊水过少的病例有效尚需要进一步观察。

（四）临床经验及诊治进展

早发羊水过少多由于胎儿因素，首先应通过超声检查排除胎儿畸形，必要时行羊水细胞或胎儿血染色体核型分析。一经确诊胎儿畸形、染色体异常，应及时终止妊娠。

中、晚期羊水过少保守治疗期间须加强监护，缩短产检间隔时间，密切监测胎盘及胎儿情况。

第六节　胎儿窘迫

胎儿窘迫是指胎儿在宫内因急性或慢性缺氧危及其健康和生命的综合症状。胎儿窘迫是当前剖宫产的主要适应证之一，发病率为 2.7% ~ 38.5%。急性胎儿窘迫多发生在分娩期；慢性胎儿窘迫常发生在妊娠晚期，慢性胎儿窘迫在临产后往往表现为急性胎儿窘迫。其病因涉及多方面，可归纳为如下三大类：

第一，母体因素：母体血液含氧量不足是重要原因，轻度缺氧时母体多无明显症状，但对胎儿则会有影响。导致胎儿缺氧的母体因素有 5 个方面：①微小动脉供血不足，如妊娠高血压综合征等；②红细胞携氧量不足，如重度贫血、一氧化碳中毒等；③急性失血，如前置胎盘、胎盘早剥等；④各种原因引起的休克与急性感染发热；⑤子宫胎盘血运受阻，急产或不协调性子宫收缩乏力等，缩宫素使用不当引起过强宫缩；产程延长，特别是第二产程延长；子宫过度膨胀，如羊水过多和多胎妊娠；胎膜早破等。

第二，胎盘、脐带因素，脐带和胎盘是母体与胎儿间氧及营养物质的输送传递通道，其功能障碍必然影响胎儿获得所需氧及营养物质。常见有：①脐带血运受阻；②胎盘功能低下，如过期妊娠、胎盘发育障碍（过小或过大）、胎盘形状异常（膜状胎盘、轮廓胎盘等）和胎盘感染，胎盘早剥、严重的前置胎盘。

第三，胎儿因素，胎儿心血管系统功能障碍，如严重的先天性心血管疾病和颅内出血等、胎儿畸形、母儿血型不合、胎儿宫内感染等。

一、胎儿窘迫的临床分型及诊断

根据胎儿窘迫发生速度，分为急性及慢性胎儿窘迫两类。

（一）急性胎儿窘迫

通常所称的胎儿窘迫均指急性胎儿窘迫。主要发生于分娩期。多因脐带因素（如脐带脱垂、绕颈、打结等），胎盘早剥、宫缩过强且持续时间过长及产妇处于低血压、休克、中毒等而引起。

1. 胎心率变化

胎心率是了解胎儿是否正常的一个重要标志，胎心率的改变是急性胎儿窘迫最明显的临床征象。正常胎心率为 110 ~ 160 次 / 分钟，规律。胎心率 ≥ 160 次 / 分钟，尤其是 ≥ 180 次 / 分钟，为胎儿缺氧的初期表现。随后胎心率减慢，胎心率 < 110 次 / 分钟，尤

其是＜ 100 次 / 分钟，基线变异小≤ 5bpm（每分钟节拍数）为胎儿危险征。胎心监护仪图像出现以下变化，应诊断为胎儿窘迫：①出现频繁的晚期减速，多为胎盘功能不良；②重度可变减速的出现，多为脐带血运受阻表现，若同时伴有晚期减速，表示胎儿缺氧严重，情况紧急。

2. 羊水胎粪污染

胎儿缺氧，肠蠕动亢进，肛门括约肌松弛，使胎粪排入羊水中，羊水呈浅绿色、黄绿色，进而呈混浊棕黄色，即羊水Ⅰ度、Ⅱ度、Ⅲ度污染。破膜后羊水流出，可直接观察羊水的性状。若未破膜可经羊膜镜窥视，透过胎膜了解羊水的性状。若胎先露部分已固定，前羊水囊所反映的可以不同于胎先露部以上的后羊水性状。前羊水囊清而胎心率不正常时，在无菌条件下破膜后稍向上推移胎先露部，其上方的羊水流出即可了解后羊水性状。

羊水中胎粪污染，胎心始终良好者，可继续密切监护胎心，不一定是胎儿窘迫。羊水污染伴有胎心监护异常，应及早结束分娩，即使娩出的新生儿阿普加（Apgar）评分可能≥ 7 分也应警惕，因新生儿窒息概率很大。

3. 胎动

急性胎儿窘迫初期，最初表现为胎动频繁，继而转弱及次数减少，进而消失。

4. 酸中毒

破膜后，检查胎儿头皮血进行血气分析。诊断胎儿窘迫的指标有血 pH 值＜ 7.20（正常值 7.25 ～ 7.35），PO_2：＜ 10mmHg（正常值 5 ～ 30mmHg），PCO_2 ＞ 60mmHg（正常值 35 ～ 55mmHg），目前该方法阳性预测值仅为 3%，故较少应用。

（二）慢性胎儿窘迫

多发生在妊娠末期，往往延续至临产并加重。其原因多因孕妇全身疾病或妊娠疾病（如重度妊娠高血压综合征、重型胎盘早剥）引起胎盘功能不全或胎儿因素所致。临床上除可发现母体存在引起胎盘供血不足的疾病外，随着胎儿慢性缺氧时间延长可发生胎儿宫内发育迟缓。应做如下检查以助确诊：

1. 胎盘功能检查

测定 24 小时尿 E3 值并动态连续观察，若急骤减少 30% ～ 40%，或于妊娠末期多次测定 24 小时尿 E3 值在 10mg 以下；E/C 比值＜ 10；妊娠特异性 β 糖蛋白（SP1）≤ 100mg/L；胎盘生乳素＜ 4mg/L，均提示胎盘功能不良。

2. 胎心监测

连续描记孕妇胎心率 20 ～ 40 分钟，正常胎心率基线为 110 ～ 160 次 / 分钟。若胎动时胎心率加速不明显，基线变异频率＜ 5 次 / 分钟，持续 20 分钟，提示胎儿窘迫。

3.B 型超声监测

检测胎儿呼吸运动、胎动、肌张力及羊水量。胎儿生物物理评分：≤ 4 分提示胎儿窘迫，6 分为胎儿可疑缺氧。

4. 胎动计数

妊娠近足月时，胎动≥ 6 次 /2 小时，< 6 次 /2 小时或减少 50% 者，提示胎儿缺氧可能。胎动减少是胎儿窘迫的一个重要指标，每日监测胎动可预知胎儿的安危，胎动过频往往是胎动消失的前驱症状。胎动消失后胎心在 24 小时内也会消失，应予注意以免延误抢救时机。

5. 羊膜镜检查

见羊水混浊呈浅绿色至棕黄色，有助于胎儿窘迫的诊断。

二、胎儿窘迫的鉴别诊断

胎心率的快慢可能受到母亲心率，体温及用药、疾病等情况影响，并不只意味着胎儿缺氧，如有甲状腺功能亢进，用阿托品等药物引起胎心率过快，也可能因用拉贝洛尔、地西泮（安定）、麻醉药等药物引起胎心率过慢。

三、胎儿窘迫的治疗

（一）急性胎儿窘迫

1. 积极寻找原因并排除

如心力衰竭、呼吸困难、贫血、脐带脱垂等。

2. 及早纠正酸中毒

产妇有呕吐，肠胀气，进食少时，可引起脱水、酸中毒、电解质紊乱，故应静脉补液加 5%碳酸氢钠 250mL。

3. 尽快终止妊娠

若宫内窘迫达严重阶段必须尽快结束分娩，其指征是：①胎心率低于 110 次 / 分钟或高于 180 次 / 分钟，伴羊水Ⅱ ~ Ⅲ度污染；②羊水Ⅲ度污染，伴羊水过少；③持续胎心缓慢达 100 次 / 分钟以下；④胎心监护反复出现晚期减速或出现重度可变减速，胎心率 60 次 / 分钟以下持续 60 秒钟以上；⑤胎心图基线变异消失伴晚期减速。⑥胎儿头皮血 pH 值< 7.20 者。

4. 宫颈尚未完全扩张

胎儿窘迫情况不严重，可吸氧(10升/分钟，面罩供氧)20～30分钟停5～10分钟，进入到第二产程时可持续吸氧。通过提高母体血氧含量以改善胎儿血氧供应，同时嘱产妇左侧卧位，观察10分钟，若胎心率变为正常，可继续观察。若因使用缩宫素宫缩过强造成胎心率异常减缓者，应立即停止静脉滴注或用抑制宫缩的药物，继续观察是否能转为正常。若无显效，应行剖宫产术。施术前做好新生儿窒息的抢救准备。

5. 宫口开全

胎先露部已达坐骨棘平面以下3cm者，吸氧同时应尽快助产，经阴道娩出胎儿。

（二）慢性胎儿窘迫

应针对病因，视孕周、胎儿成熟度和窘迫的严重程度决定处理。

（1）能定期做产前检查者，估计胎儿情况尚可，应嘱孕妇取左侧卧位休息，定时吸氧，积极治疗孕妇并发症，争取胎盘供血改善，延长妊娠周数。

（2）若情况难以改善，已接近足月妊娠，估计胎儿娩出后生存机会极大者，应考虑剖宫产。

（3）距离足月妊娠越远，胎儿娩出后生存可能性越小，应将情况向家属说明，尽量保守治疗以期延长孕周数。胎儿胎盘功能不佳者，胎儿发育必然受到影响，所以预后较差。

四、临床经验及诊治进展

2013年开始对于胎儿窘迫的诊断，胎心率范围从120～160次/分钟更改为110～160次/分钟，羊水污染不再是胎儿窘迫诊断依据。10%～20%的分娩中会出现羊水胎粪污染，羊水中的胎粪污染不是胎儿窘迫的征象。出现羊水胎粪污染时，如果胎心监护正常，不需要进行特殊处理；如果胎心监护异常，存在宫内缺氧情况，会引起胎粪吸入综合征，造成不良胎儿结局。

20世纪80年代开始胎儿心电图（FECG）应用于临床，可用于诊断胎儿心律失常、初筛胎儿心脏病，近年来对FECG诊断胎儿窘迫方面有不少研究报道。许多研究表明，FECG是比电子胎心率（NST）监护更敏感的胎儿监护措施，在NST出现异常前，FECG的形态已经发生变化，主张在高危妊娠中应用FECG以早期发现胎儿异常。资料研究表明，联合FECG及胎心监护曲线可对胎儿窘迫的诊断更准确，改善了围生儿结局，减少了不必要的干预。

第七节 胎膜早破

在临产前胎膜破裂，称为胎膜早破。其发生率各家报道不一，占分娩总数的2.7%～7%。发生在早产者为足月产的2.5～3倍。对妊娠、分娩不利的影响是早产率升高，围生儿死亡率增加，宫内感染率及产褥感染率均升高。

其病因可概括为以下几点：①生殖道病原微生物上行性感染；②羊膜腔压力增高；③胎膜受力不均；④胎膜抗张能力下降；⑤宫颈内口松弛；⑥细胞因子白细胞介素（IL）–6、IL–8，肿瘤坏死因子（TNF-α）升高，破坏羊膜组织导致胎膜早破。

一、胎膜早破的诊断

孕妇突感有较多液体自阴道流出，继而少量间断性排出。腹压增加如咳嗽、打喷嚏、负重时羊水即流出，肛诊将胎先露部上推见到流液量增多，则可明确诊断。

（一）阴道液酸碱度检查

平时阴道液 pH 值为 4.5 ～ 5.5，羊水 pH 值为 7.0 ～ 7.5，以石蕊试纸或硝嗪试纸测试阴道液，pH 值≥ 6.5 时视为阳性，胎膜早破的可能性极大。注意血液、宫颈黏液、尿液、精液、滑石粉、污染均可使测试出现假阳性。破膜时间长可使假阴性率增高。

（二）阴道液涂片检查

阴道液干燥片检查见羊齿植物叶状结晶为羊水。涂片用 0.5% 亚甲蓝染色可见淡蓝色或不着色胎儿皮肤上皮；用苏丹Ⅲ染色见橘黄色脂肪小粒，用 0.5% 硫酸尼罗蓝染色可见橘黄色胎儿上皮细胞，结果比用试纸测定 pH 值可靠，可确定为羊水。精液与玻片上指纹污染可使检查出现假阳性。

（三）羊膜镜检查

可以直视胎先露部，看不到前羊膜囊，即可诊断胎膜早破。

（四）胎儿纤维结合蛋白（fFN）测定

fFN 是胎膜分泌的细胞外基质蛋白。当宫颈及阴道分泌物内 fFN 含量＞ 0.05mg/L 时，胎膜抗张能力下降，易发生胎膜早破。

（五）羊膜腔感染检测

①羊水细菌培养；②羊水涂片革兰氏染色检查细菌；③羊水白细胞 IL–6 ≥ 7.9ng/mL，提示羊膜腔感染；④血 C 反应蛋白 > 8mg/L，提示羊膜腔感染。⑤降钙素原结果分为 3 级（正常：< 0.5ng/mL，轻度升高：≥ 0.5 ~ 2ng/mL；明显升高：≥ 10ng/mL），轻度升高表示感染存在。

（六）超声检查

羊水量减少可协助诊断。

二、胎膜早破对母儿的影响

（一）对母体影响

破膜后，阴道内的病原微生物易上行感染，感染程度与破膜时间有关，若破膜超过 24 小时，感染率增加 5 ~ 10 倍。若突然破膜，有时可引起胎盘早剥。羊膜腔感染易发生产后出血。

（二）对胎儿影响

胎膜早破时常诱发早产，早产儿易发生呼吸窘迫综合征。并发绒毛膜羊膜炎时，易引起新生儿吸入性肺炎，严重者可发生败血症、颅内感染等而危及新生儿生命。脐带受压，脐带脱垂可致胎儿窘迫。破膜时孕周越小，胎肺发育不良发生率越高。

三、胎膜早破的鉴别诊断

（一）尿失禁

慢性起病，病程较长，虽然 pH 值试纸也会变色，但阴道液涂片检查见不到羊齿状结晶，羊膜镜检查时可以看到前羊膜囊。

（二）阴道炎溢出液

平时有外阴瘙痒等症状，阴道液 pH 值试纸往往不变色，羊膜镜检查时可以看到前羊膜囊，阴道液涂片检查见不到羊齿状结晶。

四、胎膜早破的治疗

（一）期待疗法

适用于孕 28 ～ 35 周不伴感染、羊水池深度≥ 3cm 的胎膜早破孕妇，具体措施如下：

1. 一般处理

住院、绝对卧床，避免不必要的肛诊与阴道检查，为了解宫颈情况可行阴道窥器检查，保持外阴清洁，注意宫缩与羊水性状、气味，测量体温与血常规。

2. 预防性使用抗生素

破膜 12 小时以上者应预防性使用抗生素，因多数医疗单位对亚临床感染难以及时诊断。

3. 子宫收缩抑制药的应用

常选用硫酸镁、沙丁胺醇、利托君等药物。

4. 促胎肺成熟

妊娠 35 周前，应给予地塞米松 10mg，静脉滴注，每日 1 次，共 2 次。

5.B 型超声监测残余羊水量

若羊水池深度≤ 2cm 时应考虑终止妊娠。

6. 早期诊断绒毛膜羊膜炎

行胎心率监护，查血中 C 反应蛋白可早期诊断。

（二）终止妊娠

1. 经阴道分娩

妊娠 35 周后，胎肺成熟，宫颈成熟，无禁忌证可引产。

2. 剖宫产

胎头高浮，胎位异常，宫颈不成熟，胎肺成熟，明显羊膜腔感染，伴有胎儿窘迫，抗感染同时行剖宫产术终止妊娠，做好新生儿复苏准备。

五、临床经验及诊治进展

门诊孕妇感染沙眼衣原体为 2.9%，临床中应积极预防和治疗下生殖道感染，重视孕期卫生指导；妊娠后期禁止性交；避免负重及腹部撞击；宫颈内口松弛者，应卧床休息，并于妊娠 14 周左右施行环扎术，环扎部位应尽量靠近宫颈内口水平。对破膜后是否预防性给予抗生素有一定争议，应选择对胎儿无害的抗生素。

绒毛膜羊膜炎是胎膜早破的一个重要并发症，它对母体和胎儿均有很大的危害，特别是在并发早产时危害更大，其诊断依据：母体心动过速≥ 100 次 / 分钟、胎儿心动过速≥ 160 次 / 分钟、母体发热≥ 38℃，子宫激惹、羊水恶臭，母体白细胞计数≥ 15 × 10° /L、中性粒细胞≥ 90%。出现上述任何一项表现应考虑有绒毛膜羊膜炎。胎膜早破保守治疗期间须严密监测孕妇血常规、C反应蛋白，查体时须查看有无子宫压痛，有无羊水异味，早期诊断绒毛膜羊膜炎。

第八章　下腹痛

第一节　急性下腹痛

一、急性下腹痛的基础理论

急性下腹痛是妇科疾病常见的症状，多由于盆腔内的女性生殖器官疾病所引起，也可以是内、外科疾病的临床表现；既可以是盆腔内脏器患病所致，也可以是由盆腔外脏器或全身性疾病所引起。急性下腹痛的性质因病因不同而有差异，如盆腹腔脏器破裂、穿孔、感染以及盆腔内积血或积脓多引起刺痛和锐痛，盆腔脏器平滑肌或横纹肌收缩多引起绞痛。急性下腹痛点在病灶部位或其附近，也可与病灶部位完全不相符合，甚至随病情发展，腹痛的部位也可以有改变。

急性下腹痛起病急、病情重、进展迅速，需要尽快做出诊断和处理意见，甚至配合医师紧急抢救。护理人员应在最短时间内全面评估患者，防止发生疏漏，与医师共同寻找病因，同时，要抓住重点，优先解决危及患者生命的“首优问题”，如治疗休克，若须手术治疗，要认真、快速地做好术前准备，为抢救赢得时间。

（一）护理评估

1. 病因

急性下腹痛病因包括与妇科疾病有关和与妇科疾病无关的病因。

（1）与妇科疾病有关的病因

①腹腔内出血

见于输卵管妊娠流产或破裂、卵巢黄体破裂、卵巢子宫内膜异位囊肿破裂、放置或取出宫内节育器及人工流产术时子宫穿孔等。

②扭转

见于卵巢肿瘤蒂扭转、子宫浆膜下肌瘤蒂扭转及卵巢黄素囊肿扭转等。

③肿瘤破裂、变性

见于卵巢囊肿破裂、子宫肌壁间肌瘤红色样变、侵蚀性葡萄胎及绒毛膜癌病灶穿破子宫等。

④内生殖器急性感染

见于急性子宫内膜炎、急性输卵管炎、输卵管积脓、输卵管卵巢脓肿、盆腔脓肿等。

⑤强烈子宫收缩

见于子宫黏膜下肌瘤通过宫颈管时等。

⑥经血排出受阻

见于处女膜闭锁、先天性无阴道而子宫发育异常、宫颈管粘连等。

⑦其他

见于痛经、子宫腺肌病、子宫内膜异位症等。

（2）与妇科疾病无关的病因

多见于急性阑尾炎、急性肠系膜淋巴结炎及输尿管中下段结石等。

2. 健康史

询问病史时注意患者年龄、发病前有无诱因、发病时间、疼痛部位（居于下腹正中、一侧或双侧）、性质（阵发性绞痛、撕裂样锐痛或下腹坠胀痛）、放射部位（肩部、腰骶部或腹股沟及大腿内侧）、与月经关系、有无伴随症状、诊治经过及治疗方案等。第一，注意急性下腹痛与患者年龄、性生活状况及月经周期的关系，若经期出现急性下腹痛，青春期患者应首先考虑原发性痛经，育龄期患者应考虑子宫内膜异位症或子宫腺肌病；育龄期性生活活跃者出现急性下腹痛应考虑病理性妊娠，老年妇女下腹胀痛应考虑炎症或子宫内膜癌所致的宫腔积脓。第二，要注意急性下腹痛的部位，下腹正中疼痛多由子宫病变所引起，一侧或双侧下腹痛多为子宫附件病变。第三，注意疼痛的性质，持续性钝痛多由炎症或腹腔内积液所引起，阵发性绞痛多由子宫或输卵管等空腔脏器痉挛所致，撕裂样锐痛多由输卵管或卵巢肿瘤破裂引起，下腹坠痛应考虑宫腔内积血或积液。第四，注意急性下腹痛有无放射痛，疼痛放射至肩部多考虑腹腔内出血，放射至腰骶部多考虑子宫与宫颈病变，放射至腹股沟及大腿内侧多考虑子宫附件病变。第五，注意下腹痛有无伴随症状，若下腹痛伴有发热，多与炎症有关；若伴有盆腔肿块，多与盆腔肿瘤、盆腔脓肿及尿潴留有关；若伴有阴道流血，多与卵巢黄体破裂或卵巢黄体囊肿破裂、子宫全切除术后并发症、异位妊娠等有关；若出现休克，多与腹腔内出血有关。此外，还应了解既往病史，如炎症、肿瘤、手术史等。

3. 体格检查

（1）一般状况

急性下腹痛患者呈急性病容，痛苦表情，被动体位。休克患者可出现生命体征改变，如面色苍白、血压下降、脉搏细数、意识不清等，急性盆腔炎性疾病患者体温升高。

（2）腹部检查

检查腹部可见腹部凹陷（腹膜炎腹肌紧张可致腹部凹陷）或腹部膨隆（巨大卵巢瘤可

致腹部膨隆）。触诊可发现腹肌紧张的范围与强度，基本上与腹膜受累的范围与程度相一致；患者全腹可有压痛，病灶局限时，往往压痛部位即为病灶所在，严重者腹部拒按，部分患者可有反跳痛；触诊还可发现下腹部肿块，若肿块与周围组织无粘连，则活动度较好。叩诊发现移动性浊音阳性，结合临床休克体征，应怀疑腹腔内出血。听诊可闻及肠鸣音减弱。

（3）妇科检查

可发现先天生殖道畸形（无孔处女膜或阴道横隔）。异位妊娠可见阴道与宫颈黏膜着色，质地变软。急性盆腔炎性疾病可见宫口有脓性分泌物流出。若盆腔有积血或积液，双合诊检查发现阴道后穹隆饱满、有触痛，宫颈有举痛；子宫可正常大小或稍大。若为卵巢肿瘤或异位妊娠，一侧子宫附件区可触及有触痛的肿块，肿块的大小、形状、质地和活动性因疾病而异。

4. 辅助检查

（1）血常规

白细胞计数增高提示有炎症，红细胞、血红蛋白降低提示有腹腔内出血。

（2）尿妊娠试验

为诊断与妊娠有关的疾病提供参考。

（3）腹腔穿刺

可经阴道后穹隆或经腹壁穿刺，是诊断腹腔内出血的简便方法。若抽出暗红色不凝血，有助于腹腔内出血的诊断；若抽出咖啡色浑浊液体，应考虑子宫内膜异位症囊肿破裂；若穿刺液为脓性液体，则提示盆腔感染，应进一步将穿刺液行细菌培养及药物敏感性试验，为治疗提供帮助。

（4）B 型超声检查

有助于盆腔病变的诊断。

（5）腹腔镜检查

腹腔镜可在直视下检查，明确诊断，也可对卵巢瘤和异位妊娠等疾病开展治疗。

5. 心理及社会因素

患者常因突发的腹痛、未知的诊断及治疗，特别是需要手术治疗而感到紧张和恐惧，若其配偶或主要家属不在身边，多感到无助和绝望。面对严重的病情、配偶与家属的紧张、医护人员的忙碌也会进一步加重患者的紧张心理。未婚女性会担心疾病对婚姻、性生活及生育的影响，已婚尚无子女的患者及配偶担心影响正常生育。

（二）护理诊断、问题

急性疼痛：与腹腔内脏器炎症、扭转、破裂、出血、损伤和手术有关。

体液不足：与急性腹腔内出血有关。

体温过高：与急性内生殖器炎症有关。

活动无耐力：与疼痛、术后卧床及身体虚弱有关。

恐惧：与未曾经历过此类腹痛有关。

（三）护理要点

1. 诊疗配合

配合医师寻找病因。保守治疗者，应严密观察病情，遵医嘱给药；手术治疗者，应做好术前准备及术后护理。

2. 防治休克

快速建立静脉通路，保证足够液体量；配好血型，必要时遵医嘱输血；观察并记录生命体征。

3. 心理护理

紧张而有条理地工作，稳定患者情绪，实事求是地向患者及其家属交代病情，缓解其压力。

4. 出院指导

做好妇女保健工作，预防内生殖器感染。

二、急性下腹痛伴发热

引起急性下腹痛伴发热的疾病主要有两类：一类是由炎症引起，如盆腔炎性疾病及急性阑尾炎；另一类是由非炎症引起，如盆腹腔恶性肿瘤、手术创伤、外伤等。

（一）疾病特点

好发于有月经来潮及性活跃期妇女。

1. 盆腔炎性疾病（PID）

盆腔炎性疾病是指女性上生殖道的一组感染性疾病，主要包括子宫内膜炎、输卵管炎、输卵管卵巢脓肿、盆腔腹膜炎。当病原体数量多、毒力强、患者机体抵抗力弱时，常发生败血症、脓毒血症，引起感染性休克，危及患者生命；若淋病奈瑟菌或衣原体感染，也可引起肝周围炎。炎症可局限于一个部位，也可同时累及多个部位。引起盆腔炎性疾病的病原体有内源性和外源性两类，内源性病原体以需氧菌和厌氧菌混合感染为主；外源性病原体主要为性传播疾病的病原体，如沙眼衣原体。病原体的感染途径包括：沿生殖道黏膜上行蔓延、经淋巴系统蔓延、经血循环传播和直接蔓延。临床表现因炎症轻重及范围大小而不同，主要症状为急性下腹痛、发热及阴道分泌物增多。腹痛呈持续性，重者可出现寒战、高热、食欲缺乏；若有腹膜炎，时有恶心、呕吐、腹胀、腹泻等症状；若形成脓肿，可有局部压迫刺激症状，脓肿位于子宫前方可出现尿频、排尿困难等膀胱压迫刺激症状，若脓肿位于子宫后方，可有里急后重感和排便困难等直肠刺激症状；若有肝周围炎，还可出现右上腹痛。若经期发病，可出现经期延长、经量增多。查体发现患者呈急性病容，体温升高多超过 38.3℃（口表），脉搏增快，重者血压下降，下腹部压痛、反跳痛、腹肌紧张，肠鸣音减弱或消失，妇科检查可见阴道与宫颈黏膜充血、水肿，阴道内有大量脓性分泌物，并可见有脓性分泌物自宫颈口流出；穹隆有触痛，若有盆腔脓肿，穹隆饱满且有波动感，宫颈有举痛，宫体稍增大，有压痛，活动受限；一侧附件或双侧宫旁组织增厚，若有输卵管积脓或输卵管卵巢脓肿，宫旁可触及边界不清、活动受限、有压痛的包块。

2. 子宫肌瘤红色样变

好发于妊娠期或产褥期，是肌瘤的一种特殊类型的坏死。患者主要表现为急性下腹痛，伴发热、恶心和呕吐，妇科检查子宫肌瘤明显增大，有压痛。肌瘤剖面为暗红色，如半熟的牛肉，有腥臭味，质软，旋涡状结构消失。

3. 急性阑尾炎

临床上妇科患者出现急性下腹痛，特别是出现急性右下腹痛，常须与急性阑尾炎相鉴别。急性阑尾炎的典型临床表现为急性转移性右下腹痛，腹痛开始于脐周或上腹部，数小时后转移并局限于右下腹，常伴有发热、恶心、呕吐等，重者可出现寒战、高热等症状。查体发现体温升高，右下腹压痛，麦氏点压痛明显，可有反跳痛与肌紧张等腹膜刺激征，腰大肌试验也称 psoas 征（患者左侧卧位，右大腿后伸，引起右下腹疼痛）和闭孔内肌试验也称 obturator 征（患者仰卧位，使右髋和右下肢屈曲，然后被动向内旋转，引起右下腹疼痛）为阳性，有助于诊断。

（二）治疗原则

急性盆腔炎性疾病应用抗生素治疗为主，清除病原体，改善症状与体征，减少后遗症。子宫肌瘤红色样变行保守治疗多奏效。急性阑尾炎可根据病情，先行保守治疗，若有手术指征，则须手术治疗。

（三）护理措施

1. 症状护理

（1）减轻疼痛，改善呼吸

患者应绝对卧床休息，取半卧位，以利于盆腔内的炎性渗出物积聚在直肠子宫陷凹内而使炎症局限化及宫腔内脓性分泌物的排出。同时，半卧位时腹肌放松、膈肌下降，有助于改善呼吸。恶心、呕吐患者应将头偏向一侧，防止呕吐物进入气管而引起窒息或吸入性肺炎。诊断不明确的患者禁用止痛药，以防掩盖病情，延误治疗；为缓解腹痛，护理人员可陪伴在患者身边，教会其一些腹肌放松的技巧。

（2）降低体温，促进舒适

高热患者给予物理降温，必要时遵医嘱使用解热药。

（3）防治休克

给予富含热量、蛋白质和维生素的流食或半流食；建立静脉通道，遵医嘱补充足量液体，根据尿量和病情，调节输液速度，以维持血容量及电解质平衡。

2. 病情观察

密切观察患者腹痛的部位、性质、程度、伴随症状及其生命体征。每 4 小时测一次体温、血压、心率及呼吸，重症患者应使用床旁多功能监护，每 15 ~ 30 分钟测量并记录一次。观察阴道分泌物的量、性状及气味。及时向医师反馈实验室检查项目结果。若脓液积聚在直肠子宫陷凹，行阴道后穹隆切开引流或腹腔引流的患者，注意观察引流管是否通畅、引流液的数量、性质及气味等，并做好记录。

3. 合理用药

根据细菌培养及药物敏感性试验结果选用抗生素，遵医嘱及时、准确给予抗生素治疗，保证用药时间、给药途径及药量准确，合理安排药物输入的先后顺序。

4. 围手术期护理

考虑急诊手术的患者应禁食水。

5. 心理护理

患者因起病急、症状重或需要手术而感到紧张、恐惧，护理人员应态度和蔼、简洁易懂地向患者讲解急性下腹痛的可能原因，协助患者做各项检查，取得患者的信任，缓解其紧张心情、恐惧感。

6. 健康宣教

重点应加强预防。积极治疗下生殖道炎症，定期开展妇科检查，做好经期及产褥期保健，养成良好的卫生习惯，加强营养和身体锻炼。

三、急性下腹痛伴盆腔肿块

引起急性下腹痛伴盆腔肿块的疾病，有内生殖器肿瘤（及瘤样病变）伴并发症、盆腔脓肿及急性尿潴留等。

（一）疾病特点

囊肿有卵泡囊肿、黄体囊肿和黄素化囊肿、卵巢囊腺瘤等。

1. 卵巢肿瘤（囊肿）蒂扭转

约有 10% 的卵巢肿瘤（包括较大的卵泡囊肿、黄体囊肿、黄素化囊肿以及卵巢囊腺瘤、卵巢畸胎瘤等）发生蒂扭转。最常发生蒂扭转的是卵巢畸胎瘤，中等大小、瘤蒂长、活动性好、重心偏于一侧，容易发生蒂扭转。突然变换体位、妊娠或产褥期子宫大小和位置改变等因素是其诱因。主要表现为患者突感一侧下腹剧烈疼痛，伴恶心、呕吐甚至休克，下腹疼痛的程度与卵巢肿瘤或囊肿蒂扭转程度有关，轻度扭转腹痛较轻，若扭转自然复位，疼痛随之缓解；重者出现下腹部持续性绞痛。妇科检查可于子宫前方、侧方或后方触及有压痛的肿块。

2. 卵巢肿瘤（囊肿）破裂

约有 3% 的卵巢肿瘤发生破裂。壁薄而紧张的卵巢肿瘤极易破裂，破裂有外伤性和自发性两种。卵巢肿瘤或卵巢囊肿破裂分自发性破裂和外伤性破裂，自发性破裂主要由于瘤体内压力增高过快，囊壁菲薄受力不均破裂或被肿瘤浸润而穿破所致；外伤性破裂常因腹部受外力冲击，肿瘤或囊肿受外力挤压及穿刺等引起。肿瘤或囊肿破裂后，囊内容物即可流入盆腹腔。主要临床表现为急性下腹痛，伴恶心、呕吐，疼痛程度与流入盆腹腔内的囊液性质、数量有关，若单纯浆液性囊腺瘤破裂且破裂口较小，流入盆腔的囊内容物较少，则患者腹痛较轻；若大囊肿或畸胎瘤破裂且破裂口较大，流入腹腔的囊内容物液体较多或囊内容物刺激性较强，则患者腹痛剧烈，甚至发生腹腔内出血，腹膜炎及休克，出现头晕、心悸、出汗等症状，查体可见患者急性病容，重者可有面色苍白、四肢厥冷、心动过速、脉搏细数及血压下降等休克表现，全腹有压痛和腹肌紧张，移动性浊音阳性，妇科检查发现宫颈举痛，后穹隆触痛明显，原有的附件区包块缩小或消失，子宫及所触及肿物有漂浮感，若在直肠子宫陷凹及宫骶韧带处有触痛结节，多为卵巢子宫内膜异位囊肿破裂。

3. 子宫肌瘤并发症

当浆膜下子宫肌瘤蒂扭转或子宫肌瘤引起子宫重心偏移而发生子宫扭转时，均可引起急性下腹痛，伴恶心、呕吐及腹胀，前者妇科检查发现子宫旁有触痛的实质性包块，疼痛以包块与子宫连接处尤为明显；后者可有全腹压痛，反跳痛及腹肌紧张，宫颈位置升高达耻骨联合，阴道穹隆有螺旋状纹，重者阴道上端因扭转而形成一盲端。

4. 盆腔脓肿

见于输卵管积脓、输卵管卵巢脓肿、直肠子宫陷凹脓肿及阔韧带脓肿等。临床主要表现为下腹疼痛，伴高热、白带增多可有尿频、尿急、里急后重感等膀胱和（或）直肠压迫刺激症状；查体发现体温升高超过 38.3℃（口表），心率增快，下腹拒按，压痛明显，妇科检查可见脓性分泌物自宫颈口流出，宫颈有举痛；子宫及双侧附件区触痛明显，若为输卵管积脓或输卵管卵巢脓肿，可于附件区触及边界不清，活动受限、有压痛的肿块。若为位置较低的盆腔脓肿，后穹隆饱满、有触痛且有波动感。若盆腔脓肿向直肠或膀胱或阴道破溃，患者出现大量的脓血便或脓尿或脓性白带，腹痛减轻，妇科检查盆腔包块缩小或触及不明显；若脓肿向腹腔破溃，患者可出现全腹剧痛，伴有寒战、高热、恶心、呕吐、出冷汗等症状，查体发现面色苍白、脉搏细数、血压下降、晕厥等休克征象，腹式呼吸消失，全腹肌紧张，压痛，反跳痛，肠鸣音减弱或消失。

5. 急性尿潴留

急性尿潴留是指各种因素所引起的患者突然发生不能排尿而导致膀胱充盈膨胀，在妇产科较为多见。引起急性尿潴留的病因很多，其中盆腔肿瘤、增大的妊娠子宫，尿道损伤等因素，引起机械性梗阻可导致急性尿潴留；麻醉、手术及分娩等因素可引起动力性梗阻而导致急性尿潴留。临床主要表现为急性下腹胀痛，尿闭，查体发现耻骨联合上方可触及表面光滑的圆形囊性包块，不活动，挤压包块患者有尿意。

（二）治疗原则

卵巢肿瘤（囊肿）蒂扭转或卵巢肿瘤（囊肿）破裂或浆膜下子宫肌瘤蒂扭转或子宫扭转，应立即行剖腹探查术。盆腔脓肿药物治疗 48 ~ 72 小时后体温持续升高、临床症状不缓解、白细胞显著升高，为防止脓肿破裂应行手术；一旦怀疑脓肿破裂，应立即行剖腹探查术，并给予大剂量抗生素控制感染。急性尿潴留患者应去除病因，恢复排尿。

（三）护理措施

1. 严密观察病情

观察并记录患者腹痛程度、范围是否有改变，是否排脓血便或脓尿或大量脓性白带并伴腹痛减轻，尿潴留持续的时间等，每 15 ~ 30 分钟测量并记录血压、心率、呼吸等生命体征，若患者腹痛加剧或怀疑盆腔包块破裂，应立即通知医师，并做好抢救准备。

2. 诊疗配合

（1）急腹症患者应取半卧位，禁食水；腹胀明显者行胃肠减压；验血型备血、备皮、药物敏感性试验等术前准备。

（2）遵医嘱用药及输液，记录液体出入量，如有休克发生，应配合医师迅速开展抢救。

（3）急性尿潴留患者膀胱高度膨胀时应立即导尿，以免膀胱极度膨胀后成为无张力膀胱或膀胱破裂。导尿时应使尿液缓慢流出，防止膀胱内压迅速降低而引起膀胱内出血。导尿应遵守无菌操作，避免引起泌尿系统感染。

（4）腰麻术后引起的急性尿潴留，可采用针灸治疗，常用穴位有中极、曲骨、阴陵泉、三阴交等。亦可穴位注射新斯的明 0.25mg。

3. 心理护理

患者多因下腹部剧烈疼痛感到恐惧、无助，急诊入院后对医护人员及周围环境陌生而感到孤独，若须行剖腹探查术，护理人员应耐心简明地讲解手术的目的和必要性，消除其紧张及顾虑。未婚、未育的患者担心疾病及手术对今后生育的影响，护理人员须向患者介绍手术过程、可能出现的问题及有效的应对措施，鼓励患者树立战胜疾病的信心。

4. 出院指导

告知患者增加营养，加强身体锻炼，避免从事过强的体力劳动或剧烈运动。定期做妇科检查。术后 1 个月复查。

四、急性下腹痛伴阴道流血

急性下腹痛伴阴道流血多由生殖器炎症、肿瘤、妊娠相关疾病、妇科手术后并发症、损伤、异物等引起，下面重点讨论卵巢黄体或黄体囊肿破裂，全子宫切除术后阴道断端出血及宫内节育器异位。

（一）疾病特点

1. 卵巢黄体破裂或卵巢黄体囊肿破裂

成熟卵泡破裂后形成黄体，正常成熟黄体直径为 1 ~ 2cm，若黄体持续增长或黄体早期腔内积血过多，形成直径超过 3cm 的血肿，血液被吸收形成淡黄色浆液性液体潴留，称卵巢黄体囊肿。一些因素，如卵巢自身因素引起囊内压升高、外伤、受直接或间接外力作用等，可引起卵巢黄体或黄体囊肿破裂。育龄期妇女多见。患者一般于月经周期第 20 ~ 27 日，少数在月经中期，突然出现下腹疼痛，伴少量阴道流血、恶心、呕吐、肛门坠胀感等症状，腹痛常先发生于一侧下腹部，随即转为下腹持续性坠痛，若出血量多，可为全腹痛，患者可出现头晕、出冷汗、心悸、晕厥等休克症状。查体可见贫血貌，脉搏细数，血压下降，下腹或全腹压痛、反跳痛及腹肌紧张，移动性浊音阳性，妇科检查发现少量阴道流血，宫颈举痛，后穹隆饱满，患侧附件区压痛明显，偶可触及界限不清包块。尿妊娠试验阴性，阴道后穹隆穿刺抽出暗红色不凝血以及腹腔镜下见卵巢破裂有活动性出血，均有助于诊断。

2. 全子宫切除术后阴道断端出血

全子宫切除术是妇科的常见手术，术后数小时阴道断端少量出血，同时出现急性下腹痛及腹膜刺激征，多为动脉出血。晚期阴道断端出血多发生在术后 2 ~ 3 周，此时因感染或组织水肿消退后缝线松脱，患者常有发热、急性下腹痛、少量阴道流血等。

3. 宫内节育器（IUD）异位

宫内节育器异位是指宫内节育器部分或全部嵌入子宫肌层或穿出子宫至盆腹腔、阔韧带及肠管等脏器，是放置宫内节育器的并发症之一。引起宫内节育器异位的原因主要有：放置宫内节育器时操作不当引起子宫穿孔，宫内节育器被放置于子宫外；宫内节育器大小与宫腔不匹配，如宫内节育器过大引起子宫收缩增强，使其逐渐嵌入子宫肌层，甚至异位至子宫外；子宫畸形、绝经后子宫萎缩可导致宫内节育器变形，宫内节育器损伤子宫内膜及肌层，发生异位。患者多出现急性下腹痛，可伴不规则阴道流血、恶心、呕吐等，盆腹腔脏器损伤可出现腹膜刺激征。查体发现下腹部压痛明显，若有腹膜刺激征，表现为全腹压痛，反跳痛及腹肌紧张，肠鸣音减弱或消失，妇科检查宫颈口不见宫内节育器尾丝，子宫压痛明显，部分患者一侧宫旁可触及界限不清的包块。宫腔镜检查可见宫内节育器不在宫腔内，B 型超声检查可协助确定宫内节育器位置。

（二）治疗原则

卵巢黄体或黄体囊肿破裂出血量少可保守治疗，出血量多应手术治疗。全子宫切除术后出血视出血原因而定，若有腹腔内出血，应立即行腹腔镜或剖腹探查止血；若阴道断端少量出血可采用纱布压迫止血，局部使用消炎止血类药物。宫内节育器异位患者应及时取出宫内节育器，并预防感染。

（三）护理措施

1. 密切观察生命体征

发生急性下腹痛伴阴道流血考虑有腹腔内出血时，必须严密观察患者面色、血压、心率、尿量、体温及腹痛的变化，发现异常，及时报告医师。

2. 积极做好抢救及术前准备

快速建立静脉通路，根据医嘱用药，静脉输液的同时，积极做好血常规、交叉配血，阴道准备、手术术野皮肤准备。

3. 心理护理

腹痛、手术可使患者焦虑及恐惧，出现烦躁等不良情绪，护理人员应为其安排安静舒适的病房，主动与其交流，认真听取主诉，给予心理安慰，使患者安静，缓解和消除其焦虑和恐惧。

4. 术后护理

注意观察并记录患者每日液体出入量。预防生殖道上行感染，全子宫切除术后患者每日 2 次会阴擦洗，保持外阴清洁。嘱患者避免突然变换体位及增加腹压动作，若有腹痛及内出血症状，立即报告医师。

5. 出院指导

制订合理的饮食计划，多摄入高蛋白及富含铁剂食物，纠正贫血。卵巢黄体破裂可以反复发生，尽量避免卵巢直接或间接受外力作用。全子宫切除术后阴道断端出血患者，禁止性生活及盆浴 3 个月，术后依据原发病开展定期复查。宫内节育器异位患者治疗后采用其他方法避孕。

第二节　慢性下腹痛

一、慢性下腹痛的基础理论

慢性下腹痛是指各种原因引起的下腹部及其周围组织长期（数周、数月或数年）的间歇性或持续性但不是周期性疼痛，是妇科常见症状之一。慢性下腹痛起病缓慢，多由急性下腹痛转化而来，疼痛持续时间长，疼痛部位可固定于下腹部一侧、双侧或正中，也可以范围弥散，波及整个下腹部。绝大多数慢性下腹痛是由器质性病变所致，也有少数是由心理和精神因素引起，如心理性盆腔疼痛。引起慢性下腹痛的器质性病变多为妇科疾病，一些肠道疾病也可引起慢性下腹痛。女性盆腔内生殖器与其邻近器官感觉的传导为共同的通路，患者常难以清楚说明疼痛部位，给临床诊断带来一定难度。慢性下腹痛常有伴随症状，如发热、腰骶部疼痛、阴道流血及白带增多等。下腹痛多在劳累后、长久站立，性交后及月经期加重。患者往往因疼痛反复发作或持续存在产生焦虑心理，严重者影响正常生活和工作，护理人员应协助医师尽快查明病因，积极配合诊疗，有计划地开展慢性病防治的健康教育工作。

（一）护理评估

1. 病因

（1）妇科因素

多见于盆腔炎性疾病后遗症、生殖器结核、生殖器恶性肿瘤、盆腔静脉淤血综合征、陈旧性宫外孕、子宫位置异常、子宫内膜异位症、子宫脱垂、盆腔手术、放疗并发症等。

（2）内、外科因素

多见于慢性阑尾炎、溃疡性结肠炎、结肠憩室炎、腹股沟疝等。

（3）精神心理因素

无器质性病变，多与精神心理有关，可能是压抑情绪转变为躯体症状而表现为盆腔疼痛，如心理性盆腔疼痛。

2. 健康史

详细了解发病时间，下腹痛具体部位及程度，有无发热，腰骶部疼痛，阴道流血及白带增多等伴随症状。慢性下腹痛与内生殖器、消化道、泌尿道等疾病及精神心理压抑有关。护理人员在病史采集时，应注意询问患者饮食、二便、性生活、睡眠、情绪等。收集既往病史对诊断慢性下腹痛的病因十分重要，应了解是否曾患盆腔炎性疾病或急性泌尿系统感染或急性阑尾炎等病史、治疗过程及效果等；是否患有生殖器肿瘤、是否接受过盆腔手术及放疗等。了解患者月经史及孕产史，注意了解下腹痛与月经周期的关系、分娩方式、产褥期有无发热等。对存在精神及心理疾病患者，应协助专科医师进行心理咨询。

3. 体格检查

（1）一般状况

慢性下腹痛患者多无生命体征的改变，盆腔炎性疾病后遗症和生殖器结核患者可有体温升高。

（2）腹部检查

多数患者触诊时有局限性压痛，其部位往往与病灶所在部位一致；盆腔腹膜结核患者腹部触诊有柔韧感，可触及边界不清、活动受限的囊性肿块，叩诊移动性浊音阳性；泌尿系统炎症患者可有肾区叩痛。

（3）妇科检查

部分患者检查可见少量阴道流血及阴道分泌物增多；盆腔炎性疾病后遗症和盆腔结核患者可发现子宫活动受限或粘连固定，子宫旁组织可呈片状增厚、有压痛，可触及形状不规则、有压痛的肿块；盆腔静脉淤血综合征及部分子宫位置异常患者可触及严重后屈后倾的子宫，试图改变宫体为前倾位时，患者疼痛明显；生殖器恶性肿瘤患者检查可见相应疾病改变；子宫脱垂患者可见阴道黏膜增厚、角化，宫颈肥大并延长，严重时宫颈与宫体全部脱出阴道口外。

4. 辅助检查

（1）血常规

血常规及红细胞沉降率有助于感染的判断。

（2）尿常规及细菌培养

有助于揭示慢性膀胱炎和其他泌尿系统疾病。

（3）便常规

观察有无隐血，有助于结肠炎诊断。

（4）B 型超声检查

可采用腹部或阴道 B 型超声检查。阴道 B 型超声检查对辨别盆腔肿块囊性或实性及探查肿瘤血流特点，具有较高的诊断价值。

（5）盆腹腔 X 线摄片

有助于泌尿系统结石病的诊断及宫内节育器定位。

（6）CT 与磁共振成像

有助于盆腹腔肿瘤的诊断。

（7）诊断性刮宫

有助于子宫内膜癌、宫内膜结核的诊断。

（8）内镜检查

包括腹腔镜、膀胱镜、结肠镜和宫腔镜检查。腹腔镜检查是诊断子宫内膜异位症的最佳方法，应用膀胱镜可确诊膀胱结石，结肠镜检查有助于诊断溃疡性结肠炎，宫腔镜检查有助于子宫内膜结核及子宫内膜癌的诊断。

（9）病理组织学检查

内镜检查及诊断性刮宫时，取出的活组织进行病理检查，以明确诊断。

5. 心理及社会因素

护理人员应认真评估患者及其家属的情绪和心理状况，便于制定有效的应对措施。慢性下腹痛影响患者的学习、工作及生活，给患者及其家属的心理带来沉重负担。患者及家属常因病程长且病情反复发作，治疗效果不理想及费用高而产生焦虑；由于腹痛多于劳累和性交后加重，因此患者无法从事正常体力劳动，增加配偶或其家属更多的生活负担，同时影响夫妻间的性生活；引起慢性下腹痛的疾病多见于生殖器炎症、肿瘤等，常导致部分育龄患者不孕，患者及家属因而出现紧张、焦虑甚至抑郁情绪。此外，社区的康复机构及设施尚不够完善、健康保健信息渠道还不便捷，在一定程度上影响患者的康复。

（二）护理诊断、问题

慢性疼痛：与炎症、创伤等因素引起的慢性下腹痛有关。

焦虑：与病程长，治疗效果不明显或不孕有关。

无效性性生活形态：与慢性下腹痛引起的性交痛有关。

睡眠形态紊乱：与疼痛和焦虑有关。

知识缺乏：缺乏有关慢性下腹痛的知识及信息。

（三）护理要点

（1）缓解疼痛，增进舒适。

（2）诊疗配合，去除病因。

（3）心理疏导，指导患者有效应对。

二、慢性下腹痛伴发热

引起慢性下腹痛伴发热的常见疾病，有盆腔炎性疾病后遗症、生殖器结核及晚期生殖器恶性肿瘤等。

（一）疾病特点

1. 盆腔炎性疾病后遗症

盆腔炎性疾病后遗症是由于盆腔炎性疾病未及时治疗，或治疗不彻底，或患者体质较弱，致使病程迁延，以内生殖器（子宫、输卵管、卵巢）及其周围结缔组织，盆腔腹膜等慢性炎症为主的一组症候群，主要病理改变为组织破坏、广泛粘连、增生与瘢痕形成，因患者盆腔局部防御功能减退，容易再次感染而导致炎症急性发作，是妇科常见病之一。炎症形成粘连、瘢痕及盆腔充血，引起患者下腹部持续性隐痛或钝痛或坠胀痛，于劳累后、性交后及月经前后加重，可伴有低热、不孕、腰骶部酸痛、白带增多、乏力、失眠等症状。不孕主要是输卵管粘连堵塞所致，发生不孕的风险率随盆腔炎症发作次数而升高。有资料显示盆腔炎症发作3次，发生不孕的风险率达40% ~ 60%。临床体征为体温升高。妇科检查在子宫一侧或双侧触及条索状增粗、有压痛的输卵管，多为慢性输卵管炎；在盆腔一侧或双侧触及活动受限的囊性肿物，多为输卵管积水或输卵管卵巢囊肿；触及子宫稍增大、有触痛，多为子宫内膜炎；触及子宫后倾后屈位，活动受限或粘连固定，子宫旁一侧或双侧组织片状增厚、有压痛，宫骶韧带增粗、变硬、有触痛，多为盆腔结缔组织病变。

2. 生殖器结核

由结核分枝杆菌引起的女性生殖器炎症。好发于20 ~ 40岁育龄妇女。生殖器结核是全身结核的局部表现，绝大多数为继发其他部位结核。输卵管结核占女性生殖器结核90% ~ 100%，最常见，依次为子宫内膜结核、卵巢结核和宫颈结核，盆腔腹膜结核多合并输卵管结核，近年生殖器结核发病率有上升趋势。生殖器结核主要传播途径为血行传播，结核杆菌先侵犯输卵管，后扩散至子宫内膜、卵巢，宫颈、阴道，外阴较少受侵犯。临床表现依病变程度、范围、病程及患者身体状况而不同，部分患者临床并无自觉症状，有症状患者主要表现为不同程度下腹坠痛、经期加重，伴有发热、盗汗、乏力、食欲缺乏、体重下降、不孕，月经失调等。发热多出现在午后或经期；月经失调可表现为月经稀发，甚至闭经。查体测量体温升高，若有盆腔腹膜结核，腹部触诊有柔韧感，可触及边界不清、活动受限的囊性肿块，叩诊移动性浊音阳性，妇科检查子宫因粘连而活动受限，于子宫两侧可触及增粗、变硬的条索状输卵管或大小不等、形状不规则、质地较硬、表面凸凹不平的肿块。

（二）治疗原则

针对病因，开展治疗。盆腔炎性疾病后遗症采用综合治疗，必要时行手术治疗。生殖器结核以抗结核药物治疗为主。

（三）护理措施

1. 一般护理

提供高蛋白，易消化饮食，保持病房清洁、安静，保证足够睡眠。

2. 减轻不适

盆腔炎性疾病后遗症引起的慢性下腹痛，可采用物理治疗，如热敷、超短波、微波治疗等，促进盆腔局部血液循环及炎症吸收，缓解疼痛；但经期，高热或有活动性结核禁用物理治疗。慢性下腹痛患者常伴有白带增多，应保持外阴清洁，及时更换内裤、床单等。

3. 指导用药

向患者说明治疗方案，所用药物、药物治疗目的、使用方法及副反应等。抗结核药物治疗，应执行世界卫生组织推荐的直接面视下短程化学疗法的结核病控制技术策略，即抗结核药物均在医务人员面视下应用，若患者未用药，医务人员须及时采取补治措施，保证患者获得最高治愈率，阻断结核病传染，防止多种耐药病例发生。盆腔炎性疾病后遗症所引起的下腹痛也可采用中药治疗，治疗前须排除子宫内膜异位症等引起盆腔疼痛的疾病。注意把握服药时间、剂量，服用中药期间，应避免进食刺激性食物。注意观察药物治疗的副反应，发现情况及时停药并报告医师。

4. 围手术期护理

慢性下腹痛患者行手术治疗的依据有：①输卵管积水或输卵管卵巢囊肿；②存在感染灶，反复引起炎症急性发作或伴有严重盆腔疼痛，经综合治疗无效；③盆腔结核性肿块经治疗缩小，但不能完全消退；④盆腔结核肿块治疗无效或治疗后反复发作；⑤较大的包裹性积液。⑥子宫内膜结核内膜广泛破坏且药物治疗无效。

5. 心理护理

护士应耐心倾听患者诉说，使其充分表达自己内心的焦虑与无助感，释放压力，尽可能详细地向患者讲解引起慢性下腹痛的疾病知识，解除患者思想顾虑，增强治疗信心。对慢性下腹痛伴不孕患者，应使其了解不孕的原因、正确治疗后有妊娠的可能，有时需要辅助生育技术协助受孕。鼓励患者积极主动配合诊治。沟通时注意安慰患者，消除患者内心的烦躁，使其安静、安心接受治疗。

6. 健康宣教

（1）加强宣传教育，注重预防

由于耐药结核、艾滋病增加及对结核病控制的松懈，导致近年生殖器结核发病率升高，因此要重视结核病的诊治与结核病传染源的控制，将结核病的防治纳入初级卫生保健工作，做好卡介苗预防接种；同时要重视防治艾滋病，普及防治艾滋病知识。与高危人群密切接触者应指导做好医学防护。指导患者保持良好的个人卫生习惯，特别是经期卫生和性卫生，预防生殖系统感染。

（2）提高机体抵抗力

慢性下腹痛症状轻者可适当锻炼身体，注意劳逸结合。慢性下腹痛症状较重者，应卧床休息。睡眠前可用热水泡脚或按摩，保证睡眠，指导患者制订合理的饮食计划，增加营养，增强机体抵抗力。

（3）坚持按医嘱治疗

慢性下腹痛患者治疗疗程较长，容易发生漏服药物、中断治疗等现象，护理人员应在患者治疗期间经常随访，叮嘱其坚持按医嘱服药，按时、足量、足疗程治疗，也可告知家属监督患者服药。

（4）按时随访

根据医生要求，按时到医院（或治疗中心）随访，治疗期间出现药物副反应或身体异常情况，嘱及时就医。

三、慢性下腹痛伴白带增多

慢性下腹痛伴白带增多，常见于盆腔静脉淤血综合征及生殖器恶性肿瘤等。白带可为透明黏液性白带、脓性或血性白带，白带可呈间歇性或持续性排出。

（一）疾病特点

1. 盆腔静脉淤血综合征

盆腔静脉流出盆腔不畅或受阻所致盆腔静脉淤血，可引起一系列临床症状，称盆腔静脉淤血综合征，是较常见的妇科疾病之一。多见于 25 ~ 40 岁妇女，临床主要表现为下腹坠痛，腰骶部疼痛及性交痛，多伴有月经异常及白带增多，疼痛往往在月经前数日加重，月经来潮后减轻；疼痛还与体位有关，站立较长时间后及跑、跳或突然坐下时加重，平卧或抬高臀部时症状减轻或消失。妇科检查阳性体征较少，与患者自觉症状较多不相称。检查时无腹肌紧张及反跳痛，可见阴道呈紫蓝色，部分患者有静脉曲张，宫颈肥大呈紫蓝色，宫体略增大且后倾于骶骨凹内，触动宫颈或触抵阴道后穹隆会引起剧烈的盆腔及腰骶部疼痛，用手使宫体变为前倾位时，患者疼痛难忍，可触及宫旁及附件区增厚、有压痛。盆腔静脉造影有助于诊断。

2. 生殖器恶性肿瘤

宫颈癌、子宫内膜癌及输卵管癌患者多数有下腹痛伴白带增多，随病情进展，肿瘤侵犯或压迫神经而引起顽固性下腹部和腰骶部疼痛，白带呈血性或出现不规则阴道流血，若肿瘤合并感染，可出现脓血性白带，有臭味，晚期肿瘤患者可出现发热、消瘦、体重下降等恶病质征象，妇科检查可见相应疾病改变。

（二）治疗原则

盆腔静脉淤血综合征应去除诱因，改善症状。生殖器恶性肿瘤根据肿瘤临床及患者实际情况，采取根治或姑息治疗。

（三）护理措施

1. 缓解症状，促进舒适

（1）缓解疼痛

指导盆腔静脉淤血综合征患者采取侧俯卧位疗法；也可采取膝胸卧位疗法，每日中午和晚上坚持做 15 分钟胸膝卧位，再取侧俯卧位休息，以减轻盆腔疼痛症状。根据中医“通则不痛”的原理，可采用活血祛瘀治疗及推拿疗法，促进静脉回流以缓解疼痛症状。生殖器恶性肿瘤引起的下腹痛可行手术治疗；晚期肿瘤侵犯神经引起顽固性疼痛，可采取局部按摩减轻疼痛，必要时遵医嘱给予止痛药物。

（2）保持外阴清洁

勤换会阴垫及内裤，每日用 1 ∶ 5000 高锰酸钾液坐浴，保持外阴干燥、清洁。

2. 心理护理

向患者及其家属详细讲解病因及护理方案，使其树立战胜疾病的信心，主动配合医护人员开展治疗。

3. 积极采取预防措施，避免或减少盆腔静脉淤血综合征发生

（1）加强计划生育宣传

防止早婚、早育、性交过频及生育过密，宣传科学避孕法，预防产后便秘及尿潴留，推广产后保健操，促进盆腔静脉回流及生殖器官与盆底组织恢复。

（2）重视体育锻炼

增强体质，改善健康情况。

（3）养成良好生活与工作习惯

注意劳逸结合，避免过度疲劳，对长期从事站立或坐位工作者，应开展工间操及适当活动。提倡两侧交替侧卧位，有利于预防子宫后倾屈。

四、慢性下腹痛伴阴道流血

引起慢性下腹痛伴阴道流血的常见疾病，有陈旧性宫外孕、宫内节育器副作用及生殖系统肿瘤等。

（一）疾病特点

1. 陈旧性宫外孕

输卵管妊娠流产或破裂后，出血逐渐停止，胚胎死亡，血块将其包裹形成盆腔血肿，时间长久，血肿机化变硬与周围组织粘连，临床称陈旧性宫外孕。患者多有 6 ~ 8 周停经史和剧烈下腹痛史，随后为下腹部持续性疼痛及不规则阴道流血，常伴有肛门坠胀感，血块吸收可有低热，阴道流血量通常少于月经量，色暗，经药物或刮宫治疗止血无效。妇科检查发现子宫正常大，子宫一侧或其后方可触及形态不规则、边界欠清、活动度不好、有压痛的肿块。

2. 宫内节育器副反应

放置节育器的最初 3 个月，由于节育器机械压迫子宫内膜可引起出血，尤其是支撑力较高或与子宫内膜接触面较大的节育器更容易引起出血。若宫内节育器与宫腔大小及形态不相符合，能够引起子宫频繁收缩，出现下腹部坠痛、腰骶部疼痛及性交痛；若因无菌操作不严格或细菌沿节育器尾丝上行感染，引起子宫内膜水肿、出血及坏死，表现为经量过多、经期延长或经间点滴出血。妇科检查多无异常体征，部分患者可有子宫轻压痛。

（二）治疗原则

应根据病情，采取保守治疗或手术治疗。出现节育器副反应的患者经药物治疗无效，应取出，或更换节育器，或改用其他避孕方法。

（三）护理措施

1. 病情观察

密切观察下腹痛发生的时间及部位，阴道流血出现的时间、量、颜色以及阴道流血与下腹痛的关系等。放置节育器者应注意观察体温，若发现体温升高伴阴道分泌物增多、有异味，应考虑合并感染，及时报告医师。

2. 诊疗配合

指导患者配合医师开展各项检查与治疗，流血时间较久的患者应注意保持外阴清洁，预防逆行感染，遵医嘱应用抗生素。

3. 健康指导

须取出宫内节育器时，应向其夫妇双方介绍其他避孕方式，指导采取适当措施，有效避孕。陈旧性宫外孕术后患者应注意加强营养，适当体育锻炼，术后 1 个月到医院复查。

五、慢性下腹痛伴腰骶部疼痛

慢性下腹痛患者的盆腔器质性病变，可以压迫骶神经丛或造成盆腔充血导致腰骶部疼痛，引起慢性下腹痛伴腰骶部疼痛的常见疾病有子宫位置异常及盆腔肿瘤等。

（一）疾病特点

1. 子宫位置异常

严重后屈后倾的子宫可以压迫骶神经丛或引起盆腔血流不畅导致盆腔淤血，患者出现下腹部及腰骶部疼痛；子宫脱垂患者韧带松弛，下垂的子宫牵拉韧带、腹膜以及骶神经丛，导致下腹部及腰骶部疼痛，常于劳累后、长期站立后加重，卧床休息症状减轻，严重者脱出的肿物经手不能还纳，暴露在外的宫颈长期摩擦出现溃疡出血。妇科检查发现子宫极度后屈后倾，改变子宫位置可引起疼痛；子宫脱垂患者可见阴道黏膜增厚、角化，宫颈肥大并延长，严重时宫颈与宫体全部脱出阴道口外。子宫脱垂常见于经产妇或有巨大儿，阴道难产史或伴有长期腹压增高（如慢性咳嗽、便秘等）妇女，也可见于绝经后期妇女及肌肉松弛的妇女。

2. 心理性盆腔痛

反复发作的慢性下腹部疼痛伴腰骶部疼痛，临床检查找不出器质性病变。病因不明，少数患者曾有过性行为方面的精神创伤，对性产生恐惧，出现性交痛，久而久之发展为盆腔痛；也有少数患者盆腔手术后因心理负担过大而产生盆腔幻痛；部分学者认为患者将某种被压抑的情绪转变为躯体症状，以缓解心理障碍，外在表现为心理性盆腔痛。妇科检查无阳性体征为其特点。

（二）治疗原则

子宫位置异常可采用非手术疗法或手术治疗，心理性盆腔痛应采用心理疗法。

（三）护理措施

1. 缓解疼痛

子宫严重后屈后倾可采用膝胸卧位疗法，每日早晚坚持做 15 分钟胸膝卧位，再取侧俯卧位休息，以减轻疼痛症状；轻型子宫脱垂患者应适当卧床休息或放置子宫托以缓解症状。

2. 预防感染

子宫脱垂患者应注意保持外阴清洁，及时还纳脱出物，避免脱出物与内裤反复摩擦。子宫托应日间使用，睡前取出洗净备用。

3. 心理护理

应为心理性盆腔痛患者提供情绪宣泄、情感表达的机会，给予同情和安慰，并耐心帮助分析症状产生的原因，症状轻者可得到一定的缓解；重者应协调心理医师开展咨询与诊治。

4. 加强预防

嘱患者避免长时间站立、过度劳累及重体力劳动，积极治疗习惯性便秘和慢性呼吸道疾病，以免因长期增加腹压而引起盆底组织松弛，导致子宫位置异常。加强孕产期保健，预防难产，坚持做产后保健操，促进机体康复；也可以通过盆底肌肉锻炼和物理疗法增加肌肉张力，嘱患者做收缩肛门动作，然后放松，每次 10 ~ 15 分钟，每日 3 次。

第三节　周期性下腹痛

一、周期性下腹痛的基础理论

周期性下腹痛是指随月经周期变化出现规律性下腹部疼痛，多由女性生殖器官疾病所致，为妇科常见的临床症状。周期性下腹痛疼痛发生时间与月经来潮关系密切，往往随月经来潮开始，月经结束消失，疼痛性质可为隐痛、坠胀痛，常呈进行性加重，多伴有月经异常，如经量增多、经期延长等，或伴肛门及阴道胀痛、恶心、呕吐及盆腔包块等。周期性下腹痛好发于青春期及育龄妇女，青春期少女多因原发性痛经、处女膜闭锁、阴道闭锁、阴道横隔等所致，育龄妇女中经产妇多见于子宫腺肌病，少育及晚育妇女多见于子宫内膜异位症。

（一）护理评估

1. 病因

（1）生殖道梗阻

青春期月经来潮时经血排出受阻，积聚在阴道内，甚至倒流至腹腔而引起周期性下腹痛。多见于处女膜闭锁、阴道闭锁及完全性阴道横隔。

（2）子宫内膜异位

异位的子宫内膜生长在盆腔或子宫肌层中，随着卵巢激素的变化而发生周期性出血，导致周期性下腹痛。见于子宫内膜异位症和子宫腺肌病。

（3）生殖内分泌异常

患者无生殖器官器质性病变，与体内前列腺素增高有关，前列腺素增高是导致原发性痛经的主要因素。多见于原发性痛经。

2. 健康史

护理人员应重点询问下腹痛与月经周期的关系，如下腹痛出现时间（月经前后或月经期），疼痛性质与部位，是否呈进行性加重，是否有伴随症状（月经失调、腰骶部疼痛、恶心、呕吐及盆腔包块）等。注意询问月经史、婚育史、手术史及家族史。月经史包括有无月经来潮、初潮年龄、月经周期、经期、经量等；婚育史包括结婚年龄，夫妻性生活（是否有经期性交及经前性交痛），初产年龄，足月产、早产及流产次数等；手术史包括有无子宫手术、人工流产术等，周期性下腹痛的发生发展与手术的关系；家族史包括家族内有无生殖器官发育异常、患子宫内膜异位症或子宫腺肌病患者等。

3. 体格检查

（1）周期性下腹痛患者的体征因病因而不同。原发性痛经无明显阳性体征；部分外生殖器发育异常伴有泌尿器官发育异常，检查时应注意同时检查泌尿器官。若有较大的卵巢子宫内膜异位囊肿，腹部触诊时可触及有压痛的囊性肿块；生殖道梗阻致阴道积血较多时引起宫腔积血，于耻骨联合上方可触及肿块。

（2）妇科检查发现阴道闭锁患者无阴道开口，闭锁处黏膜色泽正常、无膨出；完全性阴道横隔患者阴道横隔位置较低、近阴道口处，向外膨出呈紫蓝色；无孔处女膜患者的处女膜向外膨出呈紫蓝色；生殖道梗阻患者肛门指诊可触及突向直肠的条索形囊性肿块，有触痛，子宫增大，双侧附件区有压痛性肿块。子宫内膜异位症患者子宫大小正常、多后倾固定，宫骶韧带及后穹隆处可触及有痛性结节，一侧或双侧附件区扪及囊性肿块，活动性差；子宫腺肌病患者子宫呈均匀性增大或有局限性结节隆起。

4. 辅助检查

（1）B 型超声检查

阴道和腹部 B 型超声检查，有助于明确卵巢子宫内膜异位囊肿的位置、大小、形状及其与周围脏器的关系，也有助于子宫腺肌病的诊断。

（2）抗子宫内膜抗体测定

60% 以上的子宫内膜异位症患者的血清抗子宫内膜抗体呈阳性，有报道其特异性为 90% ~ 100 %，有助于子宫内膜异位症的诊断与疗效观察。

（3）癌抗原（CA125）测定

研究发现子宫内膜异位症患者体液 CA125 浓度轻度增高，虽有较高的特异性，但敏感性低，不能单独用于子宫内膜异位症的诊断。临床上 CA125 测定常用于监测治疗后残留子宫内膜异位病灶的活性。

（4）腹腔镜检查

腹腔镜检查是目前诊断子宫内膜异位症的最佳方法。下列情况应首选腹腔镜检查确诊：①轻、中度子宫内膜异位症；②怀疑子宫内膜异位症引起的不孕；③宫骶韧带或后穹隆触及有痛性结节而 B 型超声又无阳性发现；④怀疑子宫内膜异位症引起的慢性盆腔痛；⑤有临床症状且体液癌抗原浓度轻度升高。

（5）活组织病理学检查

活组织病理学检查用于明确内膜异位病灶的诊断。

5. 心理及社会因素

周期性下腹痛给患者带来很大的精神心理压力。一方面来自对疼痛的恐惧，常常在月经期来临前几日即开始感到害怕，恐惧月经来潮，导致失眠、食欲缺乏，注意力不集中等；另一方面来自对不孕的困扰，在治疗不孕症过程中反复经历身体和心理的“折磨”，同时还要承受沉重的经济负担，患者常感身心疲惫，严重影响日常工作、学习和家庭生活。此外，家庭成员、同事及邻里乡亲等对患者不孕的不理解与负面议论，进一步加重患者的心理压力。

（二）护理诊断、问题

急性疼痛：与异位内膜周期性出血、子宫平滑肌过强收缩及生殖道梗阻导致经血潴留有关。

恐惧：与害怕下一次月经来潮引起下腹部疼痛、肛门及阴道胀痛有关。

焦虑：与病程长、治疗效果不明显或不孕有关。

无效性性生活形态：与性交痛有关。

知识缺乏：缺乏有关慢性下腹痛的知识、信息及应对措施。

（三）护理要点

1. 诊疗配合

配合医师开展诊断性检查，尽快明确诊断，及时开展治疗，尽早缓解下腹痛症状。保守治疗的患者应配合医师，指导其正确服药；须手术治疗的患者，应做好围手术期护理。

2. 心理护理

护理人员应让患者了解有关周期性下腹痛的知识及其应对措施，使其积极配合医师治疗，增强战胜疾病的信心。

3. 出院指导

做好术后的定期复查。适当锻炼身体，增强体质。做好经期卫生保健。

二、周期性下腹痛伴月经异常

（一）疾病特点

1. 子宫内膜异位症

具有活性的子宫内膜组织（腺体和间质）出现在子宫内膜以外部位时，称子宫内膜异位症。绝大多数发生在盆腔内。异位种植的内膜随卵巢激素变化发生周期性出血，导致周期性下腹痛。异位子宫内膜的来源主要有 3 种学说。①种植学说：是目前公认最为重要的学说。经血逆流至腹腔，种植于卵巢与盆腔腹膜，形成子宫内膜异位病灶。子宫手术引起医源性种植，多发生于腹壁切口及会阴切口；②体腔上皮化生学说：Meyer 提出异位内膜细胞来源于盆腔腹膜的体腔上皮化生；③诱导学说：认为异位内膜释放某种物质诱导未分化的间质形成子宫内膜异位组织。

流行病学研究认为，育龄期是子宫内膜异位症的高发年龄段，生育少、生育晚的妇女发病率明显高于多生育者。近年子宫内膜异位症的发病率呈上升趋势，发病率为 10% ~ 15%，是常见妇科疾病之一。

25% 的患者的临床表现不明显，典型的临床症状为继发性痛经和下腹痛，痛经多于月经来潮前 1 ~ 2 日开始，经期第 1 日最重，逐渐减轻至月经干净，疼痛多位于下腹深部及腰骶部，可放射至会阴部、肛门及大腿，多数患者腹痛时间与月经同步，疼痛严重程度与病灶大小不一定成正比。周期性下腹痛常伴有月经失调、不孕、性交痛、恶心、呕吐、腹泻等，15% ~ 30% 的患者有经量增多或经期延长，少数出现经前点滴出血；下次月经来潮时前述症状再现。子宫内膜异位症患者不孕率高达 40%，80% 的不孕症患者有子宫内膜异位症；30% 的患者有深部性交痛，月经来潮前尤为明显。较大的卵巢子宫内膜异位囊肿在腹部触诊时，可触及有压痛的囊性肿块。

2. 子宫腺肌病

具有活性的子宫内膜腺体和间质侵入子宫肌层时，称子宫腺肌病。多发生于 40 岁左右经产妇，约半数合并子宫肌瘤，15% 的患者合并子宫内膜异位症。病因不清，可能与子宫内膜基底层损伤，高雌激素血症有关。

约 35% 的患者无临床症状，临床症状与病变范围有关，主要症状为继发性痛经呈进行性加重，痛经多于月经来潮前 1 ~ 2 日开始，经期第一日最重，逐渐减轻至月经干净，疼痛多位于下腹深部及腰骶部，患者多伴有月经失调、性欲减退等症状，50% 的患者经量增多或经期延长，部分患者出现月经间期阴道流血；下次月经时前述症状复现。

（二）治疗原则

根据患者年龄、临床表现及对生育要求等给予不同的治疗。

（1）子宫内膜异位症症状轻者采取期待治疗；有生育要求的轻症患者先行药物治疗，重者行保留生育功能手术；年轻无生育要求的重症患者行保留卵巢功能手术；年长无生育要求的重症患者可行根治性手术。

（2）子宫腺肌病症状轻者采用药物保守治疗；有生育要求、近绝经期及症状较轻患者先试用孕三烯酮、GnRH-a 治疗；症状严重、无生育要求或药物治疗无效者，可行全子宫切除术，根据卵巢有无病变和患者年龄确定是否保留卵巢。

（三）护理措施

1. 对症护理

（1）缓解疼痛

经期嘱患者卧床休息，鼓励其通过听音乐、看电视、谈话等方式，分散注意力以缓解腹痛，也可给予腰骶部及下腹部轻柔按摩缓解症状，疼痛严重时可按医嘱给予止痛药。

（2）增进舒适

经量增多患者应及时更换会阴垫，保持外阴清洁干燥。

2. 指导用药

（1）根据医嘱指导患者应用非甾体类抗炎药物（吲哚美辛或布洛芬等），治疗病变引起的下腹痛和痛经，并对患者定期随访。

（2）根据医嘱指导应用性激素制剂，告知患者激素抑制治疗的原理是使体内形成低雌激素环境，患者出现假孕或假绝经或药物性卵巢切除状态，导致异位种植的内膜萎缩、退化和坏死，既可缓解痛经，又可减少经量。由于用药时间较长，应嘱患者坚持用药，并动员患者家属配合，保证治疗疗程。

（3）指导患者注意观察药物副作用：①避孕药副作用较多，但症状轻微，常见的症状有恶心、血栓形成、痤疮、脱发、乳房缩小及声音变粗等；②孕激素类药物的副作用有恶心、乳房胀痛、体重增加、血清脂蛋白值异常等；③促性腺激素释放激素类似物（GnRH-a）药物有亮丙瑞林、戈舍瑞林，主要副作用为潮热、阴道干燥、性欲减退和骨质丢失等绝经症状。

3. 预防感染

长期月经失调、经期延长的患者，容易引起生殖道感染，应注意观察与感染有关的征象，如体温、脉搏、白带量及性状和气味等发现异常，及时就医。必要时遵医嘱应用抗生素。

4. 心理护理

护理人员应耐心倾听患者的主诉，使其充分表达内心的感受，详细讲解引起痛经、月经失调、不孕及性交痛的原因，告知其治疗方案，缓解其心理压力。

5. 加强预防

（1）指导患者掌握进行各种手术操作的时间，避免医源性子宫内膜异位种植：生殖道梗阻患者如处女膜闭锁、阴道横隔、阴道闭锁等，应及时手术治疗，防止经血倒流至盆腔；月经来潮前避免宫腔操作手术；经期避免妇科检查；宫颈及阴道手术应在月经干净后3 ~ 7 日内进行。

（2）做好术中配合：经腹进入宫腔的手术，应用纱布垫保护好子宫切口周围术野，以防内膜组织留存于子宫和腹壁切口；关腹前，用 0.9% 氯化钠注射液冲洗腹壁切口。行人工流产负压吸宫术时，应缓慢拔出吸管，避免宫腔内外压差过大而导致宫腔内血液及蜕膜进入腹腔。

（3）加强性生活保健指导；经期禁止性交。

三、周期性下腹痛伴阴道胀痛

（一）疾病特点

1. 处女膜闭锁

女性外生殖器官在形成和分化过程中泌尿生殖窦上皮未能贯穿前庭部，导致处女膜闭锁，又称无孔处女膜。青春期月经初潮前可无任何症状，初潮后由于处女膜闭锁使阴道和外界隔绝，阴道分泌物及经血排出受阻，积聚在阴道内，多次月经来潮后，阴道内经血积聚增多，进而发展为子宫腔积血，甚至经输卵管倒流至腹腔，若输卵管伞端因积血粘连而闭锁，可形成输卵管积血。患者至青春期常表现为进行性加重的周期性下腹痛，但无月经来潮，伴阴道及肛门胀痛、尿频、尿潴留及便秘等症状。腹部检查于耻骨联合上方可触及压痛性包块，为积血的子宫；妇科检查时见处女膜呈紫蓝色向外膨隆，无处女膜开口，肛诊时可触及阴道内有条形囊性肿块突向直肠，有触痛，子宫增大，双侧附件区可触及有压痛性肿块。盆腔 B 型超声检查可见子宫及阴道内有积液。

2. 阴道闭锁

闭锁位于阴道下段，长 2 ~ 3cm，其上多为正常阴道。临床症状与处女膜闭锁相似，妇科检查可见无阴道开口，闭锁处黏膜色泽正常、无膨出；肛门指诊检查可触及突向直肠的条形囊性肿块，位置较高，有触痛，若有宫腔和输卵管积血，可触及子宫增大，双侧附件区有压痛性肿块。

3. 完全性阴道横隔

完全性阴道横隔多位于阴道下部，厚度约为 1.0cm，临床症状同处女膜闭锁，妇科检查可见横隔近阴道口处，向外膨出呈紫蓝色；肛门指诊检查结果与处女膜闭锁患者相似。

（二）治疗原则

粗针穿刺抽出积血，再行切开或切除术，预防阴道挛缩及感染。处女膜闭锁行“X”形切开及处女膜修剪术，阴道闭锁须手术切除闭锁组织并修补阴道，完全阴道横隔行横隔切除术，后两者术后应预防阴道挛缩。

（三）护理措施

1. 术前准备

术前 2 日进少渣易消化饮食，术晨禁食水，外阴常规消毒。备好穿刺针、阴道模型及会阴切开包等物品。

2. 术后护理

（1）一般护理

术后应常规检查宫颈有无异常。一般采取半卧位，以利于积血排出。注意保持外阴清洁，每日用 0.02% 碘伏溶液擦洗外阴 2 次至积血排净，及时更换消毒会阴垫，排便后应及时擦洗外阴。协助医生定期更换阴道模型，扩张阴道，防止挛缩。

（2）病情观察

注意观察伤口有无渗血、分泌物及其性质及伤口愈合情况，发现异常及时报告医生。术后留置导尿管 1 日，应注意观察是否通畅，有无脱落及打结。

（3）预防感染

嘱患者多饮水，遵医嘱按时、足量应用抗生素。

3. 心理护理

外生殖器发育异常患者易产生自卑感和焦虑情绪，对自己和父母产生抱怨，担心将来影响家庭生活和生育，护理人员应以和蔼可亲的态度与患者及家属沟通，使其信任医护人员，有针对性地开展解释工作，使其积极配合治疗，消除自卑感，缓解紧张情绪。

4. 出院指导

嘱患者保持外阴部清洁干燥；遵医嘱坚持扩张阴道，防止挛缩；注意月经来潮时是否有下腹部胀痛，如症状持续存在，应及时就诊，定期到门诊复查阴道是否挛缩。

第九章　不孕症

第一节　受孕的必备条件

正常育龄妇女卵巢每个月排一个卵，或从左侧或从右侧。如果月经周期为 28 天，排卵的日期约在下次月经来潮前的第 14 天，或月经周期的第 14 ~ 16 天。如果在近排卵日有过性交活动，精液排入阴道，顺宫腔进入输卵管，在通过女性生殖道的过程中精子获得穿入卵母细胞的能力，谓之获能，在输卵管的壶腹部遇到刚刚排出并已被输卵管伞拾取的成熟卵母细胞，精子和卵子相结合，成为受精卵。一般说来，卵子可存活 24 小时，精子可存活 72 小时。借输卵管的蠕动及纤毛的活动，受精卵逐步向输卵管峡部移动，同时逐步分裂成多个卵裂球，最初限制在透明带内，体积不变，形成桑椹胚，约 3 天后进入宫腔，在宫腔内流动 2 ~ 3 天，从子宫内的分泌物中吸取营养，此期间桑椹胚逐渐增大，内部出现了腔，称为囊胚，围绕胚泡的透明带断裂，其中的早期胚胎孵出。另一方面，子宫内膜增厚，有很多腺体和血管，基质形成蜕膜，早期胚胎植入蜕膜生长和发育，成为胎儿和胎盘，一直到足月分娩。由此可见，受孕是一个极其复杂的生理过程，须具备以下一些条件：

一、正常的生殖细胞

正常的生殖细胞包括卵巢排出的正常卵子和精液内含有正常精子。

（一）卵子的生成

原始生殖腺或性腺始基包括表面生发上皮、中胚叶形成的间质和来源于卵黄囊上皮的原始生殖细胞，于胚胎 25 天开始沿着后肠的背侧系膜向生殖脊迁移，进入性腺即成为卵原细胞，随之带入一些中胚叶细胞，以后成为颗粒细胞。卵原细胞在胎儿期进行有丝分裂，在胎儿 3 ~ 5 月时有丝分裂停止，开始进行第一次减数分裂，形成初级卵母细胞，即第一次减数分裂的过程长期停滞在前期双线期阶段。这个时期可以很长，如果从最后一个卵子成熟的时间计算，距第一次减数分裂开始所隔的时间可长达 50 年。初级卵母细胞周围一层扁平的颗粒细胞及其基底膜构成始基卵泡。以后逐渐形成初级卵泡、次级卵泡即窦前卵泡，出生前后，卵泡都处于此阶段。此阶段卵泡的发育不受生殖激素的调节。在新生儿阶段卵巢内有 100 万 ~ 200 万个初级卵母细胞，但其中 99% 在不同的生命阶段，开始发育后即发生凋亡，卵泡在不同生长阶段发生退行性变，卵泡闭锁，在整个生育年龄时期，如每一个月排卵一次，意味着只有几百个卵泡可以发育成熟并排卵。

从早期窦状卵泡（直径 0.1mm）到排卵前卵泡（直径 20mm）的发育时间需 85 天或 3 个卵巢周期。最初被募集来的小卵泡可有数百个，募集是指卵泡进入“生长曲线”，即卵泡从静止状态开始一系列生长发育的过程，但在任何时期都可发生闭锁而离开生长曲线，大多数卵泡经过 65 天的生长过程大都退化，在最后的 2 周，有 15 ~ 20 个可供选择进入生长发育阶段，最后仅有一个卵泡达到 20mm 直径大小成为优势卵泡而排卵。

在卵泡发育早期，FSH（follicle stimulatinghormone，卵泡刺激素）和少量 LH（黄体生成激素）刺激卵泡生长，卵泡则一批批地发生闭锁，发育的卵泡产生雌二醇（E2）最初对 FSH 有负反馈作用，但当 E2 达到峰值时又形成正反馈，引起 LH 峰及较低的 FSH 峰，使卵泡完成第一次减数分裂而排出第一极体，同时形成成熟的卵子并排出。

（二）精子的形成

精子的产生过程类似于卵子。在曲细精管内的精原细胞经有丝分裂产生初级精母细胞。这些细胞先进入间期的休止状态。第一次减数分裂产生次级精母细胞，染色体含量减半，从双倍体（46）到单倍体（23），遗传物质重新分配，X 和 Y 染色体被分离，次级精母细胞间期核比初级精母细胞的核要小得多。次级精母细胞经过第二次成熟分裂产生了精子细胞。二分体在着丝点分裂成两个单分体，一个单分体经过了一次典型的纵向复制以后成为精子细胞，经过进一步成熟形成精子。成熟精子有头部和尾部，头部由核和顶体组成，尾部有颈、中段和尾段，顶体内含多种水解酶。

二、卵子和精子的结合

若女方输卵管功能正常，排卵后的卵子进入输卵管，和经性交后通过宫颈黏液到达宫腔，并上行达输卵管壶腹部内，获能的精子与卵子相遇，结合而成受精卵。

射精时精液储存在阴道后穹窿，阴道液呈酸性，但精浆内混有前列腺、尿道球腺和精囊的分泌液，呈碱性。大量的宫颈黏液（pH值7 ~ 8）也可以中和阴道酸度，保证精子存活。精子穿入子宫颈黏液后借其尾部运动及子宫肌肉收缩，在短时间内到达输卵管壶腹部，另一部分进入子宫颈隐窝，形成精子库，使精子一批一批进入输卵管。

性交后，精子进入输卵管壶腹部受精的部位，数目明显减少。估计射精后阴道内有精子 6000 万 ~ 8 亿个，但到达输卵管的精子只能以百计数。精子借助于尾部活动和女性生殖道的肌肉活动而到达输卵管，输卵管、子宫和宫颈上皮的纤毛运动起次要作用，使液体与精子一起缓慢运动，排除未受精的精子。卵子进入输卵管首先依靠输卵管伞端的拾取作用，卵巢周围区域平滑肌有节奏地收缩改变了卵巢的方位，使之接近于输卵管开口处，卵巢表面和伞部接触，卵冠丘复合物进入输卵管后，通过壶腹部，达壶腹部和峡部的连接处，由于峡部肌肉收缩而在此停留。一般说来，卵子在壶腹部停留时间较长，而精子在那里等候卵子的到来。进入输卵管的精子已获能，在排卵后短短的时间，精子即迅速穿入卵子。

当精子穿过透明带进入卵黄周间隙时，位于卵细胞膜下的皮质颗粒释放内含物，这些含酶颗粒改变了透明带的性状变硬，使其他精子不能再穿入，有效地防止了多精子受精。卵细胞膜上有大量微绒毛，当精子和微绒毛接触时，微绒毛首先将精子抱合，接着精子顶体后段及精子头后部的胞膜首先与卵细胞膜融合，继而两层膜逐渐完全融合，整个精子进入卵细胞内。同时卵细胞质的激活可以促使卵细胞第二次减数分裂迅速完成，释放带有少量细胞质的第二极体排出到卵黄周间隙，卵的染色质随之散开，染色质周围亦出现新的核膜，形成了雌性原核。精子进入卵细胞后，核膜开始破裂，染色质散开，周围出现核膜，形成雄性原核。两个原核向卵细胞的中央移动，彼此靠近，二者核膜破裂，各有一套单倍体染色体，互换染色体，导致第一次细胞分裂及胚胎发育的开始。

三、受精卵的着床

排卵后毛细血管及来自周围基质的成纤维细胞增生进入基底膜，首先形成血体，排卵后 2 ~ 3 天卵泡内膜细胞恢复对 LH 的反应而黄素化，泌乳素促使 LH 受体的恢复，颗粒细胞也黄素化形成黄体，卵泡发育的不同类型影响黄体的功能。黄体产生雌激素和孕激素，作用于子宫内膜，为胚胎的植入做准备。黄体功能一般持续 14 ± 2 天。如果有胚胎植入，产生绒毛膜促性腺激素，就可以维持黄体。妊娠 6 周时，由于血管及结缔组织的增生和黄素化颗粒细胞及胞膜细胞的增大，黄体的体积加了一倍，以后又逐步发生退行性变，胎盘取代了黄体的功能。

子宫内膜受卵巢内分泌的影响，在排卵前的卵泡期，内膜在雌激素的作用下发生增殖期的变化，而排卵后内膜在雌激素和孕激素的协同作用下，形成分泌期变化。如果胚胎着床于分泌期，在月经周期第 20 天左右，黄体继续发育，继续产生雌激素和孕激素，内膜继续发育，月经也不会来潮。

受精卵在输卵管等的作用下顺利进入宫腔，而子宫内膜已准备好适当的条件，以便受精卵着床。

胚胎进入子宫腔后约有 3 天漂浮在宫腔内吸取营养并继续发育形成胚泡，以后透明带破裂，胚胎孵出，含内细胞体及外细胞体即初期的绒毛层，胚泡长大并和子宫内膜相接近。胚胎的绒毛膜（即胎盘的对面）和子宫内膜接触、粘连，钻入到内膜而着床。

第二节　不孕的原因

各国学者对病因学调查的分类主要集中在下列几方面：①排卵因素；②输卵管因素；③宫颈因素；④男性因素；⑤不明原因。

不育的临床检查各地区医院或诊所之间差别很大，主要是取决于设备条件，如腹腔镜、超声仪与激素测定，从而造成对不孕症病因分类的繁杂。盆腔及输卵管因素仍为女方因素第一位，而少弱精为男方因素第一位。

一、排卵因素

正常的排卵需要完整的下丘脑－垂体－卵巢轴的正常功能，其中任何一个环节的功能失调或器质性病变，都可造成暂时的或长期的无排卵。临床上最多见的无排卵的表现是闭经，但也可以是不规则出血、无排卵月经、月经稀发、闭经泌乳、多毛合并月经失调等。因此必须区分无排卵的病因，才能有针对性地予以正确治疗。除下丘脑、垂体、卵巢与排卵直接有关外，其他内分泌腺体如甲状腺、肾上腺也与之密切相关。

（一）中枢神经系统性无排卵

精神因素、外界或体内环境的改变可以通过中枢神经系统经大脑皮质、丘脑、下丘脑的神经内分泌途径，或经大脑边缘系统而出现无排卵与继发闭经，甚至盼子过切也可导致内分泌的障碍；全身严重的消耗性疾病或营养不良也可导致无排卵和闭经。

（二）下丘脑性无排卵

1. 原发的器质性因素

常见的几种综合征：① Kadllman 综合征；② Frohlich 综合征；③ Laurence Moon Biedl 综合征。

2. 原发的功能性因素

青春期初潮后一段时间内无排卵为正常的，多因分泌不足，可能与促性腺激素释放激素脉冲式分泌功能失调有关。也可见促性腺激素释放激素缺乏性月经失调。

3. 继发的器质性因素

如脑外伤、脑炎、脑膜炎、下丘脑肿瘤等，引起生殖轴功能失调。

4. 继发的功能性因素

（1）神经性厌食：多见于年轻、25 岁以下女性，单纯由精神因素引起。

（2）精神过度紧张。

（3）闭经泌乳综合征。

（4）药物性高催乳素血症：长期服氯丙嗪、避孕药、西咪替丁等药后，会引起月经失调和闭经，同时血清催乳素值升高。

（三）垂体性无排卵

1. 器质性因素

（1）Sheehan 综合征

由于产后大出血合并休克导致垂体前叶缺血或栓塞造成缺血性坏死，影响垂体前叶功能。

（2）垂体肿瘤

垂体肿瘤以催乳素腺瘤最为多见，分泌过多的催乳素，可引起高催乳素血症及泌乳，而高催乳素水平可抑制排卵。

（3）空泡蝶鞍

空泡蝶鞍是由于隔孔过大而蛛网膜下腔进入蝶鞍，压迫垂体使之变形。隔孔过大可由于先天缺陷，或多次妊娠期垂体增大使蝶鞍扩大，或因手术或放疗后鞍隔破坏，或因颅压增高而使蛛网膜挤入鞍内等。

临床上多见于肥胖妇女，除闭经外常伴头痛、视力障碍。75% 的患者内分泌功能正常，少数促性腺激素和生长激素值低下。多以 CT 和气脑造影来确诊。

2. 功能性因素

（1）垂体促性腺激素功能低下性闭经

催乳素水平正常，FSH 和 LH 值低于正常值，雌二醇值低下。

（2）功能性高催乳素血症

未证实有催乳素肿瘤的存在，但催乳素细胞可增生。

（四）卵巢性无排卵

1. 器质性因素

（1）特纳综合征（Turner 综合征）：染色体核型为 45，XO，或与正常染色体嵌合。

（2）Swyer 综合征（即单纯性腺发育不良综合征），染色体核型为 46，XX 或 46，XY。体态瘦长，容貌和外生殖器呈女性型，但第二性征不发育。性腺为条索状，可为睾丸、卵巢或混合型。但有子宫和阴道，即米勒管有发育。

（3）睾丸女性化综合征或雄激素不敏感综合征：染色体为 XY，睾丸发育不良，位于腹股沟处，外阴表型为女性。Swyer 综合征和睾丸女性化综合征都有 Y 染色体的存在，未发育的性腺有恶性变的趋势，应预防性切除。

2. 功能性因素

（1）多囊卵巢综合征（polycystic ovary syndrome，PCOS）：是女性不孕症中的常见病。多见于青年女性，特点为月经失调，高雄激素血症和不孕，双侧卵巢呈多囊性改变，伴有或无肥胖，偶有排卵，但大多数为无排卵，只有一半的患者中有典型临床表现，25% 则除不孕外无其他症状。

PCOS 的发病机制及病理生理目前尚未完全阐明，有人认为由于不明原因，刺激了肾上腺功能初潮时的异常增高，产生过多的雄激素，引起腺外雄激素转化为雌激素而雌激素过多，主要表现为雌三醇增高，雌二醇与雌酮比例倒置。这种无周期性的从雄激素产生雌激素或不恰当的雌激素环境，经反馈作用使垂体对 LH-RH 刺激反应增强而分泌过多的 LH，同时 FSH 对 LH-RH 的刺激作用相对不敏感，造成了 LH 升高，FSH 相对不足，LH/FSH比值升高。升高的LH持续刺激卵巢间质细胞，合成过多的雄激素，而FSH相对不足，未能将之转化为雌二醇而经外周组织转化为雌三醇。如此相互作用，循环往复导致了持续性无排卵，也就是由于不恰当的反馈系统造成了持续性无排卵。

PCOS 常伴随其他疾病，如 Cushing 综合征、先天性肾上腺增生、甲状腺疾病、卵巢或肾上腺产生雄激素肿瘤、高催乳素血症等，故有主张把这类并发情况称为 PCO 样综合征。有人报道PCOS患者有家族史，从某些PCOS患者家谱的分析也可看到有连锁显性遗传。关于遗传因素在 PCOS 发病中的作用有待进一步研究。

（2）黄素化未破裂卵泡综合征（LUFS）：本征因卵泡颗粒细胞黄素化，成熟的卵细胞不能溢出，亦即不能排卵。诊断依据是在腹腔镜检查下，在应有的排卵期后 4 ~ 10 日，卵巢表面看不到排卵孔，基础体温上升后 B 超检查见卵泡直径仍不缩小，月经周期中腹腔液量特别是腹腔液中雌激素和孕激素水平无突发性增高。做卵泡穿刺术和采用 HCG 治疗，可诱发排卵。关于LUFS的机制尚不清楚，可能与前列腺素有关，也可能和精神因素有关。

（3）卵巢早衰（POF）：指妇女在 40 岁之前出现绝经。初潮及早期月经正常，甚至有生育史，但随后月经稀发，直到完全闭经。病因尚不清楚。可能和自身免疫、病毒感染有关。血 FSH 和 LH 均高于 40U/L。腹腔镜下观察卵巢皱缩，活检卵巢皮质薄，无卵子，类似绝经后卵巢。

（4）卵巢促性腺激素不敏感综合征（ROS）：较为少见，病因不明，临床表现和实验室检查与 POF 相似，这类患者必须剖腹探查做适当的卵巢组织切片才能确诊。卵巢组织可见到卵泡。患者需极大量外源性促性腺激素才能促使卵泡发育与分泌雌激素，但妊娠机会仍很小。POF 和 ROS 均属于高促性腺激素、性腺功能低下性闭经。

（五）其他内分泌腺病变引起的排卵障碍

1. 肾上腺与甲状腺激素

对身体其他组织包括大脑均能产生十分重要的生物作用。肾上腺与甲状腺功能失调、亢进或不足，亦可影响下丘脑－垂体－卵巢系统而出现无排卵，临床表现有闭经或功能性子宫出血。

2. 黄体功能不足（LPD）

根据近年来的调查，有 10% ～ 40% 的不孕症和反复流产是黄体功能不足所致。特点为排卵后至下次月经来潮时间 12 天，即为黄体期过短，可引起反复流产，典型双相 BBT 标准为：①高温期与低温期相差 > 0.3℃ ；②高温相波动幅度 < 0.1℃；③移行期 < 3 天；④高温期 < 11 天。如其中一项异常即有 LPD 可疑。

LPD 血清 P 水平的标准范围很大，为 9.6 ～ 48nmol/L（3 ～ 15ng/mL），与正常有重叠。一方面导致黄体功能低下的原因可能和卵泡期的卵泡发育有关，如小卵泡排卵后，黄体发育不良，血清 P 低落导致子宫内膜发育迟缓。另一方面是子宫内膜受体的问题，如孕激素受体（PR）低，即使 P 水平正常也不能使子宫内膜对 P 起正常反应，即所谓假性黄体功能不全。E 水平可促使 ER 及 PR 的发生，P 则抑制 ER 和 PR。正常卵巢黄体功能需要正常 LH，还需要有生理范围的血 PRL，高于或低于此范围和 P 产生低下有关，也和一些不适当的卵泡发育有关。这种情况常发生在青春期及绝经前期，且和精神紧张及过度体力劳动有关。

目前较准确的诊断方法是按照 Noyes 分期。子宫内膜组织相与月经期相差≥ 2 天为异常，提前者为急进型，落后者为迟缓型，二者均和胚胎的发育不同步，不利于胚胎的着床。

治疗的方法：一种是促排卵药物使卵泡发育好；另一种是在黄体期补充 HCG 或 P，或用少量雌激素以刺激子宫内膜的 ER 和 PR 的生成。

二、输卵管因素

输卵管阻塞或通而不畅是女性不孕症的重要原因，约占女性不孕症原因的 1/3。病变原因以炎症为主，但非炎症病变率却在逐渐地增加，也不可忽视。

（一）输卵管发育不良

输卵管缺失较罕见；输卵管发育不良可因肌层菲薄、纤细，不利于收缩，不利于对精子、卵子或受精卵的输送，易发生输卵管妊娠；先天性输卵管扭曲，不利于卵子的输送和精子的运行；先天性输卵管室，易发生输卵管妊娠；先天性输卵管多口可因副中肾管憩室穿破形成；多余输卵管（副输卵管）发育细小，常与伞部相连，均影响妊娠。

（二）输卵管炎症

输卵管病变最重要的是炎症，且皆为慢性输卵管炎。其形成可由急性输卵管炎治疗不彻底或不及时而导致输卵管黏液粘连或盆腔炎。也可以是外阴阴道和（或）子宫内膜局部形成病灶而引起上行感染，形成慢性输卵管炎而阻塞输卵管通道。输卵管炎还可由于输卵管周围器官或组织炎症而继发输卵管炎，尤其是在输卵管伞部、卵巢周围形成炎症粘连，使输卵管伞部不能将排出的卵细胞吸入卵管内与精子相遇。

致病菌有细菌、病毒、原虫、支原体，其中又以细菌感染为最多。这些病原菌多在不洁流产、不全流产、人工流产和产褥感染中发现。由性传播者以淋病双球菌传染为主，目前尚有沙眼衣原体感染。幼年或青少年期患结核性腹膜炎者，继发结核性输卵管炎。支原体、溶脲型脲原体近来报告亦与不孕有关。

可见以下几种病理变化：①慢性间质性输卵管炎；②峡部结节性输卵管炎；③输卵管积水；④慢性输卵管积脓。

（三）结核性输卵管炎

近年来肺结核有死灰复燃的趋向，要引起重视。慢性输卵管炎中 5% ~ 10% 为结核性输卵管炎。患肺结核的妇女中 2.5% ~ 8% 同时有生殖器官结核。输卵管结核为妇女生殖器官结核最多受累的部位，占 90% ~ 100%。

生殖器官结核为继发感染，主要来源于肺结核和腹膜结核。女性生殖道结核多发生在青春期和青年期，这时期开始内分泌活动和相应的生理活动，这样会增加机体对结核杆菌的易感性。在原发性不孕中，输卵管梗阻者应考虑结核病损。输卵管为生殖器官结核主要累及器官，且必为双侧性。可表现为：①结核性输卵管间质炎；②结核性输卵管内膜炎；③结核性输卵管周围炎。

临床上慢性结核性输卵管炎比较多见，病变进展较缓慢，输卵管粗大僵直，管腔可变狭窄或梗阻。伞端须状黏液可粘成一片，留有小孔或完全闭塞。输卵管结核感染可经输卵管间质部浸润宫腔而形成子宫内膜结核，而宫角部首先受累，因此怀疑结核性输卵管者取子宫两角组织，阳性发现多于其他部位的子宫内膜。结核性输卵管炎下行感染子宫以内膜为主，严重者可侵蚀到肌层。子宫内膜结核虽已经找不出病灶，但其体外受精－胚胎的移植成功率低于其他原因所致的输卵管梗阻。这可能是子宫内膜下病变经抗结核治疗后而纤维化影响了胚胎着床。

（四）输卵管周围病变

以子宫内膜异位症最多见（见子宫内膜异位症）。

三、宫颈因素

宫颈疾病引起的不孕占不孕症的 5% ~ 10%。宫颈的解剖位置和功能决定了其在女性生殖生理和生殖内分泌学的地位，宫颈的形态和宫颈黏液功能受卵巢激素的影响呈现周期性的变化，而排卵期宫颈功能的特征性变化有利于精子的穿过、停留、营养和生存，从而保证有相当数量的精子不断地上游进入宫腔获能。宫颈性不孕的主要机制在子宫颈解剖学异常和宫颈黏液功能的异常。

（一）宫颈畸形

如宫颈缺如、双宫颈畸形、先天性宫颈管狭窄、先天性宫颈延长症等。

（二）宫颈解剖位置异常

如宫颈后仰、宫颈上仰等。

（三）宫颈炎

宫颈就其解剖位置极易受损伤而致感染，造成宫颈炎的原因包括内源性卵巢激素影响和外源性病原体的感染，或两者兼而有之。宫颈炎本身并不一定会造成不孕，然而炎症造成的局部内环境改变则是引起不孕的原因之一。

（四）宫颈黏液功能异常

宫颈及其颈管腺体是卵巢激素的重要靶组织，当卵巢功能失调（如无排卵、黄体功能不全和抗雌激素作用的药物应用）时，宫颈黏液分泌的数量和质量异常将影响精子的活动、储存、成活和获能而致不孕。

临床可表现为宫颈黏液分泌减少，即卵巢周期各时相宫颈黏液分泌的数量减少，尤其是排卵期黏液分泌减少，常伴有阴道干涩、性交痛和泌尿系感染。或宫颈黏液功能不良——黏稠黏液综合征，即宫颈黏液质量不良，黏稠并数量减少，不利于精子的穿透。

（五）宫颈免疫学功能异常

生殖免疫学研究认为，宫颈和宫颈黏液具有生殖免疫屏障作用。宫颈是精子及其抗原进入机体的重要通道。已知人类精子和精浆抗原是一个庞大的抗原系统，其中包括 7 种精子抗原；3 种精子顶体抗原、精浆特异性抗原、精浆血型抗原、组织相容性抗原——HLA 系统。精子及其抗原在阴道和宫颈内可被巨噬细胞和上皮内朗罕细胞所吞噬，其精子抗原与辅助型淋巴细胞发生免疫反应诱导和激活免疫活性细胞的产生。后者经血液输送到生殖道以杀伤精子并降低精子的成活率。精子抗原包括睾丸特异性乳酸脱氢酶同工酶人精子抗原、授精抗原、卵裂信号抗原等，也可经宫颈及阴道黏液创面进入机体，刺激免疫系统产生抗精子抗体 IgA、IgM 和 IgG。

抗精子抗体导致不孕的机制是抑制精子穿透宫颈黏液，杀伤精子并降低精子的成活率，或抑制精子的获能，顶体反应和受精。因此认为，宫颈免疫学功能失调也是女性不孕的重要原因之一。

四、子宫内膜异位症

子宫内膜异位症是妇科常见病，近年来发病率有增加的趋势，可能和晚婚、晚育有关，另外近代的新技术发展有利于正确诊断。子宫内膜异位症与不孕症密切相关。

根据腹腔镜诊断，不孕症中子宫内膜异位症占 42.35% ~ 55.7%。其中引起输卵管堵塞或通而不畅者占 16.7%（6/36）。子宫内膜异位症合并 LUFS 为 12.7%，腹腔镜下的特点为咖啡色小斑点、黄色小疱、红色火焰状病灶、腹膜缺损、巧克力囊肿等。病变首先表现为子宫骶骨韧带增粗硬化，盆底腹膜瘢痕形成，卵巢及盆腔内的异位内膜出血及小囊肿的破裂导致子宫附件周围组织粘连。有的子宫直肠凹完全封闭，改变了输卵管的走行，伞端粘连，影响了输卵管和卵巢的关系及伞端拾卵的作用。子宫内膜异位症的患者腹腔液量增多，其中含前列腺素 PGE、PGF2α、6 keto PGF1 较一般不孕症患者增多，输卵管和卵巢都浸渍在腹腔液中，其中巨噬细胞也增多，影响输卵管的蠕动，使精子的活动力下降或被吞噬，降低了卵子的受精能力。因此，子宫内膜异位症导致不孕还和体内的病理生理生化的改变有关。近年来，子宫内膜异位症的免疫研究有很大进展，说明这些患者常伴有局部及全身的细胞和体液免疫功能异常，如 T 细胞及其亚群平衡失调，CD4/CD8 比值降低。异位子宫内膜产生的内膜碎屑流入盆腔，被巨噬细胞吞噬后，内膜中一些抗原成分被识别，激活机体的免疫系统，产生抗子宫内膜自身抗体。在患者子宫内膜组织中免疫复合物明显增多，从而损害了子宫内膜的功能，不利于胚胎着床。由此可见，子宫内膜异位症除少数例子有输卵管堵塞的情况外，还可以影响卵巢功能，干扰输卵管的正常蠕动、卵子的摄取，干扰精卵结合及胚胎的着床。这些情况都可导致不孕。

五、其他

（一）外阴阴道疾病引起的不孕

外阴阴道疾病引起的不孕占不孕症的 1% ~ 5%。某些外阴阴道器质性或功能性疾病影响了精液或精子进入阴道并储存，或由于外阴阴道内环境变化影响了正常精子的细胞生物学和生殖免疫学功能而致不孕。

1. 外阴阴道先天性发育异常

凡是影响正常女性性分化的内源性或外源性因素均可引起女性外阴阴道的发育异常而致不孕。

例如：无孔处女膜；阴道发育异常。临床症状多见因先天性外阴阴道畸形延至婚后者常因性交困难和不孕而就诊，如无阴道，阴道完全横隔，阴道闭锁和阴道僵硬。阴道纵隔虽仍可妊娠，但由于子宫发育不良常致流产和早产。

先天性无阴道者多伴有子宫等发育不良或缺如，此类患者无生育能力。阴道横隔术后仍可有正常妊娠。而阴道纵隔由于多伴有双子宫畸形且发育不良，故即或侥幸妊娠也易发生流产和早产，围生儿死亡率较高。

性分化异常系由于性染色体核型异常所造成的性腺和第一、二性征发育畸形，其可造成外阴阴道畸形致不孕。性分化异常分为 3 类：①真两性畸形；②女性假两性畸形；③男性假两性畸形。

2. 外阴阴道炎症引起的不孕

外阴阴道炎症可为一般性或特异性感染，其中较为常见的为滴虫和真菌感染和细菌性阴道病。近几年来传播疾病发生率逐年增加引人注目。患阴道炎症时，阴道内环境不利于精子的成活，影响精子的活动力和穿透力，减少了进入宫颈和子宫腔内的精子数量，从而降低了受孕率。

现代生殖免疫学研究认为，阴道是重要的生殖免疫器官，其间含有丰富的巨噬细胞和浆细胞可识别精子抗原和病原体，并分泌 IgA、IgG。阴道炎时精子死亡和精子抗原的释放，促进了阴道内抗精子抗体的产生，其抗体滴定度明显增加直接影响了精子的成活率、活动力和穿透力，并降低受孕力。

患阴道炎时，细菌和病毒产生的内毒素可诱发巨噬细胞和中性粒细胞生成诱生型氧化亚氮合成酶，并产生氧化亚氮（NO）。NO 作为局部细胞毒因子可杀灭精子和抑制精子的活动力而致不孕。

外生殖器炎症经及时而有效的治疗仍可获妊娠，但值得指出的是阴道内细菌和性病毒感染常向上蔓延而致宫腔内感染，一经妊娠则可经胎盘垂直感染胎儿并致畸，尤见于孕早期风疹病毒、CMV、HSV 和 HIV 感染者。

3. 外阴阴道瘢痕引起的不孕

外阴阴道瘢痕多为炎症和损伤所致，瘢痕可为完全性、部分性，瘢痕的长度不一，或为膜状，或为条索状，临床偶见仅有一小孔的阴道瘢痕而仍获妊娠者。临床表现为不孕、性交困难或性交痛，经血引流不畅或阴道积液或积脓尤见于阴道下段严重瘢痕粘连者。

（二）子宫性不孕

子宫性不孕占女性不孕症的 30% ~ 40%。

1. 子宫畸形引起的不孕

子宫为胚胎期双侧苗勒管中段发育并融合而成，其发育受性染色体核型和性激素的调节，子宫畸形或发育不全往往伴随卵巢发育不全和功能低下，从而导致月经不调和生育功能障碍。

其引起不孕的机制：①子宫不能容受精液和精子，从而不能使精子获能和受孕；②子宫形态和容积异常不利于孕卵着床、植入和胚胎发育；③子宫内膜发育不良或并存卵巢功能低下（无排卵，性激素分泌不足），不利于精子成活、受精、孕卵着床、植入和胚胎发育；④子宫肌层发育不良，不能容受孕卵和胚胎发育而致早期妊娠流产；⑤畸形子宫不利于胎盘附着和发育，而致胎盘位置异常，胎儿宫内发育迟缓（IUGR）或早产。

2. 宫腔粘连症引起的不孕

宫腔粘连（IUA）其发病率逐年增加是引起不孕的重要原因。依粘连的部位和范围可分为完全性、部分性和边缘性 IUA，依内膜腔的完整性和组织类型可分为内膜粘连、瘢痕结缔组织粘连和平滑肌组织粘连，其组织学改变与临床症状相关。多因损伤性刮宫、宫内感染、妇科手术损伤引起。

其引起不孕的机制：①损伤和感染破坏子宫内膜层完整性，引起宫壁组织瘢痕粘连而致宫腔闭锁，降低了子宫容受性；②子宫内膜组织学变化，IUA 内膜组织学改变不利于精子储存、成活和获能，也不利于孕卵着床、胎盘植入和胚胎发育。

3. 子宫肌瘤性不孕

子宫肌瘤性不孕占不孕症的 1% ~ 5%，而子宫肌瘤合并不孕的概率高达 27%，子宫肌瘤是一种性激素依赖性肿瘤，尤多发生于生育期年龄妇女，东方妇女肌瘤发生率高于西方妇女，故其肌瘤性不孕的发生率也较高，值得注意。子宫体部肌瘤约占全部肌瘤的 94%，是构成肌瘤性不孕的主要原因。

其引起不孕的机制：①子宫内膜组织和功能学紊乱，子宫内膜腔形态变异不利于精子储存、成活，上游进入输卵管获能和受精；②子宫内分泌功能失调。人类子宫具有内分泌功能，在卵巢激素的影响下分泌前列腺素、催乳素、内啡肽和特异性子宫蛋白质和酶类，患肌瘤时子宫内分泌功能失调改变局部内环境而不利于受孕；③子宫平滑肌舒缩活动性紊乱；④子宫内膜和肌层血管系统和微循环功能失调。

4. 子宫内膜炎与不孕

子宫内膜炎多由外阴阴道感染上行蔓延所致，除引起不孕外，更重要的是妊娠期病毒性宫内感染可经胎盘垂直传染胎儿而致畸。

其引起不孕的机制：①子宫内膜炎造成子宫局部功能失调，出现月经失调和不孕；②局部炎性细胞浸润和炎症介质的渗出呈现胚胎毒作用，不利于精子成活和孕卵着床，炎症累及输卵管可引起梗阻性不孕；③病毒性子宫内膜炎，妊娠期感染之最大的危害是经胎盘垂直感染胎儿引起畸形、流产、IUGR、早产、胎膜早破、新生儿感染和日后的生长发育障碍（如痴愚、弱智）等。

5. 子宫内膜息肉与不孕

子宫内膜息肉是慢性子宫内膜炎的另一类型，即炎性子宫内膜局部血管和结缔组织增生形成蒂性息肉状赘生物突入宫腔内，息肉大小和数目不一，多位于宫体部，颈管内息肉可引起颈管扩张并脱出外口。内膜息肉充塞宫腔妨碍精子和孕卵存留和着床而引起不孕。

（三）甲状腺疾病引起的不孕

女性甲状腺疾病十分常见，其发生率为男性的 4 ~ 5 倍。正常的甲状腺功能对于促进女性生殖生理和生殖内分泌功能有重要意义，甲状腺激素对机体的每一种组织的新陈代谢及其化学反应速率均有影响。由于甲状腺功能异常对生殖产生影响需要一个较长的过程，而无论是甲状腺功能亢进还是甲状腺功能低下，都是比较容易治疗的疾病，因而就不容易对其进行长期的观察。

第三节　不孕症的检查

不孕症的原因涉及面广，且常多种因素同时存在，要寻找确切的原因，仍非易事。内分泌问题尤其如此。不孕妇女的检查步骤为：先进行全面的一般性检查（包括妇科检查）以排除器质性病变，然后进行生殖功能等有关不育的检查。

一、女方检查

（一）病史采集

初诊时要详细询问各项病史，对其中与不孕有关的因素应更加详细地加以了解。

1. 一般情况

夫妇双方姓名、年龄、职业、家庭住址和联系电话等，并记录初诊日期和病史采集时间。

2. 不孕史

原发不孕或继发不孕，不孕年限、曾否接受过治疗及其效果如何等。

3. 婚姻史

包括结婚年龄、避孕方法和时间、再婚史、分居情况等。

4. 月经史

初潮年龄、月经周期、经期天数和经量等；月经周期及其变化与生活环境及情绪事件等的关系、排卵期的症状等。

5. 既往妊娠史

包括孕次、产次、末次生育时间、产时（包括有关手术和操作）、产后的情况或流产、早产、死胎等情况。

6. 性生活史

如性生活的频率及其与排卵期的关系、持续时间、性交障碍的情况等。

7. 个人史

包括出生时及产后发育的情况，出生后的外生殖器及其发育情况等，应了解有无智力和视觉障碍。

从详细的病史、起因、经过与症状可大致提供一定的诊断依据，因此问好病史在诊断不孕症中尤为重要。

（二）体格检查

体格检查应注意身高与体重、生长发育，应寻找各种畸形特征，如双臂间距、眼的距离，有无多痣或突眼，男性化多毛（分布主要在乳晕旁、脐下、四肢），这些都对诊断遗传性疾病和内分泌疾病有特殊意义。特别检查第二性征发育，乳房不发育可间接说明性腺不发育，发育的乳房应常规挤压有无乳汁。

（三）妇科检查

外阴发育、阴毛分布、阴蒂大小、大阴唇是否融合、两侧大阴唇内及腹股沟部位应检查有无肿块，注意外阴是否有赘生物，阴道色泽、有无畸形、白带性状、宫颈是否正常、子宫发育大小、活动情况、两侧有无肿块、压痛等。

（四）特殊检查

1. 排卵的检测

（1）自我感觉

①月经周期：正常的周期 25 ~ 35 日，多表示有排卵；②黏性白带呈周期性增多：排卵前数日内由于雌激素的作用，宫颈黏液分泌量高达每日 600mg，而且宫颈管外口开大，阴道排出的黏液明显增多，状如蛋清，可拉成长丝（约 10cm）。排卵后宫颈黏液减少而且变稠，不利精子的穿透；③排卵痛；④排卵期阴道出血。

（2）基础体温

孕酮可作用于体温调节中枢，引起体温升高。由于排卵后黄体分泌孕酮，使体温升高 0.3 ~ 0.5℃，并持续 14 天左右。故临床上依据 BBT 的变化，判断有无排卵。呈双相型，示有排卵；若呈单相型无后期升高的体温曲线，提示无排卵，准确率为 60% ~ 70%。

（3）宫颈黏液检查

宫颈管上皮腺体的分泌量和分泌物的性状随月经周期有很大的变化。可了解：①宫口的开大：排卵期颈管口由 1mm 张大至 3mm；②宫颈分泌的黏液量，在排卵前后可增加；③ pH 值变化，阴道呈酸性，pH 值 4 ~ 5，宫颈黏液呈碱性，精子在碱性黏液中活力增加；④宫颈黏液性状和弹性的改变，在排卵期高水平雌激素的作用下，宫颈黏液中 Na^{+}、Ca^{2+} 浓度改变，影响黏液的黏性和弹性，黏液拉丝试验出现长的黏丝，并呈羊齿植物叶状结晶；⑤宫颈黏液中的白细胞量减少。这些变化均有利于精子在颈管内的上行、穿透，增加受孕机会。

（4）阴道脱落细胞学检查

阴道涂片一般采取阴道上方侧壁的刮片，用 95% 乙醇固定，巴氏染色。观察细胞形态及分布，包括底层、中层、表层的比例。表层有角化前及角化细胞。在轻度雌激素的影响下，角化细胞占 20% 以下；中度雌激率影响，角化细胞占 20% ~ 60%；高度雌激素影响，角化细胞占 60% 以上，已超过正常排卵期水平。一般按成熟指数报告即：底层细胞% / 中层细胞% / 表层细胞%，如左侧数字增大即“左移现象”，表明雌激素水平下降，如右侧数字增大即“右移现象”，则表明雌激素水平增高。为了解体内雌激素变化可连续做阴道涂片观察。

（5）子宫内膜检查

月经来潮日 12 ~ 24 小时内取子宫内膜做组织学检查，应看出晚期分泌期变化，表明是雌、孕激素的影响，曾有过排卵。子宫内膜 Noyes 分期可见典型的组织学特点和月经周期天数的关系。

2. 内分泌激素测定

一般采用放射免疫方法，测定血清垂体卵泡刺激素（FSH）、黄体生成激素（LH）、雌二醇（E2）、孕酮（P）、睾酮（T）、催乳素（PRL）、尿 17- 羟类固醇、尿 17—酮类固醇。前 4 种激素水平的周期性变化明显，LH 及 FSH 峰在排卵前 24 小时出现，LH 峰前 24 小时有 E2 峰。P ≥ 9.6nmol/L 提示有排卵。报告测定值时一定要标明月经周期的天数。要了解卵巢的基本状态或其储备能力，应当在月经周期第 3 天采血，测 FSH、E2，近绝经期 FSH升高表明卵巢储备能力降低。LH/FSH、T及PRL值有助于诊断PCOS及闭经泌乳综合征。

3. 激素功能试验

（1）孕激素试验

主要可推测卵巢有无雌激素分泌。方法：对闭经患者给予黄体酮 20mg，每日肌注 1 次，共 3 ~ 5 天。若停药后 3 ~ 7 天出现撤药性阴道流血（即试验阳性），表明体内尚有一定量的雌激素产生，属 I 度闭经；如为阴性，须再做人工周期。

（2）雌激素试验（人工周期）：先用雌激素，如每日口服已烯雌酚 0.5 ~ 1mg 或倍美力 0.625 ~ 1.25mg，连续 21 天，最后 5 ~ 7 天加用黄体酮，停药后 3 ~ 7 天看有无撤退性出血，如有出血表明子宫内膜无问题，对雌、孕激素有反应，原因在卵巢、垂体或下丘脑，不能产生足量雌、孕激素，属 0 度闭经。如无撤退性出血，提示子宫内膜病变，主要是发生在子宫内膜结核或多次刮宫后，内膜形成瘢痕或宫腔粘连（Asherman 综合征）。

（3）垂体兴奋试验

可采用国产 GnRH-a 阿拉瑞林（alarelin）25μg，静脉注射，15 分钟后 LH 升高 2.5 倍，60 分钟后升高 3.1 倍。如不正常可能表示垂体功能受到损害。

4. 连续 B 超监测卵泡发育及排卵

阴道 B 超探头接近盆腔器官，不须充盈膀胱，可以较准确地观察卵泡发育、子宫内膜厚度及特点。一般于月经周期第 8 天开始，可看到一组卵泡的发育，呈卵圆形或圆形，其中有一个发育较快，当直径 > 14mm 时，称为优势卵泡，其直径接近 18 ~ 22mm 时排卵，卵泡消失，陶氏腔内出现液体。如优势卵泡不破裂而突然增大，可能即是 LUFS。如逐步缩小即是卵泡闭锁。

5. 染色体分析

如有特殊指征，如原发性闭经或生殖器发育异常，应行血液染色体核型检查。

6. 输卵管通畅性检查

（1）子宫输卵管通气术

应用造影器，将头部置入子宫颈管内，后面的橡皮塞撑住子宫颈口，使气体或液体不流出。导管的后端一侧连压力管，一侧连注射器管或二氧化碳通气装置。以 30mL/min 的通气速度缓缓注入二氧化碳，通气的压力为 10.7 ~ 16kPa（80 ~ 120mmHg），不得超过 21.3 ~ 24.0kPa（160 ~ 180mmHg），观察压力的变化。如自然下降，提示输卵管通畅，用听诊器在双侧下腹部，可听到气过水声或水疱声、嘶嘶声，结合患者主诉肩部酸胀不适，X 光透视可见膈下游离气体，则可诊断为至少一侧输卵管通畅。

（2）子宫输卵管通液术

注入含庆大霉素 8 万 U，地塞米松 5mg，2% 的普鲁卡因 2mL 及注射用水 20 ~ 30mL。液体注入宫腔时无明显阻力，很少液体漏出或回流，表明输卵管通畅。近年来由于宫腔镜的大量使用，也可用于检测输卵管是否通畅，通过宫腔镜插导管人输卵管开口处将 10mL 生理盐水含 2% 的利多卡因、25mg 的泼尼松及 8 万 U 的庆大霉素注入每侧输卵管。

（3）子宫输卵管碘油造影（HSG）

于月经干净后 3 ~ 7 天，在 X 线造影监测下进行。造影前先做碘油滴眼过敏试验。可用 40% 的碘化油 10mL，或用水溶性造影剂（如泛影葡胺），造影剂注入量为 5 ~ 10mL，在 X 线透视下观察造影剂进入情况，显影不良时可稍增加压力或纠正导管的位置和方向。注意输卵管的形态、弯曲度及通畅性，观看有无伞端粘连、油水珠形成，子宫腔有无占位性病变。碘油造影在 24 小时后再拍片，泛影葡胺在注射后 10 ~ 20 分钟即需进行第二次摄片，看盆腔内造影剂的弥散、分布情况。如局部堆积，表明盆腔内有粘连。全身性严重病患、子宫出血、刮宫术后是造影术的禁忌。

7. 腹腔镜检

在腹腔镜直视下观察盆腔，并经宫颈口注入稀释的亚甲蓝液 20mL，行输卵管通液，通畅者注入亚甲蓝液无阻力，即见亚甲蓝液自伞端流出，通而不畅者推液时有轻度阻力，输卵管先膨大、屈曲，再见亚甲蓝液从伞端流出。不通者推液阻力大，未见亚甲蓝液自伞端流出，而从宫颈口漏出。

腹腔镜检还能够全面地检查整个盆腔内病变，进一步明确输卵管不通及通而不畅的原因，为盆腔结核、子宫内膜异位症还是各种原因引起的盆腔炎症。子宫内膜异位症表现为盆腔腹膜内膜植入灶，轻者见米粒大小出血点、窗式结构，严重者卵巢有巧克力囊肿，子宫后壁和直肠密切粘连。一般盆腔炎，输卵管外观可正常，其周围粘连，有的表现为输卵管卵巢囊肿，输卵管伞部卷曲或与周围组织膜状或致密粘连，有输卵管积水者则输卵管增粗、管壁浅。腹腔镜检还能进行病灶切除及粘连分解。

二、男方检查

（一）精液检查

1. 精液常规检查

采集标本前 3 ~ 5 天内禁欲，手淫法取出精液收集于消毒杯中，30 分钟内送检。将精液杯子放置室温下，观察颜色、液化时间、精液量、pH 值，待液化后开始检查。

（1）精子密度。

（2）精子活动度。活动度分为 4 级：Ⅲ级直线快速前进；Ⅱ级直线慢速前进；Ⅰ级原地打转；0 级不活动。各实验室报告方式不一致，Macleod 算法为 0 ~ 4，0 表明不活动，1 为活动但不前进，2 为缓慢前向运动，3、4 为快速前进。

（3）精子形态。观察 200 个精子，计算正常及各类畸形（头、尾、中段）精子百分率。

2. 抗精子抗体测定

混合抗球蛋白反应试验：将精液与包被免疫球蛋白的乳胶颗粒混合，然后加抗血清，镜下观察精子附着颗粒百分率，进行表面抗原定位及定量。试验（+）为 < 50% 精子包被；试验（++）为 =50% 精子包被；试验（+++）为几乎所有精子被结合包被。

正常精液化验结果：密度 > 2000 万 /mL，活动度（Ⅲ + Ⅱ级）> 40%（2 小时内），存活率 > 70%，显微镜高倍镜下可见 7 ～ 8 个活动精子，且无凝集。正常形态 > 30%，抗精子抗体试验（-）。精浆量：2.0 ～ 6.0mL，pH 值为 7.2 ～ 7.8，白细胞 < 1×106/mL，高倍镜下 < 3 ～ 4 个。

（二）性交后试验

性交后试验是检测精子对宫颈黏液穿透性和相容性的试验。于临近排卵期，性交后卧床 30 分钟～ 1 小时后来院取子宫颈黏液，检查子宫颈黏液中的精子是否存活。正常值为 10 ～ 15 个活动精子 /HP。精子存活率受到子宫颈黏液性质、其中有无抗精子抗体及精液本身的影响。

（三）去透明带仓鼠卵穿透试验

将精子置于培养液中孵化至获能和顶体反应发生，然后将精子与大量的去透明带仓鼠卵一起孵育，并在显微镜下观察。最常被用作阳性结果的终点反应是精子核在卵浆内松解。

第四节　不孕症的治疗

随着医学和辅助生育技术的发展，20 年来对女性不孕的治疗已发生了巨大的变化，以往不能治疗的不孕症已经得到治疗。

一、一般处理

进行性生活和受孕知识教育，消除精神因素。戒除饮酒及吸烟的习惯，矫正营养不良状况，检查及纠正其他内分泌性疾病等均有利于提高受孕机会。

二、内分泌原因的处理

（一）药物治疗

1. 雌激素

可诱发排卵和改善宫颈黏液。具体用法有单纯雌激素周期疗法和雌、孕激素联合常规人工周期疗法。

作用机制：①周期疗法，通过抑制排卵，调节下丘脑 - 垂体功能；②在月经周期中间，用大剂量雌激素模拟雌激素生理峰值，停药 36 小时后可激发 LH 峰值，促使排卵。

用法：苯甲酸雌二醇每次 2 ~ 6mg，肌注，连用 2 日。不良反应除胃肠道反应外，无其他严重不良反应，也不增加多胎率。对于轻度排卵障碍者，若在月经周期中间，B 超证实卵泡成熟和宫颈黏液评分良好，则用大剂量雌激素模拟雌激素生理峰值，停药 36 小时后可激发 LH 峰值，促使排卵。一般用苯甲酸雌二醇，也可用结合雌激素。

2. 孕激素

（1）作用机制

在月经周期的后半期使用孕激素，可改善卵巢功能，促使下次周期排卵。

（2）用法

黄体酮 10mg，肌注，每日 1 次，共 5 或 10 日。或黄体酮栓 25mg，塞入阴道，每日 2 次，连续 10 日。

3. 雌、孕激素周期疗法

作用机制：模拟月经生理周期，使垂体得到休息，从而改善下丘脑垂体功能，产生回跳反应，使下次周期排卵。

4. 氯米芬（克罗米芬，clomiphene citrate，CC）

（1）作用机制：CC 有弱雌激素和拮抗 E 的双重作用，它作用于生殖系统的多个部位，包括下丘脑、垂体、卵巢、子宫内膜和子宫颈。其作用的发挥有赖于下丘脑 - 垂体 - 卵巢轴正负反馈机制的完整性。其促排卵机制是特异地、竞争性地和 ER 结合，且结合时间长于生理性 E，导致下丘脑、垂体对内源性 E 的负反馈刺激缺乏反应，从而增加了下丘脑促性腺激素释放激素的分泌，随之促性腺激素分泌增加，促进 1 个或多个卵泡的发育和成熟，达到促排卵的目的。

（2）适用于多囊性卵巢综合征、继发性下丘脑性闭经、用避孕药后闭经等患者；闭经泌乳综合征；无排卵性功血，特别是青春期无排卵性功血和黄体功能不足的患者。

（3）用药方法：CC 在诱发排卵中常单独使用，在促超排卵中与其他药物联合应用。

①第一个疗程从小剂量开始，于月经周期第 5 日起，50mg，连续 5 日。若 1 ~ 2 个周期无效，可加至每日 100mg，共 5 日。国外报道每日最大剂量为 200 ~ 250mg。如为闭经，应先用黄体酮产生撤药性阴道流血，随后于出血的第 5 日起开始用药。

②为了提高排卵率和妊娠率，可和其他药物联合应用。

氯米芬 +HCG：适用于单用氯米芬后卵泡发育良好，但不能自发排卵者。一般于停用氯米芬后第 4 日起，以 B 超监测卵泡发育并观察宫颈黏液，待卵泡成熟时即用 HCG 5000U，肌内注射 1 次。单用氯米芬无效的病例，加用 HCG 后排卵疗效提高约 50%。

氯米芬 + 雌激素：适用于单用氯米芬后宫颈黏液少而稠者，可在周期的第 5 日起加服妊马雌酮每日 0.625mg，连用 7 ~ 9 日。排卵前停用雌激素不会影响胎儿，但总的疗效并不理想。

氯米芬 + 皮质激素：对高雄激素患者可于月经周期第 5 ~ 14 日间，每日用地塞米松 0.25mg；或自月经周期第 5 日起先用泼尼松 5mg/d，共 5 日，然后才用氯米芬。也有合并用药者，在月经周期第 2 日开始用地塞米松 0.25mg/d，周期第 5 日起用氯米芬。

氯米芬 + 溴隐亭：适用于高催乳素血症引起的无排卵病例，经溴隐亭治疗后仍不能排卵患者。一些催乳素正常不排卵的女性，用氯米芬无效，亦可改用联合治疗，排卵率可达 61%。

氯米芬 +HMG+HCG：联合应用氯米芬可以降低昂贵的 HMG 用量和并发症。这是目前较常用的方法：氯米芬 50mg/d，共 5 日，或 100mg/d，共 7 日，然后 HMG 每日肌内注射 1 ~ 2 支（每支含 FSH 及 LH 各 75U），待卵泡成熟后再用 HCG 诱发排卵。结果排卵率达 98%，妊娠率为 30%。

（4）不良反应：一般较轻，常见有血管舒缩性潮红（11%）、卵巢增大（14%）、腹部不适（7.4%）及少见的视物模糊、恶心、呕吐、头痛、疲乏等，停药后数天至数周可消失，并不产生永久损害。若所用剂量过大可出现卵巢过度刺激，卵巢增大甚至形成囊肿。有认为过度增加剂量或延长使用时，将会降低子宫内膜对胚胎的接受性或增加自然流产率。

5. 他莫昔芬

其促排卵效果与氯米芬相近，主要用于月经稀发的无排卵患者和对氯米芬无反应的患者。自月经周期第 5 日起给予 10mg，每日 2 次，共 5 日，为一疗程，连续半年，不良反应有经量减少、粉刺、体重增加、头晕、潮热、头痛等，卵巢过度刺激征少见。排卵率为 60% ~ 80%，妊娠率为 10% ~ 56%，不增加流产率。

6. 芳香化酶抑制剂（AIs）

与 CC 一样有诱导排卵作用，但没有抑制子宫内膜和宫颈黏液的不良反应。其主要作用机制是：抑制雄激素向雌激素的转化，减少雌激素对下丘脑的负反馈抑制作用，使 FSH 增高以促进卵泡的发育及成熟。包括Ⅰ型抑制剂（非竞争性，如依西美坦）和Ⅱ型抑制剂（竞争性，如阿纳托唑和来曲唑），其中以第三代 AIs 来曲唑应用最多。来曲唑的常用方案为在月经周期第 3 ~ 7 日每日给予 2.5 ~ 5mg。来曲唑目前作为 CC 反应不良患者的后备用药，有学者认为可以作为 PCOS 患者的一线用药。

7. 促性腺激素

当垂体促性腺激素（Gn）分泌不足，不能使卵泡成熟排卵，或使用氯米芬时不能促使垂体增加分泌促性腺激素而达到排卵时，须用外源性促性腺激素刺激卵泡生长发育及排卵。近 40 年来，先后有从绝经妇女尿中提炼出来的促性腺激素即人绝经后促性激素（HMG）和纯化的人卵泡刺激素（FSH）在临床广泛应用。国外商品名分别为 Pergonal 或 Metrodin，Pergonal 每支含 FSH、LH 各 75U，Metrodin 含 FSH 75U，几乎不含 LH，但仍含有少量尿液中的杂质蛋白质。近年更有以重组基因工程技术产生的重组 FSH，国外为

Gonal-F，重组 FSH 既不含 LH，也不含尿液中杂质蛋白质。HMG 和 HCG 两者联合疗法与雌孕激素替代疗法相比，不仅可诱发月经，更重要的是可促使排卵发生和妊娠。绒毛膜促性腺激素（HCG）是从孕妇尿中提取的促性腺激素。

（1）化学生物学功能：垂体促性腺激素（FSH、LH），绒毛膜促性腺激素（HCG）都属糖蛋白激素，生化结构不全相同。HCG 半衰期为 5 ~ 6 小时，作用时间 23 小时。肌注 HCG 10 000U 可产生相当于自然排卵周期峰值的 20 倍，并持续数日，有助于黄体发育，而 FSH、LH 的半衰期则分别为 3 小时和 1 小时。

（2）作用机制：外源性促性腺激素诱发排卵周期和自然月经周期有些相似。

（3）适应证：促性腺激素起一种替代性治疗作用，适用于缺乏促性腺激素，而靶器官（性腺）反应正常的患者，目前临床亦用于其他类型的患者。由于此药费用昂贵且有一定不良反应，故应严格选择患者。主要用于下述 3 类病例。

①下丘脑 - 垂体功能衰竭时的替代性治疗。患者血清 FSH、LH、E2 均低于正常，而 PRL 值正常，称低促性腺激素性闭经。包括 Sheehan 综合征，垂体瘤手术后和（或）放射治疗垂体部位后，空蝶鞍综合征。

②下丘脑：垂体功能不全时的刺激性治疗，血清 FSH、LH、E2 值正常，但不排卵，常为 I 度闭经。

③为体外受精 - 胚胎移植（IVF-ET）或其他配子移植术（GIFT）做准备。血清促性腺激素正常，性腺轴调节和反馈功能正常。使用促性腺激素的目的是在卵泡的募集阶段提高外周血中的促性腺激素的水平使之超过更多的募集前卵泡进入募集阶段所需的阈值，从而达到多个卵泡募集的目的，同时在卵泡的发育过程中促使更多的卵泡能克服卵泡的选择机制而继续发育成为成熟卵泡，从而达到超促排卵的目的，以利于回收更多的卵子，提高辅助生育技术的成功率。

（4）禁忌证：有些闭经或不排卵者不宜用促性腺激素治疗，如卵巢早衰、高催乳素血症、伴有卵巢肿瘤者。至于卵巢对促性腺激素抵抗综合征，有些学者认为可先用雌激素或 GnRH 激动剂抑制促性腺激素，而后再用 HMG、GnRH 治疗，偶有成功受孕病例。

用药前必须全面了解病史，做详细的体格检查（包括妇科检查）和必要的内分泌测定，包括常规检查血清 FSH、LH、E2 等，特别是 PRL 甚为重要，因为高 PRL 者常伴有低 FSH、LH，用 HMG、HCG 治疗，不仅效果差而且增加病者痛苦和费用。

（5）治疗方案和方法：用药前必须了解子宫大小，若子宫发育不良，应先用雌、孕激素周期疗法，促使子宫发育正常后再用药。在不同的情况或治疗目的下使用促性腺激素的治疗方案可以有多种。

（6）监护措施：目的在于了解治疗效果，调整用药剂量，观察排卵、黄体功能和早期发现妊娠，及早期发现和及时预防并发症的发生。宫颈黏液有时改变不明显，阴道涂片反映 2 ~ 3 天前的雌激素水平，超促排卵时，因血清中激素的水平较早达到自然周期的排卵前的水平，此两项较早出现排卵前的典型表现，但实际上卵泡不一定达到成熟的标准。

血清雌激素值表示当时的血中浓度，而尿值则表示 12 ~ 24 小时前的血液中雌激素浓度。与自然排卵时相比，其激素水平一般均较高。HMG 用量因人而异，且同一患者不同周期亦须采用不同的剂量，故须根据监测情况随时调整。通常以 B 超、血 E2、LH 或尿 LH 值为指标，如最大卵泡直径 18mm，血清雌二醇 734 ~ 1835pmol/L 为排卵时机的最佳条件。

（7）治疗效果：每个用药周期排卵的成功率可达 90% 以上，但按排卵周期怀孕的成功率为 20%，怀孕后早期流产率亦高。

（8）不良反应和并发症：促性腺激素药物本身无明显不良反应，并发症由诱发排卵和妊娠引起，常见为卵巢过度刺激综合征和多胎妊娠。而流产和早产、宫外孕和先天性畸形率等，均属妊娠并发症。

8. 促性腺激素释放激素（GnRH）

GnRH 激动剂分长效和短效（GnRH-agonist，GnRH—a）。

（1）GnRH 诱发排卵机制

GnRH 来自下丘脑正中隆突神经元，呈脉冲式分泌，可通过甘氨酸基与垂体促性腺激素细胞表面受体相结合，通过腺苷酸环化酶（第二信使）和钙离子作用，促使垂体前叶释放 FSH 和 LH。小剂量脉冲式 GnRH 产生适量 FSH 和 LH，称为正向调节，临床上可用来治疗下丘脑性无排卵；而大剂量的或用连续 GnRH 给药可使 FSH、LH 下降，此为降调节，由于脱敏作用使受体不能和 GnRH 相结合，及尚未结合的受体数减少，所以 PSH、LH 分泌均减少，卵泡的发育受到抑制，出现低促性腺激素、性腺功能低下性闭经，又称为药物性去势或药物性卵巢切除，临床上用来治疗性激素依赖性疾病，如子宫内膜异位症、子宫肌瘤、性早熟等。GnRH 亦用于治疗多囊性卵巢综合征，及 Kallman 综合征、精神性厌食症等。

（2）适应证

主要用于下丘脑性无排卵或闭经。这类病例的特点是：①闭经 1 年以上；②孕激素试验阴性；③第二性征正常或略差；④ PRL 值正常，FSH、LH 值低或正常低限水平；⑤对氯米芬试验（100 ~ 150mg/d，共 5 日）无反应；⑥垂体兴奋试验阳性。

（3）用法

目前常用的方法有两种，单次非脉冲式和脉冲式。前者使用于卵泡能自然成熟或用 HMG 后卵泡成熟的病例，用 GnRH 50 ~ 100μg 肌注或静脉注射，诱发 LH 峰和排卵。现常用静脉注射或皮下注射，每次剂量是 3.4 ~ 20μg，脉冲间隔 60 ~ 120 分钟，用药后周期性排卵率达 85% ~ 100%，妊娠率达 33% ~ 80%。

（4）不良反应

少数病例出现 OHSS，但与 HMG ~ HCG 方案相比明显减少。30% 用药后发生黄体功能不足，局部注射处发生静脉炎，甚至出现全身的败血症，必须警惕。

9. 溴隐亭

溴隐亭（BC 或 CB154）是半合成的麦角生物碱。溴隐亭的主要作用是抑制催乳素的分泌，而高催乳素血症则是引起性腺（卵巢和睾丸）功能低下的常见病因，这在女性内分泌性不孕中占 20%。

（1）作用机制

溴隐亭为多巴胺激动剂，可直接作用于垂体催乳素细胞，抑制 PRL 分泌，也可通过下丘脑分泌多巴胺，经门脉系统作用于垂体前叶催乳素细胞的多巴胺受体，与之结合阻止 PRL 的释放。

（2）适应证

包括高催乳素血症伴不孕症，垂体瘤或垂体瘤术后仍有高催乳素血症溢乳，伴乳房肿大、囊肿或脓肿形成。

（3）用法

溴隐亭开始用量为 1.25mg，每日 2 次，饭后服用，如无不良反应一周后可改为 2.5mg，每日 2 次，连续使用。如治疗有效，可出现月经、BBT 双相、PRL 值下降至正常。亦有主张待 PRL 值降至正常、月经来潮伴排卵后改为间断用药，自周期第 5 日起用溴隐亭，至 BBT 上升 3 日后停药。有报道提出，为了减少胃肠道反应，主张阴道给药，认为效果相似，一般每日用量为 5 ~ 7.5mg。部分病例可加用氯米芬等促排卵药物。

（4）治疗效果

用药约 2 个月，有 80% 泌乳停止。70% ~ 90% 恢复排卵，怀孕率亦可高达 70% ~ 80%。

（5）不良反应

少数病例出现乏力、头晕、恶心、呕吐等，一般停药一周后自行消失。

10. 糖皮质激素

糖皮质激素作用较广，妇科主要用于替代治疗，或用于高雄激素血症等。

（1）高雄激素血症

治疗时先做地塞米松试验，即地塞米松 2 ~ 4mg/d，共 3 ~ 4 日，用药后血清睾酮值恢复正常，可用泼尼松 5 ~ 7 日，5mg/d，此剂量很少产生严重的不良反应，亦可改善粉刺和使月经正常，但对减少毛发生长仅有 25% 的效果。

（2）高雄激素性不孕症

当用氯米芬等诱发排卵无效时，可加用糖皮质激素地塞米松 0.5mg，每日 1 次连续使用。

（3）替代治疗

用于艾迪生病或 21 羧化酶缺乏症，糖皮质激素的替代治疗法是本症的基本疗法，常用氢化可的松 10 ~ 30mg/d，可的松 12.5 ~ 37.5mg/d，剂量应根据尿 17—酮固醇、孕醇、血 17—羟孕酮和 DHEA–S 值调整。

11. 胰岛素增敏剂（二甲双胍）

几乎所有肥胖的 PCOS 患者及存在胰岛素抵抗的非肥胖 PCOS 患者，可考虑用胰岛素增敏剂以促进排卵功能的恢复。常用方案：二甲双胍 800 ~ 1500mg，分 2 次服用。亦可与 CC 联合应用。

（二）手术治疗

有输卵管或（和）卵巢周围粘连松解术、卵巢楔形切除术、经蝶窦显微手术等。

1. 卵巢楔形切除术

卵巢楔形切除术后，月经变规则的 85%，多毛消退的 16%。

（1）手术适应证：主要用于 PCOS 引起的无排卵性不孕。

（2）并发症：手术有引起内出血、盆腔炎和粘连等并发症。粘连的发生率可高达 30%，会导致不孕，偶于手术后发生卵巢萎缩和早衰也称为意外性去势。由于此手术并发症较多，目前已被腹腔镜下卵巢打孔术（laparoscopic ovariandrilling，LOD）所替代。LOD 可以获得大约 92% 的排卵率和 69% 的妊娠率。

2. 经蝶窦显微手术

经蝶窦显微手术已成神经外科的一种重要手术。此手术避免开颅，手术范围小，不引起术后脑萎缩和视神经的受损，且手术瘢痕小，手术安全，死亡率低（0% ~ 27%）。

（1）手术指征

①各种分泌性微腺瘤，鞍内型或轻度向上生长，伴轻度视交叉障碍；②大型 PRL、GH 腺瘤，用溴隐亭治疗后肿瘤缩至鞍内；③无分泌性腺瘤，向鞍上轻度生长；④垂体卒中，但无皮内血肿或蛛网膜下腔出血；⑤视交叉前固定（常伴旁中央盲点）；⑥年老体弱不能耐受开颅术者。

（2）手术效果

手术效果和肿瘤大小直接有关，肿瘤愈大效果愈差。若术后 PRL 水平仍 > 4nmol/L，则示手术不完全，应加用放射治疗。

垂体瘤切除术后复发率较高，术后虽 85% 的 PRL 值转正常，但 5 年后复发率可高达 24% ~ 78%，所以对垂体肿瘤患者，首选的治疗方法应是药物（溴隐亭），手术仅限于药物治疗失败者。为了提高手术效果，应先用溴隐亭做术前准备，但术前准备期限一般不宜超过 3 个月，因为用药太长肿瘤会发生纤维化。

3. 生殖器发育异常的处理

（1）子宫畸形

以双子宫和子宫纵隔较为多见。多数子宫畸形并不影响生育，故不必立即于婚后进行手术矫治。若宫腔变形，不能因妊娠而改善，婚后已发生晚期流产史或不孕者，应考虑手术矫治，手术仅在子宫中央切开，将纵隔剪开，不切去子宫组织，然后将子宫切口缝合。现多在宫腔镜直视下做中隔矫治手术，操作时必须同时用腹腔镜或 B 超监护，以避免操作时可能发生的因过度剪开所造成的子宫穿孔。术后妊娠率可高达 68%，获得活婴率可高达 80%，分娩方式以于妊娠 36 周后做选择性剖宫产为宜，以防自发性子宫破裂。

（2）子宫发育不全

轻度子宫发育不全可予小剂量雌激素治疗，亦可用人工周期治疗 3 个周期或应用假孕治疗等，可促进子宫发育。

（3）阴道发育畸形

无孔处女膜或处女膜肥厚或阴道横隔者可手术治疗。

4. 输卵管阻塞的手术治疗

显微整形手术比在通常的肉眼观察下手术治疗效果为好。手术治疗适用于年龄在 35 岁以下的患者；确诊为输卵管结核者，一般不再做整形手术；双侧输卵管积水直径在 3cm 以上者，术后即使管道通畅，受孕机会极小。其输卵管阻塞的手术方式如下：

（1）输卵管近端阻塞采用输卵管子宫植入法，术后的妊娠率为 12% ～ 50%；

（2）输卵管中段阻塞采用端端吻合术，将阻塞段输卵管切去，注意勿损伤系膜下的血管，以保障吻合后的血供。术后的妊娠率为 50% ～ 70%；

（3）输卵管远端阻塞采用输卵管造口术，虽然术后输卵管能保持通畅，但由于失去了伞端或新形成的伞端缺乏灵活的拾卵功能，往往不易受孕，是输卵管整形术中效果最差的一种手术类型，输卵管造口术后的妊娠率为 5% ～ 30%；

（4）输卵管粘连松解术可在腹腔镜或开腹直视下切断粘连，游离整段输卵管，使卵巢恢复正常位置并恢复正常的卵巢输卵管的解剖关系。

术后所保留输卵管的长度若短于 3cm 则无宫内妊娠。如失去了伞端，虽输卵管仍保持通畅，因无法拾卵，仍不易受孕。

5. 子宫肌瘤引起不孕

（1）处理原则

对婚后 2 ～ 3 年仍未孕，或曾多次发生流产、早产者，经排除其他原因以后，可进行有关肌瘤的治疗，这时做一次 B 超或子宫输卵管碘油造影，了解宫腔有无变形，有无黏液下肌瘤以及输卵管通畅程度，对治疗方法的选择，可提供重要依据。

（2）药物治疗

GnRH 激动剂通过降调节作用抑制体内促性腺激素的分泌，从而降低体内的雌激素水平，达到抑制子宫肌瘤生长的作用。皮下注射、深部肌内注射或鼻黏液给药等。

（3）手术治疗

①途径：经腹腔镜或开腹子宫肌瘤摘除术；宫腔镜下子宫肌瘤切除术；经阴道子宫肌瘤摘除；②手术原则：为减少失血、消灭无效腔和防止粘连，保持子宫结构。术后不应在 3 ～ 6 个月妊娠，以保障子宫切口的愈合。

妊娠率与手术时的年龄关系密切，有报道手术时年龄在 30 岁以下者，术后妊娠率为 91%，而年龄在 35 岁以上者，术后妊娠率仅为 22%。且妊娠多出现在术后 1 年以内，超过 2 年仍未妊娠者，则以后妊娠的机会明显减少。

6. 子宫腔粘连综合征引起不孕

子宫腔因外伤、继发感染等原因可造成粘连，临床出现闭经、月经过少和不孕的称子宫腔粘连综合征。早期诊断后的治疗效果较好，治疗原则包括分离粘连，防止创面的再次粘连，促进内膜的及早修复。其中的手术分离粘连最为重要。手术分离粘连可在 B 超指引下用探针分离粘连或在宫腔镜直视下分离粘连，并注意防止创面的再次粘连。另一方面促进子宫内膜的及早修复。雌激素有促进子宫内膜生长的作用，由于此综合征剩留的为基底层内膜，所含有的雌激素受体少，故所用的雌激素必须量大、时间长，如炔雌醇 0.1mg，每日 1 次，共 40 日，后 10 日加用甲羟孕酮 10mg，每日 1 次，停药后等待撤药出血，随后再重复上述周期治疗，共 2 ~ 3 个周期，以促进子宫内膜增生，覆盖创面。宫腔分离粘连后放置一个节育器，可以防止再粘连，药物治疗 3 个周期后取出。

7. 子宫内膜异位症引起不孕

据估计有 15% ~ 20% 的 20 ~ 35 岁妇女；30% 的不孕妇女患有子宫内膜异位症。子宫内膜异位的治疗包括药物和手术两大类。

（1）药物治疗

子宫内膜异位症属性激素依赖性疾病。子宫内膜异位症所用的治疗药物与性激素有关，轻、中度病例由于病灶中所含孕激素受体较重度者为多，故采用孕激素治疗时效果较好，但因所含的受体有个体差异，治疗效果也不尽相同。

①假绝经治疗

用药物模拟绝经后的体内变化的治疗。a. 达那唑：达那唑是一种人工合成的 17a– 快孕酮的衍生物。通过抑制下丘脑 GnRH 的脉冲释放，从而抑制垂体促性腺激素的分泌，发挥抑制卵巢功能的作用；此外也可直接作用于子宫内膜和卵巢，竞争雌激素受体，使雌激素不能对子宫内膜发挥作用。用药后，血浆中雌二醇和雌酮量明显减少，与切除双侧卵巢后的绝经期相似，出现闭经，使异位的子宫内膜萎缩，病灶缩小或消失，症状减轻或消失。停药后 4 ~ 6 周，内分泌功能可迅速恢复并出现排卵。此药尚具有轻度睾酮作用。用法：达那唑每片 200mg，常用剂量从月经第 1 日起服，结合达那唑的药物半衰期考虑，可以每 8 小时给药一次，每次 200mg，至少用 3 ~ 6 个月，多则 9 ~ 12 个月。停药后 2 ~ 3 个月月经又能恢复。症状和体征的改善与用药剂量呈正相关，经治疗数周以后 80% ~ 95% 的患者症状消失。6 个月以后，60% ~ 80% 的患者病灶缩小或消失。但要注意服药期间肝功能损害，一般停药 1 ~ 2 个月后能恢复正常。其他尚有男性化症状。此外有低雌激素性症状，如潮热、阴部干燥、抑郁、情绪波动等，有时由于卵巢功能抑制不足或子宫内膜萎缩而有点滴样出血。因上述不良反应目前很少应用；b. 内美通：内美通（孕三烯酮）是一种和达那唑有相似作用的三烯 19- 去甲甾类化合物，主要作用于下丘脑 - 垂体轴，减少促性腺激素的释放，也能直接作用于子宫内膜，使之萎缩。内美通每片 2.5mg，每周 2 次，自月经周期的第 1 日起服，持续 6 个月。不良反应有点滴出血、体重增加、痤疮、脂溢性皮炎；c.GnRH 类似物：利用 GnRH-a 的降调节作用，占有垂体分泌促性腺激素细胞的细胞膜上的 GnRH 受体，使之不能对 GnRH 发生反应，于是垂体不能分泌 FSH 和 LH，随后是卵巢卵泡活动受抑制，最终引起体内促性腺激素和性激素低下状态。GnRH-a 从月经周期的第 1 ~ 4 日起用药，长效的 GnRH-a 只须每月给药 1 次，用药较为方便，连续 6 个月。不良反应是体内雌激素减少引起的不适、骨密度减低，可用反向添加治疗预防。

②假孕治疗

大剂量孕激素使异位的子宫内膜发生与妊娠晚期相似的蜕膜样变，继而坏死吸收，这种模拟妊娠期体内激素变化的治疗方法，称假孕治疗。包括大剂量口服避孕药和大剂量孕酮治疗，因不良反应多逐渐被其他疗法取代。

（2）手术治疗

手术治疗的目的为清除异位的子宫内膜病灶，分离输卵管周围的粘连，输卵管阻塞者可同时做整形手术。手术治疗包括剖腹手术和腹腔镜手术。须做输卵管整形手术者以剖腹手术为好。有报道术前以药物治疗 2 ~ 3 个月，可使病灶软化，手术时容易被清除，术后继续药物治疗，可提高总体治疗效果。

（三）其他

1. 黄体功能不足（LPD）

亦称黄体功能不全，可表现为黄体过早衰退或孕激素分泌不足，通常黄体期短于 10 天或黄体高峰期黄体酮水平低于 10ng/mL 时，应考虑黄体功能不全。由于 LPD 不易受孕，受孕后也容易发生流产，故宜用：①促排卵治疗（方法见前）；②补充孕酮，自然排卵后于基础体温上升后的第 3 日起用黄体酮 10mg/d，肌注，共 10 日。亦可用 HCG 1000 ~ 4000U，每 3 日 1 次，肌注，共 3 次；③催乳素升高者由于常为中度升高，可用小剂量溴隐亭治疗，每片 2.5mg，常用半片即 1.25mg，每日 2 次，口服，于月经周期的第 3 ~ 4 日开始，连服 3 周，经连续 2 个周期治疗，催乳素值未见下降时，可增量为 2.5mg，每日 2 次，口服。确定为妊娠后，可用黄体酮 40mg/d，肌注持续至妊娠 12 周为止，或以前述的给予 HCG 以刺激黄体的功能。孕酮类药物如由雄激素合成的炔诺酮可使女性胎儿的外阴男性化，因此治疗黄体功能不全宜使用对胎儿无致畸影响的天然黄体酮制剂。治疗期间，应随时监测胎儿情况，以决定继续治疗与否。

2. 辅助助孕技术

上述各种治疗方法仍不能怀孕，可采用现代助孕新技术，如体外受精与胚胎移植技术、配子移植、人工授精和单精子显微受精等。

第五节　不孕症的预防

女性不育症增多的趋势日益受到关注，其表现也多种多样，可从生育力的轻微受损、生育力低下，到生育力缺陷乃至绝对不育。事实上，许多的疾病和因素都可影响女性生育力，尤其在生殖系统的生殖发育阶段，而这些疾病和因素大多可以预防，如生活方式改变、体重的控制；有些可以早期解决和治疗的，如性传播疾病、盆腔炎性疾病，从而可以防止对其生育力的严重损害；防患于未然，通过积极有效的防治措施，能够降低不育症的发生率。

一、儿童和青少年的生殖系统问题

儿童和青少年的生殖系统问题涉及生殖器官发育异常和畸形、生殖道炎症、生殖器官损伤、性早熟、青春期延迟、月经相关疾病、性过早行为和妊娠、生殖器官肿瘤等。

（一）生殖器官发育异常及畸形

女性外阴阴道疾病原因复杂，临床种类繁多。儿童期可无明显症状，不易被发现，进入青春期乃至成年后逐渐出现相应症状。常见的有：

1. 外阴闭锁

完全性闭锁较为罕见，多为表浅性闭锁，系由双侧小阴唇或加上后侧部分大阴唇在中线相互紧密愈合，极似男性会阴中缝。这类情况多半不是外生殖器官的先天性畸形，而是在婴幼儿期，由于外阴轻度炎症，擦烂而相互粘连，又没有足够注意和及时处理所致。闭锁膜起自阴蒂直至阴唇系带，遮盖着前庭、尿道口、阴道口及舟状窝，在阴蒂的直后方可能有一窄小的沟管，尿液由此排出。这一畸变，由于对生活无明显妨碍，可长期被忽视，直至青春期后开始就医。

治疗：锐性分离粘连部位，用凡士林纱布或雌激素软膏覆盖创面，直至愈合。

2. 处女膜闭锁

处女膜无孔或闭锁，使阴道口不能与外阴前庭贯通，是女性生殖器官发育异常中较常见的。本病大多在青春期后，由于经血潴留出现临床症状就医而明确诊断。典型的临床表现是，第二性征发育情况与青春期年龄相符而无月经初潮，有周期性下腹疼痛并渐渐加剧，严重者伴有便秘、肛门坠胀、尿频或尿潴留等症状。检查时见处女膜向外膨出，表面呈紫蓝色，无阴道开口。肛诊在盆腔正中扪及囊性包块，系阴道积血所致。有些病例尽管有大量血液积聚于阴道、子宫及双侧输卵管，却仅引起轻微不适。由于延误处理，积血可通过输卵管溢入腹腔，可引起内膜异位症。陈旧积血刺激组织，可引起炎症反应、粘连或发生上行性感染。

治疗：作新月状或“X”形切口，引流积血，要避免做垂直切口，以防意外伤及尿道及直肠。一般在短期内即可恢复正常生殖功能，如已并发子宫内膜异位症，则痛经可日益加剧，也可因输卵管炎而导致下腹痛及不孕。

3. 先天性无阴道

系因双侧副中肾管发育不全，几乎均合并无子宫或仅有始基子宫，约 1/10 患者可有部分子宫体发育，且有功能性子宫内膜，极个别患者有发育正常的子宫，卵巢一般正常。有发育正常的子宫者表现为青春期无月经，但因宫腔积血而出现周期性腹痛。检查时见在正常阴道口部位仅有完全闭锁的阴道前庭黏膜，无阴道痕迹，亦有部分患者在阴道前庭部有浅浅的凹陷，个别具有短于 3cm 的盲端阴道。该病症的处理原则是重建阴道。对有发育正常子宫的患者，初潮时应行阴道成形术，同时引流宫腔积血并将人工阴道与宫腔相连，以保留生育功能。无法保留子宫者行子宫切除术。

4. 阴道闭锁

系因泌尿生殖窦未参与形成阴道下段。闭锁位于阴道下端，长约 2 ~ 3cm，其上多为正常阴道。症状与处女膜闭锁相似，无阴道开口，但闭锁处黏膜表面色泽正常，亦不向外膨隆，肛查扪及向直肠凸出的阴道积血包块，其位置较处女膜闭锁高。应尽早手术治疗。

5. 先天性无子宫和始基子宫

先天性无子宫因两侧副中肾管中段及尾端未发育，常合并无阴道。但卵巢发育正常，第二性征不受影响，直肠腹部诊扪不到子宫。始基子宫因两侧副中肾管中段会合后不久即停止发育，常合并无阴道，子宫极小，仅长 1 ~ 3cm，无宫腔。常以青春期无月经来潮就诊而发现。

6. 两性畸形

有真、假性两种。真两性畸形罕见，假两性畸形较真两性畸形多见。假两性畸形的女性常合并不同程度的大阴唇融合现象。在胚胎期所受雄激素影响越早者，融合程度越重。对两性畸形的性别鉴定应尽早做出正确诊断，以促进其心理性别的正常发育和社会性别的认同。在女性假两性畸形常见的另一畸形为阴蒂肥大，肥大的阴蒂影响了女性外阴的形态及功能，建议在患者性心理形成之前的婴幼儿期进行整复术。

（二）外阴及阴道炎症

由于女童卵巢功能处于较低水平，阴道自然防卫机制不完善，因此易感染各种病原体，多为细菌（如大肠杆菌多见，其次为葡萄球菌、链球菌）、原虫（滴虫等）、念珠菌、病毒或化学物质的损害而引起炎症；其次紧身人造纤维衣物、洗澡时的肥皂、爽身粉、局部用药致皮肤变态反应，会阴部习惯不良亦可致病。外阴阴道感染常引起不同程度量的分泌物，大多是母亲注意到患儿有外阴分泌物或外阴充血，偶有患儿称外阴部瘙痒或排尿痛。分泌物可为少量浆液性分泌物或大量脓性渗出物。瘙痒是外阴阴道炎的常见症状。尿液流经感染组织可致排尿时烧灼感。在尿液标本中发现有白细胞时，常被误诊为下泌尿道感染。因此，在诊断婴幼儿泌尿系感染前，应常规检查是否患有外阴阴道炎。外阴阴道炎主要分为两类：

1. 非特异性外阴阴道炎

非特异性外阴阴道炎是指细菌培养和染色涂片检查均为混合性化脓性菌丛，而无优势微生物，为青春期前儿童最常见的生殖道病变。

（1）主要原因

①会阴卫生差：卫生条件较差或不良卫生习惯，如便后擦拭肛门，手纸向前污及外阴；内裤为粪便污染，均可导致感染。阴道分泌物培养所见的微生物包括大肠杆菌、肺炎球菌、产气肠杆菌属及变形杆曲属，均常见于肠道。约 20% 以上非特异性外阴阴道炎患者，由母亲指导患儿适当处理会阴部卫生后可痊愈；②阴道异物：小儿出于好奇心或意外可以造成阴道进入异物，如小石子、小玩具甚至小虫子等。异物留存时间较久可造成感染，阴道分泌物增多，或脓性分泌物，可伴有疼痛和发热，阴道或肛门指诊可以触及阴道内异物；③呼吸道感染：儿童的手指可将鼻、咽部感染性物质带入阴道。在外阴阴道炎发生前多有呼吸道感染的病史。细菌培养常为溶血性链球菌或金黄色葡萄球菌；④泌尿系感染：泌尿系感染和非特异性外阴阴道炎关系密切。更常见的是继发于泌尿系感染的阴道炎多发生于阴唇粘连，部分阻塞前庭，使尿液蓄积在该部及阴道。⑤肠道寄生虫：感染者粪便中排出的蛲虫虫卵可经患儿的手指接触会阴皮肤而感染，虫卵还可沉积在儿童的玩具、室内尘土或游戏场土壤，由儿童手指玷污饮食进入肠道孵化。偶尔蛲虫由肛门部迁移至阴道产卵，蛲虫带有的肠道致病菌进入阴道后也可以引起外阴阴道炎。检查常发现外阴及阴道中度炎症，或伴有稀薄、灰黄色黏液脓性排泄物。其他肠道寄生虫，如蛔虫也可侵入阴道，引起相应症状。阴道分泌物或涂片找到虫卵即可诊断。

（2）治疗

阴道异物诊断明确，可在全麻下，借助鼻窥镜取出，阴道冲洗上药至痊愈。对于明确肠道寄生虫感染者，给予有针对性的驱虫治疗，必要时家庭成员同时治疗，避免患儿重复感染。在非特异性外阴阴道炎的治疗过程中，用坐浴和改善会阴卫生未能治愈的患儿，可考虑阴道内给药治疗。非特异性外阴阴道炎常无须全身用药。因炎症多属较良性表浅黏膜的感染，极少累及患儿的全身健康。此对继发于呼吸道或皮肤感染的非特异性外阴阴道炎对局部用药不敏感，须酌情口服、肌注或静脉滴注广谱抗生素治疗。局部雌激素应用能使未成熟的菲薄阴道黏膜增厚，从而增强其抵抗感染的能力。

（3）预防

培养女童便后由前向后揩拭的正确动作，以免污染阴道及外阴；幼儿不宜穿开裆裤；勤洗外阴部及内裤，保持会阴的清洁干燥；定期检查肠道寄生虫病；注意增强体质，提高抵抗力；加强对小儿及监护人的教育。

2. 特异性外阴阴道炎

（1）滴虫性外阴阴道炎

在幼女较少见，由于阴道 pH 值高，不利于滴虫生长。幼女患病多为间接感染，特别是与感染家庭成员共同生活密切接触而感染。

（2）真菌性阴道炎

主要是念珠菌感染，念珠菌是条件致病菌，当环境适合时即可发病，也可以是外源性感染，如母亲患此病未愈，可以通过产道传给婴儿。

（3）月经初潮前幼女的性传播疾病

青春期前的幼女可患各种性病，淋病是最为常见的，婴儿和各种年龄的儿童都可感染，其传播方式包括与感染的人或污染物发生性的或非性的接触。对其防治，应注意其感染的传播途径，新生儿在母体产道中即可受到感染；幼女间接接触途径多见，如家庭成员或保姆患病，可通过人的接触或毛巾或厕所传染；而较大的月经初潮前女孩则有自愿的和非自愿性接触的危险性。其他性传播疾病如梅毒、尖锐湿疣在儿童青少年皆可发生。对月经初潮前幼女性传播疾病的防治，有赖于医生对可疑患者的高度警惕。早期做出诊断与鉴别诊断，并针对其传播方式与传播来源治疗。

预防：对患病的孕妇必须彻底治疗。幼女注意保持外阴清洁，清洗用品应固定，不要与别人混用，避免间接感染。

（三）生殖器官损伤

儿童期生殖器损伤，多因意外从高处坠落所致，偶为外力所损伤，多数无大影响，少数亦可危及生命，亟须手术治疗。性侵犯也可导致生殖器官的损伤。

1. 外阴挫伤与撕裂伤

外阴挫伤一般无须治疗。如处女膜撕裂伤或有尖锐物体刺入阴道，则应详细检查排除盆腔、尿道、膀胱及直肠的损伤。骑跨型损伤可引起会阴及邻近组织与器官的广泛损伤。对损伤部位应仔细而轻柔地清洗。确诊损伤范围后，进行相应处理，如损伤广泛者，则应用抗生素预防感染治疗。肠道、膀胱严重创伤的处理必须遵循阴道成形重建手术的原则。外阴的损伤有时可在外阴黏膜下或会阴皮肤下形成外阴血肿，小的外阴血肿可加压局部冷敷；如血肿较大，或血肿继续增大应立即切开，清除血块，缝扎出血点或不缝合而置放引流，以促使愈合。

2. 阴道损伤

（1）阴道壁裂伤

多伴有外阴损伤。阴道损伤多伴有不同程度处女膜裂伤，处女膜裂伤几乎不出血。阴道壁裂伤多在阴道侧壁，一般出血不多，如仅损伤黏膜，患儿常不感疼痛。但阴道损伤即使患儿不感疼痛或无出血，也应进行阴道内检查。检查常须在全麻下进行，大多数损伤并不严重，有的广泛撕裂伤，在发生意外数小时内亦无明显症状。暴力性侵犯可引起包括处女膜、会阴、阴道甚至肛门的广泛撕裂伤。幼女阴道损伤的修复非常困难。眼科手术器械、精细的持针器以及可吸收缝合线，有助于手术操作。嵌入阴道的尖锐异物可致内脏或腹膜穿孔，不及时诊断、治疗，患儿可有生命危险。

（2）阴道血肿

当阴道黏膜撕裂时，断裂血管的回缩可引起阴道血肿，如血管较小，出血可自行停止。如出血不止，阴道可形成张力大的肿块，患儿诉称阴道、直肠、臀部疼痛。如盆底水平以上大血管损伤，可形成腹膜后大血肿，并可向上延及骨盆边缘的腹膜下。如诊断明确，应立即剖腹探查，切开后腹膜，清除血块，结扎出血的血管。

防治：女童不要穿开裆裤，阴部不要过于裸露；运动时注意避免外源性损伤，如遭受性侵犯要注意性传播疾病的感染；已有月经者要排除妊娠可能。

（四）性早熟

女性性早熟一般指第二性征发育过早，当第二性征出现在正常性发育平均年龄的 2 个标准差之前为性早熟。欧美国家通常以 8 岁为女孩性发育的最早年龄界限。女性性早熟常见，约为男性性早熟的 8 倍。

性早熟根据对 GnRH 的依赖性分为真性性早熟和假性性早熟。真性性早熟常见的病因为中枢神经系统肿瘤。真性性早熟指下丘脑分泌 GnRH，促使垂体促性腺激素释放，从而启动了下丘脑 – 垂体 – 性腺轴的功能，性发育提早开始。常见的有视神经胶质瘤、下丘脑胶质瘤、星形胶质细胞瘤、视管膜瘤和少见的颅咽管瘤，其机制在于上述肿瘤影响了抑制 GnRH 分泌的神经通道。而下丘脑错构瘤可能通过 GnRH 的异位释放导致性早熟。其他如脑外伤、脑部放射治疗可通过激活 GnRH 的释放，建立性腺轴的功能，致使性早熟的发生。假性性早熟指垂体之外的部位分泌促性腺激素或性激素，促使性征发育。主要病因有外源性性激素、食品、药物、化妆品，分泌性激素的肿瘤，如自主性卵泡囊肿，内分泌系统疾病如甲状腺功能低下、Albright 综合征等。

性早熟的治疗原则是消除病因，抑制性发育，促使达到最终身高；注意情绪变化，必要时进行健康及性教育。GnRH 激动剂是目前应用较多，效果理想的制剂。治疗应持续到骨愈合或达到青春期年龄时。若治疗过程中青春期的变化再现甚至出现规律排卵则应停止治疗。

（五）青春期延迟

青春期延迟指青春期发育比正常人群性征初现的年龄晚 2 个标准差以上尚未出现第二性征发育。性发育并非生殖系统的独立事件，它是全身发育的一个重要组成部分，受全身变化的影响较大。对其病因学的诊断，首先考虑遗传、下丘脑或垂体等因素，继而注意患者全身疾患、营养状况、精神状况、运动的体能消耗情况以及日常饮食习惯。如面色苍白可能是甲状腺功能低下或营养不良，身材矮小表示生长激素缺乏或染色体异常。实验室检查生长和有关内分泌功能。高促性腺激素时考虑性腺分化和发育异常，其中以 X 染色体的异常最为常见，所以进行染色体的检查。低促性腺激素应考虑下丘脑、垂体功能异常肿瘤，应予相应部位的影像学检查。

治疗上主要是去除病因。对高促性腺激素者主要是激素替代治疗促使第二性征的发育、月经来潮或促使身高生长。

（六）过早性行为及少女妊娠

青春期不仅是儿童期的简单延续，而且是生理、心理飞跃发展的阶段，是生殖系统、性发育的关键时期。青少年正处于生殖系统迅速发育的性活跃期，但缺乏有关性生理及性发育方面的知识，缺乏对性行为后果的认识。目前世界范围内有青少年性行为出现过早和增多的趋势，少女妊娠指 13 ~ 17 岁少女的妊娠，也相应地呈现出上升的趋势，成为全球流行的现代病。我国未婚少女妊娠及人工流产亦呈上升趋势。未婚人流已占人工流产数的一半左右。由于青少年在生理和社会成熟方面都不具备完善的妊娠及生育能力，所以非意愿妊娠以及可能不安全流产必然给家庭和社会带来不幸，不仅影响少女身心健康，其并发症亦可能引起不育症。另外，过早性行为也增加了性传播疾病感染的发生率，性传播疾病感染同时也是不育症的高危因素。

预防：对青少年进行性生理、性心理、性道德及避孕知识的普及和教育。

（七）生殖器官肿瘤

儿童及青少年生殖系统肿瘤的特点：①恶性肿瘤恶性程度高，生长迅速，很快发生转移，预后差；②恶性肿瘤的治疗如根治手术、放疗、化疗等均可能对以后的生长发育，生殖内分泌系统、生殖健康、精神及心理产生很大影响，设计治疗方案时，必须慎重考虑，尽可能减少不良反应及后果；③有内分泌功能的肿瘤如性索间质肿瘤中的颗粒细胞瘤、卵泡膜细胞瘤等能引起性早熟症状；④生长发育阶段，不仅要治疗疾病，而且应防止生长发育及心理障碍。

新生儿女性外生殖器囊肿约占 0.6%，常单发，如处女膜囊肿、尿道旁囊肿等。幼女患阴道腺病及阴道透明细胞腺癌与其母孕期的己烯雌酚应用有关。儿童恶性肿瘤多发生于卵巢，较少累及子宫、阴道及膀胱。幼女患卵巢恶性肿瘤者，以生殖细胞肿瘤多见，恶性生殖细胞瘤多发生于1岁以内，以后少见，近初潮时又显著增加。葡萄状肉瘤是一种罕见的恶性肿瘤，但常发生在3岁以内的幼女，高度恶性，预后极差。进入少女期，卵巢功能日趋成熟，功能旺盛，发病的机会逐渐增多，常见的卵巢肿瘤有：功能性囊肿如卵泡囊肿；卵巢赘生性肿瘤如卵巢畸胎瘤；卵巢黏液性浆液性囊腺瘤及性索间质肿瘤等。治疗原则同成人，如未危及生命，应尽量保留其内分泌及生育功能。在手术、放射治疗及化疗选择方面，儿童对化疗耐受比成人强，但对放疗却比成人差。

预防：加强孕期保健为主，避免生活或职业环境中可能引起胎儿发育异常的三致（致畸、致癌、致突变）因素。原则上每年应做一次有关健康检查，有高危因素的如女童在胎儿期有雌激素暴露史、有妇科癌瘤家族史等，尤应注意。女童有腹部增大或肿块、性征发育异常、排尿困难、阴道血性分泌物均应立即就诊。

二、对影响生育能力的疾病或因素的防治

对影响生育能力的一些疾病或因素的防治如下：

（一）生殖系统感染影响生育能力

影响生育能力的生殖道感染包括下生殖道感染和上生殖道感染。

1. 下生殖道感染

外阴炎本身很少直接导致不孕，但其所致的粘连和疤痕组织可引起性交困难，局部病灶可成为上行性感染的发源地。全身性疾病如肾病、血液病，肝病、糖尿病以及雌激素等所致的外阴炎、湿疹及退行性病变，对不孕也有一定的影响。

阴道炎常见的病原体有念珠菌、阴道毛滴虫、加德纳菌、厌氧菌和衣原体。阴道炎症改变阴道pH值及局部微环境；增多的阴道分泌物稀释了精液，影响精子的穿透与活力而导致不孕。白色假丝酵母菌豆渣状的白带可堵塞宫颈口并可使精液中的精子发生凝集作用，使精液不液化；滴虫能够吞噬精子，并能阻碍乳酸的生成，影响精子在阴道内的存活；脓性的白带内含有大量的白细胞和细菌，能够凝集和吞噬精子，使精子活动力减弱，均可导致不孕。

宫颈炎常见的病原体有性传播疾病病原体如淋病纳瑟菌、沙眼衣原体、解脲支原体及部分引起细菌性阴道病的病原体。正常的子宫颈黏液能保护精子，供给能量，并且是贮存精子的场所。宫颈炎所引起的局部解剖及微环境的改变，通过阻碍精子的穿越，精子的储存及影响精子功能，引起不孕。非但如此，如宫颈管炎症得不到及时彻底治疗，可以逆行引起上生殖道感染。

2. 上生殖道感染

上生殖道感染是指女性上生殖道的一组感染性疾病，主要包括子宫内膜炎、输卵管

炎、输卵管卵巢囊肿、盆腔腹膜炎，统称为盆腔炎性疾病（PID），是常见的妇科疾病。病情常常迁延难愈，除了长期慢性疼痛、月经不调、盆腔炎性疾病反复发作外，严重的还会影响女性的生育功能，导致不育症或异位妊娠。值得注意的是，盆腔炎发病率增高与性传播疾病发患者数增多相平行。性传播疾病病原体是其主要的外源性病原体，如淋病奈瑟菌、沙眼衣原体；其内源性病原体主要来自阴道内的菌群，主要有金黄色葡萄球菌、大肠埃希菌、脆弱类杆菌、消化球菌及消化链球菌。盆腔炎性疾病引起的不孕不育原因多为结构改变（盆腔粘连，正常生理结构消失），输卵管内部结构改变（输卵管粘连阻塞、积水、瘢痕和伞段闭锁）和卵巢周围炎症引起的卵巢功能改变及排卵障碍。

盆腔输卵管通畅及蠕动功能正常是受孕必不可少的条件，输卵管峡部的管腔直径只有 1 ~ 2mm，故输卵管峡部及伞端很容易受到炎症因素影响，发生粘连或完全闭锁，因而使得输卵管伞端无法拾取卵子或者拾取的卵子无法通过峡部与精子结合；或输卵管管腔不完全阻塞，导致异位妊娠的发生。多重微生物造成产后、剖宫产术后、流产后的急性输卵管炎、卵巢炎、输卵管卵巢脓肿时，病变可通过子宫颈的淋巴播散至子宫颈旁的结缔组织，首先侵及输卵管浆膜层再达肌层，输卵管内膜受侵较轻，或可不受累。病变是以输卵管间质炎为主，由于输卵管管壁增厚，可压迫管腔，使管腔变窄，轻者管壁充血，严重的输卵管肿胀明显，并有含纤维素性渗出物，引起周围的组织粘连。输卵管内膜炎导致输卵管内膜肿胀、间质充血、水肿及大量中性多核白细胞浸润，重者输卵管内膜上皮可有退行性变或成片脱落，引起输卵管管腔粘连闭塞或伞端闭塞，如有渗出液或脓液积聚，可形成输卵管积脓，与卵巢粘连形成炎性包块。未经治疗的盆腔炎使输卵管留下瘢痕，或完全阻塞，或损伤功能所需的黏膜纤毛。盆腔炎症的再次发作，可使输卵管因素不育的风险成倍增加。子宫内膜炎会影响子宫内膜再生、修复和正常收缩而导致不育。盆腔炎症破坏卵巢功能，使激素分泌紊乱，影响排卵，使卵泡不能正常发育成熟或破裂也可导致不孕。同时由于感染使局部的非特异性免疫反应加强而导致产生抗精子抗体，影响精子的运动和穿透力，干扰已着床胚囊的生长发育并使之变性、流产，从而不育。

盆腔炎性疾病对 IVF-ET 也有一定的影响。它可降低卵巢对外源性促性腺激素的敏感性，使控制性超排卵时卵巢反应性降低，并可能影响卵母细胞的质量、胚胎的发育、子宫内膜的容受性等 IVF-ET 治疗的多个环节，降低其临床妊娠率，最终影响 IVF-ET 结局，并且随着炎症程度的进展，控制性超排卵中卵巢低反应的发生率明显增加。因此，盆腔炎性疾病 IVF 前行手术治疗，松解粘连、缓解炎症、减少对卵巢血液供应及上皮的损伤，能有效改善 IVF-ET 的结局。输卵管病变也是 IVF-ET 的重要影响因素，输卵管积水的妇女与没有者相比，其妊娠率较低。

另外，生殖器结核引起的输卵管僵直、子宫内膜疤痕化、卵巢深部结节及干酪样坏死等解剖和病理改变也导致不育症的发生。

预防：注意性生活卫生，禁止经期性交、使用不洁月经垫，减少性传播疾病。对沙眼衣原体感染高危妇女筛查和治疗可减少盆腔炎性疾病发生率。及时有效治疗下生殖道感染，加强公共卫生教育，提高公众对生殖道感染的认识及预防感染的重要性。严格掌握妇科手术指征，做好术前准备，术中无菌操作，减少创伤，预防感染。及时治疗盆腔炎性疾病，防治盆腔炎性疾病后遗症的发生。

（二）人工流产影响生育能力

近年来国内外采用病例对照方法的几项研究表明，人工流产作为意外妊娠的补救措施，它与继发不育有如下关系：安全的人工流产不增加继发不育的风险，人工流产并发症有可能影响后续妊娠。人工流产后生育力恢复快，应当做好流产后服务或流产后计划生育服务（PAFPS），避免重复意外妊娠及重复人工流产。

人工流产的近期并发症主要是术时的人流综合征、子宫穿孔、出血量多、流产不全等，这些并发症轻者直接损害患者健康，重者会造成意外死亡。术后并发症有组织残留、月经失调、子宫内膜异位症、感染、子宫颈和宫腔粘连等。最可能导致继发不育的主要原因是感染和粘连。输卵管阻塞是人工流产后继发不育的主要原因，其相关因素有重复人流次数、流产后感染、子宫损伤、不全流产、手术机构等级、流产后出血 2 周以上等。另一原因为人工流产后宫颈和宫腔粘连，其相关因素主要是手术操作问题与重复人工流产问题。负压过大吸引过度；负压进出宫颈、宫腔；恐怕流产不全组织残留而过分吸刮子宫；重复人工流产尤其是近期人工流产，均为人工流产的高危因素。子宫内膜经反复吸刮，可能损伤至基底层。另外，人工流产时的过度刮宫及流产后宫血逆流，均可造成子宫腺肌症及子宫内膜异位症，也影响到生育功能。

虽然没有近期并发症安全的人工流产，对妇女随后可能的妊娠是没有影响的。但对后续妊娠结局仍可能产生一定影响，早期的影响为先兆流产，对中晚期妊娠的影响是前置胎盘，对分娩期的影响为分娩期并发症如胎盘粘连、胎盘胎膜残留、产后出血等。非但如此，人工流产对心理也有影响，无论患者意识到与否，流产后精神抑郁症也会增加。青少年和未婚者心理障碍程度更严重，更倾向于采用不安全的人工流产方式，从而使并发症概率增高。

人工流产后恢复排卵大约 2 ~ 3 周时间，最早排卵在术后第 11 天，孕周越小，排卵恢复越早，人工流产后第 1 个月经周期 67% 是有排卵的。由于流产后生育力恢复快，如果流产后仍未能很好地采用避孕措施，可能发生重复人工流产问题。目前，多次重复人工流产已成为高危手术的首位因素，并发症发生率较高。一旦发生并发症，就有可能影响后续妊娠，最终可能导致继发不育。

预防：一是避免人工流产，尤其是避免重复人工流产，必须从源头上抓起，深入细致地做好避孕方法的宣传教育与知情选择，避免意外妊娠。二是提高安全人工流产水平。严格遵循人工流产技术规范及手术过程的质量管理，处理好每个工作程序中的操作细节。术前充分评估，术中规范操作，术后观察随访。三是做好流产后计划生育服务，利用人工流产后患者及家属避孕需求愿望强烈，依从性较好的最佳时机，进行健康教育，做好流产后计划生育服务，促进流产后身体康复，减少再次暴露于非意愿妊娠、重复人工流产的风险。

（三）职业、生活的环境因素影响生育能力

某些职业、环境有害因素对劳动者的健康可能产生一定的影响或有害作用。当有害因素的强度或浓度超过一定的安全界限，或接触时间较长时，对人体健康，包括生殖健康可产生不利的影响。这些有害因素主要分为物理的、化学的及生物的，可通过影响下丘脑－垂体－性腺轴的神经内分泌功能而影响卵巢功能，影响卵泡的发育、成熟及排卵的一系列生理过程。环境中的类雌激素物质可与靶器官的激素受体结合，竞争这些受体，影响激素的平衡。有些职业或环境有害因素可直接破坏生殖细胞和性腺组织，造成生殖细胞的畸变或死亡。其结果可引发月经异常、生育力下降或不育、自然流产等。如职业接触铅、汞、砷的女工，月经异常及不孕的相对危险度增高；接触高浓度的工业毒物，包括铅、汞、锰、铬、苯、甲苯、二硫化碳、汽油、氯乙烯、丙烯腈、氯丁二烯等可导致自然流产率增高。由于胚胎及胎儿对有害因素较成人敏感，即便职业有害因素的强度或浓度对母亲尚未引起明显毒害作用时，已可对胚胎或胎儿产生不良影响，故孕期接触有害因素，可能造成胎儿身体的先天缺陷及智力的损害。各种传染性因子，如风疹病毒、巨细胞病毒、弓形虫、单纯疱疹病毒可致流产、早产、死产及畸胎等；来自家具、房屋装修、厨房等的居室内空气污染，也直接危害胎儿生长发育；胎儿时期的铅暴露水平与婴儿和儿童时的智力发育有关联。

预防：加强职业防护，改善生活、工作环境，减少人为环境污染，加强有害因素监测。普及环境与生殖健康方面的知识。使人们知晓自己在生活和工作中可能接触到哪些环境有害因素，这些因素对健康，特别是对生殖健康是否有不良影响；了解影响胎儿正常发育，导致先天缺陷和病残儿出生的原因不仅是遗传因素，环境因素也可成为先天缺陷的重要病因，而且由于环境因素所致的病残儿，比遗传病更为多见；了解环境因素对生殖健康和胎儿发育影响的基本知识及其可预防性，以及如何利用环境因素使胎儿健康等。

（四）生活方式影响生育能力

生活方式会影响生育力，青少年应注意养成良好的生活习惯。

1.注意经期卫生

月经是女性的正常生理现象，但在月经期中人体会出现一些变化，如大脑兴奋性降低、机体抵抗力减弱、子宫内膜剥脱，这时如有病菌侵入容易引起感染，因此，在月经期间要注意卫生。保持外阴清洁卫生，每天用干净的温水清洗外阴，避免坐浴，以防感染。月经用品必须清洁。要勤换卫生巾。注意保暖，不要受凉（如淋雨、用冷水洗脚等）。因为突然的寒冷刺激，可使子宫和盆腔内的血管过度收缩，引发痛经、月经减少或停止以及

其他月经不调症状。按时作息，保证足够的睡眠时间。保持心情舒畅，月经期间可能有身体的某些不适如腰酸、下腹部坠胀以及随之而来的情绪变化，如易怒或情绪低落。做一些自己喜欢的事情，自我调节情绪，保持好的精神状态。多吃有营养、易消化的食物，不要吃生、冷、酸、辣等刺激性强的食物。避免过度劳累和剧烈的运动，避免游泳。

2. 避免营养不良及营养过剩

在青春期，青少年由于学习压力大、户外活动及体育锻炼少、营养不良和营养结构不合理等原因，普遍体质较差，并呈现出营养不良和营养过剩并存的现象。营养不良可导致体格发育不良、性发育迟缓、免疫功能低下等；营养过剩导致的肥胖增加，给青少年带来很大的身心压力及成年疾病如高脂血症、糖尿病、冠心病等发生呈低龄化的隐患。对生育期妇女而言，体重对生育功能的影响呈倒“U”字形，即体重极高和极低时生育能力下降，其可能机制为正常月经的维持和生殖功能需要临界的脂肪储存量和足够的营养环境。体重不足的妇女较难受孕而且孕后患心脏、呼吸系统病、贫血、胎膜早破、早产、新生儿出生体重低的比例也较高。肥胖和生殖功能异常的关系复杂，肥胖导致的激素失调可以导致卵巢功能失调，不排卵而引起不育。肥胖的妇女妊娠率较低，对治疗措施反应差，而且其孕期、产时和产后并发症如流产、妊娠高血压综合征、妊娠糖尿病风险较高，产程延长和难产者增加，新生儿并发症和死亡率也较高。存活的新生儿可能存在葡萄糖耐量降低。所以肥胖妇女应通过控制饮食、体育锻炼、行为改变、药物及手术干预等方式合理减轻她们的体重，特别是腹部的肥胖，设法在怀孕 3 个月前使体重稳定下来，以争取时间恢复维生素和矿物质水平；而体重不足的妇女应通过食用营养素丰富、富含维生素和矿物质的食物增加体重。

3. 戒除不良嗜好

许多研究报道，女方吸烟降低生育力。吸烟与输卵管因素不育、宫颈因素不育和异位妊娠相关。吸烟使卵巢的卵母细胞池提前耗竭。多环碳氢化合物活化卵母细胞的芳香化碳氢化合物受体，诱导 Bax 基因表达，引起凋亡，从而提前丧失高质量卵母细胞，导致卵巢早衰，而卵巢衰老被认为是不明原因不育的一个主要因素。女方饮酒增加排卵障碍相关的不育和子宫内膜异位症不育。男方大量饮酒与性腺功能异常有关，包括降低睾酮的产生，性功能障碍和精子产生减少。每日摄取咖啡因超过 250mg，使生育力轻度下降；而每日摄取咖啡因超过 500mg 以上自然流产危险增加。尽管咖啡因对生育力的影响不及香烟和酒精那么大，但因咖啡因的广泛消耗及使用，已成为影响生育力不可忽视的因素。

4. 其他日常行为方式

束腰，有些青少年女性采用束腰的方式追求“曲线美”，这会影响腹腔脏器的活动和肠的血液循环从而影响消化功能。束腰使横隔上升也会影响腹式呼吸运动。人的形体美是一个整体观念，单纯地束腰不可能达到健美的目的。我们提倡健康的美，希望青少年不要束腰、束胸，女孩子青春期萌动的第一信号是乳房发育隆起。但一部分女青年，把乳房发育长大，看成是害羞的事情，甚至走路时不敢挺胸而是含胸低头，或用紧身小背心把乳房紧紧勒住，这些做法对身体和乳房发育是非常不利的。它使肺不能进行深呼吸，导致换气量减少。紧束乳房还会使乳头不能正常突出而内陷进去，给以后生育哺乳带来困难，甚至引起乳腺炎。建议戴大小合适、松紧适宜的乳罩，保护乳房。乳罩过大起不到支托保护作用，过小影响呼吸和妨碍乳房发育。不穿高跟鞋，足弓富有很强的弹力，能缓冲由于行走、跳跃引起的震荡，保护人体的各器官组织，而穿高跟鞋却把足跟垫高，影响足弓的功能。更重要的是青少年穿高跟鞋能引起骨盆和足骨变形。日常不良情绪，特别对不孕患者而言，紧张、焦虑、犹豫的不良情绪可影响下丘脑－垂体－性腺轴功能，导致排卵功能障碍。

（五）医疗行为

一些医疗行为如化疗药物的应用、放疗、盆腔手术和药物也会影响生育力。

1. 化疗、放疗

随着放化疗技术的进步，年轻癌症患者的长期生存率已明显提高，癌症患者的生育选择引起了人们的关注。根据对卵巢的影响，化疗药物分为 3 类：①性腺毒性药物，如环磷酰胺；②细胞周期特定药物，如甲氨蝶呤；③对性腺毒性不明的药物，如阿霉素。根据对生育力影响的大小又可分为：高风险药物，如氮芥、白消安；中度风险药物，如卡铂、阿霉素；低度风险药物，如甲氨蝶呤、博来霉素。无论放疗还是化疗的药物，都可不同程度上引起性腺功能的衰竭。卵巢的衰竭与患者的年龄负相关，并与总的累计放化疗量有关，不育症的发生率明显高于正常群体，其机制可能为患者原始卵泡的显著消失。人们最关心的问题围绕着体外受精技术应用、采集生殖细胞时采集了癌细胞的可能性，以及生殖细胞在采集、操作和储存过程中的潜在诱变性。另外，尚有一部分为儿童期癌症患者，他们的存活率已有明显提高，成年后在生育方面的问题越来越多，关于儿童癌症患者的生殖保存有更多的未知因素有待探索。

预防：①治疗前的生育力保护，尽量采用对生育影响小的方案；②卵巢组织的冷冻保存；③原始卵泡的冷冻保存；④卵母细胞的冷冻保存；⑤胚胎冷冻保存。

2. 剖宫产、阑尾炎手术、结肠炎外科手术

手术导致的生育力损害是依赖于解剖部位的，并不是所有的手术均导致不孕。子宫输卵管造影显示外科手术后的生育力降低是由于粘连形成的输卵管不孕。

3. 药物

非甾体抗炎药可抑制排卵，对风湿疾病采用的免疫抑制剂及抗炎治疗可能影响受孕。一项研究表明，曾经采用甲状腺激素替代抗抑郁、镇静、哮喘治疗的女性增加了无排卵性不育的风险。其他如对 HIV 患者进行的抗逆转录病毒的治疗也干扰了生育功能。

第十章　妊娠期合并症的护理

第一节　心脏病

妊娠合并心脏病是一种严重的妊娠合并症，属高危妊娠，常因妊娠期、分娩期及产褥期均可加重心脏病病人的心脏负担而诱发心力衰竭。其在我国产妇死因顺位中高居第二位，居非直接产科死因的首位。我国发病率约为1%。

先天性心脏病在妊娠合并心脏病发病率中居首位，占35% ~ 50%，其次为风湿性心脏病、妊娠期高血压性心脏病、围产期心肌病和病毒性心肌炎等。心脏病对胎儿有较大影响，孕产期应加强监护与保健，以获得良好的妊娠结局。

一、妊娠、分娩、产褥与心脏病的相互影响

（一）妊娠、分娩对心脏病的影响

1. 妊娠期

孕妇总血容量较非孕期增加，一般自妊娠第6周开始增加，32 ~ 34周达高峰，较妊娠前增加30% ~ 45%，产后2 ~ 6周逐渐恢复正常。血容量的增加引起心排血量增加和心率加快。妊娠早期主要引起心排血量增加，妊娠中、晚期须增加心率以适应血容量增多，妊娠晚期，心排血量较孕前平均增加30% ~ 50%，心率每分钟平均约增加10次。妊娠晚期子宫增大，膈肌上升使心脏向左向上移位，心尖搏动向左向上移位2.5 ~ 3cm，由于心排出血量增加和心率加快，使心脏负荷进一步加重，易使患心脏病的孕妇发生心力衰竭而危及生命。

2. 分娩期

分娩期是心脏负担最重的时期。第一产程，每次宫缩有250 ~ 500mL的液体挤入体循环致回心血量增加，心排血量约增加24%；子宫收缩使右心房压力增高，平均动脉压约增高10%，加重心脏负担。第二产程，除子宫收缩外，腹肌和骨骼肌的收缩使外周循环阻力增加，分娩时由于产妇屏气用力使肺循环压力增加，腹腔压力增高，内脏血液向心脏回流量进一步增加，此时心脏前后负荷显著加重。第三产程，胎儿娩出后，腹腔内压力骤

降，大量血液涌向内脏，回心血量锐减；继之胎盘娩出后，胎盘循环停止，子宫收缩使子宫血窦内约有 500mL 血液突然进入体循环，使回心血量骤增，这两种血流动力学的急剧变化，使妊娠合并心脏病妇女极易诱发心力衰竭。

3. 产褥期

产后 3 日内仍是心脏负担最重的时期。除子宫收缩使一部分血液进入体循环，孕期组织间潴留的液体也开始回流到体循环，使体循环血量仍有一定程度的增加；而且妊娠期出现的一系列心血管变化尚不能立即恢复到孕前状态，加之产妇伤口和宫缩疼痛、哺乳，休息不佳均增加心脏负担，仍须警惕心力衰竭的发生。

综上所述，妊娠 32 ~ 34 周、分娩期及产后 3 日内，是患有心脏病孕妇最危险时期，护理时应严密监护，避免心力衰竭的发生。

（二）心脏病对妊娠、分娩的影响

心脏病不影响受孕。心脏病变较轻，心功能Ⅰ、Ⅱ级，既往无心力衰竭史，亦无其他并发症者，可以妊娠。但有下列情况者一般不宜妊娠：心脏病变较重，心功能Ⅲ或Ⅳ级，既往有心力衰竭史，有肺动脉高压，严重心律失常、右向左分流型先天性心脏病、风湿热活动期，并发细菌性心内膜炎、急性心肌炎等。这些情况使孕期极易发生心力衰竭，故不宜妊娠。年龄大于 35 岁者，心脏病病程较长者，也易发生心力衰竭。

心脏病孕妇心功能良好者，母儿相对安全，多以剖宫产终止妊娠。但不宜妊娠的心脏病病人一旦妊娠，妊娠后流产、早产、死胎、胎儿生长受限、胎儿窘迫、新生儿窒息的发生率及围产儿死亡率均明显增高，是正常妊娠的 2 ~ 3 倍。某些治疗心脏病的药物对胎儿也存在潜在的毒性反应，如地高辛可通过胎盘到达胎儿体内。部分先天性心脏病与遗传因素相关，双亲中任何一方患有先天性心脏病，其后代先天性心脏病及其他畸形的发生率较对照组增加 5 倍，如室间隔缺损、肥厚型心肌病等均有较高的遗传性。

二、护理评估

（一）临床表现

1. 心脏病心功能分级

纽约心脏病协会（NYHA）根据病人所能耐受的日常体力活动将心脏病孕妇心功能分为如下 4 级。

Ⅰ级：一般体力活动不受限制。

Ⅱ级：一般体力活动稍受限制，活动后心悸、轻度气短，休息时无自觉症状。

Ⅲ级：一般体力活动明显受限制，休息时无不适，轻微日常活动即感不适，心悸、呼吸困难或既往有心力衰竭病史。

Ⅳ级：一般体力活动严重受限制，不能进行任何体力活动，休息时有心悸、呼吸困难等心力衰竭表现。

此种分级心功能分级方案简便易行，但主要依据为主观症状，缺少客观检查指征。NYHA 的心功能分级方案进行修订后，采用并行两种分级方案。第一种是上述的 4 级心功能分级方案。第二种是用客观检查手段（心电图、负荷试验、X 线、超声心动图等）评估心脏病变程度，分为如下 4 级：

A 级：无心血管病客观依据；

B 级：客观检查表明属于轻度心血管依据；

C 级：客观检查表明属于中度心血管依据；

D 级：客观检查表明属于重度心血管依据。

其中轻、中、重的标准未做明确规定，由医师根据检查结果进行判定。分级方案将病人的两种分级并行，如病人无主观症状，但客观检查主动脉瓣中度反流，心脏扩大，则判定为Ⅰ级 C。

2. 早期心力衰竭的临床表现

（1）轻微活动后即出现胸闷、心悸、气短。

（2）休息时心率超过 110 次 / 分，呼吸超过 20 次 / 分。

（3）夜间常因胸闷而坐起呼吸，或到窗口呼吸新鲜空气。

（4）肺底部出现少量持续性湿啰音，咳嗽后不消失。

（二）辅助检查

1. 心电图

可提示各种严重的心律失常，如心房颤动、Ⅲ度房室传导阻滞、ST改变和T波异常等。

2.X 线检查

限于妊娠前或分娩后检查，显示心脏扩大，尤其个别心腔扩大。

3.B 型超声心动图

精确反映各心腔大小的变化，心瓣膜结构与功能情况。

4. 胎儿电子监护仪、无应激试验、胎动评估

评估胎儿健康状况，预测宫内胎儿储备能力。

（三）与疾病相关的健康史

1. 病因

护士在孕妇就诊时，应详细了解产科病史和既往病史。包括有无不良孕产史，心脏病史及与心脏病有关的疾病史、辅助检查，心功能状态及诊疗经过、有无心力衰竭史等。

2. 诱因

了解孕妇对妊娠的适应状况及遵医行为，如用药情况、日常活动、休息与睡眠、营养与排泄等，动态观察孕妇的心功能状态和妊娠经过。

3. 了解心脏病的类型

如先天性心脏病可分为左向右分流型、右向左分流型和无分流型。风湿性心脏病以单纯性二尖瓣狭窄为最常见。妊娠高血压性心脏病，此类疾病指以往无心脏病的病史，在妊娠期高血压疾病的基础上，突然发生以左心衰竭为主的全心衰竭。围生期心肌病，指既往无心血管疾病史，发生在临产前 3 个月或产后 6 个月之间的扩张型心肌病。心肌炎，主要表现为在病毒感染 1 ～ 3 周内出现乏力、气喘、心悸、心前区不适。

4. 评估与心脏病有关的症状和体征

评估所患心脏病的时间、类型，既往治疗经过与心功能状态，如呼吸、心率、有无活动受限、发绀、心脏扩大、水肿、肝肿大等。尤其注意评估有无早期心力衰竭的临床表现，对于存在心力衰竭诱发因素的孕产妇，如感染、贫血、便秘等，更须及时识别心力衰竭指征。

（四）心理－社会状况

心脏病病人由于缺乏相关知识，孕妇及其家属心理负担较重，妊娠后经常处于焦虑状态：担心自己的健康状况能否承受妊娠，胎儿是否健康，能否安全阴道分娩，是否需要手术结束分娩等。

（五）治疗原则

心脏病孕产妇的主要死亡原因是心力衰竭和感染。其处理原则如下：

1. 非妊娠期

根据病人所患心脏病类型、病情严重程度及心功能状态，确定是否可以妊娠。对不宜妊娠者，应指导避孕。

2. 妊娠期

（1）终止妊娠

凡不宜妊娠者，应在妊娠 12 周前行治疗性人工流产。妊娠超过 12 周者终止妊娠其危险性不亚于继续妊娠和分娩。因此应密切监护，积极预防心力衰竭，使之度过妊娠期与分娩期。对顽固性心力衰竭者，应与心内科医师配合，在严密监护下行剖宫产术终止妊娠。

（2）严密监护

继续妊娠者应由心内科医师和产科医师密切合作。定期产前检查，正确评估母体和胎儿情况，积极预防和治疗各种引起心力衰竭的诱因，动态观察心脏功能，减轻心脏负荷，及早发现心力衰竭的早期征象，适时终止妊娠。

3. 分娩期

妊娠晚期应提前选择适宜的分娩方式。

（1）阴道分娩

心功能Ⅰ、Ⅱ级，胎儿不大，胎位正常，宫颈条件良好者，在严密监护下可经阴道分娩。第二产程须给予阴道助产，防止心力衰竭和产后出血发生。

（2）剖宫产

心功能Ⅲ、Ⅳ级，胎儿偏大，宫颈条件不佳，合并其他并发症者，可选择剖宫产终止妊娠，不宜再次妊娠者可同时行输卵管结扎术。

4. 产褥期

产后 3 日内，尤其是产后 24h 内，仍是心力衰竭发生的危险时期，产妇须充分休息并密切监护。遵医嘱放宽预防性应用抗生素，产后 1 周左右无感染征象时停药。心功能Ⅲ级及以上者不宜哺乳。不宜再次妊娠者，可在产后 1 周行绝育术。

三、护理诊断、问题

（一）活动无耐力

与妊娠合并心脏病心功能差有关。

（二）自理能力缺陷

与心脏病活动受限及卧床休息有关。

（三）潜在并发症

心力衰竭、感染。

四、预期目标

（1）孕产妇能够说出导致心脏负荷增加的因素，感染的危险因素，并能实施预防措施。

（2）孕产妇能够描述日常生活所需的应对技巧。避免加重心脏负担，母儿结局良好。

（3）住院期间预防和及时发现孕产妇和胎儿并发症。

五、护理措施

（一）非孕期

根据病人所患心脏病的类型、病情严重程度及心功能状态，有无手术矫治史等具体情况决定是否可以妊娠。对不宜妊娠者，应指导其采取有效的避孕措施。

（二）妊娠期

1. 加强孕期保健

定期产前检查或家庭访视，早期发现诱发心力衰竭的各种潜在危险因素。妊娠 20 周前，每 2 周检查 1 次，妊娠 20 周后，尤其在 32 周后，每周检查一次。了解心脏代偿功能的情况，有无心力衰竭的早期表现，如发现异常均应立即入院治疗。孕期经过顺利者应在 36 ~ 38 周提前住院待产。

2. 预防心力衰竭

（1）充分休息：提供良好的家庭支持系统，保持情绪稳定，避免过度劳累；保证充足睡眠，每天至少 10h 睡眠且中午休息 2h，多数医生建议心脏病孕妇妊娠 30 周以后应绝对卧床休息，防止心力衰竭与早产。休息时应采取左侧卧位或半卧位。

（2）合理饮食：心脏病孕妇比一般孕妇更应注意营养。指导孕妇摄入高热量、高维生素、低盐低脂饮食，宜少量多餐。多吃水果蔬菜，防治便秘加重心脏负担。整个孕期孕妇体重增加不超过 10kg。妊娠 16 周后，每日食盐量不超过 5g。

（3）预防诱发心力衰竭的各种因素：如感染（尤其是上呼吸道感染）、贫血、心律失常、发热、妊娠期高血压疾病等。保持外阴清洁，预防泌尿系统感染。如有感染征象，应给予有效的抗感染治疗，使用输液泵严格控制输液速度。风湿性心脏病致心力衰竭者，协助病人变换体位，活动双下肢，以防血栓形成。临产后加用抗生素以防感染。

（4）健康教育与心理支持：①指导孕妇及其家属了解妊娠合并心脏病的相关知识，包括如何自我照顾，限制活动程度、诱发心力衰竭的危险因素及早期心力衰竭的常见症状和体征，尤其是遵医嘱服药的重要性，掌握抢救和应对措施；②做好心理疏导，鼓励孕妇说出心理感受和关心的问题；鼓励家属陪伴，消除紧张情绪，协助并提高孕妇自我照顾能力。

3. 急性心力衰竭的紧急处理

原则是减少肺循环血量和静脉回心血量，改善肺气体交换，增加心肌收缩力和减轻心脏前后负荷。

（1）体位：病人取坐位，双腿下垂，减少静脉血回流。

（2）吸氧：开始为 2 ~ 3L/ 分，也可高流量给氧 6 ~ 8L/ 分，必要时面罩加压供氧或正压呼吸。使用乙醇吸氧，湿化瓶中加入 50% ~ 70% 的乙醇，降低肺泡泡沫表面张力，改善肺泡通气功能。

（3）按医嘱用药；孕妇对洋地黄类药物耐受性较差，须注意其毒性反应。通常选择作用和排泄较快的制剂，如地高辛 0.25mg 口服，2 次 / 日，2 ~ 3 日后根据临床效果改为 1 次 / 日。肌内注射吗啡使病人镇静减少躁动以免加重心脏负担，同时应用舒血管药物以减轻心脏负荷。对妊娠晚期严重心力衰竭者，与心内科医师联系，控制心力衰竭的同时做好剖宫产的准备。

（4）其他：紧急情况下，可使用四肢轮流三肢结扎法，减少静脉回心血量，减轻心脏负担。

（三）分娩期

1. 经阴道分娩及处理

严密观察产程进展，防止心力衰竭发生。

（1）第一产程

①心理支持：专人守护，安慰鼓励产妇多休息。宜采取左侧卧位，两次宫缩间期尽量完全放松，运用呼吸及放松技巧缓解不适；②严密观察产妇心功能变化。产程开始即应持续吸氧，或根据医嘱给以强心药物，同时观察用药后的反应；③严密观察产程及胎心变化。使用胎儿监护仪持续监护，每 15min 测血压、呼吸、脉搏和心率各 1 次，每 30min 测胎心率 1 次，凡产程进展不顺利或心功能不全加重，应及时做好剖宫产准备。产程开始后遵医嘱应用抗生素预防感染。

（2）第二产程

①避免产妇用力屏气增加腹压，应行会阴后一侧切开，胎头吸引或产钳助产，尽量缩短第二产程；②分娩时采取半卧位，臀部抬高，下肢放低，下肢尽量低于心脏水平，以免回心血量过多加重心脏负担，同时做好新生儿的抢救准备；③继续观察心功能变化，按医嘱用药。

（3）第三产程

①胎儿娩出后立即在产妇腹部放置砂袋，持续 24h，以防腹压骤降诱发心力衰竭；②严密观察产妇生命体征、出血量及子宫收缩情况。为防止产后出血过多，可静脉或肌内注射缩宫素 10 ~ 20U，禁用麦角新碱，以防静脉压升高；③产后出血过多时，按医嘱输血，

输液，但须注意输注速度。

2. 剖宫产

近年主张对心脏病产妇放宽剖宫产指征，减少产妇因长时间子宫收缩所引起的血流动力学变化，减轻心脏负担。取硬脊膜外阻滞，麻醉时不加肾上腺素；术中、术后应严格限制输液量，注意输液速度。对不宜再妊娠者可同时行输卵管结扎术。

（四）产褥期

1. 预防心力衰竭发生

（1）产后72h严密监测生命体征，及早识别早期心力衰竭的症状，嘱产妇继续卧床休息，取半卧位或左侧卧位，保证充足睡眠。在心脏功能允许的情况下，鼓励产妇早期下床适度活动，以防血栓形成。

（2）指导母乳喂养：心功能Ⅰ、Ⅱ级产妇可以哺乳，指导其正确母乳喂养，但应避免劳累。心功能Ⅲ级以上者不宜哺乳，指导家属协助人工喂养，及时回乳但不宜用雌激素。

（3）一般护理和用药护理：指导少量多餐，清淡饮食，防止便秘，必要时给予缓泻剂，保持外阴清洁。按医嘱预防性应用抗生素及心血管活性药物，严密观察不良反应，无感染征象时停药。制订自我照顾计划，逐渐恢复自理能力。

2. 促进母子互动，建立亲子关系

心脏病产妇既担心新生儿是否存在心脏缺陷，又不能亲自照顾，会产生愧疚、烦躁心理。因此，护理人员应详细评估其身心状况，如心功能状态尚可，增加母子互动，鼓励产妇适度地参与照顾新生儿。

3. 做好出院指导，采取适宜的避孕措施

病情稳定而须绝育者，应于产后1周行绝育术。未做绝育者要严格避孕。根据病情及时复诊，并加强随访。

六、结果评价

（1）住院期间，病人心功能稳定，没有出现心力衰竭征象。

（2）分娩经过顺利，母儿健康状况良好。

（3）孕产妇能列举避免增加心脏负担的自我护理措施。

第二节　糖尿病

妊娠合并糖尿病包括两种情况：一种是妊娠前已有糖尿病（DM），称为糖尿病合并妊娠；另一种是妊娠前糖代谢正常，妊娠期才出现或首次发现糖尿病，又称为妊娠期糖尿病（GDM）。妊娠合并糖尿病妇女 80% 以上为 GDM，且近年发病率有明显增高趋势。GDM 病人糖代谢异常多数于产后恢复正常，但将来患 2 型糖尿病的机会增加。糖尿病孕妇的临床过程比较复杂，对母儿均有较大危害，属高危妊娠。

一、妊娠、分娩对糖尿病的影响

妊娠可使原有糖尿病病人的病情加重，使隐性糖尿病显性化，使既往无糖尿病的孕妇发生 GDM。

（一）妊娠期

正常妊娠，孕妇本身代谢增强，随着孕周的增加，胎儿从母体摄取葡萄糖增加，孕妇血浆葡萄糖水平随妊娠进展而降低，空腹血糖约降低 10%。①空腹血糖低：妊娠早期由于早孕反应，进食量减少，孕妇空腹血糖低于非孕妇，易发生低血糖和酮症酸中毒；②胰岛素需要量增加和糖耐量减低：妊娠后血容量增加，血液稀释，胰岛素相对不足；妊娠中晚期孕妇体内抗胰岛素样物质增加，如胎盘生乳素、雌激素、孕酮等使孕妇对胰岛素的敏感性随着孕周增加而降低，为了维持正常糖代谢水平，胰岛素需要量须相应增加；并且孕妇体内雌、孕激素可增加母体对葡萄糖的利用；③肾糖阈下降；妊娠期肾血流量及肾小球滤过率增加，但肾小管对糖的再吸收率不能相应增加，导致部分孕妇排糖量增加，同时造成肾糖阈下降，致使尿糖不能正确反映血糖水平。

（二）分娩期

分娩时因子宫收缩消耗大量糖原，进食量少，若不及时减少胰岛素用量，更易发生低血糖和酮症酸中毒。另外，产妇情绪紧张和疼痛可引起血糖较大波动，使胰岛素用量不易掌握，因此应密切观察血糖变化。

（三）产褥期

胎盘娩出后，胎盘分泌的抗胰岛素物质迅速消失，全身内分泌激素逐渐恢复到非孕水平，使胰岛素需要量相应减少，不及时调整极易发生低血糖。

二、糖尿病对妊娠、分娩的影响

妊娠合并糖尿病对母儿的危害及其程度取决于糖尿病病情及血糖的控制水平。病情较重或血糖控制不良者，对母儿影响较大，母儿近、远期并发症发生率较高。

（一）对孕妇的影响

（1）自然流产：高血糖可使胚胎发育异常甚至死亡，流产发生率达 15% ~ 30%，多发生在早孕期，主要见于病情严重血糖未能控制者。

（2）妊娠期并发症：糖尿病孕妇妊娠期高血压疾病发病率较正常孕妇高 2 ~ 4 倍，因糖尿病病人可导致小血管内皮细胞增厚及管腔狭窄，组织供血不足，伴有肾血管病变时更易发生。

（3）感染：糖尿病孕妇抵抗力下降易合并感染，最常见泌尿系统感染，也可发生产后子宫内膜炎和伤口感染，感染可加重糖尿病代谢紊乱，甚至诱发酮症酸中毒。

（4）羊水过多：较非糖尿病孕妇多 10 倍，其原因可能与胎儿高血糖、高渗性利尿致胎尿排出增多有关。羊水过多又可增加胎膜早破和早产的发生率。

（5）糖尿病孕妇巨大儿发生率高，导致头盆不称、宫缩乏力增加，剖宫产率升高。巨大儿经阴道分娩使难产机会增加，产程延长易发生产后出血。

（二）对胎儿的影响

1. 巨大儿

发生率高达 25% ~ 42%，原因为孕妇血糖高，胎儿长期处于母体高血糖状态所致的高胰岛素血症环境，促进蛋白质、脂肪合成和抑制脂肪分解，促进胎儿宫内生长，导致躯干过度发育。

2. 胎儿畸形

胎儿畸形率高于非糖尿病孕妇，严重畸形发生率为正常妊娠的 7 ~ 10 倍，与受孕后最初数周高血糖水平密切相关，是围生儿死亡的重要原因，以心血管畸形和神经系统畸形最常见。妊娠合并糖尿病妇女应在妊娠期加强对胎儿畸形的筛查。

3. 流产和早产

早产发生率为 10% ~ 25%，其原因为合并妊娠期高血压疾病，羊水过多、胎儿窘迫等并发症时，须提前终止妊娠。

4. 胎儿生长受限

发生率为 21%，妊娠早期高血糖可抑制胚胎发育。见于严重的糖尿病并发肾脏、视网膜血管病变。

（三）对新生儿的影响

1. 新生儿呼吸窘迫综合征（NRDS）

高血糖刺激胎儿胰岛素分泌增加，形成高胰岛素血症，使胎儿肺表面活性物质产生与分泌减少，致使胎儿肺成熟延迟。

2. 新生儿低血糖

新生儿出生后仍存在高胰岛素血症，若不及时补充糖，易发生新生儿低血糖，严重时可危及新生儿生命。

3. 其他

低钙血症、低镁血症、高胆红素血症、红细胞增多症等的发生率均较正常妊娠新生儿高。

三、护理评估

（一）临床表现

1. 症状和体征

（1）妊娠期重点评估此次妊娠孕妇是否存在糖代谢紊乱综合征的表现，即多饮、多食、多尿“三多”症状，孕妇是否常发生皮肤瘙痒尤其是外阴瘙痒，是否出现视力模糊等；评估孕妇有无产科并发症，如低血糖、高血糖、妊娠期高血压疾病、酮症酸中毒和感染等；是否存在巨大儿或胎儿生长受限。

（2）分娩期重点评估孕妇有无低血糖及酮症酸中毒症状，如心悸、出汗、面色苍白、恶心、呕吐、视力模糊、呼吸加快且带有烂苹果味等酮症酸中毒症状。监测产程进展、子宫收缩，胎心率和母体的生命体征等。

（3）产褥期主要评估有无低血糖或高血糖症状、产后出血及感染征兆，评估新生儿状况。

2. 糖尿病合并妊娠的诊断标准

（1）妊娠前已经确诊为糖尿病。

（2）妊娠前未进行过血糖检查但存在糖尿病高危因素，首次产前检查时应明确是否存在妊娠前糖尿病，达到以下任何一项标准者诊断为糖尿病合并妊娠：①空腹血糖≥7.0mmol/L（126mg/dL）；②糖化血红蛋白（HbAlc）≥6.5%；③伴有典型的高血糖或高血糖危险症状，同时任意血糖≥11.1mmol/L（200mg/dL）。

3. 妊娠期糖尿病的诊断

（1）有条件的医疗机构，在妊娠 24 周及以后，对所有尚未被诊断为糖尿病的孕妇进行 75g 葡萄糖耐量试验。

（2）医疗资源缺乏地区，建议妊娠 24 ~ 28 周首先检查空腹血糖。

（二）辅助检查

1. 空腹血糖测定

空腹血糖（Fasting plasmaglucose，FPG）≥ 7.0mmol/L 者，可诊断为糖尿病合并妊娠。医疗资源缺乏地区，建议妊娠 24 ~ 28 周首先检查 FPG。FPG ≥ 5.1mmol/L 者，可直接诊断为 GDM。而 4.4mmol/L ≤ FPG ＜ 5.1mmol/L 者，应尽早做 75g 葡萄糖耐量试验（oralglucosetolerance test，OGTT）；若 FPG ＜ 4.4mmol/L 者，可暂不行 75gOGTT。

2. 口服葡萄糖耐量试验

在妊娠 24 ~ 28 周及以后，应对所有尚未被诊断为糖尿病的孕妇进行 75g OGTT。检查时，5min 内口服含 75g 葡萄糖的液体 300mL，分别抽取服糖前及服、后 1h、2h 的静脉血（从开始饮用葡萄糖液体计算时间）。服糖前及服糖后 1h、2h 的血糖值正常上限分别为 5.1mmol/L、10.0mmol/L、8.5mmol/L，任何一点血糖值达到或超过上述标准即诊断为 GDM。

（三）与疾病相关的健康史

评估 GDM 的高危因素：①孕妇因素：年龄≥ 35 岁、孕妇体重＞ 90kg，糖耐量异常史、多囊卵巢综合征；②家族史：糖尿病家族史；③妊娠分娩史：不明原因的流产史、死胎、死产、巨大儿分娩史，足月新生儿呼吸窘迫综合征分娩史，胎儿畸形史；④本次妊娠因素：妊娠期胎儿大于孕周，羊水过多，外阴阴道假丝酵母菌感染反复发作史。

（四）心理社会状况

重点评估孕妇及其家属对妊娠合并糖尿病相关知识掌握的程度，孕妇是否有担心饮食控制和用药会影响胎儿发育等紧张、焦虑心理，评估社会支持系统是否完善等。

四、护理诊断、问题

（一）有感染的危险

与糖尿病导致抵抗力下降有关。

（二）有受伤的危险（胎儿）

与巨大儿、畸形儿、胎肺成熟延迟有关。

（三）潜在并发症

低血糖、酮症酸中毒。

五、预期目标

（1）病人能正确叙述饮食和运动的要点。

（2）需要使用胰岛素的病人能正确叙述胰岛素的使用注意事项和低血糖的预防、症状和应对措施。

（3）胎儿顺利分娩，母婴健康状况良好。

六、护理措施

（一）非孕期

妊娠前应寻求孕前咨询和详细评估糖尿病的严重程度，确定是否适宜妊娠。

（1）依据 White 分类法，病情达到 D、F、R 级，妊娠后易造成胎儿畸形、智力障碍、死胎等，并使原有的病情加重，不宜妊娠。严格避孕，若已妊娠尽早终止。

（2）对器质性病变较轻、血糖控制良好者，可在积极治疗和密切监护下继续妊娠。

（3）从孕期开始，由内分泌科医师和产科医师严格控制血糖值，确保孕期、妊娠期和分娩期血糖控制在正常水平。

（二）妊娠期

1. 心理支持

妊娠合并糖尿病病人会因为无法完成确保自己及胎儿安全顺利度过妊娠期和分娩期这一母性心理发展任务而产生焦虑、恐惧和低自尊反应，甚至造成身体意象紊乱。护士应加强健康教育，鼓励其讨论面临的问题和心理感受，减轻其心理负担。

2. 孕期母儿监护

（1）加强产前检查

妊娠早期每周检查 1 次至 10 周，妊娠中期每 2 周检查 1 次，妊娠 32 周后每周检查 1 次，一般妊娠 20 周时须及时增加胰岛素用量。

（2）母儿监护

因妊娠合并糖尿病病人的血糖水平与孕妇和围生儿并发症密切相关，除常规的产前检查内容外，应对孕妇进行严密监护，减少并发症的发生。①妊娠期血糖控制满意的标准：孕妇无明显饥饿感，空腹血糖控制在 3.3 ~ 5.6mmol/L；餐前半小时血糖控制在

3.3 ~ 5.3mmol/L；餐后 2h 血糖控制在 4.4 ~ 6.7mmol/L；夜间血糖控制在 4.4 ~ 6.7mmol/L；②肾功能、糖化血红蛋白监测和眼底检查，妊娠 32 周后每周检查一次，注意血压、水肿、尿蛋白等情况。

妊娠晚期应监测胎儿宫内情况，方法为：①自我监护胎动，妊娠 28 周后，指导孕妇自数胎动，若 12h 胎动数≤ 10 次，或胎动次数减少超过原胎动计数 50% 而不能恢复者，表示胎儿宫内缺氧；②孕妇尿雌三醇或血中胎盘生乳素的测定，监测胎盘功能；③胎儿电子监护，无激惹试验自妊娠 32 周开始，每周 1 ~ 2 次，监测胎儿宫内储备能力；④定期做B超检查，监测胎头的双顶径、羊水量和胎盘的成熟度。加强对胎儿发育、胎儿成熟度，胎儿胎盘功能等监测，教会孕妇及其家属进行自我监护，必要时及早住院。

3. 饮食控制

多数 GDM 病人仅需要通过控制饮食量与种类，均能控制血糖在满意范围；但应避免过分控制饮食，导致孕妇饥饿性酮症和胎儿宫内生长受限。必要时与营养师共同制定营养配餐。提倡低盐饮食；同时每日补充钙剂 1 ~ 1.2g、叶酸 5mg、铁剂 15mg 和维生素等微量元素。

4. 适度运动

孕妇适度运动可提高对胰岛素的敏感性，改善血糖及脂代谢紊乱，利于糖尿病病情的控制和正常分娩。运动方式以有氧运动最佳，但以不引起心悸、宫缩和胎心率变化为宜。每日运动量和时间尽量保持恒定，以餐后 1h 为宜，持续 20 ~ 40min，以免发生低血糖。通过合理的饮食控制和适度运动治疗，使孕期体重增加控制在 10 ~ 12kg。先兆流产或合并其他严重并发症者不宜采取运动治疗。

5. 合理用药

口服降糖药如磺脲类及双胍类均能通过胎盘，对胎儿产生毒性作用，故孕妇不宜采用口服降糖药物治疗。对通过合理饮食不能控制的妊娠期糖尿病的孕妇，胰岛素是主要的治疗药物。显性糖尿病孕妇应在孕前即改为胰岛素治疗，一般饭前半小时皮下注射，每日 3 ~ 4 次，用药期间密切观察用药反应。胰岛素用量个体差异较大，尚无统一标准供参考。一般从小剂量开始，并根据病情进展、孕期进展和血糖值加以调整，力求控制血糖在正常水平，避免妊娠期糖尿病酮症酸中毒的发生。

6. 健康教育

（1）指导病人及其家属掌握有关糖尿病的知识、技能，如胰岛素的注射方法、药物作用的药峰时间，并能自行进行血糖或尿糖测试。教会孕妇掌握发生高血糖及低血糖的症状及紧急处理方法。

（2）饮食治疗：糖尿病病人饮食控制十分重要，其控制目标是保证母儿的热量和营养需要；避免餐后高血糖或饥饿性酮症出现，保证胎儿宫内正常的生长发育。

（3）药物治疗：不推荐口服降糖药物治疗。对不能通过饮食控制和适当运动治疗的糖尿病，应用胰岛素治疗。

（4）妊娠合并糖尿病病人血糖高抑制白细胞的吞噬能力，机体对感染的抵抗力降低，同时又有利于某些细菌生长，导致孕产妇上呼吸道、泌尿生殖系统和皮肤均易感染。应注意指导孕产妇注意个人卫生，避免皮肤黏膜破损；尤其要加强口腔、皮肤和会阴部清洁，防止泌尿和生殖系统感染。

（三）分娩期

1. 分娩时间的选择

原则是在控制血糖、确保母儿安全的情况下，尽量推迟终止妊娠的时间，可等待至妊娠 38 ~ 39 周。若血糖控制不良，伴有严重合并症或并发症，如重度子痫前期、伴心血管病变、胎儿生长受阻和胎儿窘迫等情况下，及早抽取羊水，了解胎肺成熟情况，按照医嘱给予地塞米松促进胎儿肺成熟后立即终止妊娠。

2. 分娩方式的选择

妊娠合并糖尿病本身不是剖宫产的指征。有巨大儿、胎盘功能不良、糖尿病情较重、胎位异常或其他产科指征者，应行剖宫产。

3. 分娩时的护理

（1）注意休息，给予恰当饮食，加强胎儿监护，严密监测血糖、尿糖和尿酮体变化，及时调整胰岛素用量。

（2）临产时产妇的情绪紧张和疼痛可使血糖波动，严格控制产时血糖水平对母儿尤为重要。临产后采用糖尿病饮食，产时血糖水平不低于 5.6mmol/L，一般按每 4g 葡萄糖加 1U 胰岛素比例给予静脉输液，提供热量，预防低血糖。经阴道分娩者，鼓励产妇左侧卧位，改善胎盘血液供应，应在 12h 内结束分娩，以免产程过长增加酮症酸中毒、胎儿缺氧和感染危险。

（3）糖尿病孕妇在分娩过程中，仍须维持身心舒适，给予支持以减缓分娩压力。

（4）须剖宫产者做好术前准备，告知手术的必要性，使其配合治疗，尽量使术中血糖控制在 6.67 ~ 10.0mmol/L。术后每 2 ~ 4h 测一次血糖，直到饮食恢复。

4. 新生儿护理

（1）无论出生体重大小均视为高危新生儿，给予监护，注意保暖和吸氧。尽早哺乳，接受胰岛素治疗的糖尿病产妇，哺乳对新生儿不会产生不良影响。

（2）新生儿出生时取脐血检测血糖，30min 后定时滴服 25% 的葡萄糖溶液防止低血糖，同时注意预防低血钙、高胆红素血症及 NRDS 发生。多数新生儿在出生 6h 内血糖值可恢复正常。

（四）产褥期

（1）产褥期胎盘娩出后，母体内抗胰岛素激素迅速下降，须重新评估胰岛素的需要量，根据产妇血糖情况及时调整胰岛素用量。一般产后 24h 内胰岛素用量减至原用量的 1/2.48h 减少至原用量的 1/3，多数在产后 1 ~ 2 周胰岛素用量逐渐恢复至孕期水平。

（2）预防产褥感染，密切观察有无感染发生，如发热、子宫压痛、恶露异常等，并及时处理。轻症糖尿病产妇鼓励母乳喂养，尽早吮吸和按需哺乳。不宜哺乳者及时给予退乳并指导人工喂养。

（3）指导产妇定期复查，提供避孕指导。尤其 GDM 孕妇再次妊娠时，复发率高达 33% ~ 69%。远期患糖尿病概率增加，17% ~ 63% 患有 GDM 者发展成为 2 型糖尿病，心血管疾病的发生率也增高。糖尿病病人产后应长期避孕，建议使用安全套或结扎术，不宜采用避孕药及宫内避孕器具避孕。

七、结果评价

（1）孕产妇能按照正确的方法进行饮食、运动、用药和病情监测。

（2）孕产妇能掌握有关妊娠合并糖尿病的自我保健知识和技能。

第三节　病毒性肝炎

病毒性肝炎是由多种肝炎病毒引起，以肝实质细胞变性坏死为主要病变的一组传染病，病毒性肝炎在孕妇中较常见，是妊娠期妇女肝病和黄疸最常见的原因。文献报道孕妇病毒性肝炎的发病率为 0.8% ~ 17.8%。包括甲型（HAV）、乙型（HBV）、丙型（HCV）、丁型（HDV）、戊型（HEV）、庚型（HGV）和输血传播型（TTV）肝炎几种类型，其中以乙型肝炎最常见，目前尚无特效抗病毒药。由于妊娠妇女特殊的生理变化，对母儿健康危害较大，重症肝炎是我国孕产妇死亡的主要原因之一。

一、妊娠、分娩对病毒性肝炎的影响

妊娠期某些生理变化可使肝脏负担加重或使原有肝脏疾病病情复杂化，从而发展为重症肝炎。

（1）妊娠本身并不增加肝炎病毒的易感性，但妊娠期由于早孕反应，母体摄入减少，体内蛋白质等营养物质相对不足；孕妇新陈代谢率增高，营养物质消耗增多，肝内糖原储备降低，故使肝脏抗病能力下降。

（2）妊娠期孕妇体内产生的大量内源性雌激素须经肝脏灭活，胎儿代谢产物也需经母体肝内解毒，从而加重肝脏的负担。

（3）妊娠期某些并发症、分娩时体力消耗、酸性代谢产物增多和产后出血等均可进一步加重肝损害。

二、病毒性肝炎对妊娠、分娩的影响

（一）对孕妇的影响

（1）病毒性肝炎发生在早期可使早孕反应加重，妊娠晚期可使妊娠期高血压疾病发生率增高，这可能与体内醛固酮的灭活能力下降有关。

（2）孕产妇的死亡率高，分娩时因肝功能受损致凝血因子合成功能减退，易发生产后出血。同时重症肝炎的发生率高，为非孕妇女的66倍，在肝功能衰竭的基础上出现凝血功能障碍，如发生感染、上消化道出血等，极易诱发肝性脑病和肝肾综合征。

（二）对胎儿及新生儿的影响

（1）围生儿患病率及死亡率增高；妊娠早期患病毒性肝炎，胎儿畸形发生率高于正常孕妇的2倍。肝功能异常的孕产妇流产、早产、死胎、死产和新生儿死亡率明显增加，围生儿死亡率高达46%。近年来研究表明，病毒性肝炎与唐氏综合征的发生密切相关。

（2）慢性病毒携带状态：妊娠期内，胎儿由于垂直传播而被肝炎病毒感染，以乙型肝炎病毒多见。围生期感染的婴儿，部分将转为慢性病毒携带状态，容易发展为肝硬化或原发性肝癌。

（三）母婴传播

（1）甲型病毒性肝炎（HAV）：由甲型肝炎病毒引起，经粪－口传播。一般不通过胎盘感染胎儿，因此孕期感染HAV不必终止妊娠，但妊娠晚期患甲型肝炎，分娩时可经接触母血、羊水吸入或粪－口途径感染新生儿。

（2）乙型病毒性肝炎（HBV）：由乙型肝炎病毒引起，可经消化道、输血或血制品和注射用品等途径传播，但母婴传播是HBV传播的主要途径之一，导致的HBV感染约占我国婴幼儿感染的1/3。母婴传播途径有：①垂直传播：HBV通过胎盘引起宫内传播；②产时传播:HBV母婴传播的主要途径，占40%～60%。胎儿通过接触母血，阴道分泌物、羊水，或分娩过程中子宫收缩使胎盘绒毛破裂，母血进入胎儿血液循环引起，只要有10 mL母血进入胎儿体内即可使胎儿感染；③产后传播，通过母乳喂养和接触母亲唾液传播。

（3）丙型病毒性肝炎（HCV）：妊娠晚期患丙型肝炎约 2/3 发生母婴传播，1/3 受感染者将来发展为慢性肝病。

（4）丁型病毒性肝炎（HDV）：因丁型肝炎病毒是一种缺陷性 RNA 病毒，必须依赖 HBV 重叠感染引起肝炎，母婴传播较少见。

（5）戊型病毒性肝炎（HEV）：目前已有母婴传播的报道。传播途径及临床表现与 HAV 相似，易急性发作，且多为重症。妊娠晚期感染孕妇死亡率高达 15% ~ 25%。

（6）庚型肝炎（HGV）：可发生母婴传播，但有学者认为，HGV 母婴传播虽较常见，但婴儿感染 HGV 后并不导致肝功能紊乱。

（7）输血传播病毒引起的肝炎（TTV）：也称已型肝炎，主要经输血传播。

三、护理评估

（一）临床表现

HAV 的潜伏期为 2 ~ 7 周（平均 30 天），起病急、病程短、恢复快。HBV 的潜伏期为 1.5 ~ 5 个月（平均 60 天）、病程长、恢复慢、易发展为慢性。①临床上孕妇常出现不明原因的食欲减退、恶心、呕吐、腹胀、厌油腻食物、乏力和肝区叩击痛等消化系统症状；②重症肝炎多见于妊娠晚期，起病急，病情重，常表现为畏寒发热，皮肤巩膜黄染，尿色深黄，食欲极度减退，呕吐频繁、腹胀，腹腔积液，肝臭气味，表现急性肾衰竭及不同程度的肝性脑病症状，如嗜睡、烦躁、神志不清，甚至昏迷。

（二）辅助检查

1. 肝功能检查

血清中丙氨酸氨基转移酶（ALT）增高，数值常大于正常 10 倍以上，持续时间较长；血清总胆红素 > 171umol/L（1mg/dL）；凝血酶原时间百分活度（PTA）的正常值为 80% ~ 100%，PTA ≤ 40% 是诊断重症肝炎的重要指标之一。PTA 是判断病情严重程度和预后的主要指标。

2. 血清病原学检测及其临床意义

① HAV：急性期病人血清中抗 HAV-IgM 阳性有诊断意义；② HBV：病人感染 HBV 后血液中可出现一系列有关的血清学标志物；③ HCV：血清中检测出 HCV 抗体即可确诊；④ HDV：急性感染时 HDV-IgM 出现阳性。慢性感染者 HDV-IgM 呈持续阳性。⑤ HEV：急性期病人血清内可检测出高滴度的 HEV-IgM，恢复期血清内检测出低水平的HEV-IgG。

3. 凝血功能和胎盘功能检查

凝血酶原时间、HPL 及孕妇血和尿雌三醇检测等。B 超检查胎儿发育情况及胎儿胎盘是否成熟等。

（三）与疾病相关的健康史

评估有无与肝炎病人密切接触史或半年内曾输血、注射血制品史；有无肝炎病家族史等；重症肝炎者应评估其诱发因素，同时评估孕妇治疗用药情况及家属对肝炎相关知识的了解程度。

（四）心理 - 社会状况

评估孕妇及其家属对疾病的认知程度和家庭支持系统是否完善。部分孕妇因担心感染胎儿，会产生焦虑、矛盾及自卑心理，应重点评估。

（五）治疗原则

1. 妊娠期轻型肝炎

处理原则与非孕期肝炎相同。增加休息，加强营养，给予高维生素、足量碳水化合物、高蛋白和低脂肪饮食。应用中西药进行保肝治疗，避免使用可能损害肝脏的药物并预防感染。有黄疸者立即住院，按重症肝炎处理。

2. 妊娠期重症肝炎

保护肝脏，积极预防，如限制蛋白质的摄入，每日应少于 0.5g/kg，增加碳水化合物，保持大便通畅，预防 DIC 及肾衰竭。遵医嘱配合治疗肝性脑病，妊娠末期重症肝炎者，经积极治疗 24h 后，以剖宫产终止妊娠。

3. 分娩期及产褥期

备新鲜血；子宫颈口开全行阴道助产以缩短第二产程；注意防止母婴传播、产后出血及感染。应用对肝脏损害较小的广谱抗生素预防产褥感染，避免感染后加重病情。

四、护理诊断、问题

（一）知识缺乏

缺乏有关病毒性肝炎感染途径、传播方式、母儿危害和预防保健等知识。

（二）预感性悲哀

与肝炎病毒感染造成的后果有关。

五、预期目标

（1）孕产妇能识别导致营养状况下降的有关因素，增加营养摄取以适应新陈代谢的需要。

（2）孕产妇及家属能够叙述消毒隔离和自我保健方面的知识。

（3）产妇能选择适宜的喂养方式。

六、护理措施

（一）加强围婚期生殖健康保健和孕前咨询

孕前重视围婚期生殖健康保健，做好婚前医学检查，夫妇一方患有肝炎者应使用避孕套以免交叉感染。已患肝炎的育龄期妇女做好避孕；急性肝炎者应在痊愈后半年在医师指导下妊娠。

（二）妊娠期

妊娠早期患急性肝炎者，若为轻症应积极配合治疗，可继续妊娠。慢性活动性肝炎病人，妊娠后对母儿危害较大，积极治疗后应终止妊娠。

1. 妊娠期轻型肝炎者

护理措施同非孕期肝炎病人，但更须注意以下几方面。

（1）一般护理

卧床休息，避免过量活动。加强营养，增加优质蛋白，高维生素、足量糖类、低脂肪食物摄入；保持大便通畅。按医嘱给予保肝药物，避免应用可能损害肝脏的药物，如镇静剂、麻醉药等。建立良好的护患关系，鼓励病人倾诉，给予心理支持。详细讲解病毒性肝炎的相关知识及相应的隔离措施，取得孕妇及其家属的理解和配合。评估孕妇在妊娠期母亲角色的获得情况，并及时给予支持和帮助。

（2）定期产前检查，防止交叉感染

对肝炎孕妇应有专门隔离诊室，所有用物使用2000mg/L含氯制剂浸泡，定期消毒。定期对病人进行肝功能、肝炎病毒血清病原学检查。积极治疗各种妊娠并发症，按医嘱给予广谱抗生素，预防各种感染以防加重肝损害。加强母儿监护，适时终止妊娠。

2. 妊娠期重症肝炎者

（1）保护肝脏，积极防治肝性脑病：按医嘱给予保肝药物，如高血糖素－葡萄糖－胰岛素联合应用，可防止肝细胞坏死和促进肝细胞再生。输新鲜血浆，补充凝血因子。严格限制蛋白质的摄入量，增加糖类，每日热量维持在7431.2kJ（1800kcal）以上。保持大便通畅，严禁肥皂水灌肠，遵医嘱口服新霉素或甲硝唑抑制大肠杆菌，减少游离氨及其他毒素的形成和吸收。严密观察病人有无性格改变和行为异常、扑翼样震颤等肝性脑病前驱症状。

（2）预防 DIC 和并发肾衰竭：遵医嘱补充凝血酶原复合物、纤维蛋白原和维生素等。有 DIC 者在凝血功能检测下遵医嘱应用肝素治疗，应注意观察有无出血倾向，且量宜小不宜大；为预防产后出血，产前 4h 至产后 12h 内不宜使用肝素治疗。严密监测生命体征，并发肾衰竭者按急性肾衰竭护理，严格限制入液量，记录液体出入量，一般每日入液量为前日尿量加 500mL 液体量，避免应用损害肾脏的药物。

（三）分娩期

1. 分娩方式的选择

经阴道分娩可增加胎儿感染病毒概率，虽非剖宫产的绝对指征，但主张剖宫产，以免过度体力消耗加重肝脏负担。密切观察产程进展，为产妇及其家人提供安全、舒适的待产分娩环境，注意语言表达，避免各种不良刺激，防止并发症发生。对重症肝炎，积极控制 24h 后迅速终止妊娠。

2. 监测凝血功能

为预防 DIC，分娩前 1 周肌内注射维生素 K_1，每日 20 ~ 40mg，提前备好新鲜血液。密切观察产妇有无口鼻、皮肤黏膜出血倾向，测定凝血酶原时间等。

3. 其他

经阴道分娩者尽量避免软产道损伤和擦伤，正确处理产程，防止滞产，缩短第二产程，子宫颈口开全后给予阴道助产，注意消毒隔离，胎肩娩出后立即静脉注射缩宫素，防止母婴传播及产后出血。胎儿娩出后，抽脐血做血清病原学和肝功能检查。

4. 预防感染并严格执行消毒隔离制度

产时严格消毒并应用广谱抗生素。凡病毒性肝炎产妇用过的医疗物品均须用 2000mg/L 含氯消毒液浸泡后再按有关规定处理。

（四）产褥期

1. 预防产后出血和感染

注意休息和营养，观察子宫收缩及阴道流血情况，加强基础护理，并继续按照医嘱给予对肝脏损害较小的广谱抗生素预防感染。同时开始评价母亲角色的获得，协助建立良好的亲子互动。

2. 指导母乳喂养

母血 HBsAg、HBeAg、抗 -HBc 三项阳性及后两项阳性的产妇均不宜哺乳；乳汁中 HBV-DNA 阳性者不宜哺乳；目前主张新生儿接受免疫注射，母亲仅 HBsAg 阳性者可母乳喂养。对不宜哺乳者，口服生麦芽冲剂或乳房外敷芒硝回乳，不宜用雌激素等对肝脏有损害的药物、并指导产妇及其家属了解人工喂养的知识和技能。

3. 新生儿免疫

（1）主动免疫；新生儿出生后 24h 内注射乙型肝炎疫苗 20pg，生后 1 个月、6 个月再分别注射 10pg。免疫率可达 75%。

（2）被动免疫；新生儿生后立即肌内注射 0.5mL 乙肝免疫球蛋白（HBIG），生后 1 个月、3 个月再各肌内注射 0.16mL/kg。免疫率可达 71%。

（3）联合免疫：新生儿出生后 24h 内尽早（最好在出生后 12h 内）肌内注射 100 ~ 200UHBIG，乙型肝炎疫苗 20ug 仍按照上述方法进行。免疫率高达 95%。全程阻断，生后 6 个月复查。

七、结果评价

（1）妊娠及分娩经过顺利，母婴健康状况良好。

（2）孕产妇能进行妊娠合并病毒性肝炎的自我保健。

（3）产妇能合理选择喂养新生儿的方法。

第四节　缺铁性贫血

贫血是妊娠期较常见的合并症，属高危妊娠。由于妊娠期血容量增加，并且血浆增加多于红细胞增加，血液呈稀释状态，又称“生理性贫血”。贫血由多种病因引起，通过不同的病理过程，使人体外周血红细胞容量减少，低于正常范围下限的一种常见的临床症状。常以血红蛋白（Hb）浓度作为诊断标准。妊娠期贫血的诊断标准不同于非孕妇女，WHO 规定，孕妇外周血 Hb < 110g/L 及血细胞比容 ≤ 0.33 为妊娠期贫血。我国一直沿用的诊断标准为 Hb < 100g/L、红细胞计数 ≤ 3.5 × 10 132/L 或血细胞比容 ≤ 0.30。WHO 最新研究表明，50% 以上孕妇合并贫血，以缺铁性贫血最为常见，占妊娠期贫血的 95%。

妊娠期贫血的程度可分为 4 度：①轻度：RBC（3.0 ~ 3.5）× 1012/L，Hb 81 ~ 100g/L；②中度：RBC（2.0 ~ 3.0）× 1012/L，Hb 61 ~ 80g/L；③重度：（1.0 ~ 2.0）× 1012/L，Hb 31 ~ 60g/L；④极重度：RBC < 1.0 × 1012/L，Hb ≤ 30g/L。

一、贫血对妊娠的影响

（一）对母体的影响

贫血在妊娠各期对母儿均造成一定的危害。妊娠可使原有贫血病情加重，而贫血则使妊娠风险增加。由于贫血孕妇的抵抗力下降，对分娩、手术和麻醉的耐受力降低，孕妇容易产生疲倦感，从而影响孕妇在妊娠期的心理调适。重度贫血可导致贫血性心脏病、妊娠期高血压性心脏病、产后出血、失血性休克和产褥感染等并发症，危及孕产妇生命。

（二）对胎儿的影响

孕妇骨髓与胎儿在竞争摄取母体血清铁的过程中，一般以胎儿组织占优势，铁通过胎盘由孕妇运至胎儿为单向运输，因此胎儿缺铁程度不会太严重。若孕妇患重度贫血时，缺乏胎儿生长发育所需的营养物质和胎盘供氧，易造成胎儿生长受限、胎儿窘迫、早产或死胎等不良后果。

二、护理评估

（一）临床表现

1. 症状

轻度贫血病人多无明显症状；严重贫血病人可表现为：面色苍白、头晕、乏力、耳鸣、水肿、心悸、气短、食欲不振、腹胀、腹泻等症状，甚至出现贫血性心脏病、妊娠期高血压疾病性心脏病，胎儿生长受限，胎儿窘迫、早产、死胎和死产等并发症相应的症状。贫血可使孕产妇抵抗力低下导致各种感染性疾病的发生。

2. 体征

皮肤黏膜苍白，毛发干燥无光泽、易脱落，指（趾）甲扁干、脆薄易裂、反甲（指甲呈钩状），可伴发口腔炎、舌炎等。临产后，部分孕妇出现脾脏轻度肿大。

（二）辅助检查

1. 血象

外周血涂片为小红细胞低血红蛋白性贫血，Hb ＜ 110g/L，血细胞比容≤ 0.30，红细胞＜ 3.5 × 1012g/L，即可诊断为贫血，白细胞计数和血小板计数均在正常范围。

2. 血清铁浓度

血清铁下降可出现在血红蛋白下降前，是缺铁性贫血的早期表现。正常成年妇女血清铁含量与正常孕妇血清铁含量相当，为 7 ～ 27uμmol/L。若孕妇血清铁≤ 6.5μmol/L，可诊断为缺铁性贫血。

3. 骨髓象

诊断困难时可做骨髓检查，骨髓象表现为红细胞系统呈轻度或中度增生活跃，以中、晚幼红细胞增生为主。骨髓铁染色可见细胞内外铁均减少，尤其以细胞外铁减少明显。

（三）与疾病相关的健康史

评估既往有无月经过多、消化道疾病引起的慢性失血性病史，有无不良饮食习惯或胃肠功能紊乱导致的营养不良病史。

（四）心理－社会状况

重点评估孕妇因长期疲倦或相关知识缺乏造成的倦怠心理。同时评估孕妇及家人对缺铁性贫血疾病的认知情况、家庭支持系统是否完善等。

（五）治疗原则

补充铁剂和去除导致缺铁性贫血的原因；一般性治疗包括增加营养和含铁丰富的饮食。积极预防产后出血和感染。

三、护理诊断、问题

（一）活动无耐力

与贫血引起的疲倦有关。

（二）有胎儿受伤的危险

与母亲贫血、早产等有关。

四、预期目标

（1）孕产妇能够叙述缺铁性贫血的危害，并能实施正确的饮食和补铁措施。

（2）孕产妇能够掌握正确的活动技巧，不出现跌倒等不安全行为。

（3）母儿结局良好。

五、护理措施

（一）预防

孕前应积极治疗慢性失血性疾病，如月经过多，改变长期偏食等不良饮食习惯，适度增加营养。必要时补充铁剂，以增加铁的储备。

（二）妊娠期

1. 饮食护理

①纠正偏食、挑食等不良饮食习惯；②制订合理的膳食计划，鼓励孕妇摄取高蛋白及含铁丰富食物，如黑木耳、海带、紫菜、动物（猪、牛等）肝脏、蛋类等。

2. 正确服用铁剂

铁剂补充以口服给药为主，建议妊娠 4 个月后遵医嘱每日服用铁剂，如硫酸亚铁 0.3g，每日 3 次口服，同时服维生素 C 300mg 和 10% 稀盐酸 0.5 ～ 2mL，促进铁吸收。铁剂对胃黏膜有刺激作用，可引起恶心、呕吐和胃部不适等症状。因此，口服者饭后或餐中服用以减轻胃肠道反应；服用铁剂后常有黑便，给予解释；服用抗酸药时须与铁剂交错时间服用。对妊娠晚期重度缺铁性贫血或严重胃肠道反应不能口服者，可采用深部肌内注射法，首次给药应从小剂量开始，常用制剂为右旋糖酐铁或山梨醇铁。

3. 加强母儿监护

产前检查时注意观察孕妇的自觉症状，皮肤黏膜颜色有无改变、水肿情况等；定期给予血常规检测，尤其妊娠晚期应重点复查。注意胎儿宫内生长发育状况的评估，积极预防各种感染，避免加重心脏负担诱发急性左心衰竭。

4. 心理支持和健康指导

告知孕妇及其家属贫血对母儿的影响，鼓励孕妇说出内心的感受，提供良好的情感和心理支持。注意休息和合理膳食，轻度贫血孕妇可适当减轻工作量；重度贫血者应在餐前、餐后、睡前和晨起时用漱口液漱口；重度口腔炎孕妇应做口腔护理，有溃疡者按医嘱局部用药。

（三）分娩期

中、重度贫血产妇临产前遵医嘱给予维生素 K_1，卡巴克洛（安络血）和维生素 C 等药物，并配血备用。严密观察产程进展，鼓励产妇进食并做好生活护理和心理支持；加强胎心监护，给予低流量吸氧；必要时阴道助产以减少产妇体力消耗和缩短第二产程。产妇因贫血对出血的耐受性差，少量出血易引起休克，应积极预防产后出血。胎儿前肩娩出时，遵医嘱肌内注射或静脉注射 10 ～ 20U 缩宫素或麦角新碱 0.2mg；产程中严格无菌操作，产时及产后遵医嘱使用广谱抗生素预防感染。

（四）产褥期

1. 休息活动与病情观察

产妇应保证足够的休息及营养，避免疲劳。密切观察子宫收缩、阴道流血和伤口愈合情况，按医嘱补充铁剂，纠正贫血并继续应用抗生素预防和控制感染；定期复查红细胞计数及 Hb。

2. 指导母乳喂养

对于因重度贫血不宜哺乳者，耐心解释并指导产妇及家人掌握人工喂养方法。正确回乳，如口服生麦芽冲剂或芒硝外敷。

六、结果评价

（1）妊娠、分娩顺利，母儿健康状况良好。

（2）孕产妇能进行妊娠合并缺铁性贫血的自我保健。

第十一章　妊娠滋养细胞的护理

第一节　葡萄胎

葡萄胎是胚外组织变性、滋养层出现异常所致，是一种良性滋养细胞疾病，也称为水疱状胎块，是因妊娠后胎盘绒毛滋养细胞增生、间质水肿，而形成大小不一的水疱，水疱间借蒂相连成串，形如葡萄而得名。葡萄胎可分为完全性葡萄胎（CHM）和部分性葡萄胎（pH 值 M）两类，其中大多数为完全性葡萄胎。

一、临床表现

完全性葡萄胎典型的临床表现有：

（一）症状

1. 停经后阴道出血

为最常见的症状。大部分患者常在停经后 8 ~ 12 周出现间断性、不规则的阴道出血，量多少不定，常有反复大量出血，色暗红，出血可伴有水疱状组织排出。若反复阴道出血可导致感染和贫血，当葡萄胎自行排出时可发生大出血导致休克甚至死亡。

2. 腹痛

因葡萄胎迅速增长，使子宫急速增大所致，表现为阵发性下腹痛，一般不剧烈，能忍受，常发生在阴道出血之前；若发生卵巢囊肿扭转或破裂，可出现急性腹痛。

3. 妊娠呕吐

多发生在子宫异常增大或 HCG 水平异常升高者，比正常妊娠出现时间早、症状重、持续时间长，纠正不及时可致水、电解质紊乱。

（二）体征

1. 子宫异常增大、变软

由于葡萄胎增长迅速，约半数以上的患者宫腔内积血，子宫大于停经月份，质地软；

约有 1/3 的患者子宫大小与停经月份相符，还有少数子宫小于停经月份，可能与水疱退行性变有关。

2. 子痫前期征象

多见于子宫异常增大者，可在妊娠 24 周前，出现高血压、蛋白尿和水肿，但子痫罕见。

3. 卵巢黄素化囊肿

大量绒毛膜促性腺激素刺激卵巢卵泡内膜细胞，发生黄素化而形成囊肿。常为双侧性，大小不等，囊壁薄，表面光滑。一般无症状，偶可发生扭转。囊肿在水疱状胎块清除后 2 ~ 4 个月可自行缩小或消失。

4. 甲状腺功能亢进的征象

约 7% 具有此征象。常出现心动过速、皮肤潮湿、震颤，血清游离 T3、T4 水平升高。但突眼少见。

部分性葡萄胎的症状没有完全性葡萄胎典型，除阴道出血常见外，一般无子痫前期、卵巢黄素化囊肿等，妊娠呕吐也较轻。子宫多数与停经月份相符，甚至更小。

二、辅助检查

（一）绒毛膜促性腺激素（HCG）测定

正常妊娠时 HCG 的分泌高峰在妊娠的 60 ~ 70 天。葡萄胎滋养细胞高度增生，产生大量 HCG，血清中 HCG 浓度大，高于正常妊娠月份值或持续不降。

（二）超声检查

B 超下见异常长大的子宫内有弥漫分布的光点及囊状无回声区或呈粗大点状、落雪样影像。

（三）组织学检查

①全部或部分胎盘绒毛变性、肿胀呈葡萄样水疱，无胚胎、脐带、羊膜等胎儿附属物；②镜下，绒毛肿大、间质水肿；间质血管稀少或消失；滋养细胞不同程度增生。

三、治疗原则

（一）清宫

葡萄胎一经确诊，应及时清除宫腔内容物，一般采用吸宫术。

（二）子宫切除术

对于年龄 > 40 岁、无生育要求者，或临床有恶变可能的，可行预防性子宫切除术。

（三）预防性化疗

因葡萄胎有恶变可能，故对下列高危病例应进行预防性化疗：①年龄 > 40 岁；②葡萄胎排空前 HCG 异常增高或清宫后 HCG 下降缓慢或始终处于高值；③伴有咯血者；④无条件随访者。一般采用氟尿嘧啶或放线菌素 D 单药化疗一疗程。

（四）卵巢黄素囊肿

一般不需要处理，随着 HCG 的下降就会自然消失。若发生扭转，可以在 B 超或腹腔镜下穿刺吸出囊液，使其复位，扭转时间较长发生坏死者，须行患侧附件切除术。

四、护理评估

（一）健康史

询问患者年龄、社会经济情况、营养状况等相关致病因素。了解患者及家族的既往疾病史，包括滋养细胞疾病史、月经史、生育史等。葡萄胎患者多有 2 ～ 4 个月停经史。

（二）身体状况

（1）询问患者停经后有无不规则阴道出血及出血发生的时间和量的多少；有无水疱样物随血排出，是否伴有腹痛。葡萄胎患者因子宫快速增大可有腹部不适或阵发性隐痛，发生黄素囊肿急性扭转时则有急性腹痛。出血时间长者可有贫血和感染表现。

（2）了解早孕反应情况、症状严重程度及持续时间。葡萄胎患者早孕反应重、持续时间长，常为妊娠剧吐；还可在妊娠 24 周前出现高血压、蛋白尿及水肿等妊娠期高血压疾病征象。

（3）检查子宫、卵巢的大小、质地。约半数以上患者子宫大于停经月份，质地变软，系因葡萄胎迅速增长及宫腔积血所致。少数因绒毛退行性变，停止发育，子宫大小与停经月份相符或小于停经月份。子宫大小如孕 5 个月时，仍触不到胎体、听不到胎心、无自觉胎动。双侧卵巢常呈囊性增大。

（三）心理 - 社会状况

（1）评估患者及家属的情绪反应，对葡萄胎有关知识了解的程度，是否有错误认识及不必要的担心和顾虑，对清宫术有无恐惧或焦虑心理。

（2）葡萄胎发生不规则流血时，部分患者会误认为流产而行保胎治疗，当治疗效果欠佳或明确诊断后，患者及家属常感不安，担忧此次妊娠的结局及今后是否能生育正常孩子，并表现出对清宫手术的恐惧。

五、护理诊断

（一）焦虑

与担心疾病有关。

（二）自尊紊乱

与得到正常新生儿的愿望不能满足有关。

（三）知识缺乏

缺乏葡萄胎相关疾病知识。

（四）感染的风险

与不规则阴道出血有关

六、护理措施

（一）一般护理

保持病房内空气清新、环境安静、温度适宜，告知患者卧床休息。鼓励患者进高热量、高蛋白、高维生素、易消化饮食，对不能进食或进食不足者，应遵医嘱静脉补充营养。注意观察尿便情况。

（二）病情观察

（1）严密观察阴道出血情况：排出物中有无水疱样组织，并嘱患者保留会阴垫，以便准确估计出血量。

（2）监测生命体征：发现阴道大量流血及清宫术中大出血时，应立即报告医生，并严密观察面色、血压、脉搏、呼吸等。

（三）对症护理

1. 预防感染

①保持病室空气新鲜，定期消毒病房。严格控制探视，避免交叉感染；②每日用温开水擦洗外阴 1 ～ 2 次，保持外阴清洁，使用消毒会阴垫，以防上行感染；③严密监测体

温、血白细胞计数及分类、阴道排出物性状等，发现感染征象及时报告医生。遵医嘱给予抗生素。

2. 子宫切除术患者的护理

对年龄较大、无条件随访须切除子宫者，要妥善做好术前准备和术后护理。

3. 清宫术患者的护理

①术前配血，做好输液、输血准备，并备好清宫术所需器械、物品及抢救药品，并建立静脉输液通路；②术中必要时遵医嘱静脉滴注缩宫素，以防止大出血休克。清宫术过程中陪伴在患者身旁，注意观察面色及生命体征变化，了解患者的感受，发现异常及时报告医生并配合处理；③葡萄胎一般须清宫两次，每次术后均须取较小的靠近子宫壁的葡萄状组织送病理检查。

（四）心理护理

（1）引导患者说出心理感受，评估患者对疾病的心理承受能力、接受清宫术的心理准备及目前存在的主要心理问题。

（2）多与患者沟通，了解其思想动态，耐心倾听其诉说，解除不必要的思想顾虑。

（3）给患者及家属讲解疾病有关知识，解释各种检查及治疗的目的及必要性，以取得配合。

七、健康教育

（一）二次刮宫

葡萄胎清宫不易一次吸刮干净，一般于 1 周后行第二次刮宫。刮宫术后禁止性生活 1 个月，保持外阴清洁，以防感染。

（二）定期随访

葡萄胎排出后，在相当长一段时间内仍有恶变的可能。一般认为有 5% ~ 20% 的葡萄胎可发展为侵袭性葡萄胎，故应告诉患者定期随访，以便早期发现恶变。

（1）随访时间：葡萄胎清除后应每周检测 HCG 1 次，直至转为阴性后仍须每周复查 1 次，3 个月内如一直阴性改为每 2 周 1 次，共 3 个月。如连续阴性，改为每月检查 1 次并持续半年。第二年起每半年 1 次，至少随访 2 年。

（2）随访内容：除常规检测 HCG 外，应注意询问有无异常阴道出血、咳嗽、咯血及其他转移灶症状；并做盆腔检查了解阴道有无紫蓝色结节、子宫大小、有无结节状突出、卵巢黄素囊肿是否消退。必要时进行 X 线胸片及盆腔 B 超检查。

（3）注意事项：随访期间应严格避孕，以免妊娠后混淆病情。避孕方法最好选用阴茎套。

第二节　侵袭性葡萄胎

侵袭性葡萄胎是指葡萄胎组织侵入子宫肌层局部，少数转移至子宫外，因具恶性肿瘤行为而命名。侵袭性葡萄胎来自良性葡萄胎，多数在葡萄胎清除后 6 个月内发生。侵袭性葡萄胎的绒毛可侵入子宫肌层或血管或两者皆有，起初为局部蔓延，水疱样组织侵入子宫肌层深部，有时完全穿透子宫壁，并扩展进入圆韧带或腹腔，半数病例随血运转移至远处，主要部位是肺和阴道，预后较好。

一、临床表现

（一）原发灶表现

最主要症状是阴道不规则出血，多数在葡萄胎清除后几个月开始出现，量多少不定；妇科检查可见子宫复旧延迟，葡萄胎排空后 4 ～ 6 周子宫未恢复正常大小；卵巢黄素化囊肿持续存在。若肿瘤组织穿破子宫，则表现为腹痛和腹腔内出血症状。有时触及宫旁转移性肿块。

（二）转移灶表现

症状和体征视转移部位而异。主要经血行播散，最常见的转移部位是肺，其次是阴道及子宫旁组织，脑转移少见。在肺转移早期，胸部 X 线片显示肺野外带单个或多个半透明小圆形阴影为其特点，晚期出现咳嗽、血痰或反复咯血、胸痛症状。阴道、宫颈转移时表现为紫蓝色结节，破溃后大量出血。脑转移典型病例出现神经系统症状和体征，如头痛、呕吐、抽搐、偏瘫及昏迷，一旦发生，病死率高。

二、辅助检查

（一）HCG 连续测定

葡萄胎排空后 9 周以上，或流产、足月产、异位妊娠 4 周以上，血、尿 HCG 测定仍持续阳性或阴性后又转阳性，排除妊娠残留或再次妊娠，结合临床表现，可诊断为侵袭性葡萄胎。

（二）超声检查

B 型超声检查可以早期发现葡萄胎组织侵入子宫肌层程度，协助诊断子宫内滋养细胞肿瘤病灶。宫壁显示局灶性或弥漫性强光点或光团与暗区相间的蜂窝样病灶，应考虑为侵袭性葡萄胎或绒癌。

（三）X 线摄片或 MRI 检查

可发现肺、脑等部位的转移病灶。

（四）组织学诊断

单凭刮宫标本不能作为侵袭性葡萄胎的诊断依据，但在子宫肌层或子宫外转移的切片中，见到绒毛结构或绒毛退变痕迹，即可诊断为侵袭性葡萄胎。若原发灶与转移灶诊断不一致，只要任一组织切片中见有绒毛结构，即应诊断为侵袭性葡萄胎。

三、治疗原则

治疗原则以化疗为主，手术和放疗为辅，尤其是侵袭性葡萄胎，化疗几乎已完全替代了手术，但手术治疗在控制出血、感染等并发症及切除残存或耐药病灶方面仍占重要地位。

（一）化疗

1. 所用药物

包括氟尿嘧啶（5-FU）、放线菌素 D（ACTD）、甲氨蝶呤（MTX）及其解救药亚叶酸钙（CF）、环磷酰胺（CTX）、长春新碱（VCR）、依托泊苷（VP-16）、顺铂（DDP）等。

2. 用药原则

Ⅰ期通常用单药治疗；Ⅱ ~ Ⅲ期宜用联合化疗；Ⅳ期或耐药病例则用 EMA-CO 方案，完全缓解率高，不良反应小。

3. 不良反应

以造血功能障碍为主，其次为消化道反应，肝功能损害也常见，严重者可致死，治疗过程中应注意防治。脱发常见，停药后可逐渐恢复。

4. 停药指征

化疗须持续到症状、体征消失，每周测定 1 次 HCG，连续测 3 次在正常范围，再巩固 2 ~ 3 个疗程，随访 5 年无复发者为治愈。

（二）手术治疗

对于病灶大、耐药或病灶穿孔出血的患者应在化疗的基础上给予全子宫切除术，手术范围主张行次广泛子宫切除及卵巢动静脉高位结扎术，主要切除宫旁静脉丛。年轻未育者尽可能不切除子宫，以保留生育功能；必须切除子宫时，仍应保留卵巢。

（三）其他

对肺、脑等部位的转移重症患者，除以上治疗外，可加用放射治疗。

四、护理评估

（一）健康史

护理查体问诊时应注意以下几点：①详细询问月经、婚育史，是否有不孕或自然流产史，包括滋养细胞疾病史、药物使用史及药物过敏史；②要注意采集葡萄胎第一次刮宫的资料，包括刮宫时间，水疱大小、量等，刮宫次数及刮宫后阴道出血的量、质、时间；③收集血、尿 HCG 随访的资料；询问原发病灶及转移灶症状的相关表现。

（二）身体状况

①了解患者有无不规则阴道出血；②了解患者有无咳嗽、血痰或反复咯血、胸痛等肺转移症状；有无一过性跌倒、失语、失明、头痛、呕吐、偏瘫及昏迷等脑转移症状；③妇科检查了解子宫大小、质地，有无卵巢黄素囊肿，有无阴道、宫颈局部的紫蓝色结节。

（三）心理－社会状况

由于不规则阴道出血，患者有不适、恐惧感，担心疾病的预后，害怕化疗。了解患者及家属对疾病的反应、恐惧症状和体征的程度。

五、护理诊断

（一）自我形象紊乱

与化疗不良反应引起的脱发、皮肤色素沉着有关。

（二）有感染的风险

与长期阴道出血及化疗有关。

（三）无能为力

与病程长，预后不测有关。

（四）潜在并发症

阴道、肺、脑转移。

六、护理措施

（一）心理护理

（1）加强与患者沟通，建立患者对护理人员的信任，让患者宣泄内心的痛苦。

（2）鼓励患者面对现实，建立患者治疗疾病的信心。

（3）协助患者寻求家人、同事、朋友的帮助。

（4）向患者介绍病友，相互学习缓解心理压力的方式。

（二）病情观察

（1）注意观察阴道出血及出血的量、质、色，阴道出血多者应做好抢救准备。

（2）严密观察患者有无腹痛，并注意腹痛的位置、程度、强度、持续的时间及疼痛后是否有较多的阴道出血及压痛等。

（3）出血多的患者应注意观察血压、脉搏及呼吸等生命体征的变化。

（4）注意患者有无咳嗽、咯血、头晕、头痛等转移征象。

（三）转移灶的护理

1. 阴道转移灶的护理

（1）注意卧床休息，少走动，尽量避免阴道的检查，以防阴道结节破溃大出血。

（2）准备好各种抢救物资：配血，准备好大纱条、止血药、血液等各种抢救物资。

（3）发生阴道结节破溃大出血，应立即与医生一起配合抢救，如大纱条填塞阴道、输血、输液及密切观察生命体征等。

（4）阴道有纱条患者的护理：填塞的阴道纱条一般 24 ~ 48 小时后取出；取出后认真观察阴道出血状况；遵医嘱按时给以抗生素抗感染治疗。

2. 肺转移患者的护理

（1）半卧位卧床休息，必要时给以吸氧，观察呼吸。

（2）进行必要的生活护理。

（3）按医嘱及时给以化疗和其他药物治疗。

（4）注意观察有无咯血，如有应观察咯血的量、性状及颜色，并保持呼吸道通畅。

（5）给予患者拍背，以协助咯血的排出。

3. 脑转移患者的护理

（1）注意观察有无跌倒、暂时失语等一过性症状。

（2）密切观察生命体征及脑水肿的表现，如头痛、恶心、呕吐、瞳孔的大小、瞳孔的对光反射等。

（3）积极配合止血、脱水、化疗等治疗。

（4）积极预防并发症：昏迷的应预防患者发生坠床、咬伤、吸入性肺炎、角膜炎及压疮等。

（5）配合 CT、腰穿、HCG 测定等项目的检查，及时发现脑部异常。

4. 其他

（1）鼓励患者进食高蛋白、高维生素、易消化的饮食，以少食多餐为宜，增加身体抵抗力。

（2）注意休息与睡眠。

（3）有阴道转移结节者应注意观察阴道有无结节破溃。

（4）注意保持外阴部的清洁干燥。

（5）节制性生活及计划生育。

七、健康教育

（1）向患者和家属讲述运用不同的自我调适方法保持身心健康，如听音乐、聊天等。注意卫生，保持皮肤清洁，防止感冒。

（2）向患者讲解化疗的常识，教育患者化疗时的自我护理技能。包括进食前后用生理盐水漱口，用软毛牙刷刷牙，不宜吃损伤口腔黏膜的坚果类和油炸类食品；为减少患者恶心呕吐，避免吃油腻的、甜的食品，鼓励患者少食多餐；根据患者的口味提供营养丰富、易消化饮食，保证所需营养及液体摄入。

（3）告知患者要注意预防感染。如白细胞低于 1.0×109/L，则须进行保护性隔离，告知患者和家属保护性隔离的重要性，使其理解并能配合治疗。

（4）嘱患者保持室内清洁卫生，指导患者注意个人卫生，术后可洗淋浴，3 个月后可洗盆浴，全子宫切除患者 3 个月内禁止性生活。

（5）嘱患者避免重体力劳动，不要做剧烈运动，多注意休息，适当参加户外活动，劳逸结合，以保持良好的精神状态。

（6）嘱患者要保持排便通畅，必要时可口服泻药。

（7）告知患者随访的目的、时间，第一年每 1 个月 1 次，1 年后每 3 个月 1 次，持续 3 年，以后每年 1 次，共 5 年。

第三节　绒毛膜癌

绒毛膜癌（CC）简称绒癌，是一种高度恶性的肿瘤，其特点是滋养细胞失去了原来绒毛结构而散在地侵入子宫肌层或通过血道转移至其他部位。绒癌继发于葡萄胎、流产或足月分娩后，其发生比率约为 2 ∶ 1 ∶ 1，少数可发生于异位妊娠后，但其真正发生原因尚不清楚，免疫异常可能与本病密切相关。

绒毛膜癌多发生于生育年龄的女性，其恶性程度极高。80% 可转移至肺，其次是阴道、盆腔、肝和脑各占 10%。

一、临床表现

前次妊娠至绒癌发病时间长短不一，继发于葡萄胎的绒癌绝大多数在葡萄胎清宫术后 1 年以上发病，而继发于流产和足月产的绒癌约在一年内发病。

（一）阴道出血

在葡萄胎排空后、产后、流产后，出现不规则阴道出血，量多少不定，如果原发灶消失而仅有转移灶发展，可以无阴道出血。也可以表现为一段时间的正常月经后再停经，然后再出现阴道出血。

（二）腹痛

癌组织侵犯子宫壁或子宫腔积血可引起下腹胀痛，癌组织穿破子宫或子宫病灶坏死感染等可出现急性腹痛。

（三）假孕症状

表现为乳房增大，乳头及乳晕着色，甚至有初乳样分泌，外阴、阴道、宫颈着色，生殖道变软，是肿瘤分泌的 HCG 及雌、孕激素的作用所引起。

（四）转移性症状

症状、体征视转移部位而异。因滋养细胞的生长特点是破坏血管，所以各转移部位症状的共同特点是局部出血。

二、辅助检查

（一）血 HCG 测定

流产、足月产、异位妊娠 4 周以上，或葡萄胎清除后 9 周以上，血 HCG 持续在高水平，或曾经一度下降后又上升，再排除妊娠物残留后，结合临床表现可以诊断绒癌。

若怀疑有脑转移，可做腰穿测定脑脊液 HCG，并与血清 HCG 进行比较，当血清与脑脊液 β-HCG 之比 < 20 ：1 时，应考虑为脑转移。

（二）X 线胸片检查

肺转移的常规检查。肺转移的最初 X 线征象为肺纹理增粗，以后发展为片状或小结节阴影，典型病例表现为棉絮状或团块状阴影。以右侧肺及中下部转移灶较多见。

（三）超声检查

B 超检查可发现子宫正常大小或不同程度增大，肌层内可见高回声团块，边界清，无包膜；或肌层内有回声不均匀区域或团块，边界不清，无包膜；也可以表现为整个子宫呈弥漫性回声增强，内部伴有不规则低回声或无回声。彩色多普勒超声因可显示绒癌所致的低阻抗血流信号，能进一步提高子宫绒癌诊断的正确性。

（四）CT 和磁共振成像检查

CT 对发现肺部较小病灶和脑、肝等部位的转移灶有较高的诊断价值。磁共振成像主要用于诊断脑和盆腔的病灶。

（五）组织学检查

病理标本中，若仅见成片滋养细胞浸润及坏死充血，未见绒毛结构者，即可诊断为绒癌。

三、治疗原则

（一）化疗

Ⅰ期低危患者进行单一药物化疗；Ⅰ期高危和Ⅱ、Ⅲ期患者选择联合化疗；Ⅳ期患者选择强烈联合化疗。

（二）手术

（1）子宫全切。

（2）肺叶切除：用于多次化疗不能吸收的肺部病灶。

（三）放射治疗

主要用于肺、脑转移的耐药病灶的治疗。

四、护理评估

（一）健康史

询问患者的孕产史、不规则阴道出血情况，如曾患葡萄胎，应采集葡萄胎的治疗史和随访资料。询问原发灶和转移灶的相应症状的主诉，收集相关的诊断检查资料。

（二）身体状况

多数患者有不规则阴道出血，量多少因人而异。肿瘤穿破子宫者可有腹腔内出血和腹痛。阴道转移破溃者可有大量出血。肺转移患者可出现咳嗽、血痰或反复咯血、胸痛等症状。脑转移患者可出现一过性跌倒、失语、失明、头痛、喷射性呕吐、偏瘫及昏迷等症状。肝转移者可有肝区疼痛、黄疸等症状。

（三）心理－社会状况

因为不规则的阴道出血，患者会有焦虑和不适。而侵袭性葡萄胎或绒癌的诊断，则会给患者和家属带来巨大的心理压力，除了担心疾病的预后，化疗也往往让患者感到恐惧，迫切需要得到相关信息的支持。另外，应注意评估患者的社会支持情况。

五、护理措施

（一）心理护理

（1）采用焦虑评定量表评估患者出现焦虑的程度，鼓励患者说出自己的感受，针对患者的个性特征制定详细的缓解焦虑的措施，鼓励患者采取积极的应对方式，如向朋友倾诉、寻求帮助、尽量往好处想等。

（2）为患者讲解疾病的发生、发展过程，让患者了解绒癌对化疗很敏感，只要坚持治疗可以达到根治性的效果。

（3）向患者介绍治疗成功的例子，使其树立战胜疾病的信心。

（二）病情观察

（1）注意观察阴道出血的量、性状及颜色，将阴道排出物送病检，协助诊断治疗。

（2）患者常有腹痛，应严密观察腹痛的部位、程度、强度、持续的时间及疼痛后是否有较多的阴道流血及压痛等，出血多者应注意监测血压、脉搏、呼吸等生命体征的变化。

（3）注意有无咳嗽、咯血、头晕、头痛等转移征象。

（三）做好抢救准备

床旁准备好各种抢救物资（输血输液用物、长纱条、止血药、氧气、照明灯等），并做好配血，以备急用。如发生阴道转移灶出血，应积极配合医生抢救，用消毒大纱条填塞阴道，以达到局部止血，同时注意患者血压、脉搏、呼吸的变化，按医嘱给静脉输血、止血药等抢救措施。

（四）转移灶患者护理

1. 阴道转移

注意观察阴道出血的量、质、色及有无恶性组织流出，须局部注射化疗药物的患者，应配合医生，在严格无菌技术操作的情况下进行，每次操作时注意观察阴道转移结节有无缩小，以观察药物的疗效；禁止一些不必要的阴道检查及性生活，以防阴道转移灶的破溃出现大出血；阴道填塞纱条者一般 24 小时后取出，填塞期间应密切观察阴道出血情况、生命体征的变化，每天行外阴擦洗两次，以保持外阴部清洁，并按医嘱给以抗生素。

2. 肺转移患者护理

注意观察患者有无咳嗽、咯血、呼吸困难，并注意观察咳嗽频率，是否有痰中带血等；嘱患者卧床休息，减少患者消耗，有呼吸困难者给半卧位，并间断给氧；如有大量咯血者，应将患者头偏向一侧，立即通知医生抢救，保持呼吸道通畅，可轻拍背，将积血排出。

3. 脑转移的护理

（1）注意观察患者有无头晕、头痛、恶心、呕吐及生命体征的变化，同时注意有无一过性脑转移的症状，如突然跌倒、一过性肢体失灵、失语、失明等。

（2）做好治疗、检查配合：按医嘱补液，给止血药、脱水药、吸氧、化疗等，配合医生做好鞘内化疗，常用药物为 MTX。配合医生做 HCG 测定，腰穿抽脑脊液送检、CT 等。

（3）积极预防患者意外事故的发生，如患者昏迷应专人守护，采取一些安全防护措施，如放置床挡，做好口腔、皮肤、黏膜护理，预防咬伤、吸入性肺炎、压疮发生等。

第四节　胎盘部位滋养细胞肿瘤

胎盘部位滋养细胞肿瘤（PSTT）是指起源于胎盘种植部位的一种特殊类型的滋养细胞肿瘤。其临床罕见，约占妊娠滋养细胞肿瘤的1%～2%。多数不发生转移，预后良好。

一、临床表现

（一）症状

胎盘部位滋养细胞肿瘤大多数发生于生育期年龄，绝经后罕见，平均发病年龄31～35岁。可继发于足月产、流产和葡萄胎，但后者相对少见，偶尔合并活胎妊娠。PSTT的主要症状为闭经后不规则的阴道流血或月经过多，除此以外，还有腹痛、溢乳等，少数患者还伴有转移部位症状。少数患者可表现为女性男性化、肾病综合征、红细胞增多症、咯血、子宫破裂和颈部淋巴结肿大等病征。

（二）体征

子宫均匀性或不规则增大，取决于肿瘤的生长方式，当病灶为弥漫性时，子宫呈均匀性增大，这时容易被误诊为妊娠；当病灶为结节性，尤其突向子宫表面时，子宫呈不规则增大。由于缺乏合体滋养细胞，中间型滋养细胞主要产生和分泌HPL，缺乏B-HCG，因此胎盘部位滋养细胞肿瘤患者血中HCG多数阴性或轻度升高。少数病例可发生子宫外转移，受累部位包括肺、阴道、脑、肝、肾及盆腔和腹主动脉旁淋巴结，一旦发生转移，预后不良。

二、辅助检查

（一）血清HCG测定

多数阴性或轻度升高，其水平与肿瘤负荷不成比例，无评估预后的价值。但检测HCG游离B亚单位常升高。

（二）血HPL测定

血清HPL一般为轻度升高或阴性，免疫组化通常阳性。

（三）超声检查

二维超声提示子宫增大，腔内未见胚囊，子宫肌层内多个囊性结构或蜂窝状低回声区或类似子宫肌瘤的回声，或腔内见光点紊乱区。彩色多普勒提示肌壁间蜂窝状暗区内血流丰富，呈“火球征”，在整个肿瘤区内侧及高速低阻动脉频谱。

（四）CT 检查

对肺部转移灶有很高的敏感性，主要用于肺转移的诊断，对子宫和盆腔病灶的诊断价值不及超声和 MRI。

（五）染色体核型检查

大部分的胎盘部位滋养细胞肿瘤是二倍体，少数为四倍体。

（六）18F 荧光脱氧葡萄糖正电子体层扫描（PET）

分辨率高于超声，有利于准确判定病灶的部位。MRI 下肌层病灶与健康肌层为等密度线。对于有生育要求希望保留子宫的患者，MRI、PET、高分辨数字宫腔镜有助于准确了解病灶大小、部位及进行有效的手术。

（七）组织学诊断

确诊靠组织学检查。通过刮宫标本可对极少部分肿瘤突向宫腔者做出组织学诊断，但在多数情况下，须靠手术切除的子宫标本做出准确的组织学诊断。

三、治疗原则

采取以化疗为主，手术、放疗为辅的综合治疗。在治疗以前要进行正确的临床分期，再进行预后评分来确定患者是低危、高危，然后制订合适的治疗方案，以实施分层治疗。

（一）化疗

滋养细胞肿瘤是所有妇科恶性肿瘤中对化疗药物最敏感的疾病。目前常用的一线化疗药物有甲氨蝶呤（MTX）、氟尿嘧啶（5-FU）、放线菌素 D（Act-D）及更生霉素（KSM）、环磷酰胺（CTX）等。低危的患者一般采用单一药物化疗，高危患者采用联合化疗的方法。化疗的途径可以静脉注射、肌内注射、口服及局部注射、鞘内注射等。随着化疗药物的方法学和药物学的快速发展，使滋养细胞肿瘤得到了很好的治疗，绒毛膜癌患者的死亡率有了大幅度下降。

（二）手术

1. 子宫切除

主要是用于无生育要求的低危无转移的患者可进行子宫全切，并结合化疗直至 HCG 正常。

2. 肺叶切除

用于多次化疗未吸收的独立肺转移耐药病灶。

（三）放射治疗

应用较少，主要是用于肝、脑、肺转移耐药的病灶治疗。

四、护理评估

（一）健康史

了解患者及其家属的滋养细胞疾病史、药物使用史及药物过敏史；若既往曾患葡萄胎，应详细了解第一次清宫的时间、水疱的大小、吸出组织的量等；再次清宫次数及清宫后阴道出血的量、质、时间，子宫复旧情况，血、尿 HCG 值；肺部 X 线检查结果。

（二）身体状况

大多数患者有阴道出血，量多少因人而异。若发生转移，要评估转移灶症状；若出血较多，患者可有休克表现。

（三）心理 - 社会状况

患者及家属担心预后不良，害怕承受不起化疗的毒性反应。焦虑、抑郁情绪较明显。

五、护理诊断

（一）舒适改变

恶心、呕吐与化疗药物的不良反应有关。

（二）口腔黏膜的改变

与化疗药物的不良反应有关。

（三）营养失调

低于机体需要量与化疗所致的消化道反应有关。

（四）自我形象紊乱

与化疗药物不良反应脱发、色素沉着有关。

（五）活动无耐力

与转移症状及化疗不良反应有关。

（六）潜在并发症

肺转移、阴道转移、脑转移

（七）恐惧

与接受化疗有关。

六、护理措施

（一）心理护理

了解患者的心理状况，帮助患者树立坚强的自信心，努力面对疾病。

（二）观察病情

观察腹痛及阴道出血情况，记录出血量，出血多时除密切观察患者的血压、脉搏、呼吸外，及时做好手术准备。认真观察转移灶症状，发现异常，立即通知医生并配合处理。

（三）治疗配合

接受化疗者按化疗护理常规。手术治疗者按妇科手术前后护理常规。

（四）减轻患者不适

对疼痛、化疗副作用等，积极采取措施，减轻症状，尽可能满足患者的合理要求。

（五）症状护理

1. 阴道转移患者的护理

（1）尽量卧床休息，密切观察阴道有无破溃出血，禁止做不必要的检查和窥器检查。
（2）配血备用，备好各种抢救器械和物品。

（3）若发生溃破大出血时，应立即通知医生并配合抢救。用长纱条填塞阴道压迫止血。保持外阴清洁，严密观察阴道出血情况及生命体征，同时观察有无感染及休克。填塞的纱条必须于 24 ~ 48 小时内取出，取出时必须做好输液、输血及抢救的准备工作。若出血未止可再用无菌纱条重新填塞，记录取出时间和再填入纱条数量，同时给予输液、输血。按医嘱用抗生素预防感染。

2. 肺转移患者的护理

（1）卧床休息，呼吸困难者给予半卧位并吸氧。

（2）按医嘱给予镇静剂及化疗药物。

（3）大量咯血时有窒息、休克甚至死亡的风险，若发现应立即让患者取头低患侧卧位并保持呼吸道的通畅，轻击背部，排出积血。同时迅速通知医生，配合医生进行止血抗休克治疗。

3. 脑转移的护理

（1）让患者尽量卧床休息，起床时应有人陪伴，以防脑栓期的一过性症状发生时造成意外损伤。观察颅内压增高的症状，记录出入量，观察有无电解质紊乱的症状。

（2）按医嘱给予静脉补液。给予止血剂、脱水剂、吸氧、化疗等，严格控制补液总量和补液速度，以防颅内压升高。

（3）采取必要的护理措施预防跌倒、咬伤、吸入性肺炎、角膜炎、压疮等发生。

（4）做好 HCG 测定、腰穿等项目的检查配合。

（5）昏迷、偏瘫者提供舒适的环境，预防并发症的发生。

七、健康教育

讲解化疗护理的常识，教会患者化疗时的自我护理。在治疗过程中由于出现化疗的副作用，使有的患者难于坚持治疗，应向患者讲明坚持化疗的重要性，嘱咐患者一定坚持正规化疗；每日外阴清洁两次，并勤换内裤，预防感染；进食高蛋白、高维生素、富含营养素、易消化的食物，如鸡蛋、牛奶、鱼、蔬菜、水果，并保证休息与睡眠，促进患者康复。

治疗结束后应严密随访，第 1 次在出院后 3 个月，然后每 6 个月 1 次至 3 年，此后每年 1 次直至 5 年，以后可每 2 年 1 次。也可Ⅰ ~ Ⅲ期低危患者随访 1 年，高危患者包括Ⅳ期随访 2 年。随访内容同葡萄胎。随访期间应严格避孕，一般于化疗停止≥ 12 个月后方可妊娠。

第十二章　妊娠特有疾病的护理

第一节　妊娠期呕吐

一、概述

呕吐是位于延髓的呕吐中枢接受来自大脑皮质、消化道、内耳前庭、冠状动脉以及化学感受器触发带等的传入冲动，反射性将胃及肠内容物从口腔强力驱出的动作。呕吐是人体一种重要的保护性防御本能，可把胃内有害物质排出。但频繁而剧烈的呕吐不仅妨碍正常进食和消化活动，甚至引起体液大量丢失、电解质紊乱（以低氯血症、低钾血症、低钠血症为主）及酮血症，持续时间过久可危及患者生命。

呕吐全过程可分为恶心、干呕与呕吐 3 个阶段。第一阶段为恶心，是由于胃的张力和胃的蠕动减弱，十二指肠的张力增强，伴有或不伴有十二指肠液的反流，致使病人自觉欲吐而又无食物能够呕出，属于呕吐的最前奏，恶心的临床表现为上腹部及心前区不适感，常伴有皮肤苍白、出汗、流涎、脉搏缓慢、血压下降等迷走神经兴奋症状。第二阶段为干呕，是由于胃上部放松而胃窦部的短暂收缩，致使病人有恶心及呕吐的动作，但无胃内容物呕出，是呕吐的前奏。第三阶段为呕吐，是由于胃窦部持续收缩和贲门持续开放，再加上腹肌收缩使腹压增加，胃内容物和部分小肠内容物迅即从胃经食管、口腔反流排出于体外的一种复杂的反射动作。

呕吐按发病原因分为 4 类。①中枢性呕吐：是指由于中枢神经系统病变引起的呕吐，以颅内压增高、中枢神经感染、脑外伤、脑肿瘤、代谢障碍（如尿毒症）、药物中毒、妊娠呕吐及妊娠剧吐等最常见；②前庭障碍性呕吐：常伴有眩晕、恶心等症状，以迷路炎、梅尼埃病、晕动病等最常见；③神经官能症性呕吐：特点是呕吐的发生与神经刺激密切相关，多是胃神经官能症、癔症的主要症状之一；④反射性呕吐：是指延髓呕吐中枢处于正常状态时，因人体其他部位受刺激传入的冲动强度超过呕吐阈值而引起的呕吐。典型事例为用手指触及咽部与舌根部时，刺激舌咽神经诱发的反射性呕吐；疾病以胃十二指肠疾病（如急性胃黏膜炎症、幽门梗阻、十二指肠梗阻等）最常见。此外，肠梗阻早期、急性病毒性肝炎黄疸前期、急性腹膜炎早期、闭角型青光眼等均能引起反射性呕吐。

妊娠期呕吐可分为两类：一类系妊娠出现的呕吐，如妊娠剧吐；另一类系妊娠合并其他疾病出现的呕吐，如妊娠合并肠梗阻时的呕吐。妊娠期呕吐常伴有食欲缺乏、发热或腹痛等症状。护理人员应详细询问健康史、认真开展健康评估，配合医师，及时发现呕吐病因，制订合理的护理计划，保证母婴健康平安。

（一）护理评估

1. 病因

（1）早孕反应

呕吐与孕妇体内人绒毛膜促性腺激素（HCG）明显升高、胃酸分泌减少以及胃排空时间延长有关。主要发生在妊娠 5 ~ 6 周。

（2）妊娠剧吐

呕吐与孕妇体内人绒毛膜促性腺激素（HCG）显著升高、孕妇精神过度紧张及情绪不稳定有关。主要发生在妊娠 6 ~ 8 周。

（3）妊娠合并外科疾病

多见于妊娠合并肠梗阻、急性阑尾炎、急性胆囊炎以及胃炎、胃溃疡或胃癌引起的幽门梗阻。

（4）妊娠合并感染

多见于妊娠合并急性肾盂肾炎或全身严重感染等。

（5）妊娠合并妇科急症

见于输卵管妊娠破裂、妊娠子宫扭转、妊娠合并子宫肌瘤红色变性或卵巢肿瘤蒂扭转等。

2. 健康史

询问病史，首先要确认妊娠无误，然后重点放在妊娠周数、明确是初孕妇或经产妇。了解呕吐发生时间、与妊娠周数的相关性、呕吐物数量、性质，每天发生的次数、既往有无相似的呕吐史。询问有无诱发呕吐因素，包括进食、精神刺激、应用药物、饮酒等，还应询问呕吐有无食欲缺乏、发热、腹痛、腹泻等伴随症状。了解患者既往有无子宫肌瘤、卵巢肿瘤、肝炎或胃溃疡等疾病、诊治经过，以及有无腹部或颅脑手术史、外伤史等。了解患者每日进食、排泄、睡眠等情况。

3. 体格检查

妊娠期呕吐轻者多无明显阳性体征，重者可出现生命体征的改变，如体温升高、血压下降、脉搏增快，病情进一步发展可出现黄疸、意识模糊，甚至昏迷。妊娠合并肠梗阻患者腹部检查时，可见胃肠蠕动波及肠型，妊娠合并外科疾病或妇科急症患者腹部触诊有压痛、反跳痛及肌紧张，胆囊炎患者 Murphy 征阳性，部分患者可触及腹部肿块，腹腔内出血患者移动性浊音阳性，急性肾盂肾炎患者有肾区叩痛，听诊时肠梗阻患者肠鸣音亢进、呈高调金属音，可闻及气过水声，有腹部振水音。有指征时，应行神经系统检查、前庭功能检查、眼底检查及眼压测定等。

4. 辅助检查

（1）血常规及血生化检查

有助于了解血液有无浓缩、肝肾功能、电解质、有无感染等情况。

（2）血气分析

判断是否存在酸碱失衡。

（3）血 β-HCG 测定

有助于妊娠的诊断。

（4）尿常规检查

有助于了解肾脏功能及泌尿系统感染，尿酮体含量有助于判断呕吐的严重程度。

（5）B 型超声检查

妇科 B 型超声检查有助于妊娠、妊娠周数、子宫肌瘤和卵巢肿瘤的诊断。腹部 B 型超声检查有助于了解腹腔脏器情况以及有无腹腔内出血等。

（6）心电图检查

低钾血症患者早期出现 T 波降低、变平或倒置，随后出现 ST 段降低、QT 间期延长及 U 波，高钾血症患者早期出现 T 波高而尖、P 波波幅下降，随后出现 QRS 波增宽。

（7）胃镜检查

有助于胃炎、胃溃疡以及胃癌引起的幽门梗阻的诊断。

（8）眼压测定及眼底检查

检查有无青光眼、视网膜出血及视神经炎。

（9）脑电图及磁共振成像检查

有助于颅内占位性病变、癫痫、颅脑外伤、脑血管病、颅内炎症和脑瘤的诊断。

5. 心理及社会因素

妇女妊娠后心理变化和生理变化总会交织在一起，形成孕妇特有的行为、体征及独特的心理应激。孕妇的人格和情绪与妊娠期呕吐密切相关，神经质孕妇的早孕反应常更明显。非意愿性妊娠的孕妇多有呕吐反应；性格外向、心理脆弱及情绪不稳定的孕妇妊娠期呕吐反应多剧烈；家庭成员对胎儿性别有无偏见、家庭成员特别是其丈夫对孕妇是否关心和体贴、住房条件、经济收入、人际交往等方面均会给孕妇造成心理应激，不良刺激常使妊娠期呕吐加重，护理人员要仔细评估孕妇妊娠前与妊娠期的人格、情绪和心理状况有无改变。

（二）护理诊断、问题

营养失调，低于机体需要量：与妊娠期呕吐影响正常饮食及造成体液丢失有关。

急性疼痛：与炎症刺激腹膜、卵巢肿瘤蒂扭转及手术创伤有关。

预感性悲哀：与失去胎儿有关。

焦虑：与住院、担心呕吐及治疗对胎儿发育产生不良影响有关。

（三）护理要点

1. 一般护理

重者应卧床休息，帮助患者制订饮食计划。

2. 诊疗配合

病情观察，积极配合医师开展诊断检查与治疗，严格遵医嘱用药或补液。

3. 心理护理

帮助孕妇稳定情绪，消除对生育的恐惧、焦虑心理。

二、妊娠期呕吐伴食欲缺乏

妊娠期呕吐伴食欲缺乏多数是由于妊娠而出现的呕吐，见于早孕反应及妊娠剧吐，特征是一旦终止妊娠，恶心、晨起呕吐症状很快消失，上午终止妊娠，下午就能进食如常人；少数是由于妊娠合并其他疾病而出现的呕吐，常见的有妊娠合并幽门梗阻，疾病本身即可引起呕吐，加重了妊娠期呕吐症状，即使终止妊娠，患者仍有呕吐伴食欲缺乏。护理人员在评估过程中，应认真检查以明确病因，配合医师对因治疗。

（一）疾病特点

1. 早孕反应

近半数育龄妇女受孕后，在停经 5 ~ 6 周出现食欲缺乏、喜食酸性食物、厌油腻、畏寒、头晕、乏力、嗜睡、流涎、轻度恶心、晨起呕吐等症状，称为早孕反应。早孕反应的主要特点是：①发生在妊娠早期，停经 5 ~ 6 周时发生居多；②晨起呕吐，空腹时明显，伴食欲缺乏；③绝大多数孕妇症状轻微，仅持续至妊娠 12 周左右，自然消失痊愈，基本不影响工作与学习，摄入量与消耗量大体持平，尿酮体阴性或弱阳性。少数孕妇早孕反应较重，呕吐不仅发生在晨起时，伴有明显的食欲缺乏，且持续时间较长，可有不同程度的体重下降，但营养状况尚好，经调整饮食及适当休息，症状逐渐好转。妇科检查子宫增大、变软；实验室检查尿妊娠试验阳性；B型超声检查显示子宫增大，宫腔内可见妊娠囊，囊内可见胚芽光团及心管搏动。

2. 妊娠剧吐

妊娠剧吐是指早孕反应加重，恶心剧烈、呕吐频繁，不能并害怕进食，导致体液失衡及新陈代谢障碍，甚至危及孕妇生命的一种病理状态。妊娠剧吐发病率低于0.5%，以年轻初孕妇居多。病因不清，对妊娠怀有恐惧心理、精神紧张、情绪波动大、生活不安定、经济条件较差的孕妇更容易发生妊娠剧吐，可能与孕妇精神心理、社会因素有关，也有研究发现，可能与幽门螺旋杆菌感染有关。主要临床表现为早期恶心、呕吐伴食欲缺乏，逐渐发展为进食与不进食均吐，惧怕进食，禁食也无法控制恶心呕吐，每日呕吐多达数十次，呕吐物含胆汁和胃黏膜少量出血而产生的咖啡样物，伴有烂苹果味，口渴明显；病情进一步发展，患者可出现视物不清、狂躁、幻觉、谵妄、嗜睡甚至昏迷，由于肝肾功能受损，可出现黄疸、氮质血症，病情日益恶化可危及患者生命。查体发现患者精神萎靡不振、疲惫，眼窝凹陷，体温稍偏高，呼吸加快，心率增快，脉搏细弱，血压下降，尿量明显减少，腹部凹陷，皮肤干燥粗糙，弹性减低，四肢无力。辅助检查结果有助于进一步明确呕吐的严重程度及对机体的影响。

3. 妊娠合并幽门梗阻

幽门管瘢痕狭窄、幽门管梗阻及幽门括约肌痉挛是引起幽门梗阻的主要原因，临床上导致幽门梗阻的常见疾病有胃炎、胃溃疡及胃癌。幽门梗阻性呕吐可发生在妊娠任何一个时期，其特点为周期性发作，进食后不久即发生喷射性呕吐，幽门痉挛患者肌内注射阿托品可缓解症状，幽门器质性狭窄时，食物在胃内停留时间长且多合并有胃扩张，呕吐物量多，伴强烈的发酵气味。若幽门梗阻发生在妊娠早期，常加重早孕反应，恶心呕吐伴食欲缺乏更加明显。胃镜检查有助于明确幽门梗阻的诊断。

（二）治疗原则

早孕反应轻者不须治疗，重者可适当休息及饮食调理。妊娠剧吐患者应卧床休息，补充营养，纠正脱水、酸碱失衡及电解质紊乱，防治并发症；必要时应终止妊娠。

（三）护理措施

1. 一般护理

保持病房干净整齐、室内空气新鲜，避免噪声刺激，以免引发恶心、呕吐；尽量安排妊娠剧吐患者小房间，以免引发同病房内其他患者发生呕吐。妊娠剧吐患者应卧床休息，宜取侧卧位，平卧时应尽量将头偏向一侧，避免将呕吐物吸入引起窒息或肺炎。清晨起床应缓慢。宜进食清淡爽口、富含营养、易消化的食物，避免辛辣、坚硬、刺激性及油炸或高脂肪的食物，可选择孕妇喜爱的食物以增强食欲；少量多餐；进食后不宜马上卧床，以免胃酸逆流出现恶心等症状。

2. 缓解症状，增进舒适

（1）呕吐剧烈的患者身体虚弱，护士应陪伴患者床旁，备好盛装呕吐物的清洁器皿及温开水，患者恶心欲呕吐时，将其轻轻扶起，轻拍其背部，呕吐后，嘱其用温开水漱口。及时更换呕吐物污染的床单、被褥及衣物等。

（2）呕吐停止后可尝试进食流质食物，协助患者取舒适体位进食，播放愉快舒缓的音乐，减轻进食时的不舒适感和恐惧感。每次进食后短时间内不要躺卧，进食前后和呕吐后应让患者及时漱口，保持口腔卫生。

（3）对严重失水及电解质紊乱的患者，应遵医嘱给予输液；营养不良患者应静脉补充营养。由于输液量大、时间长，患者输液过程中常因呕吐而体位频繁改变，易引起注射部位针头移位、液体外溢。护理人员应经常巡视，注意观察输液管是否通畅、有无扭曲或受压、针头是否脱出血管、注射部位有无液体外溢及疼痛等，必要时使用留置针。观察并记录每日液体出入量。

3. 围手术期患者的护理

对于妊娠合并幽门梗阻须要手术或妊娠剧吐经治疗无效需行人工流产术终止妊娠的患者，护理人员应做好术前准备及术后护理。妊娠剧吐患者人工流产术后，呕吐症状迅速消失。

4. 心理护理

为患者热情、详细地介绍病房环境，尽快消除陌生感，增强其归属感及安全感。体贴患者，向其解释情绪对呕吐及剧烈呕吐对胎儿发育的影响，帮助其树立战胜疾病的信心。鼓励家属积极配合，多给患者精神安慰，分散其对恶心呕吐的注意力，尽可能增加欢乐气氛，使其保持良好的精神状态。在护理过程中切不可流露出厌烦表情，以免增加患者心理负担。对终止妊娠的患者，应表示同情，理解并允许其宣泄悲哀的情绪，尽可能为患者及其家属提供帮助，以缓解其忧伤。

5. 出院指导

向患者及家属介绍抑制呕吐的应对措施，如恶心欲呕吐时，做深呼吸和吞咽动作。保证充足睡眠，适当运动；保持愉快的心情；改善饮食结构，多样化饮食，增进食欲，注意补充维生素、钙、磷、铁等。

三、妊娠期呕吐伴发热

根据病因，发热可分感染性发热和非感染性发热两类。感染性发热是由各种病原体感染而导致的体温升高，占多数；非感染性发热系无菌性坏死组织的吸收、内分泌代谢障碍、体温调节中枢功能失常、机体散热减少等引起的体温升高。妊娠期呕吐伴发热主要是妊娠期合并感染性疾病所致，可发生在妊娠的任何时期，常见的感染性疾病有急性肾盂肾炎、急性阑尾炎及急性胆囊炎等。

（一）疾病特点

1. 妊娠合并急性肾盂肾炎

急性肾盂肾炎是妊娠期最常见的泌尿系统疾病，多发生在妊娠晚期。与妊娠期输尿管蠕动减弱导致输尿管扩张、增大的子宫机械性压迫输尿管和改变膀胱位置而引起排尿不畅或尿液反流有关。此外，妊娠期出现的生理性糖尿，有利于细菌繁殖。急性肾盂肾炎的感染途径以泌尿道上行感染为主。临床主要表现为孕妇突然出现寒战、高热、恶心、呕吐、乏力等症状，伴有单侧（常为右侧）或双侧肋痛，可出现尿频、尿急、尿痛等膀胱刺激征。查体发现体温升高，多高于 38℃，呈弛张热，患侧或双侧肋腰点压痛明显，肾区有叩击痛。

2. 妊娠合并急性阑尾炎

妊娠期急性阑尾炎的发病率与非孕期相同，但多发生于妊娠前 6 个月。妊娠早期急性阑尾炎比较容易诊断，常有典型的转移性右下腹痛、恶心呕吐、发热等，重者发生阑尾穿孔，可出现高热、脉搏增快及下腹痛剧烈。查体患者体温升高，右下腹麦氏点有压痛、反跳痛及腹肌紧张。妊娠中、晚期急性阑尾炎表现为恶心呕吐、发热及腹痛，由于解剖生理改变，增大的子宫导致阑尾移位，常无典型的转移性右下腹痛，腹痛位置上升，甚至可达肝区，若阑尾位于子宫后侧，可出现右侧腰痛。查体患者体温升高，由于增大的子宫将壁层腹膜向前顶起，故腹部压痛、反跳痛及腹肌紧张不明显，炎症波及子宫，可出现宫缩。妊娠中、晚期急性阑尾炎的症状与体征不典型，临床诊断困难，容易延误病情，引起炎症扩散。

3. 妊娠合并急性胆囊炎

急性胆囊炎多发生于妊娠晚期，妊娠是发生急性胆囊炎的重要诱发因素。首先，妊娠期体内孕激素水平升高，使血液及胆汁内胆固醇浓度增加，胆酸及胆盐可溶性改变，胆固醇易析出形成结晶；使胆囊和胆道平滑肌松弛导致排空缓慢、胆汁淤积。其次，妊娠期雌激素水平升高可降低胆囊黏膜对钠的调节，吸收水分下降，影响胆囊的浓缩功能。临床主要症状为夜间或饱餐或进食油腻食物后发作，表现为发热、恶心呕吐、右上腹部疼痛，疼痛性质为绞痛，可向右肩或右背部放射；呕吐物中有多量的胆汁。重者可出现晕厥等休克征象。查体可见患者呈急性病容，体温升高，重者出现血压下降、心率增快、脉搏细数、四肢厥冷等休克体征。

（二）治疗原则

妊娠合并感染性疾病治疗时，用药应选用对胎儿无不良影响的抗生素，妊娠晚期应预防早产。妊娠合并急性肾盂肾炎应控制感染、采取支持疗法、防治中毒性休克。妊娠合并急性阑尾炎应在抗感染的同时，立即手术治疗。妊娠合并急性胆囊炎轻者保守治疗，重者手术切除胆囊治疗。

（三）护理措施

1. 诊疗配合

护理人员应配合医师寻找病因，详细向患者及家属介绍治疗方案，同时说明治疗可能对妊娠的影响。妊娠早期手术时，麻醉药物可能影响胚胎发育，妊娠晚期手术可能影响手术操作或引起早产。妊娠合并急性阑尾炎临床诊断困难，若漏诊可导致阑尾穿孔、急性腹膜炎，增加母儿死亡率，因此，须适当放宽手术指征。

2. 缓解症状

高热患者可采用乙醇、冰袋等物理降温。

3. 病情观察

对妊娠早期的患者应注意观察有无下腹疼痛、阴道血性分泌物或阴道流血等流产征象，对妊娠晚期的患者应注意观察胎动、胎心率及子宫收缩、腹痛、阴道血性分泌物及阴道排液等早产征象。发现异常，及时报告医师。

四、妊娠期呕吐伴急性腹痛

妊娠期呕吐伴急性腹痛常起病急、病情重、发展变化快，临床多见于两类疾病：一类是妇产科疾病，主要有输卵管妊娠流产或破裂、妊娠合并子宫肌瘤红色变性、妊娠合并卵巢瘤蒂扭转等；另一类是妊娠合并内科或外科疾病，如妊娠合并急性阑尾炎、妊娠合并急性胆囊炎等。

（一）疾病特点

1. 输卵管妊娠流产或破裂

输卵管妊娠以壶腹部最多见，约占 60%。输卵管妊娠流产常发生于停经 8 ~ 12 周，若胚泡与管壁分离不完全，则形成不完全流产，出血多；输卵管妊娠破裂多发生于妊娠 6 周左右，以输卵管峡部妊娠破裂多见。临床主要表现为停经后不规则阴道流血、恶心呕吐及下腹疼痛，腹痛常发生于一侧下腹部，呈隐痛，若发生破裂时，突然出现撕裂样疼痛，伴恶心呕吐，有肛门坠胀感，腹腔内出血量多者可发生失血性休克。查体患者贫血貌，面色苍白，血压下降，脉搏细数，下腹部有压痛及反跳痛，以患侧明显，移动性浊音阳性。妇科检查可见阴道内少量血液、宫颈着色、变软，有举痛，阴道后穹隆饱满，有触痛，子宫稍大变软，一侧附件区可触及有压痛的包块。经阴道后穹隆穿刺抽出暗红色不凝血液，应高度怀疑有腹腔内出血。

2. 妊娠合并子宫肌瘤红色变性

妊娠前已患子宫肌瘤，妊娠期好发生子宫肌瘤红色变性，是子宫肌瘤一种特殊类型的坏死。可能与妊娠期肌瘤生长迅速，压迫假包膜内的静脉，发生静脉回流受阻，导致肌瘤内淤血、水肿，小血管破裂出血并有红细胞溶解有关。主要症状为突然发热、下腹部剧痛伴恶心呕吐，部分患者出现腰背酸痛。查体患者体温升高，子宫大于停经月份，且能触及有压痛的肿块。

3. 妊娠合并卵巢肿瘤蒂扭转

妊娠合并卵巢肿瘤蒂扭转多见于卵巢囊肿蒂扭转，其中以卵巢囊性畸胎瘤蒂扭转最常见。患者妊娠前有卵巢囊肿病史，妊娠后由于子宫不断增大、肿瘤活动度良好、重心偏于一侧，易发生蒂扭转，产褥期子宫体积明显缩小，也容易发生蒂扭转。临床主要表现为突发性的一侧下腹部剧痛，逐渐扩展至全腹，伴恶心呕吐，若扭转后肿瘤复位，腹痛随之缓解；若蒂扭转时间较久而发生肿瘤坏死，可出现休克。查体发现在增大的子宫一侧有一肿块，有明显触痛，下腹部或全腹有压痛、反跳痛及腹肌紧张。重者可出现晕厥、血压下降、脉搏细数等休克征象。

（二）治疗原则

对出现急腹症的患者，应采取手术治疗，防治失血性休克、早产或感染等并发症。

（三）护理措施

积极治疗生殖道炎症，减少输卵管妊娠的发生率；妊娠前诊断有卵巢肿瘤或子宫肌瘤患者，应根据医师建议采取相应治疗后妊娠。保守治疗的患者，妊娠后应注意避免突然变换体位，注意观察子宫增长情况，一旦发现增长过快，应及时就医。

第二节　妊娠期血压升高

一、妊娠期血压升高的基础理论

18 岁以上成年人的正常血压为收缩压 < 130mmHg，舒张压 < 85mmHg。妊娠对血压的影响较小，通常在妊娠 20 周前舒张压偏低，与外周血管扩张、血液出现生理性稀释以及胎盘形成动静脉短路引起外周阻力下降有关，而收缩压几乎无大影响。若妊娠期孕妇出现血压升高，血压 > 140/90mmHg 应认为是病理状态。妊娠期血压升高包括妊娠诱发的高血压和妊娠并存的高血压两类，妊娠诱发的高血压于妊娠前血压正常，孕期发生高血压；

妊娠并存的高血压是已存在的高血压在孕期加重。引起妊娠期血压升高常见的疾病有妊娠合并高血压病、妊娠合并慢性肾小球肾炎高血压型、妊娠合并嗜铬细胞瘤及妊娠高血压疾病等。妊娠前或妊娠前 20 周发现血压升高，容易诊断；若妊娠 20 周后出现血压升高，特别是妊娠合并慢性肾小球肾炎高血压型患者，不易与妊娠期高血压疾病中的子痫前期相区分。多数妊娠期血压升高患者为一过性血压升高，分娩后症状即消失，部分患者病情持续进展，出现蛋白尿，甚至头痛、眼花、抽搐、昏迷等神经系统症状，严重威胁母婴健康及生命，是孕产妇及围生儿死亡的重要原因。

护理人员应认真做好生育期及围生期保健工作，及时发现、诊断及配合治疗妊娠期高血压疾病，对于高风险人群应采取跟踪监测及有效的干预措施，降低高血压对孕妇及胎儿的不利影响，减少孕产妇及围生儿死亡率。

（一）护理评估

1. 病因

妊娠期血压升高的病因复杂，可能与下列因素有关。

（1）小动脉病变

小动脉病变是高血压病最重要的病理改变，血管内皮细胞受损、小动脉痉挛、狭窄引起血压升高，见于妊娠合并高血压病、妊娠期高血压疾病等。

（2）慢性肾小球肾炎

慢性肾小球肾炎导致肾功能不全时，水钠潴留引起高血容量状态，血浆肾素活性升高，外周阻力加大，导致高血压。见于妊娠合并慢性肾小球肾炎高血压型。

（3）儿茶酚胺增多

肾上腺髓质嗜铬细胞瘤能自主分泌包括去甲肾上腺素、肾上腺素及多巴胺在内的儿茶酚胺，引起血压升高，见于妊娠合并嗜铬细胞瘤。

此外，妊娠期血压升高也与异常滋养层细胞侵入子宫肌层、遗传、免疫、营养缺乏、胰岛素抵抗等因素有关。

2. 健康史

详细询问患者末次月经日期、妊娠反应出现时间及程度、有无眼花、胸闷、头痛、头晕、齿龈出血、上腹不适、下肢水肿等症状，特别注意出现自觉症状的时间及严重程度。了解初次诊断高血压的时间、与妊娠周数的关系及既往病史，如有无原发性血压、急性肾小球肾炎、嗜铬细胞瘤等病史及诊治经过、治疗效果等。询问患者家族中，尤其是母亲，是否曾患有妊娠期高血压疾病。了解有无强烈的精神紧张、心理压力及日常生活，如休息、饮食、睡眠、烟酒嗜好等。

3. 症状与体征

（1）症状

多数妊娠前半期（妊娠 20 周前）合并高血压病患者无明显自觉症状，偶有头痛及视物模糊。妊娠前半期合并慢性肾小球肾炎高血压型患者可有腰痛、乏力、心悸等症状。妊娠前半期合并嗜铬细胞瘤患者可出现头痛、头晕、恶心、出汗、心悸、四肢麻木、低视力、上腹部疼痛等症状，呈阵发性。妊娠期高血压患者可有上腹部不适；轻度子痫前期可有头痛及上腹部不适；重度子痫前期患者出现持续性剧烈头痛、视物模糊、上腹部疼痛；病情进一步恶化，可发展为子痫，患者出现恶心、呕吐、抽搐、昏迷。

（2）体征

最显著的体征为血压升高，≥ 140/90mmHg，重度子痫前期和子痫患者 > 160/110mmHg。体重增加≥ 0.5kg/周，眼结膜苍白，低视力，眼底检查视网膜小动脉痉挛、视网膜水肿、渗出或出血，心率增快，踝部自下而上波及小腿、大腿、外阴、腹壁及全身水肿或出现腹腔积液。若患者体重增加≥ 0.9kg/ 周或≥ 2.7kg/4 周，提示子痫前期可能发生。重度子痫前期患者双肺可闻及湿啰音及少尿，子痫患者出现抽搐、面部充血、口吐白沫、深昏迷，继之出现深部肌肉僵硬，快速发展为全身高张性阵挛惊厥、肌肉呈有节律的紧张收缩，持续约 1 分钟，抽搐期间无呼吸动作，呼吸随抽搐停止而恢复，但仍处于昏迷状态，最后意识恢复，但困惑、易激惹、烦躁。

4. 辅助检查

（1）床液检查

了解尿比重、尿常规及尿蛋白。若尿比重≥ 1.020，提示尿液浓缩；尿蛋白是指 24 小时尿液中蛋白含量≥ 300mg 或相隔 6 小时的两次随机尿液蛋白达 30mg/L（定性 +）。

（2）血液检查

了解患者的红细胞计数、血红蛋白含量、血细胞比容、凝血功能等。

（3）肝肾功能检查

了解肝肾功能受损程度。

（4）眼底检查

眼底视网膜病变可反映疾病的严重程度。

（5）心电图及心脏超声检查

了解高血压对心脏的影响。

（6）尿液儿茶酚胺测定

有助于嗜铬细胞瘤的诊断。

（7）磁共振成像检查

有助于发现肾上腺髓质肿瘤。

（8）腹部超声检查

有助于了解腹腔积液、胎儿发育情况等。

5. 心理及社会因素

高龄孕妇、经产妇、营养不良、有高血压家族史孕妇均是妊娠期血压升高的高危人群。此外，生活压力过大、经济状况差、嗜烟酒、不良情绪等也是诱发因素。妊娠期血压升高患者担心疾病、治疗用药等会影响胎儿发育，常产生紧张焦虑，紧张的情绪可导致体内儿茶酚胺（如肾上腺素、去甲肾上腺素）含量增加，进一步增强对孕妇全身小血管的收缩作用，引起外周阻力增加，血压进一步升高，同时，血管痉挛导致胎盘及胎儿的血液供应降低，形成恶性循环。

（二）护理诊断、问题

体液过多：与水肿、少尿等有关。

急性疼痛：与血管痉挛、血压升高引起的头痛有关。

活动无耐力：与乏力、头晕、长期卧床等有关。

有受伤的危险：与子痫发作时阵发性肌肉痉挛引起舌咬伤及坠床所致的损伤等有关。

焦虑：与担心影响胎儿发育及早产有关。

潜在并发症：胎盘早剥。

（三）护理要点

（1）严密观察母婴病情，积极配合治疗，做好重度子痫前期或子痫的抢救准备。

（2）做好终止妊娠的准备与护理。

（3）心理疏导，缓解患者及家属紧张焦虑情绪。

（4）出院指导。

二、妊娠前半期血压升高

妊娠前半期血压升高是指妊娠 20 周前（包括妊娠前）出现血压升高，达到或超过 140/90mmHg。引起妊娠前半期血压升高的病因可能是合并原发性高血压（高血压病）或合并继发性高血压（慢性肾小球肾炎高血压型、嗜铬细胞瘤）。

（一）疾病特点

1. 妊娠前半期合并高血压病

有高血压家族史的孕妇，妊娠 20 周前发现血压升高，≥ 140/90mmHg，尿蛋白阴性者，应首先考虑妊娠合并高血压病。绝大多数患者发病与进展缓慢，病程较长，临床症状不明显，部分患者表现为头痛、头晕，偶有头部沉重感，头痛多发生在清晨，以前额、枕部及颞部为主，呈涨痛。重症患者可出现乏力、心悸气短、低视力、腰痛等症状。查体发现血压≥ 140/90mmHg，低视力，颈动脉波动幅度增高，心尖波动明显，叩诊心界正常大小或略向左下方增大，听诊主动脉瓣第二心音亢进，可闻及Ⅱ～Ⅲ级吹风样收缩期杂音，下肢水肿不明显。眼底检查可见视网膜小动脉痉挛、变细、硬化，重者可有视网膜水肿、渗出或出血等。

2. 妊娠前半期合并慢性肾小球肾炎高血压型

慢性肾小球肾炎起病隐匿、进展缓慢、病程较长，妊娠前半期合并慢性肾小球肾炎高血压型患者常有头痛、头晕、乏力、腰部酸痛、尿量减少等症状。查体血压≥140/90mmHg，多数患者达到或超过160/110mmHg，眼结膜苍白，低视力，双肾区有叩痛，下肢有轻微水肿。眼底检查呈高血压病改变；实验室检查发现贫血、尿比重低，少量尿蛋白，下肢轻度水肿。

3. 妊娠前半期合并嗜铬细胞瘤

约90%嗜铬细胞瘤发生在肾上腺髓质，10%发生在交感神经节或其他部位，能自主分泌儿茶酚胺（包括去甲肾上腺素、肾上腺素及多巴胺），引起血压升高，多为阵发性加重，创伤、注射、排便等均可诱发其发作，发作频率数分钟至数日或数月不等。发作时患者感到头痛、头晕、视物模糊、心悸、恶心、出汗、四肢麻木、上腹部疼痛等。查体血压≥140/90mmHg、面色苍白、低视力、心率明显增快、四肢冰冷、上腹部可有压痛。重者可有呼吸困难、发绀、咳嗽、咳白色或血性泡沫痰，两肺散在湿啰音等肺水肿表现，或发生脑出血，危及母婴生命。实验室检测24小时尿儿茶酚胺含量增多有助于诊断。

（二）治疗原则

减少母婴并发症，降低围生儿死亡率。轻者可采取休息、饮食及心理护理措施，严重者须药物解痉降压。

（三）护理措施

1. 一般护理

告知孕妇保证足够的休息，应取左侧卧位休息，向其解释左侧卧位可以缓解右旋的妊娠子宫对腹主动脉及下腔静脉的压力，促进血液回流，增加全身血流量，改善脑水肿及胎盘功能，增加尿量，减轻水肿。为患者提供富含蛋白质、维生素和各种微量元素的食物和水果，减少动物脂肪及过量盐的摄入。每日清晨定时在患者排泄后空腹为其测量体重，记录体重增加情况。

2. 病情观察

询问并记录患者每日自觉症状，包括头痛、头晕、恶心程度、是否有心悸及视物不清等。定期检查视力。初次测量血压若有升高，应嘱患者休息30分钟至1小时后复测。注意观察下肢水肿程度、休息后是否缓解，尤其对体重增加明显但水肿不明显患者，应及时与医生沟通，及早发现隐性水肿。应告知患者注意观察每日尿量，收集24小时尿液并记录。仔细监测子宫增大情况、有无规律宫缩及阴道流血。

3. 心理护理

向患者说明心情愉快、精神放松在一定程度上可减轻血管痉挛，有利于胎儿宫内发育；反之，可导致血压升高，加重病情。安慰患者，告知其治疗用药不会影响胎儿发育，有利于缓解高血压对母体主要脏器的损害。

4. 加强预防

对有高血压病家族史或曾患肾病的妇女，尤其是高龄初产妇，妊娠前应进行检查，加强孕期检查。妊娠后注意休息，适当加强营养，保持心情舒畅。

三、妊娠20周后血压升高——妊娠期高血压

妊娠20周后，首次发现血压升高达到或超过140/90mmHg，尿蛋白阴性，称妊娠期高血压，是妊娠期高血压疾病的最轻型。妊娠期高血压疾病是妊娠特有疾病，妊娠20周后，血压正常的孕妇发生高血压或孕妇原有的高血压进一步加重。值得一提的是，正常妊娠、贫血及低蛋白血症均可引起水肿。

血压较基础血压升高30/15mmHg，但＜140/90mmHg，不能作为诊断依据，应严密观察。

重度子痫前期是妊娠20周后出现高血压、蛋白尿且伴有明显的肾、肝、脑、心血管系统受累引起的临床症状。

（一）疾病特点

妊娠期高血压的主要临床特点为妊娠20周后发现血压≥140/90mmHg，于产后12周血压恢复正常，尿蛋白阴性，患者可有头痛、头晕、眼花等症状，部分患者出现上腹部不适。妊娠期高血压是一过性高血压，但高血压病情可能恶化而发展为子痫前期及子痫，因此，需要在分娩后做回顾性诊断妊娠期高血压。

（二）治疗原则

争取母体康复，减少母婴并发症，降低围生儿死亡率。

（三）护理措施

1. 一般护理

向患者强调左侧卧位休息的重要性，每日休息不少于10小时。提供富含蛋白质和热

量的饮食，不必限制液体，全身水肿患者应限制盐的摄入。每日测量血压及体重。

2. 治疗配合

对于精神紧张、焦虑或睡眠不好的患者应遵医嘱给予镇静药物，如地西泮 5mg，睡前口服，如症状好转，及时报告医师，遵医嘱停药。间断吸氧。每日询问患者是否有头痛、头晕、低视力或上腹不适等症状，每 2 日复查尿蛋白，定期监测血液、胎儿发育状况。

3. 积极预防

（1）充分发挥二级妇幼保健网的功能，做好妇女保健的宣传教育工作。

（2）提高育龄期妇女对妊娠期及围生期保健的认识，使其掌握孕期保健的基础知识，定期进行产前检查。

（3）护理人员应指导患者做好自我监测，包括血压、体重测量及头痛、视物不清等自觉症状的发现，出现异常，及时就医。

（4）指导患者在家坚持左侧卧位休息；孕期合理饮食，注意补钙。有研究表明，每日补钙 1 ~ 2g，能有效降低妊娠期高血压疾病的发生。

四、妊娠 20 周后血压升高伴蛋白尿

妊娠前 20 周血压正常，妊娠 20 周后血压升高伴蛋白尿最常见的疾病为子痫前期，其中包括轻度子痫前期和重度子痫前期。

（一）疾病特点

1. 轻度子痫前期

轻度子痫前期是指妊娠前 20 周血压正常，妊娠 20 周后出现血压≥ 140/90mmHg，尿蛋白≥ 300mg/24h 或随机尿蛋白（+），伴有上腹部不适、头痛、低视力等症状。轻度子痫前期以初产妇及多胎妊娠居多。

2. 重度子痫前期

重度子痫前期为妊娠 20 周后出现高血压及蛋白尿，且伴随下列至少一种临床症状或体征。

（1）收缩压≥ 160 ~ 180mmHg 或舒张压＞ 110mmHg。

（2）尿蛋白＞ 5.0g/24h 或随机尿蛋白＞（+++）。

（3）中枢神经系统功能障碍。

（4）精神状态改变和严重头痛（频发、常规镇痛药物不缓解）。

（5）脑血管意外。

（6）视物模糊，眼底点状出血，极少数患者出现皮质性高。

（7）肝细胞功能障碍，肝细胞损伤、血清转氨酶至少升高 2 倍。

（8）上腹部或右上象限痛等肝包膜肿胀症状，肝被膜下出血或肝破裂。

（9）少尿，24 小时尿量 < 500mL。

（10）肺水肿、心力衰竭。

（11）血小板计数 < 100 × 109L。

（12）凝血功能障碍。

（13）微血管病性溶血（血 LDH 升高）。

（14）胎儿生长受限，羊水过少，胎盘早剥。

（二）治疗原则

防止子痫发生。休息、镇静、解痉、降压、合理扩容、必要时利尿、监测母胎状态、适时终止妊娠。

（三）护理措施

1. 子痫前期

患者应住院治疗，为其提供干净、清洁的病房，避免噪声、强光等刺激，卧床休息，左侧卧位，饮食同妊娠期高血压。

2. 密切监测母胎状态

注意观察并记录患者意识、血压、心率、呼吸等生命体征，每日至少 3 次询问头痛、胸闷、头晕、眼花等自觉症状有无加重，了解有无腹痛及阴道流血。认真检查子宫张力，观察有无阴道流血，及时发现胎盘早剥，发现异常立即报告医生。观察并记录胎心率和胎动情况。及时送检血、尿标本。

3. 硫酸镁治疗配合

（1）硫酸镁是解痉降压的首选药物，护理人员应掌握其用药指征：①控制子痫抽搐及防止再抽搐；②预防重度子痫前期发展为子痫；③子痫前期临产前预防抽搐。配合医生向患者及家属讲解药物作用及可能出现的副作用。

（2）使用硫酸镁治疗时，多采用静脉给药，首次剂量 25% 的硫酸镁 20mL 加于 10% 葡萄糖注射液 20mL 中，5 ~ 10 分钟内缓慢静脉推注完毕，再用 25% 的硫酸镁 60mL 加入 5% 葡萄糖注射液 500mL 静脉滴注，控制滴速为 1.0 ~ 2.0g/h。根据血压情况，也可采用臀部深肌内注射。硫酸镁对局部组织刺激性强，应告知患者注射部位常出现疼痛，注射后局部可采取热敷或轻揉等方法以缓解疼痛，护理人员也可向硫酸镁溶液中加少许利多卡因，缓解局部刺激，同时，加强病房巡视，避免药液外漏。

（3）用药过程中监测血清镁离子浓度，正常孕妇血清镁离子浓度为 0.75 ~ 1.0mmol/

L，治疗有效浓度为 2.0 ～ 3.5mmol/L，若血清镁离子浓度超过 5.0mmol/L 即可发生镁中毒。用药前及用药期间应检查患者膝腱反射、呼吸、心率、心律，必要时对患者进行心电监护，及时发现房室传导阻滞。测量体重及 24 小时尿量，严格记录每日液体出入量，及时将结果报告医师。

若发现膝腱反射减弱或消失、全身肌张力减退、呼吸低于 16 次 /min，呼吸困难、复视、尿量少于 25mL/h 或 600mL/24h，言语不清等，应考虑出现中毒反应，重者可出现呼吸肌麻痹，患者呼吸、心跳停止。

（4）物品及药品准备：护理人员应准备好抢救子痫及硫酸镁中毒、阴道手术助产及新生儿急救等所需物品及药品，如急救车、吸痰器、开口器、压舌板、床挡、产包、氧气等抢救用品。在患者床旁急救车内，应备硫酸镁及拮抗硫酸镁中毒反应的葡萄糖酸钙注射液，一旦发生中毒反应，立即静脉注射 10% 葡萄糖酸钙 10mL，1.0g 葡萄糖酸钙静脉推注可逆转轻至中度呼吸抑制。

4. 镇静、降压、利尿及扩容药物治疗的配合

掌握用药原则，遵医嘱用药。

（1）地西泮是常用的镇静药物，苯巴比妥钠可引起胎儿呼吸抑制，分娩前 6 小时应慎用。

（2）降压药物应用的目的是延长孕周或改善围生期结局，理想降压为：收缩压降至 140 ～ 155mmHg，舒张压降至 90 ～ 105mmHg。

（3）利尿药物仅用于全身水肿、急性心力衰竭、肺水肿等患者。

（4）临床一般不主张应用扩容药物，严重的低蛋白血症、贫血患者可适当应用。

第三节　妊娠期阴道流血

一、妊娠期阴道流血的基础理论

妊娠期阴道流血是产科的常见症状，多见于自然流产、输卵管妊娠流产型或破裂型、葡萄胎、早产、前置胎盘及胎盘早剥等。阴道流血可发生在妊娠早期、中期或晚期，以妊娠早期和晚期多见，伴有或不伴腹痛，阴道流血量因疾病而异，疾病的严重程度不一定与阴道流血量成正比，如输卵管妊娠破裂患者阴道流血量少，但腹腔内出血可能很多，导致失血性休克，危及生命。因此，有停经史的育龄妇女发生阴道流血，应特别注意是否与妊娠有关，已诊断妊娠的妇女发生阴道流血，应及时就医，以免延误诊断。

（一）护理评估

1. 病因

（1）病理妊娠

多见于自然流产、输卵管妊娠流产型或破裂型、葡萄胎、早产、前置胎盘、Ⅱ度或Ⅲ度胎盘早剥等疾病，流产与异位妊娠引起的阴道流血常发生于妊娠早期(不足妊娠13周)；早产、前置胎盘与胎盘早剥所致的阴道流血多发生于妊娠晚期（妊娠28周及以后）。

（2）分娩期并发症

主要见于子宫破裂引起的阴道流血。

（3）妊娠合并阴道及宫颈尖锐湿疣

阴道流血多发生在妊娠早期。

（4）葡萄胎

阴道流血多发生于妊娠早期。

2. 健康史

了解患者的月经初潮年龄、月经周期、经期、末次月经时间、早孕反应出现的时间及程度、有无就医经过及诊断等；详细询问阴道流血出现的时间、流血量及性状、是否伴有腹痛、有无阴道排液等，了解阴道流血是否有性交或外伤等诱因，是否为性交接触性出血。晚期妊娠妇女发生阴道流血，还应注意询问流血前后胎动及子宫收缩情况等。询问既往病史、孕产史及家族史，了解有无尖锐湿疣等性传播疾病，既往有无高血压及慢性肾病史、家族中有无妊娠期高血压疾病病史等。

3. 体格检查

（1）妊娠早期阴道流血

输卵管妊娠破裂患者查体发现下腹压痛、反跳痛，移动性浊音阳性，妇科检查阴道后穹隆饱满，有触痛，子宫正常大或略增大、有漂浮感，于子宫一侧或其后方可触及边界不清的包块，有触痛。先兆流产患者妇科检查可见宫颈口关闭、子宫大小与孕周相符；完全流产患者宫颈口关闭、子宫正常大小；难免流产患者宫颈口松弛或扩张，子宫大小与孕周相符或略小；不全流产患者宫颈口扩张、有物堵塞，子宫小于孕周。葡萄胎患者妇科检查子宫异常增大，质软，一侧或双侧附件区可触及有压痛的囊性肿块，表面光滑，活动性好。妊娠合并阴道及宫颈尖锐湿疣患者妇科检查可于阴道及宫颈见簇状粉红色疣状物，质脆，触之易出血。

（2）妊娠晚期阴道流血

早产患者腹部可触及规律宫缩，肛门指诊或阴道检查宫颈管消失、宫口扩张。前置胎盘患者的临床体征与出血量有关。大量出血时，可出现面色苍白、脉搏增快、血压下降等休克征象，腹部检查子宫软、无压痛，子宫大小与妊娠周数相符，胎先露高浮，若胎盘附着于子宫前壁，可于耻骨联合上方闻及胎盘杂音。Ⅱ度胎盘早剥患者阴道流血量与贫血程度不相符，查体发现子宫大于妊娠周数，宫底升高，可扪及胎位，胎心音存在；Ⅲ度胎盘早剥患者阴道流血量与休克程度多不成正比，查体可见患者出现面色苍白、血压下降、脉搏细数等休克体征，子宫板状硬，宫缩间歇时也不松弛，扪不清胎位，胎心消失。

4. 辅助检查

（1）血常规、尿常规检查

了解贫血程度及感染情况。

（2）血 β-HCG 动态测定

有助于妊娠预后、输卵管妊娠及葡萄胎的判定。

（3）B 型超声检查

了解妊娠囊形态、有无胎心波动及胎动、胎儿生长发育、胎盘下缘与宫颈内口的关系、胎盘与子宫壁之间有无液性低回声区以及宫腔内有无“落雪状”或“蜂窝状”回声，有助于自然流产、前置胎盘、胎盘早剥及葡萄胎的诊断。

（4）腹腔穿刺

经腹壁或阴道后穹隆穿刺，抽出暗红色不凝血，有助于腹腔内出血的诊断。

（5）血小板计数、凝血酶原时间、血纤维蛋白原测定了解凝血功能。

（6）肝功能及肾功能检查

有助于 DIC 及急性肾功能衰竭的诊断。

5. 心理及社会因素

妊娠期发生阴道流血，孕妇及家人常常产生焦虑、紧张、恐惧的心理。现代社会生活压力过大、生活与工作节奏过快、经济状况较差等因素以及不良生活习惯，如吸烟、饮酒、吸毒等，均容易导致妊娠期阴道流血。

（二）护理诊断、问题

预感性悲哀：与预感即将失去胎儿有关。

有感染的危险：与阴道流血或妊娠机体抵抗力降低有关。

急性疼痛：与子宫收缩、血液刺激腹膜等有关。

焦虑：与担心阴道出血危及胎儿生命有关。

潜在并发症：失血性休克。

（三）护理要点

1. 配合诊疗

预防感染和休克，减少并发症的发生，降低围生儿死亡率。

2. 心理护理

情感支持，心理疏导，缓解悲伤情绪。

3. 健康教育

坚持孕期保健和计划生育的宣传教育，加强预防。

二、妊娠期阴道流血不伴腹痛

妊娠早期阴道流血不伴腹痛的疾病常见于妊娠合并阴道及宫颈较大的尖锐湿疣，妊娠合并外生型宫颈癌也可发生妊娠早期阴道流血，通常是宫颈癌发生在妊娠前，于妊娠早期性交后出现阴道流血，由于妊娠合并宫颈癌很少见，妊娠晚期阴道流血不伴腹痛多见于前置胎盘。

（一）疾病特点

1. 妊娠合并阴道及宫颈尖锐湿疣

尖锐湿疣是常见的性传播疾病。妊娠期由于甾体激素水平增多，免疫功能下降，局部血液循环丰富，尖锐湿疣生长迅速，质脆易出血，性交后常发生阴道流血，多发生于妊娠早期。妇科检查可见外阴、阴道及宫颈处有多个粉白色的簇状乳头状疣或融合呈菜花状或鸡冠状，数目多，形态各异，触之易出血。

2. 前置胎盘

前置胎盘是指妊娠 28 周后，胎盘附着于子宫下段，其下缘达到或覆盖宫颈内口，位置低于胎儿先露部，是妊娠期的严重并发症，发病率为 0.24% ~ 1.57%。病因不清，可能与子宫内膜病变或损伤、胎盘异常、受精卵滋养层发育迟缓等因素有关，此外年龄 > 35 岁高龄初产妇、经产妇或多产妇，吸烟或吸毒妇女为高危人群。根据胎盘下缘与宫颈内口的关系，前置胎盘分为 3 类。①完全性前置胎盘（complete placenta previa）：宫颈内口处全部被胎盘组织所覆盖，也称中央性前置胎盘（central placenta previa）；②部分性前置胎盘（partial placental previa）：宫颈内口部分被胎盘组织所覆盖；③边缘性前置胎盘（marginal placental previa）：胎盘附着于子宫下段，其下缘达到宫颈内口，但宫颈内口未被覆盖。若胎盘下缘接近但未达到宫颈内口，称低置胎盘。前置胎盘的主要症状是妊娠晚期或临产时出现无诱因、无痛性阴道流血，可反复发作。多数患者初次出血量不多，逐渐增多，阴道流血发生时间、发作次数、流血量与前置胎盘类型有关。完全性前置胎盘发生阴道流血时间比较早，出血量多，边缘性前置胎盘出血时间晚，多在妊娠晚期或临产后，出血量少，部分性前置胎盘介于两者之间。查体发现子宫软，无压痛，子宫大小与妊娠周数相符，有规律宫缩，胎先露多高浮，胎心率异常。若胎盘附着于子宫前壁，可于耻骨联合上方闻及胎盘杂音。若发生大量出血时，患者可出现面色苍白、脉搏细数、血压下降等休克征象。

（二）治疗原则

妊娠合并较大的阴道及宫颈尖锐湿疣应采取疣体切除，局部药物治疗为主。前置胎盘患者治疗应以抑制宫缩、止血，纠正贫血和预防感染为主，对于孕妇一般状况良好，妊娠 < 34 周、胎儿存活且体重低于 2000g，阴道流血量不多者，应尽可能延长孕周；对于妊娠 36 周以上，胎儿已成熟者，可适时终止妊娠。

（三）护理措施

1. 一般护理

建议前置胎盘患者住院治疗，告知绝对卧床休息和禁止性生活的重要性，应取左侧卧位。保持安静及充足的睡眠，必要时遵医嘱应用镇静药。禁止阴道检查及肛诊检查，各项操作应轻柔。提供富含营养并易消化食物，防止便秘，教会患者及家属床上便器的使用方法，帮助患者更换衣裤、卫生护垫，每日擦洗外阴 1 ~ 2 次，保持外阴清洁。

2. 诊疗配合

（1）对于前置胎盘患者，应每日 3 次、每次 1 小时定时间断地给予吸氧，以提高胎儿血氧含量，遵医嘱应用抑制宫缩、促胎肺成熟的药物；遵医嘱给予输液及输血，以纠正严重贫血；应告知有以下情形的前置胎盘患者及家属，需要终止妊娠：①反复发生多量阴道流血，甚至休克者；②妊娠达 36 周及以上；③胎儿成熟度检查提示胎儿肺成熟者；④妊娠小于 36 周，出现胎儿窘迫征象或胎儿电子监护发现胎心异常者。⑤阴道流血量大危及胎儿。⑥胎儿死亡或为难以存活的畸形儿。终止妊娠可采用阴道试产及剖宫产，由于术中、产后易发生大出血及新生儿窒息，护理人员应备好大量液体、血液及急救药品，做好抢救产妇及新生儿的准备。若无医疗条件处理、须转送上级医院治疗时，应协助医师严格按照无菌操作规程，用无菌纱布行阴道填塞，腹部加压包扎止血，给予输液输血，专人护送紧急前往附近有条件的医院治疗。

（2）对于妊娠合并阴道及宫颈尖锐湿疣患者，妊娠早期时可行病灶切除，治疗前应行局部麻醉，以减轻疼痛。妊娠晚期，告知合并较大的阴道及宫颈尖锐湿疣孕妇及家属，为避免阴道分娩时发生软产道裂伤而引起大出血，应行剖宫产。

3. 监测病情

严密观察并评估阴道流血量、性状、有无血块、有无宫缩及强度等。记录呼吸、血压、心率、脉搏生命体征。注意与感染相关的体征，如体温升高、脉搏增快、子宫压痛、阴道分泌物有臭味等。加强产程及胎儿监测，监测宫颈口扩张、胎膜破裂、胎先露下降、胎动、胎心及胎位等情况。若发现羊水性状发生改变或胎心异常，应及时报告医生。

4. 加强预防

做好计划生育宣传教育工作，积极推广避孕，鼓励育龄期妇女及性伴侣采取有效的避孕措施，减少人工流产或引产。提倡健康的性生活方式，避免多个性伴侣及不洁性生活，减少性传播疾病发生。加强围生期保健，指导妇女妊娠前应戒烟、戒毒、避免被动吸烟，孕期应坚持良好的生活习惯，接受定期的产前检查及指导，及早发现前置胎盘及生殖道尖锐湿疣，早期处理。

第四节　妊娠期黄疸

一、妊娠期黄疸的基础理论

孕妇体内血清胆红素含量增高，致使皮肤、巩膜、黏膜等被染成黄色的一种病理现象，称妊娠期黄疸。胆红素是一种有色有机阴离子，正常妇女体内血清胆红素总量 < 17.1μmol/L（1mg/dl），其中结合（直接）胆红素 ≤ 3.4μmol/L（0.2mg/dl），非结合（间接）胆红素 < 13.7μmol/L（0.8mg/dl），当胆红素总量 > 34.2μmol/L（2mg/dl）时，临床上出现肉眼可见的黄疸，当血清胆红素总量为 17.1 ~ 34.21μmol/L（1 ~ 2mg/dl）时，临床上尚未出现肉眼可见的黄疸，称隐性黄疸。人体内 80% ~ 85% 的胆红素来自衰老红细胞的血红蛋白分解，15% 左右来自骨髓未成熟红细胞破坏及非血红蛋白血红素分解，产生非结合胆红素（未与葡萄糖醛酸等结合），为脂溶性，在血中与清蛋白（少量与 α 球蛋白）稳定结合，不能由肾脏排出；再经过肝细胞对胆红素处理形成结合胆红素，随胆汁经胆道进入肠内，经胆红素肝肠循环再吸收，少量进入体循环，经肾排出。在代谢过程中，任何一个环节，包括胆红素来源、生成、转运、肝肠循环、胆汁排泄等发生障碍，均将引起高胆红素血症而出现黄疸。正常情况下，血浆清蛋白足以结合全部胆红素，但某些有机阴离子，如磺胺类、脂肪酸、胆汁酸、水杨酸等与胆红素竞争性结合清蛋白使胆红素游离，形成脂溶性的游离胆红素，大量游离胆红素能透过细胞膜、血脑屏障及胎盘屏障而产生毒性。黄疸是肝功能障碍的一个重要临床表现，但并非所有黄疸均由肝功能障碍引起，如红细胞破坏过多引起的溶血性黄疸及肝外胆管阻塞引起的阻塞性黄疸等。

妊娠期黄疸应考虑两种情况：一种为妊娠所引起的黄疸，如 HELLP 综合征、妊娠期肝内胆汁淤积症及妊娠期急性脂肪肝等；另一种为妊娠合并引起黄疸的疾病，如急性病毒性肝炎、溶血性疾病及药物性黄疸等。由于妊娠合并溶血性疾病或药物性黄疸临床少见，下面不做介绍。

（一）护理评估

1. 病因

（1）肝脏因素

肝细胞对胆红素摄取、结合、分泌障碍及胆汁分泌障碍等所致黄疸，见于妊娠期病毒性肝炎、妊娠期急性脂肪肝及妊娠肝内胆汁淤积症等。

（2）肝外因素

主要见于非结合胆红素生成过多引起的溶血性黄疸及肝外胆管受压引起的阻塞性黄疸。

2. 健康史

了解本次妊娠经过、出现黄疸时间及发展情况、有无伴随症状（皮肤瘙痒、右上腹痛及头痛、眼花等重度子痫前期症状或嗜睡、昏迷等肝昏迷症状）。注意询问有无齿龈出血或呕血、腹痛程度、尿便颜色等。详细了解既往有无肝炎病史或肝炎接触史，有无胆囊炎或胆结石或胆道蛔虫病史，家族中有无遗传病史，孕前和妊娠期间用药及输血情况等。

3. 体格检查

妊娠期黄疸的体征为皮肤、巩膜、黏膜明显黄染，绝大多数患者尿液呈褐黄色或橘黄色，粪便颜色变浅，少数胃肠或泌尿道出血患者的尿、便颜色加深。妊娠合并急性病毒性肝炎患者体温升高，可触及肝脏肿大；妊娠期急性脂肪肝患者可出现表情淡漠，意识障碍，可触及肿大肝脏；HELLP 患者体重骤增，血压升高且脉压增大，可出现肺水肿、胎盘早剥及弥散性血管内凝血等征象；妊娠期肝内胆汁淤积症患者皮肤可见抓痕，触及肿大肝脏、质软，有轻度压痛；妊娠合并原发性胆汁性肝硬化患者皮肤黏膜有散在出血点，可触及肝脾肿大、质硬、压痛不明显。除妊娠相关体征外，部分患者羊水粪染，胎心率异常，甚至发生胎儿死亡或新生儿窒息。

4. 辅助检查

（1）肝功能测定

了解血清胆红素总量、直接胆红素量及间接胆红素量；HELLP 患者肝酶升高，其中乳酸脱氢酶升高最早。

（2）血常规检查

HELLP 患者血小板降低最常见，外周血涂片可见棘细胞、裂细胞、多染性细胞、红细胞碎片及头盔形红细胞。

（3）尿常规检查

尿胆红素定性检查。

（4）血清胆酸测定

血清胆酸是诊断妊娠期肝内胆汁淤积症的主要特异性证据，患者血清中甘胆酸浓度于妊娠 30 周时可达正常的 100 倍左右。

（5）血清学及病原学检测

用于检测肝炎病毒，有助于急性病毒性肝炎的诊断。

（6）B 型超声检查

可检查胚胎或胎儿的发育、胎盘及羊水状况等，有助于肝脏、胰腺、胆囊等脏器疾病的诊断。

（7）产后胎盘病理检查

肉眼见胎盘母体面、胎儿面及羊膜均有不同程度的黄色斑块；镜下可见绒毛膜及羊膜有胆盐沉积、滋养细胞肿胀、绒毛间质水肿等，有助于妊娠期肝内胆汁淤积症的诊断。

（8）肝组织学检查

肝组织学检查是明确妊娠急性脂肪肝的唯一确诊方法，典型病理变化为肝细胞弥漫性脂肪变性。

5. 心理及社会因素

妊娠期黄疸不仅影响孕妇健康及胎儿发育，而且可危及孕妇和胎儿生命，孕妇及其家属承受巨大心理压力。由于缺乏保健知识及对疾病的认识，孕妇及其家属往往私自滥用药物（如偏方或镇静药物等），进一步加重病情。当病情严重须终止妊娠时，孕妇及其家属会产生悲观失望及忧郁等心理。妊娠期合并急性病毒性肝炎患者害怕疾病传染给家人，担心以后发展为肝硬化或肝癌，内心充满恐惧；同时家庭主要成员，尤其是其配偶对孕妇采取回避或冷淡态度，会引起孕妇产生自卑和绝望心理。

（二）护理诊断、问题

急性疼痛：与肝脏肿大、肝内出血等有关。

皮肤完整性：与搔抓所致皮肤黏膜破溃有关。

活动无耐力：与贫血、肝脏损害及长期卧床等有关。

焦虑：与担心疾病对胎儿及自身的影响有关。

潜在并发症：弥散性血管内凝血（DIC）。

（三）护理要点

（1）密切观察病情，做好母儿监测。

（2）配合医师，适时终止妊娠，做好手术、接产、抢救新生儿及孕产妇的准备。

（3）遵医嘱用药，缓解临床症状。

二、妊娠期黄疸伴右上腹痛

引起妊娠期黄疸伴右上腹痛较常见的疾病有妊娠合并 HELLP 综合征、急性病毒性肝炎及妊娠期急性脂肪肝，黄疸与腹痛主要是由于肝细胞变性、坏死出血及肝被膜肿胀所致。

（一）疾病特点

1.HELLP 综合征

溶血、肝酶升高及血小板减少是 HELLP 综合征的三大特点，常危及母儿生命。重度子痫前期特别是子痫容易并发 HELLP 综合征，是妊娠期高血压疾病的严重并发症，我国发病率约为 2.7%，其发生可能与自身免疫机制有关，主要病理改变为小血管痉挛、血管内皮损伤、血小板黏附与聚集并消耗、纤维蛋白沉积、红细胞变形及破坏、肝细胞变性及坏死出血。多发生在妊娠中、晚期。主要临床表现为恶心、呕吐，全身不适，右上腹部剧烈疼痛，体重骤增，血压升高且脉压增大，收缩压 > 140mmHg，舒张压 < 90mmHg，皮肤、黏膜及巩膜黄染，右上腹部压痛及肌紧张，全身水肿，可出现体腔积液。由于胎儿缺血缺氧及胎盘功能减退，导致胎儿宫内窘迫、死胎、死产或新生儿死亡。凝血功能障碍严重患者可出现血尿及呕血；合并肺水肿患者表现为极度呼吸困难，颜面发绀，咳白色或血性泡沫痰，双肺布满对称性湿啰音；合并胎盘早剥患者可出现腹痛、阴道流血及休克等相应体征；患者多死于多脏器衰竭及弥散性血管内凝血（DIC）。

2. 妊娠合并急性病毒性肝炎

病毒性肝炎是严重危害人类健康的常见传染病，引起病毒性肝炎的病毒有 7 种，分别是甲型（HAV）、乙型（HBV）、丙型（HCV）、丁型（HDV）、戊型（HEV）、庚型（HGV）及输血传播型（TTV）肝炎病毒，其中乙型肝炎病毒感染最常见，母婴传播是 HBV 传播的主要途径之一。病毒性肝炎的主要病理改变为肝细胞变性坏死。妊娠早期合并急性病毒性肝炎常加重早孕反应，容易发生流产；妊娠晚期合并急性病毒性肝炎增加妊娠期高血压疾病及产后出血的发病率，容易发生早产、死胎与死产，新生儿的患病率及死亡率也增加。妊娠合并病毒性肝炎引起黄疸的常见疾病有急性黄疸型病毒性肝炎和急性重型肝炎。

（1）妊娠合并急性黄疸型病毒性肝炎

以甲型肝炎居多，起病缓慢，主要症状为乏力、寒战发热、食欲缺乏、恶心呕吐、腹胀及右上腹部胀痛，查体体温升高，巩膜及皮肤出现黄染，可触及肝脏肿大，肝区有叩痛，少数患者可触及脾大，尿色深黄，粪便呈浅灰色。妊娠晚期受增大子宫的影响，肝脏不易被触及。HAV 不能通过胎盘传染给胎儿，但分娩过程中通过母体血液或粪便接触，可使新生儿感染。

（2）妊娠合并急性重型肝炎

起病急，病情重且发展迅猛，多在 10 日内病情急剧恶化，也称暴发型肝炎。临床主要表现为高热伴严重消化道症状（厌食、恶心呕吐、腹胀等）与极度乏力，发病数日内出现行为反常、嗜睡、烦躁不安等肝性脑病症状，黄疸迅速加深，出血倾向明显（鼻出血、瘀斑、呕血、便血等)，部分患者可出现少尿甚至无尿等肾功能衰竭症状。查体体温升高，呼吸有肝臭气味，意识淡漠，巩膜黄染，肝脏缩小，妊娠早期出现腹腔积液患者叩诊移动性浊音阳性，皮肤黄染并有出血点或瘀斑，双手出现扑翼样震颤等。弥散性血管内凝血是妊娠合并重型肝炎的主要死因，病死率高。

3. 妊娠期急性脂肪肝（AFLP）

以急性肝细胞脂肪变性引起肝功能障碍为主，伴有肾脏、胰腺及脑等多脏器损害的一种妊娠特发性脂肪肝，常发生于妊娠晚期，多见于妊娠 35 周左右的初产妇，妊娠期高血压疾病及多胎妊娠容易发生，母婴病死率高。病因不清，可能与妊娠引起的激素变化使脂肪酸代谢发生障碍，导致血中游离脂肪酸增多，沉积在肝、肾、胰腺、脑组织而造成多脏器损害有关。妊娠期急性脂肪肝起病急，初期表现为持续恶心呕吐、乏力、右上腹疼痛，继之出现黄疸并逐渐加深，部分患者有多尿、烦渴症状，若继续妊娠，病情急剧恶化，出血倾向（鼻出血、呕血、便血等）明显，低血糖，可出现意识障碍、肝昏迷及少尿、无尿等肾功能衰竭症状，患者多在短期内死亡。妊娠期急性脂肪肝常引起死胎、早产、死产及产后出血。查体发现皮肤和巩膜黄染，多不伴瘙痒，肝区有叩痛，部分患者血压升高，水肿明显，尿蛋白阳性。B 型超声检查可见肝内弥漫性回声加强，呈雪花状强弱不均。

（二）治疗原则

HELLP 综合征应积极治疗原发病，控制病情，防治出血，适时终止妊娠。妊娠合并急性病毒性肝炎应保肝治疗，防治肝昏迷、凝血功能障碍及肾功能衰竭，改善妊娠结局。妊娠期急性脂肪肝立即终止妊娠，保肝治疗。

（三）护理措施

1. 一般护理

嘱患者左侧卧位休息，每日保证足够睡眠。根据病情和营养师指导，提供流质或半流质营养饮食。病毒性肝炎患者应采取相应的消毒隔离措施。做好床边护理，必要时加用床栏。

2. 病情观察

（1）密切观察患者意识状况、血压、心率、呼吸、脉搏、黄疸及腹痛变化；记录尿量、颜色及气味；注意观察患者有无咳嗽、咳泡沫样痰、咯血及注射部位出血；观察宫缩频率及强度、有无早产及胎膜早破，有无阴道流血、流血量及血液凝固情况等。胎膜早破者，应注意观察羊水性状、有无脐带脱垂、胎先露下降及宫颈扩张情况。

（2）加强胎儿监测：电子监测胎心率、胎动及宫缩时的变化，注意记录胎先露下降及产程进展。

3. 诊疗配合

（1）防治出血：建立并维持静脉通路，静脉注射推荐使用留置针，严格无菌操作规程，遵医嘱给予补液及输血。有出血倾向者，静脉给予维生素 K、氨甲苯酸等。

（2）配合护肝治疗：避免应用可能损害肝脏的药物，配合内科监护治疗。认真核对药物配伍禁忌，避免发生输液反应。备好抢救肝性脑病的急救药品。

（3）适时终止妊娠：做好终止妊娠、抢救新生儿和处理产后出血的准备。

4. 心理护理

护理人员理解患者及其家属因病情严重而产生的焦虑甚至恐惧，提供疾病与治疗的有关信息，经常巡视病房，耐心解答提出的问题。对于需要终止妊娠的患者，应耐心讲解终止妊娠的必要性，使其接受并主动配合治疗；对于妊娠合并急性病毒性肝炎的患者，护理人员既要做好病房消毒隔离，向患者说明疾病对其本身、胎儿及他人的影响，又要主动热情，消除其孤独和自卑心理。鼓励其家属、亲戚及朋友在康复过程中多与患者沟通交流，在情感上给予支持，增加患者战胜疾病的信心。

5. 健康教育

（1）重视孕期保健：开展妊娠期疾病知识的宣传教育，使广大育龄妇女重视孕期保健，特别是高危人群，应遵医嘱增加保健次数。指导孕妇在家中自我监测体重、腹围、胎动及出血倾向等，有条件者应监测血压变化；学会辨认异常的妊娠反应，发现异常应及时就医。

（2）养成良好生活习惯，告知孕妇及家属应注意公共卫生和个人卫生，注意饭前、便后洗手，孕期避免到人群密集的公共场所及密切接触病毒性肝炎患者，加强营养，戒除烟酒，防止暴饮暴食及摄入不洁饮食。患有病毒性肝炎的妇女必须避孕，待肝炎痊愈至少半年，最好 2 年以后受孕为宜。

（3）指导母乳喂养：产妇血中 HBeAg 和抗 -HBc 阳性者不宜哺乳，产妇仅 HBsAg 阳性可以哺乳。但乳头有破溃出血者，应停止哺乳。需要指出的是，肝炎病毒可经唾液传播，故应禁止产妇口对口给孩子喂食，产妇的生活用品要注意消毒。对不宜哺乳者，指导产妇及其家属人工喂养新生儿的方法，产妇可口服生麦芽冲剂或乳房外敷芒硝回乳。哺乳前产妇应洗净双手，以减少接触传播的机会。

三、妊娠期黄疸伴皮肤瘙痒

引起妊娠期黄疸伴皮肤瘙痒的常见疾病，有妊娠期肝内胆汁淤积症及妊娠合并原发性胆汁性肝硬化，黄疸与瘙痒可同时出现或先后出现，瘙痒主要是由于血清胆酸浓度升高所致。

（一）疾病特点

1. 妊娠肝内胆汁淤积症（ICP）

常发生于妊娠中、晚期，尤其以妊娠晚期更多见，属妊娠期特有疾病，病因尚未完全阐明，可能与雌激素、遗传和环境等因素有关，其发生率为 0.8% ~ 12.0%。临床上以黄疸、皮肤瘙痒、肝功能损害及胆酸升高为特征，实验室检查血清胆酸常于妊娠 30 周时显著升高，产后 5 ~ 8 周恢复正常。主要临床症状为瘙痒伴失眠、食欲缺乏及恶心呕吐，瘙痒呈持续性，昼轻夜重，通常从手掌与足掌开始，逐渐向肢体近端发展，可累及面部，分娩后消失，再次妊娠可复发。查体可见巩膜及皮肤黄染，黄疸可与瘙痒同时发生或稍后出现，可触及肝脏肿大，质软，有轻度压痛，皮肤有明显抓痕，尿色加深。妊娠期肝内胆汁淤积症患者常发生羊水粪染、胎心异常、胎儿窒息或新生儿窒息，围生儿死亡率显著增加。由于脂溶性维生素 K 吸收减少，导致孕妇凝血功能异常，易发生产后出血。

2. 妊娠合并原发性胆汁性肝硬化

原发性胆汁性肝硬化病因不清，可能与自身免疫反应有关。妊娠前患病抑或妊娠期间患病，预后均不良。主要临床表现为皮肤瘙痒，不久出现黄疸或黄疸与瘙痒同时发生，腹泻较重，粪便颜色变浅，尿色加深，皮肤黏膜有散在出血点，可触及肝脾肿大、质硬、压痛不明显。

（二）治疗原则

对症处理，加强母儿监护，适时终止妊娠，改善妊娠结局。

（三）护理措施

1. 一般护理

嘱患者左侧卧位休息，增加胎盘血流量；间断定时吸氧；摄取高维生素及高能量饮食。嘱患者勤洗手，避免搔抓，防止皮肤破溃感染。

2. 母儿监护

配合医师做好妊娠晚期母儿监护，密切观察胎动及胎心变化，及时发现胎儿宫内缺氧或宫内窘迫，立即报告医师。

3. 缓解瘙痒症状

保持病房适宜的温度和湿度，帮助患者更换宽松、纯棉的内衣并做好皮肤清洁，缓解瘙痒症状。遵医嘱用药，常用的药物有考来烯胺（消胆胺）、苯巴比妥及熊去氧胆酸等，可降低血清胆酸浓度，改善瘙痒症状。告知患者禁止使用含激素的外用止痒药物及含化学刺激成分的皂液或沐浴液。

4. 配合终止妊娠

掌握终止妊娠指征：①孕妇出现黄疸，胎龄达 36 周；②羊水量逐渐减少；③无黄疸妊娠已足月或胎肺已成熟。向患者及其家属解释终止妊娠的必要性及终止妊娠的方式，为减少新生儿窒息及新生儿颅内出血的发生率，以剖宫产为宜。

第五节　妊娠期胎心率与胎动异常

一、妊娠期胎心率与胎动异常

胎心率与胎动是判断胎儿存活及宫内安危的重要指标。正常妊娠 6 周时，阴道 B 型超声检查可见原始心管搏动，妊娠 12 周时应用 Doppler 可听到胎心音，妊娠 18 ~ 20 周用听诊器经腹部可听到胎心音。正常胎心音为双音，似钟表“嘀嗒”声，第一音与第二音接近，快速、规律、有力，胎心音在胎背所在侧上方听得最清楚。胎心音须与子宫杂音、腹主动脉音、脐带杂音相鉴别，子宫杂音与腹主动脉音均与孕妇脉搏一致，子宫杂音为吹风样低音，腹主动脉音为单一强音。脐带杂音呈吹风样低音且改变体位后消失。正常胎心率每分钟在 120 ~ 160 次，胎心率 > 160bpm 为胎儿心动过速，< 120bpm 为胎儿心动过缓。不能凭 1 次听诊胎心率结果而诊断胎儿窘迫，应持续听诊并结合其他因素综合考虑。若持续听诊胎心率 > 160bpm 或 < 120bPm，应怀疑胎儿宫内缺氧，结合胎儿电子监护仪监护的胎心率基线、基线变异及周期变化等，诊断或排除胎儿窘迫。

胎动是指胎儿在子宫内的活动。妊娠 20 周左右孕妇开始自觉胎动，随着孕周的增加，胎动次数逐渐增多，妊娠 32 ~ 34 周达高峰，妊娠 38 周后逐渐减少。正常情况下，胎动 > 4/h 或 30/12h，若连续 2 日胎动 < 3/h，为胎动异常。孕妇平卧休息时，因腹壁肌肉放松而对胎动敏感，胎动与胎儿睡醒周期、胎盘与脐带血管状态关系密切，并存在一定的个体差异。胎儿睡眠时胎动次数减少且弱，也可完全无胎动感觉；胎儿觉醒时胎动次数多且强。脐带或胎盘异常可影响胎儿血液循环，导致胎儿供氧不足，早期出现胎动次数增多；若不及时纠正，胎儿缺氧严重则出现胎动减少，胎动 < 10/12h，常伴胎心率减慢，甚至发生胎儿死亡。若胎动停止 12 小时，胎儿可能在 24 ~ 48 小时内死亡，因此，护理人员应告知孕妇停经 20 周以上一直未感到胎动或发现胎动异常，应立即就医。

妊娠 24 周前胎动和胎心率加速几乎是分离的，妊娠 24 ~ 32 周胎动和胎心率加速的同步率越来越高，妊娠足月时偶联可达 90%。胎心率异常及胎动异常是胎儿缺氧的表现。胎儿在子宫内因急性缺氧或慢性缺氧，危及胎儿健康和生命，称胎儿窘迫。胎儿窘迫是引起胎心率及胎动异常最常见的原因，发生率为 2.7% ~ 38.5%。妊娠期母体血氧含量不足、母胎间血氧运输或交换障碍及胎儿异常等因素，均可影响胎盘绒毛间隙的血液灌注量和血氧浓度，继而影响胎儿的氧供应。胎儿机体对宫内缺氧有一定代偿能力，在缺氧初期或轻度缺氧时，胎心率增快，胎动频繁，缺氧状况改善后，胎心率与胎动很快恢复正常。若长时间中、重度缺氧，胎心率变慢或不规则，胎动减少，甚至发生胎死宫内。缺氧引起胎儿肠蠕动增加及肛门括约肌松弛，胎粪排出而污染羊水，羊水污染可分为3度：Ⅰ度呈浅绿色；Ⅱ度呈黄绿色、浑浊；Ⅲ度呈棕黄色、稠厚。胎儿窘迫分为急性与慢性两类。急性胎儿窘迫多因脐带脱垂、前置胎盘、胎盘早剥、产程延长或宫缩过强、不协调所致，常发生在分娩期，主要表现为胎心率异常，缺氧早期胎心增快 > 160bpm，伴胎动频繁；若缺氧持续存在，胎心变慢 < 120bpm，胎动减少或消失，胎儿电子监护仪行缩宫素激惹试验（CST）可以出现频繁的晚期减速和变异减速；羊水量少呈绿色，浑浊且稠厚。慢性胎儿窘迫多因妊娠期高血压疾病、慢性肾炎、严重贫血、妊娠期肝内胆汁淤积症及过期妊娠所致，常发生在妊娠晚期，主要临床表现为胎动减少或消失，子宫长度及腹围小于正常同期妊娠值，羊水浑浊呈浅绿色至棕黄色；胎儿血氧饱和度降低。胎儿头皮血血气分析为酸中毒。

妊娠期胎心率及胎动异常，可能伴有胎儿异常、脐带异常或胎盘异常，对胎心率与胎动异常孕妇，护理人员应全面评估，配合医师尽早发现病因，及时处理胎儿窘迫，改善围生儿结局。

（一）护理评估

1. 病因

（1）母体因素

多见于各种原因导致的休克及妊娠合并先天性心脏病或心功能不全、高血压、肺功能不全、重度贫血及严重感染等。此外，孕妇情绪激动、摄入过量兴奋性物质（如咖啡、酒等）也可引起胎心率及胎动异常。

（2）胎儿因素

多见于胎儿发育异常（如胎儿患有严重的先天性心脏病）、死胎等。

（3）脐带或胎盘因素

脐带异常或胎盘异常均可影响胎儿血液供应，导致胎儿轻度或重度缺氧，引起胎动异常及胎心异常。脐带异常见于脐带长度异常、脐带缠绕、脐带先露和脐带脱垂等，胎盘异常见于胎盘组织结构异常或胎盘功能异常等。

（4）其他因素

长时间仰卧位、镇静药物使用不当等，也可引起胎心率及胎动异常。

2. 健康史

详细询问末次月经日期、早孕诊断时间及检查结果，以确定目前的妊娠周数；询问胎动开始出现的时间、胎动异常发生的时间及异常性质（胎动频繁或胎动减少）、是否伴有其他不适如发热、心悸、气短、阴道流血及腹痛等，了解胎动异常发生后是否曾就医诊治、诊治记录中是否记载伴有胎心率异常、诊治结果等。询问妊娠前是否患有内科疾病（如先天性心脏病、贫血、肺功能不全等）、有无应用镇静药物、过量饮酒或情绪激动等诱因。

3. 体格检查

腹部检查发现胎动异常，缺氧初期胎动频繁，缺氧后期胎动减少或消失，听诊胎心率异常，缺氧初期胎心率增快 > 160bpm，缺氧严重时胎心率减慢 < 120bpm。胎膜破裂孕妇可见流出的羊水呈不同程度粪染，胎膜破裂未孕妇通过羊膜镜检查可见羊水粪染。检查时还应注意孕妇生命体征、意识状态、宫底高度、腹围、有无宫缩、宫缩强度及持续时间，胎膜破裂孕妇有无脐带脱垂、阴道流血及腹痛等。

4. 辅助检查

（1）胎儿电子监护

了解胎心率基线、基线变异及一过性变化等，诊断或排除胎儿窘迫。了解胎动及胎心率变化与子宫收缩之间的关系。过期妊娠孕妇无应激试验（NST）无反应型，做缩宫素激惹试验（OCT），反复出现胎心率晚期减速，提示胎盘功能减退。

（2）胎儿氧脉仪检查

测定胎儿血氧饱和度及血氧分压情况。

（3）羊膜镜检查

了解羊水性状，有助于胎儿宫内缺氧的判断。

（4）B 型超声检查

了解胎儿发育、胎盘成熟度、羊水量及有无脐带异常等。

（5）胎儿头皮血血气分析

若结果显示 pH 值 < 7.2（正常值为 7.25 ~ 7.35），PO_2 < 10mmHg（正常值为 15 ~ 30mmHg）、PCO_2 > 60mmHg（正常值为 35 ~ 55mmHg），可诊断为胎儿酸中毒。

5. 心理及社会因素

妊娠期胎动频繁或减少，均容易引起孕妇及其家属精神紧张与恐慌，担心胎儿安危，影响饮食及睡眠。孕妇精神紧张进一步加重胎动与胎心率异常。入院后，各项检查及监护仪监测给孕妇带来不适，影响正常活动，同时在一定程度上增加紧张感。若被告知胎儿畸形或胎死宫内，孕妇会产生强烈的悲哀及自责心理。此外，家庭主要成员的紧张、焦虑及悲伤情绪，也增加孕妇的心理负担。

（二）护理诊断、问题

潜在并发症：胎儿窘迫。

焦虑：与担心胎儿安危及分娩结果有关。

预感性悲哀：与胎儿死亡及胎儿畸形等有关。

知识缺乏：孕妇缺乏胎儿发育知识有关。

（三）护理要点

1. 心理护理

寻找适当方式，给予孕妇及其家属情感支持。

2. 诊疗配合

严密监测胎心率及胎动变化，配合医师及时开展诊治工作。

3. 产后护理

采取相应的护理措施，增进母婴健康。

二、妊娠期胎动胎心异常伴胎儿异常

妊娠早期 B 型超声检查无原始心管搏动或原始心管搏动消失或胎心搏动异常，多由于胚胎或胎儿发育异常所致。妊娠中期孕妇未感到胎动或胎心及胎动异常，应多考虑胎儿畸形，也须考虑脐带异常或胎盘异常所致，妊娠晚期出现胎心胎动异常，在排除胎儿异常的基础上，多考虑胎儿窘迫所致。胎儿异常主要见于胎儿心律失常、胎儿先天畸形及死胎等。

（一）疾病特点

1. 胎儿心律失常

胎儿心律失常是指与宫缩无任何关联的不规则的胎儿心率，可分为胎儿心动过速（胎心率 > 160bpm）、胎儿心动过缓（胎心率 < 120bpm）和不规则胎心率，其中不规则胎心律最常见。发病机制不清。大多数不规则胎心律为房性期外收缩，预后较好，心脏结构异常的发生率较低，出生后消失。少数胎儿心律失常导致胎儿宫内心力衰竭而死亡。胎儿心律失常多在产前检查听诊或胎心电子监护或超声检查时发现。

2. 胎儿先天畸形

环境、遗传或综合因素等导致胎儿内在异常发育而引起的器官或身体某部位的形态学缺陷，称胎儿先天畸形，也称出生缺陷。临床常见的胎儿先天畸形有神经管缺陷（如无脑儿、脊柱裂、脑积水）、唇裂和唇腭裂、联体双胎等。妊娠早期胎儿先天畸形容易发生流产，妊娠中、晚期容易发生胎心胎动异常，甚至胎死宫内。

（1）无脑儿

颅骨与脑组织缺失，常伴有肾上腺发育不良及羊水过多。腹部检查胎头偏小，胎儿多为臀先露或面先露。多数胎儿在分娩过程中死亡，少数产后数小时死亡。患儿颅骨缺失，脑髓暴露，双眼突出，颈短。B 型超声检查有助于早期诊断。

（2）脊柱裂

脊柱裂分为 3 种。①隐性脊柱裂：腰骶部脊椎管缺损，表面有皮肤覆盖，脊髓和脊神经正常，无神经症状；②脊髓脊膜膨出：椎骨缺损致脊髓、脊膜突出，表面有皮肤覆盖呈囊状，常有神经症状；③脊髓裂：形成脊髓部分的神经管缺失，停留在神经褶和神经沟阶段。严重脊柱裂常伴脑积水，妊娠 18 ～ 20 周是发现脊柱裂的最佳时机，B 型超声检查有助于诊断。

（3）脑积水

脑脊液回流受阻导致大量脑脊液蓄积于脑室内外，可达 500 ～ 3000mL，引起颅压升高、颅腔体积增大、颅缝变宽、囟门增大。腹部检查胎头宽大，若为头先露，胎头跨耻征阳性；阴道检查胎先露高浮，颅缝宽、囟门大且张力高，骨质薄、软、有弹性。B 型超声检查胎头周径明显大于腹周径，有助于诊断。

（4）唇裂和唇腭裂

唇裂儿的腭板完整；唇腭裂儿的鼻翼及牙齿生长不全，腭裂重者裂隙可至咽部，哺乳发生呛咳。产前诊断困难。

（5）联体双胎

单卵双胎在孕早期发育过程中未能分离或分离不全所致的联体畸形。可分为相等联体儿和不等联体儿两种。

（二）治疗原则

应尽早发现无脑儿、脑积水、联体双胎及严重脊柱裂，及时终止妊娠。对胎儿心律失常及唇裂和唇腭裂胎儿，应防治胎儿窘迫，唇裂和唇腭裂在新生儿期积极进行矫形治疗。

（三）护理措施

1. 给予心理支持

向孕妇耐心讲解有关胎儿发育的知识，使其了解胎儿发育异常与胎心胎动异常的关系，耐心而科学地解答其疑问，并向其明确说明胎儿存活的可能性、终止妊娠的重要性及必要性。尽可能为孕妇安排单独且安静的房间，倾听孕妇诉说内心悲伤，给予同情和支持，使孕妇减轻自责心理，接受其合适的表达对死亡胎儿的哀悼方式。尊重孕妇及其家属是否接触畸形胎儿的意愿，根据其需求，可提供胎儿足印卡或毛发等留作纪念，并为其保守秘密。做好孕妇家庭主要成员的思想工作，以强化孕妇的心理支持系统。指导孕产妇及其家属计划妊娠前重视遗传咨询、产前诊断及孕期保健，缓解孕产妇及其家属对下一次妊娠的担忧。

2. 促进母儿健康

（1）胎儿电子监护密切监测胎心变化，若出现频发晚期减速、重度变异减速、胎心率 < 100bpm、基线变异 < 5bpm 等，应立即报告医师。并根据产程进展情况，做好行剖宫产术或阴道手术助产及抢救新生儿窒息的准备。

（2）注意观察胎膜破裂，一旦发生破膜，立即观察并记录羊水性状、数量、有无胎粪污染及程度、胎心变化、胎位、有无脐带脱垂等。

（3）帮助孕妇左侧卧位，根据医嘱给予间断或持续吸氧、静脉输液，改善胎儿宫内缺氧。嘱孕妇尽可能多地休息，摄入高能量饮食。

（4）对无存活可能的先天畸形胎儿，做好引产前药品、器械、备血等各项准备，采取适当方式向孕妇及其家属说明术中可能行毁胎术，引产过程严格执行无菌技术操作，注意观察产妇生命体征，遵医嘱正确应用缩宫素，防止羊水栓塞。产后注意观察阴道流血及宫缩情况，预防产后出血。

3. 加强预防

（1）健全围生期保健网，广泛宣传优生优育知识，避免近亲或严重遗传病患者婚配，加大环境保护力度，重视围生期妇女保健工作。

（2）夫妻双方妊娠前及妊娠期间应戒酒、禁吸烟，避免接触有毒、有害化学物品及射线，加强遗传咨询和产前诊断。

（3）指导孕妇自我监测胎动。告知孕妇妊娠 20 周应自觉胎动出现，若超过妊娠 20 周仍未觉察到胎动，应及时就医。孕妇每日早、中、晚 3 次尽可能在固定时间卧床计数并记录胎动，每次 1 小时，3 次计数之和乘以 4，得出 12 小时胎动数，正常情况下，胎动 > 4 次 /h 或 > 30 次 /hD，若发现异常，应嘱及时就医。

三、妊娠期胎心胎动异常伴脐带异常

脐带一端连接于胎儿腹壁脐轮，另一端附着在胎盘胎儿面中央或呈偏心性附着，是母体与胎儿物质和气体交换的重要通道。妊娠足月时脐带长度为 30 ~ 70cm，平均为 55cm。若脐带异常，影响胎儿与母体的物质和气体交换，使胎儿缺氧而导致胎儿窘迫，甚至胎儿死亡。脐带异常包括脐带缠绕、长度异常、脐带先露、脐带脱垂、扭转、打结及附着异常等。

（一）疾病特点

1. 脐带缠绕

脐带缠绕是指因脐带过长、胎儿过小、羊水过多、胎动过频等原因，使脐带围绕胎儿颈部、四肢或躯干。脐带绕颈最多见，约占脐带缠绕的 90%，多数为脐带绕颈 1 周（需脐带 20cm 长度）。脐带缠绕对胎儿的影响与脐带长短、缠绕松紧、缠绕周数有关。其临床特点：①胎先露下降受阻，产程延长或停滞；②胎儿宫内窘迫，若脐带缠绕周数多、缠绕过紧或宫缩时，脐带受到牵拉，影响胎儿血循环，导致胎儿缺氧；③胎心监护出现频繁的变异减速；④ B 型超声的检查缠绕处皮肤有明显的压迹；⑤彩色多普勒超声检查在胎儿颈部发现脐带血流信号。

2. 脐带长度异常

正常分娩时脐带长度至少需 32cm。若脐带长度 < 30cm，称脐带过短，脐带长度 > 80cm，称脐带过长。脐带过短在妊娠期可无临床征象，临产后随着胎先露下降，脐带被拉紧，使胎儿血循环障碍而出现胎儿窘迫或胎盘早剥，也可引起胎先露下降受阻，使产程延长，以第二产程延长多见。经改变体位及吸氧，胎心仍无改善。

3. 脐带先露和脐带脱垂

脐带先露是指胎膜未破时脐带位于胎先露的前方或一侧，也称隐性脐带脱垂。胎膜破裂时，脐带脱出子宫颈口外，降至阴道甚至外阴，称脐带脱垂。脐带脱垂好发于胎先露尚未衔接时，与脐带过长、羊水过多及羊膜腔压力过高、胎儿过小、头盆不称及胎位异常等因素有关。其临床特点：①脐带先露常在宫缩时出现一过性胎心率异常；②脐带受压明显者，出现胎心率缓慢，胎儿宫内窘迫，若脐带血循环被阻断 7 ~ 8 分钟，可发生胎死宫内；③阴道检查可触及脐带或肛门检查可在胎先露前方触及有搏动的条索状物；④ B 型超声检查及彩色多普勒超声检查有助于明确诊断。

4. 脐带扭转

由于胎儿活动，可使脐带顺其纵轴扭转呈螺旋状，一般生理扭转可达 6 ~ 11 周。若脐带扭转周数过多而呈绳索状，甚至发生血管闭塞、血栓形成或坏死，可导致胎儿窘迫，甚至胎死宫内。

5. 脐带打结

脐带打结分为假结和真结两种。脐带假结是指脐静脉长于脐动脉而迂曲似结或脐血管长于脐带而卷曲似结，对胎儿血循环无大影响。脐带真结是指胎儿穿过缠绕胎体所形成的脐带套环而形成的真结，脐带真结松时对胎儿无明显影响，若真结被拉紧时，将严重影响胎儿血液循环，出现胎儿宫内窘迫及胎儿生长发育受限，真结过紧可导致胎死宫内。

6. 脐带附着

脐带附着异常包括两种形式。①球拍状胎盘：脐带附着在胎盘边缘，对母儿影响较小；②脐带帆状附着：脐带附着在胎膜上，脐血管经过羊膜与绒毛膜之间进入胎盘，似船帆的绳索。若胎膜上的血管经宫颈内口位于胎先露前方时，称前置血管。若前置血管受胎先露压迫，可出现胎儿缺氧，导致胎儿窘迫，甚至死亡；当胎膜破裂时，前置血管随之破裂、出血，造成胎儿血液外流，出血达 70mL 时可导致胎心率异常，出血量更多时，可致胎儿死亡。流出血液涂片检查找到有核红细胞或幼红细胞并有胎儿血红蛋白，可明确诊断。

（二）治疗原则

改善胎儿缺氧状态。胎膜未破时，应预防脐带脱垂，一旦出现胎儿窘迫，应综合判断，选择分娩方式，尽快结束分娩。

四、护理措施

（1）帮助孕妇改变体位以缓解脐带受压，间断吸氧，观察胎心率是否恢复正常。对于脐带先露的经产妇，若胎膜未破、宫缩良好，可协助孕妇取头低臀高位或抬高床脚，密切观察胎心率及产程进展，期待经阴道分娩。临产后胎先露未入盆者，避免行不必要的肛查或阴道检查；须人工破膜者，应行高位破膜，防止脐带随羊水流出而发生脐带脱垂。

（2）帮助脐带脱垂且宫口未开全的产妇，取头低臀高位或抬高床脚，戴无菌手套上推胎先露，遵医嘱应用抑制子宫收缩药物，做好行剖宫产术前准备。

（3）对脐带脱垂且宫口开全、胎头入盆的产妇，配合医师行阴道手术助产。

（4）产前 B 型超声或彩色多普勒超声诊断脐带缠绕者，分娩过程中加强监护，若发现胎儿窘迫，应立即报告并配合医师结束分娩，做好抢救新生儿窒息的准备。

（5）经阴道分娩，当胎头娩出后脐带绕颈过紧或缠绕 2 圈以上影响胎体娩出，应立即用两把血管钳钳夹脐带，在其中间剪断脐带，以利胎儿迅速娩出。

五、妊娠期胎心胎动异常伴胎盘异常

胎盘由羊膜、叶状绒毛膜和底蜕膜构成。妊娠足月的胎盘呈圆形或椭圆形，重 450 ~ 650g，直径 16 ~ 20cm，厚 1 ~ 3cm。胎盘是胎儿与母体的结合体，也是联系母体与胎儿并维持胎儿在宫内营养发育的重要器官，具有气体交换、营养物质供应、排出胎儿代谢产物、分泌激素和防御功能等。胎盘功能正常时，母体每分钟可供胎儿氧 7 ~ 8mL/kg。妊娠晚期母血以每分钟 500mL 流速流进绒毛间隙，胎儿血也以同样流速流经胎盘，母血与胎儿血不直接相通，气体交换、营养物质供应及胎儿代谢产物排出，均发生在胎盘绒毛血管合体膜，每分钟可交换 3 ~ 4 次，保证胎儿足够的氧及生长发育需求。当胎盘结构或功能发生异常时，直接影响气体及物质交换，导致胎儿宫内缺氧，出现胎心胎动异常；也可造成胎儿生长受限，甚至胎儿死亡。引起胎盘异常较常见的有完全性前置胎盘，Ⅱ、Ⅲ度胎盘早剥，胎盘梗死及过期妊娠等。

此外，胎盘发育异常、胎盘肿瘤及胎盘炎症也可引起胎心胎动异常，较少见。

（一）疾病特点

1. 胎盘梗死

胎盘梗死是指胎盘绒毛局部缺血坏死，病灶呈小叶性分布，面积大小不等，引起胎盘梗死的原因是母体血供不足，导致胎盘小叶的螺旋小动脉血栓形成并发生栓塞，同时邻近螺旋动脉血流也严重受损。好发于妊娠近足月，多见于妊娠期高血压疾病、妊娠合并慢性肾炎等。临床表现与胎盘梗死灶数目、大小及部位关系密切，若梗死数目少、范围小且发生于胎盘边缘者，对胎盘功能影响不大，临床表现不明显；反之，胎盘功能将受到严重影响，引起胎心胎动异常，胎儿生长受限，胎儿窘迫，甚至发生胎儿死亡。病理检查是诊断胎盘梗死的主要依据，产后胎盘检查肉眼可见梗死灶边界清楚，为质地坚硬的圆形实质区，病灶新近形成者呈深红色细颗粒样，陈旧者呈黄白色，镜下主要特征为滋养细胞纤维素样退变、钙化和螺旋动脉闭缩引起的缺血性梗死。

2. 过期妊娠

过期妊娠是指平素月经周期规律，妊娠达到或超过 42 周（≥ 294 日）尚未分娩者。过期妊娠病因不清，可能与雌孕激素比例失调、头盆不称、胎儿畸形、遗传因素等有关。发生率为 3% ~ 15%。其病理特点如下。①胎盘：分为胎盘功能正常与胎盘功能减退两种类型。胎盘功能减退者的胎盘母体面呈片状或多灶性梗死或钙化，胎盘胎儿面及胎膜被胎粪污染呈黄绿色；镜下可见绒毛内血管床减少，绒毛间腔变窄，合体细胞小结增多，部分结节断裂，绒毛表面有纤维蛋白沉积，绒毛上皮与血管基膜增厚。电镜下合体细胞表面微绒毛及细胞内吞饮小泡明显减少，内质网空泡变性；②羊水：妊娠 42 周后，约 30% 羊水减少至 300mL 以下；羊水粪染率是足月妊娠的 2 ~ 3 倍，若同时伴有羊水过少，过期妊娠的羊水粪染率可达 71%；③胎儿：胎儿生长与胎盘功能密切相关，可分为正常生长及巨大儿（约占 25%）、成熟障碍及生长受限小样儿 3 种。10% ~ 20% 过期妊娠并发胎儿成熟障碍综合征，临床分 3 期：第 Ⅰ 期为过度成熟，容貌似“小老人”；第 Ⅱ 期为胎儿缺氧，羊水及胎儿皮肤黄染，羊膜和脐带绿染；第 Ⅲ 期为粪染时间较久使胎儿全身广泛黄染，指（趾）甲和皮肤黄染，脐带和胎膜呈黄绿色。其中，第 Ⅱ 期围生儿发病率及病死率最高。过期妊娠胎盘功能减退的主要临床表现为胎心胎动异常，羊水粪染，辅助检查可发现胎盘功能减退，胎儿生长受限或巨大胎儿。

（二）治疗原则

根据胎盘功能、胎儿大小、宫颈成熟度及是否存在胎儿窘迫等综合因素，选择适当分娩方式终止妊娠。

（三）护理措施

1. 配合医师确定胎盘功能

（1）准确核实孕周：仔细询问月经史，特别是月经周期是否规则、末次月经日期、性交日期、早孕反应及胎动开始出现的时间。了解早孕检查时 B 型超声检查结果。对怀疑过期妊娠患者，详细了解病史十分重要。

（2）胎盘功能判定：指导孕妇每日 3 次监测胎动。发现异常，及时报告医护人员。每周 2 次行无应激试验（NST），若 NST 无反应型，应做缩宫素激惹试验（OCT），频繁出现胎心晚期减速，提示胎盘功能减退。

（3）观察破膜后羊水性状，判断粪染程度。未破膜者，配合医师行羊膜镜检查以观察羊水颜色。

2. 增进母儿健康

（1）告知孕妇尽量采取左侧卧位，遵医嘱给予间断吸氧，以改善胎儿缺氧状况。

（2）做好胎心胎动监测，有条件的应采用胎儿电子监护仪连续监测，必要时采胎儿头皮血行血气分析，及早发现胎儿窘迫。

（3）对确诊过期妊娠而无胎儿窘迫及明显头盆不称者，配合医师引产。提前做好行剖宫产准备，一旦出现胎盘功能减退或胎儿窘迫征象，应行剖宫产术结束分娩。

（4）掌握终止过期妊娠指征：①宫颈条件成熟；②巨大胎儿或胎儿生长受限；③ 12 小时内胎动 < 10 次或 NST 无反应型，OCT 阳性或可疑；④尿雌激素 / 肌酐比值呈持续低值；⑤羊水过少（羊水暗区 < 3cm）和（或）羊水粪染；⑥并发重度子痫前期或子痫。配合医生向孕妇及家属说明终止妊娠的目的及必要性。

（5）做好新生儿窒息抢救工作。过期妊娠胎儿娩出后，应立即在直接喉镜指引下行气管插管，吸出气管内容物，防止发生胎粪吸入综合征。注意保暖，遵医嘱及时输液、低流量吸氧，纠正新生儿脱水、低血容量及代谢性酸中毒。

（6）预防产后出血：分娩后注意观察产妇阴道流血量、有无凝血块、宫缩强度及生命体征等。必要时及早应用缩宫素。

3. 健康指导

广泛宣传孕期保健知识，使孕妇及其家属认识定期检查的重要性及过期妊娠的危害性。指导孕妇自我监测胎动，发现异常，及时就医。

第十三章　计划生育女性的护理

第一节　避孕妇女的护理

避孕是采用科学手段使妇女暂时不受孕。避孕主要控制生殖过程中的 3 个环节：①抑制精子与卵子产生；②阻止精子与卵子结合；③使子宫环境不利于精子获能、生存或不适宜受精卵着床和发育。目前常用的女性避孕方法有宫内节育器、药物避孕及外用避孕等。我国男性避孕主要是阴茎套。

一、宫内节育器避孕

（一）概述

宫内节育器（IUD）是一种安全、有效、经济、简便、可逆的避孕工具。IUD 避孕，是我国育龄妇女最主要的避孕措施。

1.IUD 种类大致分为两大类。

（1）惰性宫内节育器（第一代 IUD）

由惰性材料如金属、硅胶、塑料等制成。主要有不锈钢单环及改良品，大部分已淘汰。

（2）活性宫内节育器（第二代 IUD）

内含活性物质如铜离子（Cu^{2+}）、激素、药物及磁性物质等，能提高避孕效果，减少副反应。分为含铜 IUD 及含药 IUD 两类。

①含铜 IUD

目前是我国应用最广泛的 IUD。可在子宫内持续释放具有生物活性、有较强抗生育能力的铜离子。a. 带铜 T 形宫内节育器（TCu-IUD）：是我国目前临床首选的宫内节育器。含铜套 IUD 放置时间可达 10 ~ 15 年；b. 带铜 V 型宫内节育器（VCu-IUD）：是我国常用的宫内节育器之一。放置时间 5 ~ 7 年。其带器妊娠、脱落率较低，但出血发生率较高，故因症取出率较高；c. 母体乐（MLCU375）：可放置 5 ~ 8 年；d. 宫铜 IUD：可放置 20 年左右。e. 含铜无支架 IUD：又称吉妮 IUD，可放置 5 ~ 8 年。

②含药 IUD

将药物储存于节育器内，通过每日微量释放提高避孕效果，降低副反应。目前我国临床主要应用有含孕激素左炔诺孕酮 IUD 和含吲哚美辛 IUD。a. 左炔诺孕酮 IUD：又称曼月乐，主要副反应为点滴出血及闭经；b. 含吲哚美辛 IUD：可减少放置 IUD 引起的月经过多等副反应。

2. 作用机制

（1）杀精毒胚作用

① IUD 压迫局部产生炎症反应，分泌的炎性细胞可毒害胚胎，同时产生大量巨噬细胞覆盖子宫内膜，妨碍受精卵着床，并吞噬精子和影响胚胎发育；②铜离子可使精子头尾分离，无法获能。

（2）干扰着床

①异物刺激引起子宫内膜损伤及慢性炎症反应，产生前列腺素，改变输卵管蠕动，使受精卵运行与子宫内膜发育不同步，阻止受精卵着床；②子宫内膜缺血及吞噬细胞作用，激活纤溶酶原，局部纤溶酶活性增强，使囊胚溶解吸收；③铜离子进入细胞，影响锌酶系统，同时影响糖原代谢、雌激素摄入和 DNA 合成，干扰内膜细胞代谢，阻碍受精卵着床及囊胚发育。

（3）左炔诺孕酮 IUD 避孕作用

①部分抑制排卵；②使腺体萎缩，间质蜕膜化，间质炎症细胞浸润，不利于受精卵着床；③改变宫颈黏液性状，使之稠厚，不利于精子穿透。

（二）护理评估

1. 健康史

宫内节育器放置者，了解月经史、生育史、既往采用何种避孕方法。取出者，应了解节育器的类型及放置时间、取器原因。

2. 身体状况

通过全身体格检查及妇科检查，评估妇女放置或取出宫内节育器的适应证和禁忌证。

（1）IUD 放置术

①适应证

凡育龄妇女要求放置 IUD、无禁忌证者。

②禁忌证

第一，生殖道急性炎症。第二，可疑妊娠或妊娠。第三，严重全身性疾病。第四，人流、引产、剖宫产后有组织残留或感染。第五，生殖器官肿瘤。第六，生殖器官畸形，如子宫纵隔、双子宫。第七，宫颈内口松弛、重度陈旧性宫颈裂伤或子宫脱垂。第八，宫腔

< 5.5cm 或 > 9.0cm（除足月分娩、大月份引产）。第九，近 3 月内有不规则阴道流血。第十，铜过敏史。

③放置时间

第一，月经干净 3 ~ 7 日无性交。第二，人流后宫腔 < 10cm，立即放置。第三，产后42日，恶露净，子宫恢复正常。第四，剖宫产后半年。第五，哺乳期先排除早孕。第六，含孕激素 IUD 在月经第三日放置。第七，自然流产转经后、药物流产 2 次正常月经后。

（2）IUD 取出术

①适应证

第一，计划再生育或不需避孕（离异、丧偶）。第二，绝经过渡期停经 1 年内。第三，放置期限已满须更换。第四，拟改用其他避孕措施或绝育。第五，有并发症或副反应，治疗无效。第六，带器妊娠，无论宫内、宫外。

②禁忌证

第一，并发生殖道炎症。第二，全身情况不良或疾病急性期。

③取出时间

第一，月经干净后 3 ~ 7 日。第二，带器早期妊娠，人流同时。第三，带器异位妊娠，术前诊刮时或术后出院前。第四，子宫不规则出血，随时。

（3）心理 - 社会状况

了解受术者对手术的认知情况，是否因怀疑节育器的避孕效果或担心节育器对健康的影响而产生焦虑、紧张。了解家属的支持程度。

辅助检查收集血尿常规、白带常规检查结果，了解 B 超和 X 线检查报告。

（三）护理诊断

（1）焦虑、紧张：与手术或担心副反应和并发症有关。

（2）知识缺乏：缺乏宫内节育器避孕的有关知识。

（3）潜在并发症：子宫穿孔、感染、节育器嵌顿或异位等。

（四）护理目标

（1）受术者情绪平稳，积极配合手术。

（2）受术者能说出宫内节育器避孕的有关知识。

（3）未发生腹痛、出血、子宫穿孔等并发症。

（五）护理措施

1. 术前护理

（1）术前准备

①准备手术用物：IUD 手术包（双层包布内置弯盘 1 个、阴道窥器 1 个、宫颈钳 1 把、

子宫探针 1 个、卵圆钳 1 把、消毒钳 2 把、放环器 1 个、取环器 1 个、剪刀 1 把、洞巾 1 块、纱布若干）、无影灯、消毒手套、消毒棉签、棉球等；②备好节育器，检查消毒节育器包装有无破损；③督促受术者术前排尿。

（2）核对

核对受术者姓名、手术名称，测量体温。

2. 术中护理配合

（1）消毒外阴

嘱受术者排尿，取膀胱截石位，用 0.5% 聚维酮碘液消毒外阴。

（2）打开器械包

检查器械包的消毒有效期，铺开，取消毒棉球（2.5% 碘酊和 75% 乙醇棉球）放于弯盘或药杯内。

（3）铺巾、检查

洗手、穿无菌衣、戴消毒手套，铺无菌巾于外阴部。常规双合诊检查，了解子宫大小、位置、形态及附件情况，整理器械。

（4）探测宫腔

阴道窥器暴露宫颈后，消毒宫颈、宫颈管，用宫颈钳夹持宫颈前唇，用子宫探针顺子宫方向探测宫腔深度。

（5）选择节育器

根据探测的宫腔深度，选择合适的节育器。T 型 IUD：宫腔深度 < 7cm 者用 26 号，> 7cm 者用 28 号。V 型 IUD：宫腔深度 < 6.5cm 者用小号，> 6.6cm 者用大号。

（6）放置节育器

用放置器将节育器推送入宫腔，上缘抵达宫底部。带尾丝者在离宫口 2cm 处剪断尾丝。观察无出血，可取出宫颈钳和阴道窥器。

（7）术中观察

术中重视受术者主诉，观察受术者有无急性腹痛，发现异常，及时报告医生并配合处理。

（8）IUD 取出术

术前行B超或X线检查，确定节育器类型及在宫腔的位置。手术前 4 步同IUD放置术。第 5 步为取出节育器：有尾丝者，用血管钳夹住尾丝轻轻牵引取出。无尾丝者，将取环钩送至宫底转动钩住节育器下缘，轻轻向外牵拉取出。节育器取出后，让受术者辨认。

3. 术后护理

留受术者在观察室休息片刻，无异常嘱回家休息。

4. 副反应及并发症受术者护理

（1）不规则阴道流血

为放置 IUD 常见的副反应。一般不须处理，3 ~ 6 个月后逐渐恢复。若出血多，遵医嘱用止血药治疗。治疗无效者协助更换节育器型号或改用其他避孕方法。

（2）下腹胀痛

因 IUD 过大与宫腔形态不符，引起子宫收缩所致。轻者不须处理，重者嘱休息，不能缓解者协助更换节育器。

（3）子宫穿孔

子宫大小、位置未查清或手术操作不当所致。术中受术者突感下腹疼痛，应报告医生，并立即停止操作。损伤小者遵医嘱住院观察。损伤大或出现腹膜炎体征者，遵医嘱立即剖腹探查，做好腹部急诊手术准备。

（4）节育器异位

原因有：①子宫穿孔，操作不当；②节育器过大、粗糙或子宫壁薄、软。确诊节育器异位，立即做好术前准备，协助医生经腹或在腹腔镜下或从阴道取出。

（5）节育器脱落

常发生在置器后第一年，尤其在 3 个月内。原因有：①操作不规范，节育器未放置达宫底；②节育器与子宫大小、形态不符；③月经过多；④宫颈内口松弛。协助医生查明原因后选择合适的节育器，下次月经后重新放置。

（6）节育器嵌顿或断裂

因节育器放置时损伤子宫壁或带器时间过长所致。发现后应协助医生及时取出，取出困难者，在 B 超、X 线或宫腔镜下协助取出。

（7）带器妊娠

多见于 IUD 下移或异位。确诊后应协助医生行人工流产术，同时取出节育器。

（8）感染

因术中无菌操作不严或术后未按要求注意卫生、节育器尾丝过长或生殖道原有感染灶等引起上行感染所致。轻症仅感小腹疼痛，重症者可出现全身感染症状。应遵医嘱给予抗生素治疗，并保持外阴清洁。

5. 心理护理

向受术者介绍节育器避孕的作用机制、放置和取出节育器的手术过程、反应及注意事项，说明 IUD 避孕的优点及安全性，消除受术者的紧张、焦虑和恐惧。与家属交流，争取家属对受术者的积极支持。

6. 健康教育

（1）告知术后可有少量阴道流血及轻微腹部不适，2 ~ 3 日后可消失。如有发热、腹痛、阴道多量流血或分泌物异味，随时就诊。

（2）嘱术后保持外阴清洁干燥，每日清洗外阴，使用消毒会阴垫。

（3）嘱 IUD 放置术后休息 3 日（IUD 取出术后休息 1 日），1 周内避免重体力劳动，2 周内禁性生活和盆浴，3 个月内排便或来月经时注意有无节育器脱落。

（4）指导随访：IUD 放置术后 1 个月、3 个月、半年、1 年各随访 1 次，以后每年 1 次。随访安排在月经干净后。

（5）指导按规定时间更换或取出节育器。

二、激素避孕

（一）概述

激素避孕是指用女性甾体激素避孕，是一种高效避孕方法。20 世纪 60 年代首次上市以来，一直显示可靠的避孕效果。甾体避孕药的激素成分为雌激素和孕激素。

1. 甾体激素避孕药的作用机制

（1）抑制排卵

药物抑制下丘脑释放 GnRH，使垂体分泌 FSH 和 LH 减少，同时直接影响垂体对 GnRH 的反应，不出现排卵前 LH 峰，从而抑制排卵。

（2）改变宫颈黏液性状

孕激素使宫颈黏液分泌量减少，黏稠度增加，拉丝度降低，不利于精子穿透。

（3）改变输卵管功能

雌、孕激素作用，使输卵管肌肉节段运动、上皮纤毛功能、输卵管液体分泌均受影响，受精卵在输卵管内无法正常运行。

（4）改变子宫内膜形态与功能

避孕药中孕激素成分干扰了雌激素效应，子宫内膜增殖变化受抑制；同时孕激素作用使腺体及间质提早发生类分泌期变化，子宫内膜与胚胎发育不同步，且分泌不良，不适于受精卵着床。

2. 甾体激素避孕药的种类

（1）口服避孕药

①复方短效口服避孕药

由雌激素和孕激素配伍而成。问世最早，应用最广泛。按规定正确使用，避孕有效率接近 100%。服用方法：

a. 复方炔诺酮片（避孕片 1 号）、复方甲地孕酮片（避孕片 2 号）：自月经周期第 5 日开始，每晚 1 片，连服 22 日，停药 7 日后服第 2 周期。

b. 复方去氧孕稀片、复方孕二烯酮片及炔雌醇环丙孕酮片：于月经第一日服药，连服 21 日，停药 7 日后服第 2 周期。若漏服可于次晨补服 1 片。漏服 3 片应停药，待出血后再服下一周期。一般在停药后 2 ~ 3 日发生撤药性出血，如月经来潮。若停药 7 日尚无月经来潮，则当晚开始服下一周期药物。若再次无月经出现，宜停药检查原因，酌情处理。

c. 三相片：每一相雌、孕激素含量是根据妇女生理周期制定的不同剂量，须按箭头所示顺序服药。每日 1 片，连服 21 日。

②复方长效口服避孕药

由长效雌激素和人工合成孕激素配伍制成，服药 1 次可避孕 1 个月。避孕有效率达 96% ~ 98%。有两种用药方法：第一，月经来潮第 5 日服第 1 片，5 日后加服 1 片，以后按第 1 次服药日期每月服 1 片；第二，月经来潮第 5 日服第 1 片，第 25 日加服 1 片，以后每隔 28 日服 1 片。长效避孕药停药时，应在月经周期第 5 日开始服用短效口服避孕药 3 个月，作为停用长效雌激素的过渡。因为此时体内还有雌激素蓄积，可能有 2 ~ 3 个月发生月经失调。

（2）长效避孕针

目前有单孕激素制剂和雌、孕激素复合制剂两种，有效率达 98%，尤其适用于口服避孕药有明显胃肠道反应者。单孕激素制剂优点是不含雌激素，可用于哺乳期避孕，但易并发月经紊乱。雌、孕激素复合制剂肌注 1 次可避孕 1 个月。第 1 次于月经周期第 5 日和第 12 日各肌注 1 支，以后于每次月经周期第 10 ~ 12 日肌注 1 支。一般于注射后 12 ~ 16 日月经来潮。

（3）探亲避孕药

这类避孕药除双炔失碳酯外均为孕激素类制剂或雌、孕激素复合制剂。服用时间不受经期限制，适用于短期探亲夫妇。避孕有效率达 98% 以上。常用的有炔诺酮探亲片、甲地孕酮探亲避孕片和炔诺孕酮探亲避孕片。

（4）缓释避孕药

又称缓释避孕系统。缓释避孕药是以具备缓慢释放性能的高分子化合物为载体，将甾体激素（主要是孕激素）1 次给药，在体内持续、恒定、微量释放，达到长效避孕目的。有皮下埋植剂、阴道药环、避孕贴片及含药 IUD，另有微球和微囊。

（5）外用避孕药

经阴道给药，能杀精或使精子灭活而避孕。目前常用的避孕药膜，以壬苯醇醚为主药，聚乙烯醇为水溶性成膜材料制成。

（二）护理评估

1. 健康史

对拟采用药物避孕的妇女，询问年龄、月经史、生育史，以往采用何种避孕措施。了解既往身体健康状况，有无急、慢性疾病。

2. 身体状况

通过全身体格检查及妇科检查，评估妇女有无采用药物避孕的适应证和禁忌证。

（1）适应证

要求采用药物避孕而无禁忌证的育龄妇女。

（2）禁忌证

①严重心血管疾病、血栓性疾病：如原发性高血压、冠心病、静脉栓塞等；②急、慢性肝炎或肾炎；③内分泌疾病：如糖尿病、甲状腺功能亢进；④恶性肿瘤、癌前病变。⑤哺乳期；⑥年龄 > 35 岁的吸烟妇女；⑦精神病长期服药；⑧严重偏头痛反复发作。

3. 心理 – 社会状况

评估妇女及其丈夫对药物避孕知识的认知程度，是否自愿采用药物避孕，有无顾虑，如担心服药后体重增加、色素沉着等。

4. 辅助检查

及时收集肝肾功能检查、出凝血时间、甲状腺功能检查、B 超检查等报告单，了解检查结果。

（三）护理诊断

（1）舒适改变：与类早孕反应、突破性出血有关。

（2）焦虑：与药物副作用或避孕失败有关。

（3）缺乏药物避孕相关知识。

（四）护理目标

（1）服药者副反应得到及时处理。

（2）服药者情绪平稳，避孕效果佳。

（3）服药者能说出药物避孕相关知识，如用药方法、副反应处理等。

（五）护理措施

1. 基础护理

（1）饮食

指导服药者合理饮食，禁吃过甜、味道过浓食品，忌烟酒。

（2）休息

保证充足睡眠，注意劳逸结合。

2. 执行医嘱

（1）遵医嘱指导正确服药

①帮助选择适宜的口服避孕药；②向服药者详细说明避孕药服用方法；③告知在睡前或饭后服药，以减轻副作用；④强调按时服药的重要性，督促其严格按医嘱服药，一旦漏服，须及时补服，以免发生突破性出血或避孕失败。

（2）遵医嘱应用长效避孕针

①告知必须按时注射；②抽吸药液时必须将药液全部吸净；③注射时须将药物全部注完，并注入深部肌肉组织内，以免剂量不足影响避孕效果。

3. 甾体激素避孕药副反应者护理

（1）类早孕反应

服药初期，约 10% 的妇女出现头晕、乏力、食欲不振、恶心呕吐等类似早期妊娠的反应。①告知一般不须特殊处理，坚持服药几个周期后可自然消失；②稍重者遵医嘱服用维生素 B_6 片、维生素 C 片及氢溴酸山莨菪碱片；③症状严重可遵医嘱更换制剂或停药，改用其他措施避孕。

（2）不规则阴道流血

不规则阴道流血又称突破性出血，即服药期间阴道流血。①轻者点滴出血，告知不用处理，可随服药时间延长而渐停；②流血较多者，遵医嘱在服用避孕药同时加服雌激素如炔雌醇 0.005 ~ 0.015mg，直至停药；③若流血似月经量或时间已接近月经期，则停止服药，算作月经来潮。于出血第 5 日开始服用下一周期药物，或遵医嘱更换避孕药。

（3）闭经

常发生于月经不规则妇女，约 1% ~ 2%。①月经不规则妇女慎用避孕药；②先排除妊娠，停药 7 日后可继续服药；③若连续停经 3 个月，须停药观察，或改用其他方法避孕。

（4）色素沉着、体重增加

一般不须处理，若症状严重可改用其他措施避孕。

4. 心理护理

详细讲解药物避孕的作用机制、服药方法、常见副反应及应对措施。帮助服药者选择适宜的避孕药。耐心解释服药后的恶心、呕吐等副反应，只须坚持服药可以消失，消除紧张心理。

5. 健康教育

（1）指导妥善保管口服避孕药：避孕药的有效成分在糖衣上，脱落、潮解可影响避孕效果。指导将药物保存在阴凉、干燥处，同时避免让儿童找到，以防误服。

（2）告知服药期间禁用苯巴比妥、利福平等：这些药可使肝酶活性增强，加速药物代谢，降低血中避孕药浓度，影响避孕效果。

（3）长效避孕药停药指导：告知长效避孕药服药者若须停药，应在停药后服用短效口服避孕药3个月，以免引起月经失调。

（4）长效针剂应用指导：告知注射后留观15分钟，以便及早发现过敏反应。

（5）妊娠及哺乳指导：指导要求生育者须在停药6个月后再受孕，以防避孕药的影响。告知哺乳期妇女不宜服用避孕药，以免影响乳汁分泌量及营养成分。

（6）随访指导：指导长期用药者每年随访1次，遇到异常随时就诊。

三、其他避孕

（一）概述

其他避孕包括紧急避孕、安全期避孕和外用避孕等。

（1）紧急避孕是指在无保护性生活或避孕失败后几小时或几日内，妇女为防止非意愿妊娠发生而采用的补救避孕法。包括放置宫内节育器和口服紧急避孕药。

（2）安全期避孕又称自然避孕。是根据女性生殖生理知识推算排卵日期，判断周期中的易受孕期，在此期禁欲以达到避孕目的。一般排卵前后4～5日为易受孕期，其余时间视为安全期。自然避孕法不可靠，不宜推广。

（3）外用杀精剂是性交前置入阴道，具有灭活精子作用的一类化学避孕制剂。临床常用的有避孕栓剂、片剂、胶冻剂、凝胶剂、避孕薄膜等。

（4）阴茎套即避孕套，为男性避孕工具。

（5）其他有阴道套（女用避孕套）、免疫避孕法等。

（二）护理诊断

（1）焦虑与害怕怀孕和担心副反应有关。

（2）缺乏避孕常识。

（三）护理目标

（1）使用者情绪平稳。

（2）使用者能说出相关药物避孕常识。

（四）护理措施

1. 执行医嘱

（1）遵医嘱用药

紧急避孕：在无保护性生活3日（72小时）内，遵医嘱口服紧急避孕药。

①非激素类

米非司酮，性交后120小时内单次服用25mg。

②激素类

a. 雌、孕激素复方制剂

复方左炔诺孕酮片，无保护性生活后 72 小时内即服 4 片，12 小时再服 4 片。

b. 单孕激素制剂

左炔诺孕酮片，无保护性生活 72 小时内服 1 片,12 小时重复 1 片。目前我国生产的“毓婷”“惠婷”“安婷”均为左炔诺孕酮片。

（2）指导计算排卵期

①日历表法

适用于月经周期规律妇女。排卵通常发生在下次月经前 14 日左右。

②基础体温法

根据基础体温曲线变化推算排卵期，不恒定。

③宫颈黏液观察法

观察宫颈黏液量、黏稠度、拉丝度判断，需要培训。

（3）指导使用阴茎套

选择合适的阴茎套型号。使用前应先行吹气检查有无漏孔，同时排出小囊内空气。射精后在阴茎未软缩时即捏住套口和阴茎一起取出。

2.IUD 放置术者护理

带铜宫内节育器可用于紧急避孕，特别适合希望长期避孕且符合放置节育器条件者。指导在无保护性生活后 5 日（120 小时）内放置，有效率达 95% 以上。做好 IUD 放置术准备及护理。

3. 心理护理

主动与使用者沟通，缓解紧张、恐惧心理。简明扼要介绍避孕方法及其有效性，增强使用者信心。

第二节　输卵管绝育术妇女的原理

一、概述

输卵管绝育术是通过手术结扎输卵管或用药物使输卵管粘连堵塞，阻止精子和卵子相遇，达到绝育目的，是一种安全、永久性绝育措施。目前常用方法为经腹输卵管结扎或腹腔镜下输卵管绝育，经阴道手术已基本不做，药物黏堵也已少用。

经腹输卵管绝育术是经腹壁小切口结扎输卵管，为国内应用最广的绝育方法。手术操作简单、方便，采用局部麻醉，受术者损伤小。

经腹腔镜输卵管绝育术是指在腹腔镜直视下，采用机械手段或热效应使输卵管阻塞而达到绝育目的，是一种安全、有效、并发症较少的绝育方法。目前国内条件较好的医院开展此项手术。

二、护理评估

（一）健康史

询问月经史、生育史和既往病史。

（二）身体状况

通过全身体格检查及妇科检查，评估妇女有无输卵管绝育术适应证和禁忌证。

1. 经腹输卵管绝育术

（1）适应证

①已婚妇女，要求接受绝育手术且无禁忌证者；②患严重全身性疾病不宜生育者；③患严重遗传病或精神分裂症不允许生育者。

（2）禁忌证

①各种疾病急性期；②全身状况不良，不能耐受手术，如心力衰竭、血液病；③腹部皮肤感染或盆腔炎性疾病；④严重神经官能症。⑤ 24 小时内 2 次体温达到或超过 37.5℃。

（3）手术时间

①非孕妇在月经干净后 3 ~ 4 日；②人工流产或分娩后 48 小时内；③哺乳或闭经妇

女排除早孕后；④剖宫产术同时。⑤某些非感染性妇科手术同时。

2. 经腹腔镜输卵管绝育术

（1）适应证

同经腹输卵管绝育术。

（2）禁忌证

①腹腔粘连；②心肺功能不全；③膈疝。其余同经腹输卵管绝育术。

（3）手术时间

①月经干净后 3 ~ 7 日内；②人工流产后 24 小时内；③正常分娩后 48 小时内；④闭经妇女排除早孕后。

3. 心理 – 社会状况

了解受术者及家属对绝育术的认知情况与态度，是否因害怕手术、担心手术效果而紧张、恐惧。

4. 辅助检查

及时收集血尿常规、出凝血时间、肝功能及白带常规检查结果。

三、护理诊断

（1）恐惧与不了解输卵管绝育术手术过程有关。

（2）有感染危险与术中出血、术后不注意卫生有关。

（3）有围手术期受伤危险与盆腔脏器粘连、解剖结构不清有关。

四、护理目标

（1）受术者情绪平稳，自愿接受手术。

（2）未发生感染，受术者切口按期愈合。

（3）术后未发生盆腔脏器粘连、肠管损伤。

五、护理措施

（一）术前护理

1. 用物准备

备好输卵管绝育包，查看消毒日期。

2. 受术者准备

（1）对受术者进行全面身心评估，协助医生完成各项常规辅助检查。

（2）按妇科腹部手术要求备皮。

（3）嘱手术前晚进半流食，术前 4 小时禁食。

（4）精神紧张者，遵医嘱术前 30 分钟给镇静剂。

（5）核对受术者姓名、手术名称，测量体温。

（6）嘱受术者排尿后，护士将受术者和病历一起送入手术室，向手术室护士交班。

（二）术中护理配合

1. 经腹输卵管绝育术

（1）协助受术者仰卧位，留置导尿管。

（2）术中严密观察，发现异常及时报告医生。

（3）手术野常规消毒铺巾。

（4）麻醉：0.5% ~ 1% 盐酸普鲁卡因局部浸润麻醉。

（5）切开：一般取下腹正中耻骨联合上 3 ~ 4cm 处约 2cm 纵切口或横切口，若为产妇则在宫底下方 2cm 处，逐层切开，进入腹腔。

（6）提取输卵管：有卵圆钳夹取法、指板法和吊钩法。

（7）辨认输卵管：用鼠齿钳夹持输卵管，用两把无齿镊依次夹取输卵管至暴露伞端。

（8）结扎输卵管：抽心近端包埋法。

（9）检查，无出血，送回腹腔。同法结扎对侧输卵管。

（10）清点器械、纱布，无误后逐层关闭腹腔。切口覆盖无菌纱布，固定。

2. 经腹腔镜输卵管绝育术

（1）头低臀高仰卧位。手术野常规消毒铺巾。

（2）麻醉：局麻、连续硬膜外麻醉或全麻。

（3）脐孔下缘做 1cm 小切口，按腹腔镜操作常规完成气腹及套管针穿刺。

（4）放置腹腔镜，在腹腔镜直视下，将弹簧夹或硅胶环置于输卵管峡部。也可用双极电凝法烧灼输卵管峡部 1 ~ 2cm。

（5）检查腹腔内无出血及脏器损伤，取出腹腔镜，放出腹腔内气体，拔出套管，缝合切口，覆盖无菌纱布，固定。

（三）术后护理

（1）嘱术后平卧位休息。

（2）密切观察生命体征，每日测体温 4 次，体温正常 3 日后改为每日 2 次。

（3）观察有无腹痛及内出血征象。

（4）观察伤口有无渗血，保持敷料干燥清洁。

（5）鼓励受术者 4 ~ 6 小时后下床活动，减少腹腔粘连。

（6）术后进半流食，排气后方可正常进食。

（7）术后 4 ~ 6 小时督促受术者自解小便。

（四）并发症受术者护理

1. 出血、血肿

过度牵拉或钳夹损伤输卵管或其系膜血管，或因术中止血不彻底、结扎线松弛，引起腹腔内积血或血肿。一经发现，协助医生查明原因，协助缝扎止血。若血肿形成，协助医生切开止血后再缝合。

2. 脏器损伤

膀胱、肠管损伤，多因解剖关系辨认不清或操作粗暴所致。一旦发现，协助医生修补。

3. 感染

体内原有感染灶未行处理；手术器械、敷料消毒不严或手术操作无菌观念不强所致。遵医嘱使用抗生素治疗。

4. 输卵管再通

绝育术有 1% ~ 2% 再通率，也可因施术时技术误差引起。多发生宫内妊娠，尚须警惕可能形成输卵管妊娠。要求手术者操作谨慎。

（五）心理护理

主动与受术者沟通，简单介绍手术过程，说明输卵管绝育术简单、安全、时间短、效果可靠，增强受术者信心，消除顾虑和恐惧，使受术者积极配合。

（六）健康教育

（1）指导受术者术后卧床 4 ~ 6 小时后下床活动，减少腹腔粘连。

（2）出院后休息 3 ~ 4 周，加强营养，不做重体力劳动。

（3）禁止性生活 1 个月。术后 1 个月复查。

第三节　人工终止妊娠的技术

人工终止妊娠是避孕失败的补救措施，常用方法有人工流产术、药物流产和中期妊娠引产术。

一、人工流产术

（一）概述

人工流产术是指妊娠 14 周内，因意外妊娠、优生或疾病等原因，采用手术方法终止妊娠，包括负压吸引术和钳刮术，是避孕失败的补救措施。

负压吸引术是利用负压原理用吸管将妊娠物从宫腔内吸出的手术，适用于妊娠 10 周内。钳刮术是先通过机械或药物方法使宫颈扩张，然后用卵圆钳钳夹胎儿和胎盘，再行负压吸引的手术，适用于妊娠 10 ~ 14 周的受术者。

（二）护理评估

1. 健康史

询问月经史、末次月经时间、生育史和既往病史，了解孕前采用何种避孕措施。

2. 身体状况

询问停经后症状，通过全身体格检查和妇科检查，评估孕妇有无人工流产术适应证或禁忌证。

（1）适应证

①妊娠 14 周内要求终止妊娠而无禁忌证者；②因各种疾病不能继续妊娠者。

（2）禁忌证

①生殖道炎症；②各种疾病急性期；③全身情况不良，不能耐受手术：如重度贫血、心力衰竭等；④手术当日间隔 4 小时测体温，2 次达到或超过 37.5℃。

3. 心理 – 社会状况

评估受术者对人工流产术的认知程度、对手术有何顾虑、是否因害怕手术而紧张、恐惧。了解家属对受术者的支持程度。

4. 辅助检查

收集妊娠试验、血尿常规、白带常规及B超检查结果。

（三）护理诊断

（1）焦虑、恐惧：与害怕手术和担心术后恢复有关。

（2）有感染危险：与术后阴道流血、不注意卫生或性生活有关。

（3）潜在并发症：人工流产综合反应、子宫穿孔、吸宫不全等。

（四）护理目标

（1）受术者情绪平稳，积极与医护人员合作。

（2）受术者未发生感染。

（3）并发症得以有效预防或被及早发现并处理。

（五）护理措施

1. 术前护理

（1）用物准备：准备人工流产手术包（包内器械与IUD放置术基本相同，应增加宫颈扩张器1套、不同型号吸管各1个、硬橡胶管1根、小号卵圆钳及有齿卵圆钳各1把、刮匙1把）、无菌手套、消毒药品、抢救药品等。

（2）负压吸引器：接通电源，调整好负压。

（3）核对受术者姓名、手术名称，测量体温。

（4）若为无痛人流（应用静脉麻醉），应有麻醉医师监护。

2. 术中护理配合

（1）负压吸引术

①消毒外阴、阴道

嘱受术者排空膀胱后取膀胱截石位。常规消毒外阴、阴道。

②打开器械包

检查器械包的消毒有效期，铺开，取消毒棉球（2.5%碘酊和75%乙醇棉球）放于弯盘和药杯内。

③铺巾、检查

洗手、穿无菌衣、戴消毒手套，铺无菌巾于外阴部。常规双合诊检查，了解子宫大小、位置、形态及附件情况。整理器械。

④探测宫腔

阴道窥器暴露宫颈后，消毒宫颈、宫颈管，用宫颈钳夹持宫颈前唇稍向外牵拉，用子宫探针顺子宫方向探测宫腔深度。

⑤扩张宫颈

执笔式用宫颈扩张器依次逐号扩张宫颈，扩至比所用吸管大半号至 1 号。

⑥负压吸引

将吸管接好橡胶管，再连接到负压吸引器橡胶管前端接头上，经负压吸引试验无误后，根据子宫大小选择负压，一般控制在 400 ~ 500mmHg。将吸管缓慢送入宫底，吸头遇阻力后稍向外退，开启负压，顺时针方向吸宫腔 1 ~ 2 圈。组织吸净后折叠橡胶管，取出吸管。妊娠组织吸净的标志为：第一，子宫缩小；第二，宫壁粗糙；第三，吸头紧贴宫壁，移动受阻；第四，仅见少量血性泡沫。

⑦清理宫腔

用小号刮匙轻刮宫腔 1 周，注意宫底和两侧宫角是否吸净。必要时，换小号吸管用低负压再吸宫腔 1 圈。确认吸净后，用子宫探针复测宫腔深度，一般比吸宫前缩小 1 ~ 3cm。取下宫颈钳，用棉球拭净宫颈和阴道血迹，观察无异常后取出阴道窥器，术毕。

⑧检查吸出物

将全部吸出物过滤，测量血液及组织容量，检查有无绒毛。如肉眼观察有异常或未见绒毛组织，须送病理检查。

⑨术中严密观察

术中陪伴受术者，观察面色、腹痛及生命体征。必要时遵医嘱给予缩宫素。

（2）钳刮术

因胎儿较大，术前应充分扩张宫颈，然后再钳刮。

①扩张宫颈

方法有：第一，术前 12 小时，遵医嘱将 16 或 18 号无菌橡皮导尿管放置在宫颈管，达宫腔深度 1/2 以上，露在阴道内的一段导尿管用无菌纱布包裹，置于后穹隆内，宫颈可自动缓慢扩张，术前取出；第二，术前 3 ~ 4 小时，遵医嘱给予前列腺素制剂口服、塞入阴道或肌注，软化、扩张宫颈；第三，遵医嘱术前给予米非司酮和米索前列醇口服；第四，遵医嘱术术前将丁卡因栓或艾司唑仑置子宫颈管内口处。

②行钳刮术

手术时，用宫颈扩张器充分扩张宫颈（扩至 8 ~ 12 号），先用卵圆钳夹破胎膜，待羊水流净，再钳出胎儿、胎盘组织，然后吸宫。吸宫操作同负压吸引术。术中遵医嘱应用缩宫素，术后观察有无出血。

3. 术后护理

（1）嘱受术者在观察室休息 1 ~ 2 小时。

（2）观察腹痛及阴道流血，发现异常立即报告医生并遵医嘱给予药物治疗。

（3）2 小时后，无异常方可离院。

4. 人工流产术并发症妇女的护理

（1）出血

①妊娠月份较大，宫缩欠佳，出血量多，遵医嘱宫颈注射缩宫素，同时快速取出胎盘和胎体；②吸管过细、胶管过软或负压不足引起出血，应及时更换吸管和胶管，调整负压。

（2）人工流产综合反应

人工流产综合反应是指手术中或术毕，受术者因疼痛或局部刺激，出现面色苍白、大汗淋漓、头昏、胸闷、心动过缓、心律不齐，严重者出现血压下降、昏厥、抽搐等迷走神经兴奋症状。①发现症状应立即停止手术，给予吸氧，一般能自行恢复；②严重者遵医嘱加用阿托品 0.5 ~ 1mg 静脉注射；③术前精神安慰，术中动作轻柔，吸宫时负压适当，减少不必要反复吸刮，可降低人工流产综合反应发生率。

（3）子宫穿孔

子宫穿孔是人工流产严重并发症。手术时突然有无宫底感，或手术器械进入深度超过原测量深度，提示子宫穿孔。①立即停止手术；②穿孔小，无脏器损伤或内出血，手术已完成，可配合医生保守治疗，遵医嘱应用宫缩剂和抗生素，密切观察生命体征。若宫内组织未吸净，可在 B 超引导或腹腔镜下完成手术；③破口大、有内出血或怀疑脏器损伤，应协助医生剖腹探查，做好相应护理。

（4）吸宫不全

吸宫不全指人工流产术后部分妊娠组织残留，是人工流产术常见并发症。表现为手术后阴道流血时间长、血量多或流血停止后又现多量流血。B 超检查有助于诊断。①无明显感染征象，应尽早刮宫，刮出物送病理检查。术后遵医嘱给予抗生素；②伴有感染征象者，遵医嘱控制感染后再刮宫。

（5）漏吸或空吸

人工流产术未吸出胚胎及绒毛，使妊娠继续或胚胎停止发育，称为漏吸。发现漏吸，应再次行负压吸引术。误诊宫内妊娠而行人工流产术，称为空吸。嘱重复尿妊娠试验或 B 超检查。警惕宫外孕。

（6）感染

发生急性子宫内膜炎或盆腔炎性疾病，遵医嘱应用抗生素。

（7）羊水栓塞

少见。若发生羊水栓塞，病情较轻。配合医生治疗。

（8）远期并发症

有宫颈粘连、宫腔粘连、月经失调、盆腔炎性疾病后遗症或继发不孕等。

5. 心理护理

术前向受术者简要介绍手术过程，告知手术配合要求，安慰受术者，并教会受术者缓解术中紧张和不适的方法，消除恐惧心理。争取家属配合，关爱受术者，提供心理支持。

6. 健康教育

（1）保持外阴清洁，嘱每日清洗外阴，使用消毒会阴垫。

（2）禁止性生活和盆浴 1 个月。

（3）负压吸引术后休息 2 周，钳刮术后休息 2 ~ 4 周，1 个月后随访。

（4）嘱术后如有发热、腹痛、阴道流血量多或持续流血超过 10 日，及时就诊。

（5）指导恢复性生活后合理避孕。

二、药物流产

（一）概述

药物流产又称药物抗早孕，是用药物而非手术终止早孕的一种避孕失败补救措施。目前临床应用的药物是米非司酮配伍米索前列醇，终止早孕完全流产率达 90% 以上。米非司酮是一种类固醇抗孕激素制剂，具有抗孕激素和抗糖皮质激素作用。米索前列醇具有兴奋子宫和软化宫颈作用。

（二）护理评估

1. 健康史

询问月经史、末次月经时间、生育史和既往病史。

2. 身体状况

询问停经后症状，通过全身体格检查和妇科检查，评估孕妇有无药物流产适应证或禁忌症。

（1）适应证

①妊娠≤49 日，年龄＜40 岁，自愿采用药物流产的健康妇女；②尿 HCG 阳性，B 超确诊宫内妊娠；③人工流产术高危因素者，如宫颈发育不良、哺乳期等。

（2）禁忌证

①使用米非司酮禁忌证，如肾上腺及其他内分泌疾病、血液病、血管栓塞等病史；②使用前列腺素禁忌证，如心血管疾病、青光眼、哮喘、癫痫等；③其他：带器妊娠、宫外孕、过敏体质等。

（3）相对禁忌证

合并子宫肌瘤、剖宫产史。

3. 心理 - 社会状况

评估有无紧张、忧虑、担心能否成功。

4. 辅助检查

B 超检查、尿妊娠试验。

（三）护理诊断

（1）焦虑与不了解药物流产过程及效果有关。

（2）有感染危险与阴道流血时间长、术后不注意卫生有关。

（四）护理目标

（1）病人情绪平稳。

（2）未发生感染。

（五）护理措施

1. 用药前护理

（1）向用药者介绍药物作用、剂量、效果及不良反应，如恶心、呕吐等。

（2）告知用药注意事项：①空腹或进食 2 小时后用凉开水吞服；②用药期间忌用前列腺素拮抗剂吲哚美辛；③米索前列醇应到医院在医生指导下空腹口服，并留院观察。

2. 用药护理

（1）核对用药者姓名、记录用药时间。

（2）遵医嘱指导用药：米非司酮 25mg 口服，每日 2 次，共 3 日。第 4 日上午用米索前列醇 600mg 顿服。

（3）监测生命体征。

3. 用药后护理

（1）核对用药者姓名、用药情况。

（2）留院观察：应用米索前列醇后，留院观察 6 小时。①观察生命体征；②观察有无腹痛、腹泻、阴道流血，发现异常及时报告医生；③仔细检查阴道排出物是否完整，有无绒毛及胚胎组织。必要时送病理检查。

（3）备好急救药品如缩宫素、止血药等，做好输血、输液准备。

（4）药物流产失败或不全流产出血量多，应及时报告医生并做好急诊刮宫准备。阴道流血时间长者，遵医嘱应用抗生素预防感染。

4. 心理护理

向用药者详细讲解药物作用、剂量、效果及不良反应等，使其有充分的思想准备，消除紧张心理。与家属沟通，为用药者争取家属的最大支持。

5. 健康教育

（1）告知药物流产后出血时间较长，约 3 周左右，出血量较吸宫术多。

（2）嘱保持外阴清洁，2 周内禁止性生活和盆浴。

（3）指导月经恢复后合理避孕，5 周后随访。

三、中期妊娠引产术

（一）概述

用人工方法终止中期妊娠称为中期妊娠引产术，包括药物引产（依沙吖啶引产）和手术引产（水囊引产）。

依沙吖啶引产是将依沙吖啶经腹壁羊膜腔内注射，方法简便，成功率高（90% ~ 100%）。依沙吖啶（利凡诺）是一种强力杀菌剂，可诱发宫缩并使胎儿中毒死亡。依沙吖啶引产安全量为 50 ~ 100mg。

水囊引产是将预先制备消毒的水囊置于子宫壁和胎膜之间，囊内注入一定量的生理盐水，诱发宫缩，促使妊娠物排出。

（二）护理评估

1. 健康史

询问月经史、生育史、既往病史及手术史，了解妊娠前采用何种措施避孕。

2. 身体状况

了解本次停经后的表现，通过全身体格检查和妇科检查，评估孕妇有无中期妊娠引产术的适应证和禁忌证。

（1）适应证

①妊娠 16 ~ 26 周，患有严重疾病不宜继续妊娠，要求终止而无禁忌证者；②妊娠早期接触致畸因素，检查发现胎儿异常或死胎者。

（2）禁忌证

①严重全身性疾病，如心、肝、肺、肾疾病活动期或功能严重异常；②各种急性感染性疾病或慢性疾病急性发作期，如生殖器官炎症；③前置胎盘或局部皮肤感染；④术前 24 小时内体温 2 次超过 37.5℃。⑤子宫瘢痕、宫颈发育不良、前置胎盘为水囊引产禁忌证，但肝肾疾病能耐受手术者不是水囊引产禁忌证。

3. 心理 – 社会状况

评估受术者紧张、焦虑程度。

4. 辅助检查

了解血尿常规、出凝血时间、白带常规、肝肾功能检查结果。协助 B 超胎盘及穿刺点定位。

（三）护理诊断

（1）焦虑、紧张与不了解药物引产过程及效果有关。

（2）有感染危险与阴道流血、放置水囊有关。

（四）护理目标

（1）受术者情绪平稳，积极与医护人员合作。

（2）受术者体温正常，未发生感染。

（五）护理措施

1. 术前护理

（1）用物准备

①依沙吖啶引产

第一，无菌穿刺包（内置 20 ～ 22 号腰穿针 1 枚、纱布若干、20mL 注射器及 5mL 注射器各 1 具、洞巾 1 块）。第二，消毒用物：无菌卵圆钳、无菌手套、胶布、2.5% 碘酊、75% 乙醇。第三，药物准备：0.5% ～ 1% 依沙吖啶，根据妊娠月份使用。

②水囊引产

水囊引产包（内置阴道窥器 1 个、宫颈钳 1 把、宫颈扩张器 1 套、无齿长镊子 1 把、卵圆钳 2 把、橡皮导尿管 1 根、纱布若干、10 号丝线、20mL 注射器 1 具、洞巾 1 块）、消毒双层阴茎套制备水囊 1 个、消毒用物、生理盐水。

（2）受术者准备

①嘱术前 3 日禁性生活，水囊引产者术前 3 日行阴道冲洗，每日 1 次。

②嘱受术者排空膀胱，送至手术室。

2. 术中护理配合

（1）依沙吖啶引产

①嘱孕妇平卧位，腹部触诊或 B 超选定穿刺点。

②常规消毒，打开穿刺包，戴无菌手套，铺无菌洞巾。

③用 20 号左右腰椎穿刺针在穿刺点垂直进针，经 2 次落空感后进入羊膜腔。拔出针芯有羊水溢出，接上 5mL 空注射器，抽出少量证实为羊水。再接上装有依沙吖啶药液的注射器，将药液注入羊膜腔内。

④将针芯插入穿刺针内，迅速拔针，用无菌纱布加压5分钟后，胶布固定。

⑤术中观察生命体征，注意有无呼吸困难、发绀等羊水栓塞症状。术毕，送病人回病房休息。

（2）水囊引产

①嘱孕妇膀胱截石位，常规消毒外阴，打开水囊引产包，戴无菌手套，铺无菌洞巾。

②暴露宫颈，消毒宫颈、宫颈管，用宫颈钳夹持宫颈前唇稍向外牵拉，用宫颈扩张器扩张宫颈达8 ~ 10号。

③用卵圆钳将水囊全部送入子宫腔。

④从水囊内导尿管注入300 ~ 500mL生理盐水，扎紧导尿管，折叠放于阴道后穹隆。

⑤取下宫颈钳和阴道窥器，术毕。

3. 术后护理

（1）嘱受术者尽量卧床休息，防止突然破膜。不得擅自离开病房。

（2）术后严密观察：①定时监测生命体征，少数受术者注药后24 ~ 48小时出现体温轻度升高，胎儿排出后自然恢复，若体温超过38℃，应报告医生并遵医嘱处理；②严密观察并记录宫缩及阴道流血情况。

（3）按正常分娩接生。检查胎盘胎膜是否完整，软产道有无裂伤，发现异常及时报告医生并配合处理。

（4）胎儿胎盘排出后护理：①遵医嘱常规行清宫术；②观察宫缩、阴道流血及膀胱是否充盈；③观察生命体征，发现异常及时报告医生并配合处理。

（5）羊膜腔注药后，一般12 ~ 24小时开始出现宫缩，用药后约48小时排出胎儿胎盘。若用药5日后仍未临产，即为引产失败，及时报告医师、通报家属，协商再次给药或改用其他方法引产。

（6）放置水囊后，24小时内出现宫缩，当宫缩规律有力时，即可放出囊内液体，取出水囊。若24小时仍无宫缩或宫缩较弱，也应取出水囊。

4. 心理护理

耐心倾听受术者诉说，为其提供表达内心焦虑、恐惧的机会。向受术者讲解各种引产的特点、效果及用药后可能出现的反应，解除其顾虑，使病人积极配合。

5. 健康教育

（1）嘱术后注意休息，加强营养。

（2）术后立即采取退奶措施。

（3）保持会阴清洁，每日清洗，消毒会阴垫。

（4）引产术后禁止性生活和盆浴6周，指导恢复性生活时正确避孕。

（5）嘱发现异常随时就诊。

第四节　计划生育措施选择的护理指导

一、新婚期

（一）原则

新婚夫妇尚未生育，应选择方便、不影响生育的避孕方法。

（二）方法指导

首选复方短效口服避孕药。性生活适应后可选用阴茎套，也可选用外用避孕栓。因尚未生育，一般不选用宫内节育器。不宜选用安全期避孕、体外排精避孕及长效避孕药等措施。

二、哺乳期

（一）原则

不影响乳汁质量及婴儿健康。

（二）方法指导

阴茎套是哺乳期最佳避孕措施。也可选用宫内节育器、单孕激素制剂长效避孕针或皮下埋植剂。不适用避孕药膜，不宜用雌、孕激素复合避孕药、避孕针或安全期避孕。

三、生育后期

（一）原则

选择长效、安全、可靠的避孕方法，减少非意愿妊娠发生。

（二）方法指导

各种避孕方法（宫内节育器、复方口服避孕药、阴茎套等）均适用。根据个人身体情况选择，对某种避孕方法有禁忌证则不宜使用。

四、绝经过渡期

（一）原则

此期仍有排卵，应坚持避孕。选择以外用避孕药为主的避孕方法。

（二）方法指导

可采用阴茎套。原来使用的宫内节育器，无不良反应可继续使用，至绝经后半年取出。此期阴道分泌物少，不宜选择避孕药膜，可选用避孕栓、凝胶剂。不宜选用复方避孕药及安全期避孕。

第五节　妇女保健

一、妇女保健工作的意义和目的

（一）妇女保健工作的意义

妇女保健是以维护和促进妇女健康为目的，以群体为服务对象，以预防为主，以保健为中心，以基层为重点，以生殖健康为核心的一项工作。做好妇女保健工作，保障妇女的身心健康，关系到优生优育工作的贯彻落实和中华民族素质的提高，是富国强民的基础工程。

（二）妇女保健工作的目的

妇女保健工作的目的，在于通过积极的预防、普查、监护和保健措施，做好妇女各期保健，降低患病率，消灭和控制遗传病的发生，控制性传播疾病的传播，降低孕产妇和围生儿死亡率，促进妇女身心健康。

二、妇女保健工作的组织机构

（一）行政管理机构

各级政府的卫生行政部门均设妇幼卫生行政管理机构。设基层卫生与妇幼保健司，领导全国妇幼保健工作；各省、直辖市、自治区卫生厅（局）设基层卫生与妇幼保健处：市（地）卫生局设妇幼卫生科或防保科；县（市）级卫生局设防保所。

（二）专业机构

妇幼卫生专业机构包括：各级妇幼保健院机构，各级妇产科医院，综合医院或中医医院的妇产科、计划生育科、预防保健科、儿科、妇产科诊所、接生站、儿科诊所等。

各级妇幼保健专业机构有：部属院校妇幼系或京、津、沪直辖市级妇幼保健机构；省级妇幼保健院；市（地）级妇幼保健院；县级妇幼保健院。

各级妇幼保健机构均属于业务实体，职责是接受同级卫生行政部门的领导，认真贯彻妇幼卫生工作方针。

妇女保健工作是一个社会系统工程，应充分发挥各级妇幼保健专业机构和三级妇幼保健网的作用。

三、妇女保健工作任务

（一）妇女各期保健

1. 青春期保健

青春期保健应重视健康与行为方面的问题，以加强一级预防为重点，包括：自我保健、营养指导、体育锻炼、卫生指导、性教育。二级预防包括早期发现疾病和行为指导以及减少危险因素，通过学校保健等普及对青少年的体格检查，及早筛查出健康与行为问题。三级预防是对女性青春期疾病的治疗与康复。

2. 婚前保健

婚前保健是为即将结婚的男女双方在结婚登记前所提供的保健服务，包括婚前医学检查、婚前卫生指导和婚前卫生咨询。婚前医学检查是通过医学检查手段发现影响结婚和生育的疾病，给予及时治疗，并提出有利于健康和出生子代素质的医学意见。婚前卫生指导是指导即将结婚的男女掌握性保健、生育保健和新婚避孕知识，为个人达到生殖健康目的奠定良好基础。婚前卫生咨询是通过咨询帮助即将结婚的男女改变不利于健康的行为，对促进健康、保障健康生育起到积极保护作用。对“不宜结婚”“不宜生育”和“暂缓结婚”的受检对象进行耐心、细致的咨询服务，减少遗传性疾病患儿出生，为优生优育打下良好基础，也为计划生育提供保证。

3. 生育期保健

生育期保健主要是维护生殖功能正常，保证母婴安全，降低孕产妇和围生儿死亡率。以加强一级预防为重点：普及孕产期保健和计划生育技术指导。二级预防：使妇女在生育期因孕育或节育导致的各种疾病，能被早发现、早防治。三级预防：提高对高危孕产妇的处理水平，降低孕产妇和围生儿死亡率。

4. 围生期保健

围生期保健是指一次妊娠从妊娠前、妊娠期、分娩期、产褥期、哺乳期为孕产妇和胎婴儿的健康提供一系列保健措施。

（1）孕前期保健

选择最佳受孕时机，减少危险因素和高危妊娠。

①检查与监测：积极治疗对妊娠有影响的疾病，如心脏病、病毒性肝炎等。

②制订妊娠计划：选择最佳生育年龄：女性 25 ~ 30 周岁，男性 25 ~ 35 周岁。选择最佳受孕月份：7、8、9 月份。

③建立健康的生活方式：培养良好的饮食习惯；注意运动与休息；节制性生活；戒烟酒；远离宠物。

④调整避孕方法：停用口服避孕药，取出宫内节育器，改用避孕套避孕。停药半年后再受孕。

⑤做好心理调适：保持乐观情绪。

⑥避免接触有害因素：如汞、苯、电离辐射、有毒药物等。

（2）孕早期保健

注意防病、防致畸。

①检查与监测：及早确诊妊娠，筛查高危孕妇；了解生育史及家族病史。

②营养指导：合理调整饮食，摄入足够营养，补充维生素和微量元素。

③运动、休息指导：适当运动；保证充足睡眠；不外出旅行。

④卫生指导：注意清洁；护理乳房；避免感染。

⑤避免有害因素影响：如药物、放射线、微波、电脑辐射、噪声、烟酒等。

⑥心理调适：树立自信，稳定情绪。

（3）孕中期保健

定期产前检查。

①检查与监测：监测孕妇健康和胎儿发育情况；进行产前诊断。

②饮食营养指导：保证充足热量、蛋白质；补充维生素、钙、铁、碘等。

③运动、休息指导：适当运动；充足睡眠；劳逸结合。

④卫生指导：清洁卫生；衣着宽松、不穿高跟鞋；护理乳房。

⑤避免有害因素影响：预防感染；合理用药；禁烟酒。

⑥指导胎教：妊娠 4 个月开始胎教，有音乐、语言、抚摸、信息胎教等。

（4）孕晚期保健

定期产前检查，加强监护。

①检查与监测：定期产前检查；监测胎盘功能和胎儿宫内情况。

②饮食营养指导：补充足量蛋白质；补锌；保证各种营养素摄入。

③运动、休息指导：休息为主；适量活动如散步。

④卫生指导：后 3 月停止性生活。

⑤避免有害因素影响：同孕中期。

⑥心理调适：做好分娩准备、减轻焦虑、消除恐惧。

（5）分娩期保健

提倡住院分娩，高危孕妇提前入院。我国对分娩期保健提出“五防”“一加强”。内容是：

①防出血

及时纠正宫缩乏力，及时娩出胎盘，注意产后 2 小时出血量。

②防感染

严格执行无菌操作规程，推广破伤风类毒素注射，预防产褥感染。

③防滞产

密切观察宫缩，注意产道情况、胎儿大小、产妇精神状态，定时了解宫颈扩张和胎先露下降情况。

④防产伤

尽量减少不必要干预和不恰当操作，忌粗暴操作，提高接产质量。

⑤防窒息

及时处理胎儿窘迫，做好抢救新生儿准备。

⑥一加强

加强产时监护和产程处理。

（6）产褥期保健

产褥期保健均在初级保健单位进行，产后访视时间为：产后 3 日内、产后 14 日、产后 28 日。此期保健重点包括：①指导产妇认识正常生殖器官恢复的变化过程；②指导注意外阴清洁卫生、乳头乳房清洁、饮食营养、睡眠、预防产后尿潴留；③夏季室内应注意通风，避免中暑；④预防产后出血、产褥热、乳腺炎等并发症；⑤加强新生儿护理、指导哺乳及育儿知识；⑥指导产妇在床上做产褥期保健体操；⑦产褥期禁止性生活。指导产后采取避孕措施和常规进行产后检查。

（7）哺乳期保健

哺乳期是指产后产妇用母乳喂养婴儿的时期，通常为 10 个月。哺乳期保健的中心任务是保护、促进和支持母乳喂养。母乳喂养的好处有：①母乳喂养方便、经济、省时；②母乳营养丰富，热量高，所含蛋白质、脂肪、碳水化合物的质和量均最适合婴儿的消化与吸收；③母乳所含的抗体能增加婴儿的抵抗力，是婴儿最适宜的食物；④通过母乳喂养，可增加母婴感情。应大力提倡母乳喂养。

5. 围绝经期保健

围绝经期是指妇女 40 岁左右开始出现内分泌、生物学变化与临床表现直至绝经后 1 年。围绝经期保健内容有：①合理安排生活：重视蛋白质、维生素及微量元素摄入，保持心情愉快，注意锻炼身体；②保持外阴清洁：预防阴道炎和月经失调，重视绝经后阴道流血；③加强盆底组织支持力：加强肛提肌锻炼，常做缩肛动作，防止子宫脱垂和压力性尿失禁；④定期体检：防止妇科肿瘤；⑤采用激素替代治疗、补钙：防止围绝经期综合征、骨质疏松、心血管疾病；⑥避孕：坚持至月经停止后 12 个月。

6. 老年期保健

国际老年学会规定 65 岁以上为老年期。应定期体格检查，加强身体锻炼，合理应用激素类药物。在进行老年常见病防治的同时，以促进身心健康为目标，培养良好的心态，建立健康的生活方式，提高自我保健能力。

（二）定期进行妇女病和恶性肿瘤的普查普治

定期进行妇女病和恶性肿瘤的普查普治工作，要求 35 岁以上妇女，每 1 ~ 2 年普查一次。普查内容有：妇科检查、阴道分泌物检查、宫颈刮片检查、超声检查。发现异常，应进一步进行阴道镜检查、宫颈活组织检查、分段诊刮术、CT、MRI 等特殊检查。通过调查，分析致病因素，总结发病规律，制定防治措施，降低发病率，提高治愈率。

（三）做好妇女劳动保护

采用法律手段，贯彻预防为主的方针，确保女性在劳动工作中的安全与健康。目前我国已建立较为完善的妇女劳动保护和保健的法律，标志我国妇女劳动保护工作已进入有法可依阶段。有关规定如下：

（1）月经期调干不调湿（不下水田），调轻不调重（不从事重体力劳动）。

（2）妊娠期妇女妊娠后在劳动时间进行产前检查，可按劳动工时计算；妊娠满 7 个月后不得安排夜班劳动；不得在女职工妊娠期、分娩期、哺乳期降低其基本工资或解除劳动合同；对有 2 次以上自然流产史、现无子女的女职工，应暂时调离有可能导致流产的工作岗位。

（3）产期女职工产假为 90 日。其中产前休息 15 日，难产增加产假 15 日。女职工妊娠流产，应根据医务部门的证明，给予一定时间的产假。

（4）哺乳期时间为 1 年，调近不调远，不得安排夜班及加班。

（四）女性心理保健

健康的心理对妇女的身心健康有不可忽视的作用，尤其对女性度过一生中几个特殊时期更重要。

1. 月经期心理卫生

少女月经期表现困惑、焦虑、烦躁，须对其进行适当性教育，指导劳逸结合，放松身心。

2. 妊娠期和分娩期心理卫生

妊娠期心理状态分为 3 个时期：较难耐受期、适应期和过度负荷期。孕妇最常见的心理问题是焦虑或抑郁状态。这时的心理卫生保健重点是充分休息，进行心理咨询和心理疏导。分娩期常见的心理问题是不适应心理、焦虑紧张心理、恐惧心理、依赖心理。分娩过程中，医护人员应耐心安慰产妇，提倡开展家庭式产室，有丈夫和家人陪伴，可消除产妇的焦虑和恐惧。

3. 产褥期心理卫生

常见心理问题是焦虑和产后抑郁症。产褥期心理保健要依赖家人和社区妇幼保健人员及时了解产妇的心理需要和心理问题，鼓励进行母乳喂养和产后锻炼，并进行心理疏导。

4. 辅助生殖技术相关的心理卫生

人工授精解决男性不育问题，如使用供体的精子，使用前须经夫妇双方同意，签署知情同意书。孩子出生后，应保护妇女和孩子的利益，不得歧视他们。体外受精解决妇女输卵管堵塞引起的不育，应密切关注她们的身心健康。

5. 围绝经期和老年期心理卫生

围绝经期和老年期心理问题主要是抑郁、焦虑和情绪不稳定、身心疲劳、孤独、个性行为改变。可逐渐消失，必要时加强心理咨询、健康教育和激素替代治疗，鼓励从事力所能及的工作，增加社会文体活动。

6. 与妇科手术有关的心理问题

（1）行子宫、卵巢切除手术者的心理问题

病人表现情绪低落、苦闷、抑郁。应重视术前心理咨询，向病人说明手术的必要性和方法，告知术后不会影响夫妻性生活，也不会改变女性形象，可定期补充适当性激素。另外还应做好病人丈夫和家属的工作，多方减轻病人思想压力和精神负担。

（2）行输卵管绝育术者的心理问题

少数病人出现恐惧、疼痛。术前应仔细检查受术者有无神经衰弱、癔症等心理疾病，告知手术原理，缓解病人不良心理反应。

第十四章　妇产科常用诊疗手术病人的护理

第一节　生殖道脱落细胞学检查

女性生殖道脱落上皮细胞包括来自阴道上段、子宫颈阴道部、子宫、输卵管及腹腔的上皮细胞，其中以阴道上段和子宫颈阴道部的上皮细胞为主。由于阴道上皮细胞受卵巢女性激素影响而出现周期性变化，所以生殖道脱落细胞学检查既能反映体内女性激素水平，又能协助诊断生殖道不同部位恶性肿瘤及观察其治疗效果。该检查是一种简便、经济、实用的辅助诊断方法，但检查中若发现恶性细胞不能定位，须行组织学检查才能确诊。

一、适应证

（1）早期子宫颈癌筛查，30 岁以上已婚妇女应每年检查 1 次。
（2）怀疑子宫颈管恶性病变者。
（3）生殖道感染性炎症。
（4）卵巢功能检查，适用于卵巢功能低下、功能失调性子宫出血、异常闭经等病人。
（5）胎盘功能检查。

二、禁忌证

（1）月经期。
（2）生殖器急性炎症。

三、物品准备

阴道窥器 1 个、子宫颈刮片（木质小刮板）2 个或子宫颈刷 1 个、清洁载玻片 2 张、无菌棉签或棉球若干、装有固定液（95% 乙醇）标本瓶 1 个或细胞保存液 1 瓶等。

四、操作方法

（一）阴道涂片

主要目的是了解卵巢功能或胎盘功能。受检者取膀胱截石位。

1. 已婚妇女

用阴道窥器扩张阴道（阴道窥器上下不涂润滑剂），在阴道侧壁上 1/3 处用无菌棉签轻轻刮取分泌物及浅层细胞，薄而均匀地涂于载玻片上，置 95% 乙醇中固定。取材时应轻轻刮取，切勿用力，以免将深层细胞混入而影响诊断。

2. 无性生活妇女

将卷紧的无菌棉签在生理盐水溶液中先浸湿，再用无菌湿棉签深入阴道侧壁上 1/3 处涂抹，取出无菌湿棉签，横放在载玻片上，向一个方向滚涂，然后置于 95% 乙醇中固定。

（二）子宫颈刮片

筛查早期子宫颈癌的重要方法。受检者取膀胱截石位，取材应在子宫颈外口鳞柱状上皮交界部，以子宫颈外口为圆心，用木质小刮板轻轻刮取一周，避免损伤组织引起出血而影响检查结果。若白带过多，应先拭净黏液后再刮取标本，然后均匀地涂在载玻片上并固定。由于该法所获取的细胞数量较少且制片较粗劣，故多推荐涂片法。

（三）子宫颈管涂片

先用无菌干棉球将子宫颈表面分泌物拭净，将木质小刮板放入子宫颈管内，轻轻刮取一周后涂片并固定。此法缺点同子宫颈刮片。最好使用“细胞刷”刮取子宫颈管上皮，将细胞刷置于子宫颈管内 10cm 左右，旋转 360° ，刷取子宫颈管上皮后，将细胞均匀地涂于载玻片上，立即固定。

五、检查结果及临床意义

（一）正常生殖道脱落细胞的类型

1. 鳞状上皮细胞

阴道及子宫颈阴道部被覆的上皮细胞均为非角化性的分层鳞状上皮细胞。根据上皮细胞的形态和成熟度，将分层鳞状上皮分为底层、中层和表层，细胞由底层向表层逐渐成熟。底层细胞在上皮的最深层，靠近基底膜，涂片中较少见；中层细胞在底层细胞的上方，妊娠期中层细胞增生；表层细胞在中层的上方，又称角化鳞状上皮细胞，子宫颈涂片中最常见。

2. 柱状上皮细胞

分为子宫颈黏膜细胞、子宫内膜细胞和输卵管黏膜细胞 3 种。输卵管黏膜细胞脱落后到达子宫腔，与子宫内膜细胞相混合，难以辨认。

3. 非上皮细胞

有许多细胞不是来自生殖道上皮，如吞噬细胞、白细胞、红细胞等。

（二）生殖道脱落细胞学检查在内分泌检查方面的应用

阴道与子宫颈阴道部上皮中的底层、中层和表层细胞，不仅其生长受成熟受体内雌激素水平影响，而且各层细胞的比例随月经周期中雌激素的变化也发生变化。临床上常用 4 种指数代表体内雌激素水平，即成熟指数、嗜伊红细胞指数、致密核细胞指数和角化指数。

1. 成熟指数（MI）

阴道细胞学卵巢功能检查中最常用的一种方法。MI 是计算鳞状上皮 3 层细胞百分比，按底层、中层、表层顺序写出。若底层细胞百分率高称为左移，提示不成熟细胞增多，雌激素水平下降；若表层细胞百分率高称为右移，提示成熟细胞增多，雌激素水平升高。正常情况下，育龄期妇女受雌激素影响，子宫颈涂片中表层细胞居多，基本无底层细胞。轻度影响者表层细胞≤ 20%，高度影响者表层细胞≥ 60%。

2. 嗜伊红细胞指数（EI）

EI 是计算鳞状细胞中表层红染细胞的百分率，表示雌激素水平。指数越高，提示上皮细胞越成熟。

3. 致密核细胞指数（KI）

KI 是指鳞状上皮细胞中表层致密核细胞的百分率，KI 越高，提示上皮细胞越成熟，受雌激素影响程度越高。

4. 角化指数（CI）

用来代表体内雌激素水平。CI 是指鳞状上皮细胞中的表层嗜伊红性致密核细胞的百分率，指数越高，提示上皮细胞越成熟。

（三）生殖道脱落细胞学涂片检查在妇科疾病诊断方面的应用

生殖道脱落细胞学涂片检查有助于功能失调性子宫出血、闭经、流产及生殖道感染性疾病的诊断。而且根据涂片细胞的形态特征可推断生殖道感染的病原体种类。

1. 功能失调性子宫出血

（1）无排卵性功能失调性子宫出血：涂片显示中至高度雌激素影响，但也有较长期处于低至中度雌激素影响。雌激素水平高时 MI 右移显著，雌激素水平下降时，出现阴道流血。

（2）排卵性月经失调：涂片显示有周期性变化，MI 明显右移，排卵期出现高度雌激素影响，EI可达90%。但排卵后细胞堆积和皱褶较差或持续时间短，EI虽有下降，但仍偏高。

2. 闭经

涂片检查结果有正常周期性变化，提示闭经原因在子宫及其以下部位，如子宫内膜结核、子宫颈子宫腔粘连等。涂片见中层和底层细胞多，表层细胞极少或无，无周期性变化，提示病变在卵巢，如卵巢早衰。涂片表现不同程度雌激素低落，或持续雌激素轻度影响，提示垂体或下丘脑或其他全身性疾病引起的闭经。

3. 流产

（1）先兆流产

由于黄体功能不足引起的先兆流产表现为EI在早孕期增高，经治疗后EI稍下降提示好转。若EI再度增高，细胞开始分散，流产可能性大。若先兆流产而涂片正常，提示流产并非黄体功能不足引起，用孕激素治疗无效。

（2）稽留流产

EI升高，出现圆形致密核细胞，细胞分散，舟形细胞少，较大的多边形细胞增多。

4. 生殖道感染性炎症

（1）细菌性阴道病

常见的有乳杆菌、球菌、放线菌等。涂片中炎性阴道细胞为细胞核呈豆状核，核溶解和核破碎，上皮细胞核周有空晕，细胞质内有空泡。

（2）衣原体性子宫颈炎

子宫颈管涂片上可见化生的细胞质内有球菌样物及嗜碱性包涵体，细胞肥大多核。

（3）病毒感染

①人乳头瘤病毒（HPV）感染：在涂片标本中可见挖空细胞、不典型角化不全细胞和反应性外底层细胞，提示有HPV感染；②单纯疱疹病毒（HSV）Ⅱ型：早期表现为感染细胞的核增大，细胞质呈水肿样退变，染色质很细，呈淡的嗜碱性染色，均匀，犹如毛玻璃状，细胞多呈集结状，有很多胞核。晚期可见嗜伊红染色的核内包涵体，周围可见一清亮晕环。

（四）生殖道脱落细胞学诊断的报告形式

生殖道涂片中脱落的恶性细胞以鳞状上皮细胞癌最为常见。癌细胞主要表现在细胞核改变、细胞形态改变及细胞间关系的改变。癌细胞的细胞核增大，深染及核分裂异常等，细胞形态各异，大小不等，排列紊乱。生殖道脱落细胞学诊断的报告方式有两种：一种是分级诊断，以往应用较多，目前我国仍有医院用分级诊断，即巴氏5级分类法；另一种是描述性诊断，采用TBS分类法，目前我国正在推广应用。

1. 巴氏5级分类法

（1）巴氏Ⅰ级：正常。为正常阴道细胞涂片。

（2）巴氏Ⅱ级：炎症。细胞核普遍增大，核染色质较粗，但染色质分布尚均匀。无恶性特征细胞，属良性改变或炎症。

（3）巴氏Ⅲ级：可疑癌。核异质，表现为细胞核大深染，核形不规则或双核。

（4）巴氏Ⅳ级：高度可疑癌。发现不典型癌细胞，待证实。

（5）巴氏Ⅴ级：癌。发现大量典型的癌细胞。

巴氏分级法存在以下缺点：以级别来表示细胞学改变的程度易造成假象，似乎每个级别之间有严格的区别，但实际上Ⅰ、Ⅱ、Ⅲ、Ⅳ级之间的区别并无严格的客观标准，主观因素较多；对癌前病变也无明确规定，可疑癌是指可疑浸润癌还是 CIN 不明确；不典型细胞全部作为良性细胞学改变也欠妥；未能与组织病理学诊断名词相对应，也未包括非癌的诊断。因此巴氏分级法已逐渐被 TBS 分类法所取代。

2.TBS 分类法及其描述性诊断内容

为使细胞学诊断与组织病理学术语一致，与临床处理密切结合。TBS 分类法包括标本满意度的评估和对细胞形态特征的描述性诊断。

（1）对标本满意度的评估

包括标本标签的识别、相关临床资料、所含细胞成分的可解释性及涂片中的细胞组成 4 部分。标本满意度划分为：①满意涂片；②基本满意涂片，但有不足的部分；③不满意涂片。

（2）对细胞形态特征的描述性诊断内容包括

①良性细胞学改变：包括感染及反应性细胞学改变；②鳞状上皮细胞异常：包括不典型鳞状上皮细胞、低度鳞状上皮细胞内病变、高度鳞状上皮细胞内病变和鳞状细胞癌；③腺上皮细胞异常：包括不典型腺上皮细胞、腺原位癌和腺癌；④其他恶性肿瘤细胞；原发于子宫颈和子宫体的不常见肿瘤及转移癌。

六、护理要点

（1）向受检者讲解有关生殖道脱落细胞学检查的意义和步骤，使其积极有效配合检查。

（2）告知受检者于检查前 2 日内禁止性生活，阴道检查和阴道内放置药物治疗。

（3）准备好所需物品并检查，采用一次性阴道窥器和子宫颈刮片，载玻片应经脱脂处理。所用器具必须严格消毒、干燥，不要沾有任何化学药品或润滑剂。

（4）取脱落细胞标本时动作应轻、稳、准，避免损伤组织引起出血。若阴道分泌物较多，应用无菌干棉球轻轻擦拭后再取标本。刮取涂片时必须均匀，向一个方向涂抹，切忌来回涂抹以免破坏细胞。

（5）在涂完的载玻片上做好标记，立即放入装有 95% 的乙醇固定液标本瓶中固定并及时送检。

（6）向受检者说明生殖道脱落细胞学检查结果的临床意义，嘱其及时将病理报告结果反馈给医生，以免延误诊治。

第二节　子宫颈活体组织检查

子宫颈活体组织检查是从子宫颈病变处或可疑部位取小部分组织做病理学检查，简称子宫颈活检。绝大多数子宫颈活检可以作为诊断最可靠的依据。常用的取材方法有局部活体组织检查和诊断性子宫颈锥形切除术。

一、局部活体组织检查

（一）适应证

（1）子宫颈脱落细胞学涂片检查巴氏Ⅲ级及Ⅲ级以上者；子宫颈脱落细胞学涂片检查巴氏Ⅱ级抗感染治疗后仍为巴氏Ⅱ级者；TBS 分类为鳞状上皮细胞异常者。

（2）阴道镜检查时反复可疑阳性或阳性者。

（3）疑有子宫颈癌或慢性特异性炎症（结核、尖锐湿疣等），须进一步明确诊断者。

（二）禁忌证

（1）妊娠期或月经期。

（2）生殖道急性或亚急性炎症。

（三）物品准备

阴道窥器 1 个，子宫颈钳 1 把，子宫颈活检钳 1 把，长镊子 2 把，无菌洞巾 1 块，无菌手套 1 副，带尾棉球或带尾纱布卷 1 个，棉球或棉签若干，复方碘溶液，装有固定液（10% 的甲醛）标本瓶及 0.5% 的聚维酮碘溶液等。

（四）操作方法

（1）嘱病人排空膀胱，取膀胱截石位，用 0.5% 的聚维酮碘溶液消毒外阴，铺无菌洞巾。

（2）用阴道窥器充分暴露子宫颈，用干棉球拭净子宫颈表面黏液，局部消毒。

（3）子宫颈钳夹持子宫颈前唇，用子宫颈活检钳在子宫颈外口鳞柱状上皮交接处或特殊病变处取材。可疑子宫颈癌者，在子宫颈3、6、9、12点4处钳取组织；临床已明确为子宫颈癌，只为确定病理类型或浸润程度者可以做单点取材；为提高取材准确性，可以用复方碘溶液涂擦子宫颈阴道部，选择不着色区取材，或在阴道镜指引下取材。

（4）手术结束时子宫颈局部用带尾棉球或带尾纱布压迫止血，嘱病人24h取出。

（5）将所钳取组织分别放在标本瓶内，做好部位标记。

（五）护理要点

1. 检查前护理

（1）向病人讲解手术的目的、操作过程，取得病人积极配合，减轻焦虑。

（2）术前告知病人子宫颈活检的适宜时间是月经干净后3～7日。月经期或近月经期不宜行活检，以防止感染和出血过多。

2. 术中护理

（1）护理人员陪伴在病人身边，密切观察病人的反应，给予心理上的支持。

（2）术中及时为医生传递所需物品，配合医生留取活检标本，做好标记。

3. 术后护理

（1）嘱病人注意观察有无阴道流血，若发现异常及时就诊。若无阴道出血，24h后自行取出带尾棉球或带尾纱布。

（2）保持会阴部清洁，1个月内禁止性生活及盆浴。

（3）告知病人及时领取病理报告单并及时反馈给医生。

二、诊断性子宫颈锥形切除术

诊断性子宫颈锥形切除术，简称诊断性子宫颈锥切术，指在子宫颈外口周围（包括部分子宫颈管组织），圆锥形切除子宫颈病变处做病理学检查，以明确诊断。

（一）适应证

（1）子宫颈刮片细胞学检查多次找到恶性细胞，而子宫颈多处活检及分段诊刮病理学检查均未发现癌灶者。

（2）子宫颈活检证实为CIN Ⅲ，需要确诊者。

（3）子宫颈活检为原位癌或镜下早期浸润癌，而临床可疑为浸润癌，为明确病变累及程度及决定手术范围者。

（二）禁忌证

（1）阴道、子宫颈、子宫及盆腔有急性或亚急性炎症。

（2）有血液病等出血倾向。

（三）物品准备

阴道窥器 1 个，子宫颈钳 1 把，子宫颈扩张器 1 套，子宫探针 1 个，无齿长镊 2 把，尖手术刀或 LEEP 刀 1 把，刮匙 1 把，无菌洞巾 1 块，无菌手套 1 副，无菌纱布，棉球及棉签若干，复方碘溶液，0.5% 的聚维酮碘溶液及盛 10% 的甲醛溶液的小标本瓶等。

（四）操作方法

（1）病人排尿后，行蛛网膜下腔或硬脊膜外阻滞，取膀胱截石位。

（2）外阴消毒后，铺无菌洞巾，放置阴道窥器暴露子宫颈，并消毒阴道和子宫颈及子宫颈外口。子宫颈钳夹持前唇并向外牵拉，用子宫颈扩张器逐号扩张子宫颈管，用刮匙刮取子宫颈内口以下的颈管组织，刮取物装入标本瓶。

（3）涂复方碘溶液于子宫颈表面，在病灶外或碘不着色区外 0.5cm 处用尖手术刀在子宫颈表面做环形切口，深约 0.2cm，包括子宫颈上皮及少许皮下组织，按 30 ~ 50° 角向内做子宫颈锥形切除。根据不同的手术指征，可深入子宫颈管 1 ~ 2.5cm，呈锥形切除。

（4）于切除组织 12 点处做一标记，放入 10%的甲醛溶液的小标本瓶中固定，待送检。

（5）用无菌纱布压迫创面止血。若有动脉出血，可用肠线缝扎止血，也可加用明胶海绵或止血粉等止血。

（6）若行子宫切除术，手术最好在子宫颈锥切术后 48h 内进行，可行子宫颈前后唇相对缝合封闭创面止血。若在短期内不能行子宫切除或无须做进一步手术者，应行子宫颈成形缝合术或荷包缝合术，术毕探查子宫颈管。

（五）护理要点

（1）术前告知病人手术应在月经净后 3 ~ 7 日内进行。向病人及家属说明手术过程，耐心解答病人提出的问题，以减轻其内心的恐惧。

（2）术中密切观察病人的反应，同时配合医师做好导尿、止血，标本标记及固定。

（3）术后在观察室内观察病人 1h，注意病人有无阴道流血、头晕及血压下降等出血反应。

（4）告知病人休息 3 日，遵医嘱应用抗生素预防感染。保持会阴部清洁，2 个月内禁止性生活及盆浴。

（5）嘱病人注意观察阴道流血状况，若出血过多，应及时就诊。术后 6 周到门诊探查子宫颈管有无狭窄。

第三节　妇产科内镜检查

内镜检查利用连接于摄像系统和冷光源的内窥镜，窥探人体体腔及脏器内部，观察组织形态，有无病变，必要时取活体组织行病理学检查，以明确诊断。它是临床常用的一项诊疗技术，妇产科常用的内镜有阴道镜、宫腔镜和腹腔镜（宫腔镜和腹腔镜检查前面已做阐述，这里只介绍阴道镜检查）等。

阴道镜检查是将充分暴露的阴道和子宫颈光学放大 10 ~ 40 倍，直接观察这些部位的血管形态和上皮结构，以发现与癌变有关的异型上皮、异型血管和早期癌前病变，取可疑部位做活体组织检查，以提高疾病的确诊率。阴道镜检查也可用于外阴皮肤的相应病变的观察，但观察不到子宫颈管，对于子宫颈管内的鳞柱状上皮交界部的观察受限制。

一、适应证

（1）子宫颈脱落细胞学刮片检查巴氏Ⅱ级以上，或 TBS 提示上皮细胞异常者。

（2）妇科检查子宫颈可疑病变者。

（3）HPV DNA 检测 16 或 18 型阳性者。

（4）子宫颈锥切术前确定切除范围。

（5）可疑外阴、阴道上皮内瘤样病变；阴道腺病，阴道恶性肿瘤。

（6）子宫颈、阴道及外阴病变治疗后复查和评估；可疑下生殖道尖锐湿疣者。

二、物品准备

阴道镜 1 台，阴道窥器 1 个，卵圆钳 1 把，子宫颈活检钳 1 把，尖手术刀 1 把，阴道上下叶拉钩，弯盘 1 个，标本瓶若干个，无菌纱布 4 块，无菌棉球及长杆棉签若干，3% 的醋酸溶液，复方碘溶液等。

三、操作方法

（1）病人排尿后取膀胱截石位，用阴道窥器充分暴露阴道及子宫颈，轻轻擦去子宫颈分泌物。肉眼观察子宫颈形态、大小、色泽及有无赘生物。

（2）打开光源，调整阴道镜以适合观察，物镜镜头放置距阴道口 10cm，调节焦距至物像清晰，观察子宫颈阴道部上皮血管等变化。加用绿色滤光镜片可使光线柔和，加用红色滤光镜片可行精细血管观察。

（3）醋酸白试验：在子宫颈表面涂 3% 的醋酸溶液，柱状上皮在醋酸作用下水肿，发白呈葡萄状改变，鳞柱状上皮交界部更清楚。宫颈上皮内瘤变时，涂醋酸后蛋白质凝固，上皮变白。

（4）碘试验：用复方碘溶液（碘 30g，碘化钾 0.6g，加蒸馏水至 100mL）棉球涂抹子宫颈，正常鳞状上皮富含糖原被碘染成棕褐色，称为碘试验阳性；柱状上皮，未成熟化生上皮、角化上皮及不典型增生上皮不含糖原，涂碘后均不着色，称为碘试验阴性。观察不着色区域的分布，在异常图像部位或可疑病变部位多点夹取活体组织，送病理学检查。

四、结果判断

（一）正常子宫颈上皮与血管

1. 正常鳞状上皮

光滑呈粉红色。醋酸白试验上皮不变色，碘试验阳性。

2. 正常柱状上皮

原始鳞柱状上皮位于子宫颈管外口，阴道镜下呈微小乳头状，醋酸白试验后呈葡萄状，涂碘不着色；合并炎症时，血管增多、水肿，称为假性糜烂。

3. 正常转化区

正常转化区为原始鳞柱状上皮交接部和生理鳞柱状上皮交接部之间的化生区。阴道镜下见毛细血管丰富，形态规则，呈树枝状；由化生上皮环绕柱状上皮形成葡萄状小岛；在化生上皮区内可见针眼状的凹陷为腺体开口，或被化生上皮遮盖的潴留囊肿（子宫颈腺囊肿）。醋酸白试验后化生上皮与圈内的柱状上皮界限明显。涂碘后，碘着色深浅不一。病理学检查为鳞状上皮化生。

4. 正常血管

为均匀分布的小微血管点。

（二）异常子宫颈上皮与血管

几乎均出现在转化区内，碘试验均为阴性。

1. 白色上皮

醋酸白试验后上皮呈局灶性白色，边界清楚，无血管。病理学检查可能为化生上皮或上皮内瘤变。

2. 白斑

白斑又称单纯性白斑、真性白斑、角化病。涂醋酸前肉眼或镜下即可见到表面粗糙、稍隆起的白色斑块，表面无血管。病理学检查为角化亢进或角化不全，有时为人乳头瘤病毒感染。在白斑深层或周围可能有恶性病变，应取活体组织检查。

3. 点状血管

血管异常增生的早期变化，表现为醋酸白背景下有极细的红色小点（点状毛细血管）。病理学检查可能为上皮内瘤变。

4. 镶嵌

镶嵌又称为白斑镶嵌。不规则的血管将醋酸白试验后的白色上皮分割成边界清楚、形态不规则的小块状，犹如红色细线镶嵌的花纹。若表面呈不规则突出，将血管推向四周，提示细胞增生过速，应注意癌变。病理学检查常为上皮内瘤变。

5. 异型血管

血管口径、大小、形态、分支及排列极不规则，可呈螺旋形、逗点形、树叶形、线球形、杨梅形等改变。病理学检查可以为各种级别的宫颈上皮内瘤变。

（三）早期子宫颈浸润癌

醋酸白试验后的白色上皮增厚，表面结构不清，呈云雾、脑回、猪油状，表面稍高或稍凹陷。局部血管异常增生，管腔扩大，失去正常血管分支状，互相距离变宽，走向紊乱，形态特殊，可呈棍棒形、螺旋形或线球形等改变。碘试验阴性或着色极浅。

五、护理要点

（1）向受检者介绍阴道镜检查的目的、过程及可能出现的不适，减轻其心理压力，积极配合检查。

（2）阴道镜检查前应排除阴道毛滴虫、假丝酵母菌、淋病奈瑟菌等感染。检查部位出血或急性子宫颈炎症及阴道炎病人，不宜进行检查，应先治疗。检查前 24h 内避免性生活及阴道灌洗或上药、子宫颈刮片和双合诊检查。

（3）放置阴道窥器检查时，不能涂润滑剂，以免影响检查结果。操作过程中配合医生调整光源，及时递送所需的检查器械和物品。

（4）及时将取下的活检组织装入标本瓶中固定，做好标记并送检。

（5）术后嘱病人保持外阴部清洁，1 个月内禁止性生活、盆浴。及时将病理学检查结果反馈给病人。

第四节　输卵管通畅检查

输卵管在女性生育功能方面发挥着非常重要的作用，各种原因引起的输卵管阻塞导致的不孕，给不孕症病人和家庭带来了巨大的精神痛苦。输卵管通畅检查的目的主要是检查输卵管是否通畅，了解子宫腔和输卵管腔形态及输卵管阻塞部位。常用的方法有输卵管通液术和子宫输卵管造影术两种。

一、输卵管通液术

输卵管通液术是检查输卵管是否通畅的一种方法，而且具有一定的治疗作用。检查者通过导管向子宫腔内注入液体，根据注液阻力大小，有无回流及注入液体量和病人感觉等判断输卵管是否通畅。由于操作简单，无需特殊设备，广泛应用于临床。

（一）适应证

（1）女性不孕症病人，疑有输卵管阻塞，须了解输卵管是否通畅。

（2）检验和评价输卵管绝育术、输卵管再通术或输卵管成形术的效果。

（3）输卵管黏膜轻度粘连者，输卵管通液术对其有一定的疏通作用。

（二）禁忌证

（1）生殖器官有急性炎症或慢性炎症急性或亚急性发作。

（2）月经期或不规则阴道流血者。

（3）有严重的全身性疾病，不能耐受手术者。

（4）可疑妊娠者。

（5）体温高于 37.5℃者。

（三）物品准备

阴道窥器 1 个，子宫颈导管 1 个,Y 形管 1 个，弯盘 1 个，长弯钳 1 把，卵圆钳 1 把，子宫颈钳 1 把，子宫探针 1 根，子宫颈扩张器 1 套，20mL 注射器 1 支，生理盐水 20mL 或抗生素溶液（庆大霉素 8 万 U，地塞米松 5mg，透明质酸酶 1500U，注射用水 20mL），纱布 6 块，治疗巾和洞巾各 1 块，无菌棉签及棉球若干，氧气，抢救物品等。

（四）操作方法

（1）病人排空膀胱，取膀胱截石位。检查者双合诊检查子宫大小及位置。消毒外阴及阴道，铺无菌巾。

（2）用阴道窥器暴露子宫颈，再次消毒阴道及子宫颈。子宫颈钳夹持子宫颈前唇，沿子宫腔方向置入子宫颈导管，并使其与子宫颈外口紧密相贴。用Y形管将子宫颈导管、压力表与注射器相连，压力表要高于Y形管水平，以免液体进入压力表。

（3）将注射器与子宫颈导管相连，使子宫颈导管内注满生理盐水或抗生素溶液。排出空气后沿子宫腔方向将其置入子宫颈管内，缓慢推注液体，压力不超过160mmHg，观察阻力大小、子宫颈注入的液体有无回流及病人有无下腹疼痛等。

（4）注射完毕，取出子宫颈导管及子宫颈钳，再次消毒子宫颈、阴道，取出阴道窥器。

（五）结果评定

1. 输卵管通畅

顺利推注20mL生理盐水无阻力，压力维持在80mmHg以下，或开始稍有阻力，随后阻力消失，无液体回流，病人也无不适感，表明输卵管通畅。

2. 输卵管阻塞

推注5mL生理盐水即感有阻力，压力表见压力持续上升而无下降，病人感下腹胀痛，停止推注后液体又回流至注射器内，提示输卵管阻塞。

3. 输卵管通而不畅

推注液体有阻力，再经加压注入又能推进，说明有轻度粘连已被分离，病人感轻微腹痛。

（六）护理要点

（1）告知受检者检查宜在月经干净后3～7日内进行，术前3日禁止性生活。

（2）向受检者讲解输卵管通液检查的相关知识，使其了解检查的目的、操作步骤，消除其紧张心理。

（3）检查时所需的生理盐水应加温至接近体温，以免引起输卵管痉挛。

（4）术中子宫颈导管须紧贴子宫颈外口，以免液体外漏；子宫颈导管不要插入太深，以免损伤子宫或引起子宫穿孔；推注液体速度不可过快，压力不可过大，防止输卵管损伤。

（5）严密观察受检者的反应，及时询问其注液后的感受，发现异常及时报告医生，立即处理。

（6）术后嘱受检者2周内禁止性生活及盆浴，遵医嘱应用抗生素预防感染。

二、子宫输卵管造影术

子宫输卵管造影术（HSG）是通过导管向子宫腔和输卵管注入造影剂，行 X 线透视及摄片，根据造影剂在输卵管及盆腔内的显影情况，了解输卵管是否通畅、阻塞部位及子宫腔形态。该检查损伤小，能对输卵管阻塞做出较正确诊断，准确率可达 80%，而且具有一定的治疗作用。

（一）适应证

（1）了解输卵管是否通畅及其形态、阻塞部位。

（2）了解子宫腔形态，确定有无子宫畸形，有无子宫腔粘连、子宫黏膜下肌瘤、子宫内膜息肉等。

（3）内生殖器结核非活动期。

（4）不明原因的习惯性流产，了解子宫颈内口是否松弛、子宫颈及子宫有无畸形。

（二）禁忌证

（1）内外生殖器官有急性或亚急性炎症。

（2）严重的全身性疾病，不能耐受手术。

（3）妊娠期和月经期。

（4）产后、流产、刮宫术后 6 周内。

（5）碘过敏者。

（三）物品准备

阴道窥器 1 个，子宫颈导管 1 个,Y 形管 1 个，弯盘 1 个，长弯钳 1 把，卵圆钳 1 把，子宫颈钳 1 把，子宫探针 1 根，子宫颈扩张器 1 套，20mL 注射器 1 支 40% 的碘化油造影剂 1 支或 76% 的泛影葡胺溶液，纱布 6 块，治疗巾和洞巾各 1 块，无菌棉签和棉球若干，氧气及抢救用品等。

（四）操作方法

（1）同输卵管通液术。

（2）用阴道窥器扩张阴道，充分暴露子宫颈，再次消毒阴道穹隆及子宫颈，用子宫颈钳钳夹子宫颈前唇，探查子宫腔。

（3）将造影剂充满子宫颈导管，排出空气，沿子宫腔方向将其置入子宫颈管内，缓慢推注碘化油，在 X 线透视下观察碘化油流经输卵管及子宫腔情况并摄片，24h 后再摄盆腔平片，观察腹腔内有无游离碘化油。若用泛影葡胺溶液造影，应在注射后立即摄片，10 ~ 20min 后再次摄片，观察盆腔内有无泛影葡胺溶液。

（4）注入造影剂后，子宫角圆钝而输卵管不显影，则考虑输卵管痉挛，可保持原位，肌内注射阿托品 0.5mg，20min 后再透视摄片；或停止操作，下次摄片前先使用解痉药物。

（五）结果评定

1. 正常子宫，输卵管

子宫腔边缘整齐呈倒三角形，双侧输卵管显影形态柔软，24h 后再摄片盆腔内可见散在造影剂。

2. 子宫腔异常

子宫内膜结核显示子宫失去原有的倒三角形态，内膜呈锯齿状不平；子宫黏膜下肌瘤显示子宫腔充盈缺损；子宫畸形时有相应显示。

3. 输卵管异常

输卵管结核显示输卵管形态不规则、僵直或呈串珠状，有时可见钙化点；输卵管积水见输卵管远端呈气囊状扩张；24h 后再摄片盆腔内未见散在造影剂，表明输卵管不通；输卵管发育异常，可见输卵管过长或过短、输卵管异常扩张、输卵管憩室等。

（六）护理要点

（1）检查宜在月经干净后 3 ~ 7 日内进行，术前 3 日禁止性生活。

（2）向受检者讲解子宫输卵管造影检查的目的、操作步骤，消除其紧张心理。为减少输卵管痉挛，术前半小时根据医嘱肌内注射阿托品 0.5mg 解痉。行造影术前，应询问其过敏史并做碘过敏试验。便秘者应行清洁灌肠，以保持子宫处于正常位置。

（3）检查过程中子宫颈导管须紧贴子宫颈外口，以免造影剂外漏。子宫颈导管内的空气须排尽，以免气体进入子宫腔内，造成充盈缺损假象，导致误诊。

（4）受检者在注射造影剂过程中出现呛咳时，应警惕造影剂栓塞，须立即停止操作，严密观察病人生命体征，必要时按肺栓塞处理。

（5）术后告知受检者 2 周内禁止性生活及盆浴，按医嘱用抗生素预防感染。

第五节 诊断性刮宫术

诊断性刮宫术简称诊刮，通过刮取子宫内膜和内膜病灶行活体组织检查，做出病理学诊断。怀疑同时有子宫颈管病变时，需对子宫颈管和子宫腔分别进行诊刮，简称分段诊刮。

一、适应证

（1）子宫异常出血或阴道排液，须证实或排除子宫颈管癌、子宫内膜癌或其他病变（如子宫内膜炎、流产等）。

（2）无排卵性功能失调性子宫出血或怀疑子宫性闭经，需在月经周期后半期了解子宫内膜改变和子宫内膜结核。

（3）不孕症病人，须了解有无排卵及子宫内膜病变。

（4）功能失调性子宫出血或子宫腔内有组织残留导致长期大量出血时，彻底刮宫有助于诊断并有迅速止血效果。

二、禁忌证

（1）急性阴道炎、急性子宫颈炎、急性或亚急性盆腔炎。

（2）术前体温高于 37.5℃。

三、物品准备

无菌刮宫包 1 个（内有子宫颈钳 1 把，长镊子 2 把，子宫探针 1 个，卵圆钳 1 把，子宫颈扩张器 4 ~ 8 号，大刮匙 1 把，小刮匙 1 把，弯盘 1 个，纱布 2 块），无菌棉球和棉签若干，阴道窥器 1 个，0.5% 的聚维酮碘溶液，装有固定液的标本瓶 2 ~ 3 个等。

四、操作方法

（1）病人排尿后取膀胱截石位。外阴消毒后铺无菌洞巾。双合诊查清子宫位置、大小及附件情况。

（2）用阴道窥器暴露子宫颈，消毒子宫颈及阴道，子宫颈钳钳夹子宫颈前唇，用子宫探针探测子宫腔深度及方向。按子宫屈向，用子宫颈扩张器逐一扩张子宫颈管，使刮匙能进入子宫腔。

（3）用刮匙由内向外沿子宫腔前壁、侧壁、后壁、子宫底和两侧子宫角部刮取组织。若高度怀疑刮出物为癌组织，应停止刮宫，以免引起出血及癌扩散。若怀疑子宫内膜结核，应注意刮取两侧子宫角部。

（4）将刮出的组织装入标本瓶中送检。

（5）为区分子宫内膜癌及子宫颈癌，应做分段诊刮。行分段诊刮时先不探测子宫腔，以免将子宫颈管组织带入子宫腔混淆诊断。用小刮匙首先刮子宫颈内口以下的颈管组织，然后按一般诊刮处置，将子宫颈管黏膜和子宫腔内膜组织分别装瓶、固定，送病理学检查。

五、护理要点

（一）术前护理

（1）向病人讲解诊刮的目的和过程，解除其思想顾虑。

（2）出血、穿孔和感染是诊刮的主要并发症，有些疾病可能导致刮宫时大出血，所以术前应根据病人实际情况，做好输液、配血准备。

（3）嘱病人诊刮前5日禁止性生活。

（4）如须了解病人卵巢功能时，术前至少1个月停用性激素，以免得出错误结果。

（5）不孕症病人应选择月经前期或月经来潮6h内诊刮，以判断有无排卵。功能失调性子宫出血病人，若怀疑为子宫内膜增生症者，应选择月经前1～2日或月经来潮24h内诊刮；若怀疑为子宫内膜不规则脱落，应选择月经第5～6日诊刮。若怀疑有子宫内膜结核，应于月经前1周或月经来潮6h内诊刮，诊刮前3日及术后4日每日肌内注射链霉素0.75g及异烟肼0.3g口服，以防诊刮引起结核病灶扩散。

（二）术中护理

（1）术中让病人做深呼吸，帮助其转移注意力，以减轻疼痛。

（2）术中严格执行无菌操作。长期阴道流血者子宫腔内常有感染，诊刮可促进感染扩散，术前术后应给予抗生素。

（3）哺乳期，绝经后及子宫患有恶性肿瘤者应查清子宫位置并仔细操作，以防子宫穿孔。

（4）术中应避免反复刮宫，伤及子宫内膜基底层，造成子宫内膜炎或子宫腔粘连，甚至导致闭经。

（5）协助医生观察并挑选刮出的可疑病变组织并固定，做好记录，及时送检。

（三）术后护理

（1）告知病人保持外阴部清洁，2 周内禁止性生活及盆浴，按医嘱服用抗生素。

（2）1 周后到门诊复查并了解病理学检查结果。

第六节　会阴切开术

会阴切开术是在分娩的第二产程中为避免会阴及骨盆底组织发生严重损伤，或避免因会阴过紧造成胎儿娩出受阻而采取的一种手术。会阴切开术是产科最常见的手术之一，常用的术式有会阴后一侧切开术和会阴正中切开术两种。

一、适应证

（1）产妇须行产钳术、胎头吸引术或臀位助产术，特别是初产妇。

（2）产妇会阴体较长、会阴部坚韧、会阴水肿或会阴有瘢痕可能引起会阴严重撕裂的病人。

（3）产妇出现继发性宫缩乏力或胎儿较大导致第二产程延长，需要缩短第二产程。

（4）重度子痫前期、胎儿窘迫或妊娠合并心脏病须缩短第二产程者。

（5）预防早产儿因会阴阻力引起颅内出血。

二、物品准备

会阴切开包 1 个（内有弯盘 2 个，止血钳 2 把，弯血管钳 2 把，长镊子 2 把，组织镊 1 把，侧切剪刀 1 把，线剪刀 1 把，20mL 注射器 1 个，长穿刺针头 1 个，巾钳 4 把，持针器 1 把，2 号圆针 1 枚，角针 1 枚，无菌巾 4 张，纱布 10 块，1 号丝线 1 团，0 号或 1 号肠线 1 根)，棉球若干，2% 利多卡因溶液 1 支，0.5% 的聚维酮碘溶液等。

三、麻醉

通常采用阴部神经阻滞麻醉和局部皮下浸润麻醉。一般会阴正中切开术做局部皮下浸润麻醉；会阴后一侧切开术多行左侧会阴阻滞麻醉及局部皮下浸润麻醉。产妇取膀胱截石位，下肢屈曲外展。术者常规消毒外阴后，铺无菌巾。术者抽吸 2%的利多卡因溶液 1 支，连接长针头，一手食指和中指在阴道内触摸左侧坐骨棘，另一手在宫缩间歇时由坐骨结节及肛门连线外 1/3 ~ 1/2 处进针，先在皮下注射少许形成一皮丘，再向坐骨棘方向进针，边刺入边注药，达坐骨棘内下方，最后向准备切开的皮肤、皮下组织和肌层做扇形浸润麻醉。

四、操作方法

（一）会阴后一侧切开术

1. 会阴切开

会阴切开多选会阴左后一侧切开。麻醉起效后，术者左手食、中两指伸入胎先露和阴道左侧后壁之间，二指展开，使会阴稍隆起，以保护胎儿并指示切口的位置。右手持侧切剪刀在会阴后联合正中偏左 0.5cm 处向左下方，与正中线呈 45° 处，在宫缩时一次剪开 3 ~ 4cm 的皮肤、皮下组织和阴道黏膜，注意阴道黏膜与皮肤切口长度应一致。用纱布压迫止血，结扎小动脉。

2. 会阴缝合

待胎盘胎膜完全娩出后，检查有无软产道其他部位裂伤，阴道内填塞带尾纱布，防止子宫腔内血液外流影响手术视野。检查会阴切口，找到阴道黏膜切口顶端，用 0 号或 1 号肠线自切口顶端上方 0.5 ~ 1cm 处开始连续缝合阴道黏膜及黏膜下组织，至处女膜外缘打结。采用可吸收性缝线间断或连续缝合会阴部肌层及皮下组织，常规丝线缝合会阴皮肤（或皮内缝合）。缝合时应注意皮肤对合整齐，松紧适宜，不留无效腔。

3. 术后检查

缝合后检查阴道内和会阴伤口有无活动性出血。行肛门指诊，了解有无肠线穿过直肠黏膜及有无阴道后壁血肿。如有缝线穿过直肠黏膜应立即拆除，重新缝合。如无异常，取出阴道内纱布。

（二）会阴正中切开术

1. 麻醉

多数会阴正中切开仅须局部浸润麻醉。

2. 会阴切开

消毒会阴部并铺无菌洞巾。当胎头着冠时，沿会阴正中垂直向下切开，根据产妇会阴后联合长短而定，通常剪开不超过 3cm，避免切口延长导致会阴Ⅲ度撕裂，损伤肛门括约肌。切开后立即保护会阴，注意使胎头俯屈以其最小径线娩出阴道口。

3. 会阴缝合

待胎盘胎膜完全娩出后，检查有无软产道其他部位裂伤，用 1 号肠线对位缝合阴道黏膜至阴道外口，将两侧皮下组织对位缝合，常规丝线缝合会阴皮肤（或皮内缝合）。

4. 术后检查

同会阴后一侧切开术。

五、护理要点

（一）术前护理

向产妇讲解会阴切开术的目的及术中注意事项，给予产妇心理指导，消除紧张情绪，积极配合医生完成手术。

（二）术中护理

（1）密切观察产程进展，协助医生掌握会阴切开的时机。同时注意产妇一般状况，测量血压、呼吸、脉搏、心率及阴道流血量，发现异常，及时报告医生。

（2）及时给医生传递所需物品，建立静脉通路，根据医嘱及时给予缩宫素或止血药物等。

（3）手术过程应严格执行无菌操作。会阴正中切开时切口不能过长，避免损伤肛门括约肌，胎儿过大不宜行会阴正中切开。

（4）指导产妇正确运用腹压，协助胎儿顺利经阴道娩出。新生儿娩出后协助医生检查并评估新生儿，开展新生儿护理并及早提供母婴接触的机会。

（5）为医生缝合提供良好的照明条件，缝合过程中注意与产妇交谈，分散其注意力，以减轻疼痛。

（三）术后护理

（1）嘱产妇健侧卧位，及时更换会阴垫，每天进行会阴冲洗 2 次，排便后及时清洗会阴，保持外阴部清洁、干燥。

（2）注意观察会阴切口有无渗血、红肿、硬结及脓性分泌物，若有异常及时通知医生处理。

（3）会阴切口肿胀伴明显疼痛时，用 50% 的硫酸镁溶液湿热敷或 95% 的乙醇湿敷，配合切口局部理疗，有利于切口愈合。

（4）指导产妇在术后最初 3 日内进食易消化的少渣饮食并多饮汤水，保持排便通畅；若出现便秘，应避免向下屏气用力，可应用开塞露通便。加强产妇护理，避免摔倒或患侧下肢过度外展导致伤口裂开。

（5）会阴后一侧切开伤口于术后第 5 日拆线，正中切开伤口于术后第 3 日拆线。

第七节　胎头吸引术

胎头吸引术是将胎头吸引器置于胎头上，形成一定负压后吸住胎头，按胎头娩出机制，通过牵引协助胎儿娩出的一种助产手术。常用的胎头吸引器有金属直形、金属扁圆形胎头吸引器。

一、适应证

（1）须缩短第二产程者，如产妇患心脏病、子痫前期或出现胎儿窘迫等。

（2）子宫收缩乏力致第二产程延长，或胎头拨露达半小时胎儿仍不能娩出者。

（3）有剖宫产史或子宫有瘢痕，第二产程不宜过分用力屏气者。

二、禁忌证

（1）胎儿不能或不宜经阴道娩出者，如有严重头盆不称、面先露、产道阻塞、尿瘘修补术后等。

（2）子宫颈口未开全或胎膜未破者。

（3）胎头位置高，未达阴道口者。

（4）确定为死胎或明显脑积水者，应行穿颅术以减少对母体产道的损伤。

三、物品准备

负压吸引器 1 台，胎头吸引器 1 个，100mL 注射器 1 支，血管钳 2 把，无菌手套 1 副，无菌导尿管 1 根，治疗巾 2 块，纱布 4 块，棉球若干，0.5% 的聚维酮碘溶液，吸氧面罩 1 个，供氧设备，新生儿抢救药品等。

四、操作方法

（一）产妇准备

取膀胱截石位，导尿排空膀胱，冲洗后消毒外阴，铺巾。

（二）阴道检查

了解阴道有无横隔、纵隔或瘢痕；明确子宫颈口是否开全，有无隐性脐带脱垂，评估胎儿能否经阴道分娩及阴道助产成功的概率。若检查确认子宫颈口已开全，阴道口见胎头，已破膜，同时明确胎位。

（三）会阴切开

初产妇会阴体较长或会阴部坚韧者，应先行会阴后一侧切开术。初产妇切口可稍大些，避免严重的会阴撕裂。

（四）放置吸引器

术者左手分开两侧小阴唇，并以食、中两指撑开阴道后壁，右手持涂以润滑剂的吸引器头端，沿阴道后壁缓慢滑入，左手食、中两指掌面向外拨开阴道右侧壁，使吸引器头端侧缘滑入阴道内，继而手指转向上撑起阴道前壁，使吸引器头端上缘滑入阴道，最后右手食、中两指撑开阴道左侧壁，使吸引器头端完全滑入阴道内并与胎头顶部紧贴。用右手食指沿吸引器头端周边检查一周，确认无软组织被夹于胎头吸引器头端内后，调整吸引器横柄与胎头矢状缝相一致，作为旋转胎头方向的标记。

（五）形成负压

抽吸胎头吸引器内空气使之成为负压，一般以每分钟使负压增加 0.2kg/m2 为度，最大负压以 0.6kg/m^2 为度。若无负压表，则抽吸空气 150mL，用血管钳夹住连接管，使吸引器内形成负压，确认吸引器与胎头紧贴。

（六）牵引吸引器

术者一手食指和中指握持胎头吸引器的牵引柄，待子宫收缩产妇屏气时，先向外，向下缓慢用力牵引，继之水平向外，然后向上牵引，使胎头沿产轴娩出。牵引时注意保护好会阴。

（七）取出吸引器

当胎头娩出阴道口时解除负压，取下吸引器。

五、护理要点

（一）术前护理

向产妇讲解胎头吸引术助产的目的和方法，解答各项疑问，缓解紧张心理，使其积极配合。

（二）术中护理

（1）牵拉胎头至吸引器前，检查吸引器有无漏气。吸引器负压要适当，压力过大易使胎儿头皮受损，压力不足容易滑脱；发生滑脱，可重新放置，但不应超过 2 次，否则改行剖宫产术。

（2）牵引时间不应超过 20min。指导产妇配合操作，当胎头双顶径越过骨盆出口时，避免用力增加腹压。

（3）术中注意观察产妇宫缩及胎心变化，发现异常，及时报告医生。指导产妇宫缩时用力向下屏气，正确使用腹压，协助胎儿娩出。

（4）配合医生仔细检查软产道，有撕裂伤应立即缝合。

（三）术后护理

（1）新生儿护理

①观察新生儿头皮产瘤大小、位置、有无头皮血肿及头皮损伤，以便及时处理；②注意观察新生儿面色 \ 反应 \ 肌张力等，警惕发生颅内出血，做好新生儿抢救准备；③新生儿静卧 24h，避免搬动，3 日内禁止洗头；④给予新生儿维生素 K 10mg 肌内注射，预防出血。

（2）产妇护理

①及时为产妇拭去汗水，提供温热的糖水或牛奶等以补充体液。擦洗掉会阴及其周围的血迹，为其更换干净的会阴垫和床单。会阴切口疼痛明显者，可遵医嘱给予止痛药物；②产妇术后应在产房或分娩中心观察 2h，每半小时测量产妇血压、脉搏、呼吸和心率，按摩子宫，观察宫缩及阴道流血情况，产妇回房间休息前，协助其自行排尿；③遵医嘱给予抗生素预防感染。

第八节 产钳术

产钳术是用产钳牵拉胎头，辅助胎儿娩出的一种常用助产手术。它至今仍是解决难产不可缺少的助娩手段。根据手术时胎头所在位置可分为出口 \ 低位、中位 \ 高位产钳 4 种。目前临床仅行出口产钳术及低位产钳术。低位产钳术指胎头颅骨达骨盆底，胎头位置达坐骨棘下 3cm 时所行的产钳术；若胎头进一步下降，胎头已在阴道口暴露，胎头矢状缝位于骨盆出口前后径上，此时行产钳术为出口产钳术。产钳由左右两叶组成，每叶由钳叶、钳胫、钳锁扣和钳柄 4 部分组成。

一、适应证

（1）胎头吸引术失败者。

（2）臀先露后出胎头娩出困难者。

（3）其他同胎头吸引术。

二、禁忌证

（1）同胎头吸引术。

（2）确定为死胎、胎儿畸形者，应行穿颅术。

（3）胎头颅骨最低点在坐骨棘水平及以上，有明显头盆不称者。

三、物品准备

会阴切开包 1 个，无菌产钳 1 副，脚套 2 个，大中单 1 个，手术衣 2 件，无菌导尿管 1 根，20mL 注射器 1 支，2% 的利多卡因溶液 1 支，0.5% 的聚维酮碘溶液，吸氧面罩 1 个，抢救药品等。

四、操作方法

（一）产妇准备

取膀胱截石位，常规外阴阴道消毒，戴脚套，铺无菌巾，导尿，阴道检查明确胎位和手术条件。多行左侧会阴后一侧切开术，方法同胎头吸引术。

（二）放置产钳

以枕前位为例。术者左手持产钳左叶钳柄，将左叶沿右手掌面伸入手掌与胎头之间，在右手引导下将钳叶缓缓向胎头左侧和深部推进，将钳叶置于胎头左侧，钳叶及钳柄与地面平行，术者撤出右手，由助手持钳柄固定。然后术者右手持产钳右叶钳柄，在左手引导下将钳叶引导至胎头右侧，达到与左叶产钳相对应位置。产钳放置好后，检查并确认钳叶与胎头之间无软组织和脐带夹入，胎头矢状缝在两钳叶正中。

（三）合拢产钳

产钳右叶在上，左叶在下，两钳叶柄平行交叉，扣合锁住，钳柄对合。宫缩间歇略微放松钳锁。

（四）牵拉产钳

宫缩时术者向外，向下缓慢牵拉产钳，然后再平行牵拉。当胎头着冠后将钳柄上提，使胎头仰伸娩出。同时术者要注意保护产妇会阴。

（五）取出产钳

当胎头双顶径越过骨盆出口时，松开产钳，取出产钳的顺序与放置时相反，先取下产钳右叶，钳叶应顺胎头慢慢滑出，再同法取出产钳左叶，然后按分娩机转娩出胎体。

（六）术后检查

待胎盘胎膜完全娩出后，仔细检查子宫颈、阴道及会阴切口，若有裂伤，先行缝合子宫颈和阴道，再缝合会阴切口。

五、护理要点

（1）向产妇及家属说明行产钳术的目的，做好产妇的心理指导，减轻其紧张情绪。

（2）严格掌握产钳术的适应证和禁忌证，配合医生选择合适的产钳，检查产钳是否完好。

（3)放置及取出产钳时，指导产妇全身放松，张口呼气。产钳扣合时，立即听胎心，及时发现有无脐带受压。牵引产钳时应用臂力，注意牵引的方向和速度，以免造成严重的软产道裂伤。

（4）术中注意观察产妇宫缩及胎心变化，及时了解母儿的情况。如产妇出现下肢麻木和肌肉痉挛，为其做局部按摩，减轻不适。

（5）术后产妇及新生儿护理同胎头吸引术。

第九节　剖宫产术

剖宫产术是经腹壁切开子宫，取出已达成活胎儿及其附属物的手术。手术应用恰当，能使母婴转危为安，但也存在出血、感染、脏器损伤和麻醉意外等危险，因此产科医护人员应严格掌握剖宫产术的适应证，决定手术应慎重。剖宫产术的主要术式有子宫下段剖宫产术、子宫体部剖宫产术和腹膜外剖宫产术 3 种。目前临床比较常用的是子宫下段剖宫产术和腹膜外剖宫产术。

一、适应证

（1）明显头盆不称者。

（2）相对性头盆不称及产力异常者。

（3）有妊娠合并症（如妊娠合并心脏病等）及妊娠并发症（如重度妊娠期高血压疾病、胎盘早剥、前置胎盘等）者。

（4）过期妊娠儿、早产儿、临产后出现胎儿窘迫者等。

（5）胎位异常者，如横位、高直后位、高龄初产妇合并臀位者等。

二、禁忌证

死胎及胎儿畸形，不应行剖宫产术终止妊娠。

三、物品准备

剖宫产手术包 1 个（内有 25cm 不锈钢盆 1 个，弯盘 1 个，卵圆钳 2 把，刀柄 1 号和 7 号各 1 把，解剖镊 2 把，小无齿镊 2 把，大无齿镊 1 把，18cm 弯血管钳 6 把，10cm、12cm、14cm 直血管钳各 4 把，阿里斯钳 4 把，巾钳 4 把，持针器 3 把，剪刀 2 把，吸引器头 1 个，鞍钩 2 个，腹腔双头拉钩 2 个，刀片 3 个，双层剖腹单 1 块，手术衣 6 件，治疗巾 10 块，纱布垫 4 块，纱布 20 块，1 号、4 号、7 号丝线各 1 卷，铬制肠线 2 管或可吸收缝线若干根），无菌手套 6 副，0.5% 的聚维酮碘溶液，缩宫素注射液。止血药物及新生儿急救物品等。

四、麻醉

以连续硬脊膜外阻滞为主，特殊情况采用局部浸润麻醉或全身麻醉。

五、手术方式

（一）子宫下段剖宫产术

此种术式因术时出血少，切口愈合好，术后并发症少，所以临床应用广泛。

（1）产妇取仰卧位或左侧卧位倾斜 10 ~ 15°，行硬脊膜外阻滞。下腹部手术常规消毒手术野、铺无菌巾。

（2）术者取下腹正中纵切口或下腹横切口，逐层切开皮肤、皮下脂肪、腹直肌前鞘、分离腹直肌，切开腹膜，进入腹腔。弧形切开子宫下段的膀胱腹膜反折，分离并下推膀胱，暴露子宫下段。在子宫下段前壁正中做一小横切口，用两食指向左右两侧钝性撕开延长切口约 10cm，刺破胎膜，吸出羊水，取出胎儿、胎盘及胎膜。

（3）缝合子宫切口及腹膜反折，清理腹腔，清点器械和敷料无误后，缝合腹壁各层直至皮肤。

（二）子宫体部剖宫产术

子宫体部剖宫产术也称古典式剖宫产术。此术式优点是操作简便迅速，缺点是并发症较多，目前仅用于急于娩出胎儿或胎盘前置不宜行子宫下段剖宫产术者。术者取腹壁中线旁 1 ~ 2cm 纵行切开皮肤及皮下脂肪，切口长约 12cm，切开腹直肌前鞘并游离腹直肌，切开腹膜，进入腹腔。检查子宫旋转程度，胎先露位置及胎头大小，在腹壁和子宫壁之间填塞纱布垫，借以推开肠管并遮蔽腹腔。在子宫体部正中做纵形切口，长约 10cm，刺破胎膜，吸出羊水，取出胎儿及胎盘、胎膜。缝合子宫切口，清理腹腔，清点器械及敷料无误后，缝合腹壁各层。

（三）腹膜外剖宫产术

此种手术利用解剖特点，使围绕膀胱的腹膜与膀胱分离，不打开腹膜，不进入腹腔，暴露子宫下段，切开子宫取出胎儿及胎盘胎膜。此术式优点是不进入腹腔，对腹腔内脏器功能干扰少，产妇术后不须禁食、水、身体恢复快，术后近期并发症和远期后遗症少。缺点是手术操作复杂，娩出胎儿较子宫下段剖宫产术慢，不适用于胎儿宫内窘迫、脐带脱垂、先兆子宫破裂等危急状态，增加了发生输尿管、膀胱损伤及血肿的风险性。

六、护理要点

（一）术前准备

（1）告知产妇及其家属行剖宫产术的必要性及可能发生的并发症，使其知情并签字同意。耐心解答有关疑问，缓解其焦虑。术前按照腹部手术要求做好备皮、药物敏感试验、备血等准备。

（2）指导产妇术后在床上翻身、排泄及咳嗽等技巧。

（3）术前禁用呼吸抑制剂，以防发生新生儿窒息。手术日清晨禁食、禁水、留置导尿管。

（4）观察并记录产妇的生命体征、临产时间、宫缩情况；注意胎儿胎心变化，监测胎儿在宫内情况。

（二）术中配合

（1）密切观察并记录产妇生命体征的变化情况；为防止产妇发生仰卧位低血压综合征，可让其取左侧卧位倾斜 10 ~ 15°。术中一旦发现异常，及时通知医生处理。若因胎头入盆太深，致使取出胎头困难时，助手可在台下戴无菌手套自阴道向子宫腔方向上推胎头。

（2）观察并记录产妇导尿管是否通畅、尿量及尿液颜色；当刺破胎膜时，应注意产妇有无咳嗽、发绀、呼吸困难等症状，警惕羊水栓塞的发生。

（3）遵医嘱及时给药、输液或输血。

（4）新生儿出生后，做好新生儿护理和保暖抢救工作。

（三）术后护理

（1）术后产妇去枕平卧 12h，术后 24h 产妇宜取半卧位，以利于恶露排出。行腹膜外剖宫产术的产妇不必禁食、水，行其他术式剖宫产的产妇根据肠道功能恢复状况，指导其进食。

（2）密切观察并记录产妇的意识、血压、脉搏、呼吸、心率、体温、尿量、子宫收缩情况及阴道流血量等，发现异常，及时报告医生。

（3）注意保持导尿管通畅，遵医嘱留置导尿管 24h。拔除导尿管后，协助产妇自行排尿。鼓励产妇在床上勤翻身，做肢体活动，尽早下床活动。保持外阴清洁，每日擦洗外阴 2 次。

（4）根据医嘱补液及应用抗生素 2 ~ 3 日。腹部切口缝线一般术后 5 ~ 7 日拆除。

（5）指导产妇出院后保持外阴部清洁；落实避孕措施，至少应避孕 2 年；鼓励符合母乳喂养条件的产妇坚持母乳喂养；做产后保健操，促进骨盆肌及腹肌张力恢复；若出现发热、腹痛或阴道流血过多等情况，应及时就医；产后 6 周来医院做健康检查。

第十节　人工剥离胎盘术

人工剥离胎盘术是指胎儿娩出后，术者用手剥离并取出滞留于子宫腔内胎盘的手术。

一、适应证

（1）胎儿娩出后，胎盘部分剥离引起子宫大量出血者。

（2）胎儿娩出后 30min，胎盘尚未剥离或未完全剥离排出者。

（3）前置胎盘或胎盘早剥在胎儿娩出后仍有活动性出血者。

二、物品准备

无菌手套 1 副，导尿管 1 根，无齿长镊 2 把，0.5% 的聚维酮碘溶液，阿托品 0.5mg，哌替啶 100mg，缩宫素 1 支，麦角新碱 1 支，5mL 注射器，干棉球及棉签若干，急救药品等。

三、操作方法

（1）通常不需要麻醉。当产妇子宫颈内口较紧，术者手不能进入子宫腔时，可肌内注射阿托品 0.5mg 及哌替啶 100mg。

（2）产妇取膀胱截石位，导尿排空膀胱，重新消毒外阴，术者更换手术衣及无菌手套。

（3）术者右手五指并拢呈圆锥形沿脐带进入子宫腔，找到胎盘边缘，手背紧贴子宫壁，以手掌的尺侧缘慢慢将胎盘从边缘部开始逐渐与子宫壁分离，左手在腹部协助按压子宫底。待整个胎盘全部剥离后，方可手握胎盘取出。取出后应立即肌内注射缩宫素。

（4）操作中若找不到疏松的剥离面无法分离时，可能是胎盘植入，不应强行剥离。

（5）取出的胎盘应立即检查是否完整，若有缺损，应再次徒手伸入子宫腔，清除残留胎盘及胎膜，但应尽量减少对子宫腔操作的次数。

四、护理要点

（1）术前向产妇说明行人工胎盘剥离术的目的及必要性，建立静脉通路，做好输液、输血准备。

（2）术中密切观察产妇的生命体征和子宫收缩的情况。

（3）严格执行无菌操作，动作应轻柔，切忌粗暴强行剥离或用手指抓挖子宫壁，防止子宫破裂。尽量一次进入子宫腔，不可多次进出。

（4）术后注意观察产妇子宫收缩和阴道流血的情况，宫缩不佳时应按摩子宫，并按医嘱注射缩宫素或麦角新碱等。

（5）严密监测产妇，注意体温有无升高、下腹有无疼痛及阴道分泌物有无异常等，若出现异常，及时报告医生，根据医嘱应用抗生素预防感染。

（6）协助产妇做 B 型超声检查，若提示子宫腔内仍有组织残留，做好做清宫手术的准备。

参考文献

[1] 李庆丰，郑勤田 . 妇产科常见疾病临床诊疗路径 [M]. 北京：人民卫生出版社，2021.

[2] 李佳琳 . 妇产科疾病诊治要点 [M]. 北京：中国纺织出版社，2021.

[3] 苏翠红 . 妇产科常见病诊断与治疗要点 [M]. 北京：中国纺织出版社，2021.

[4] 张海红 . 妇产科临床诊疗手册 [M]. 西安：西北大学出版社，2021.

[5] 汤静，吴越 . 妇产科临床药师实用手册 [M]. 上海：复旦大学出版社，2021.

[6] 章志霞 . 现代临床常见疾病护理 [M]. 北京：中国纺织出版社，2021.

[7] 张俊英 . 精编临床常见疾病护理 [M]. 青岛：中国海洋大学出版社，2021.

[8] 袁越，宋春梅，李卫 . 临床常见疾病护理技术与应用 [M]. 青岛：中国海洋大学出版社，2021.

[9] 池肇春 . 腹痛诊断鉴别诊断与治疗 [M]. 北京：人民卫生出版社，2021.

[10] 张海海 . 急危重症诊疗实践 [M]. 济南：山东大学出版社，2021.

[11] 唐军 . 实用妇科盆底与超声 [M]. 北京：中国医药科学技术出版社，2021.

[12] 白伶俐 . 妇产科常见疾病临床诊治精要 [M]. 西安：西安交通大学出版社，2020.

[13] 初虹 . 妇产科常见疾病诊治实践 [M]. 天津：天津科学技术出版社，2020.

[14] 贾正玉 . 妇产科临床常见疾病 [M]. 北京：科学技术文献出版社，2020.

[15] 王芳 . 常见妇产科疾病诊断与治疗 [M]. 天津：天津科学技术出版社，2020.

[16] 汪期明 . 常见妇产科疾病诊断学 [M]. 天津：天津科学技术出版社，2020.

[17] 李境 . 现代妇产科与生殖疾病诊疗 [M]. 开封：河南大学出版社，2020.

[18] 刘红霞 . 妇产科疾病诊治理论与实践 [M]. 昆明市：云南科学技术出版社，2020.

[19] 胡相娟 . 妇产科疾病诊断与治疗方案 [M]. 昆明市：云南科学技术出版社，2020.

[20] 钱素敏，史丹丹，杨伟伟 . 妇产科医师处方手册 [M]. 郑州：河南科学技术出版社，2020.

[21] 崔静 . 妇产科症状鉴别诊断与处理 [M]. 开封：河南大学出版社，2020.

[22] 杨秀霞 . 现代妇产科护理技术与应用 [M]. 汕头：汕头大学出版社，2020.

[23] 王林霞 . 临床常见病的防治与护理 [M]. 北京：中国纺织出版社，2020.

[24] 王艳 . 常见病护理实践与操作常规 [M]. 长春：吉林科学技术出版社，2020.

[25] 李美娟 . 现代临床常见病护理学 [M]. 云南科学技术出版社，2020.

[26] 胡晗宇，张术波，周玉堂 . 现代常见疾病超声诊断技术 [M]. 汕头：汕头大学出版

社，2020.

[27] 杨映霞 . 现代临床超声诊断技术与应用 [M]. 哈尔滨：黑龙江科学技术出版社，2020.

[28] 刘越 . 实用康复治疗与操作技巧 [M]. 开封：河南大学出版社，2020.

[29] 王艳 . 妇产科常见疾病诊治基础与技巧 [M]. 长春：吉林科学技术出版社，2019.

[30] 刘典芳 . 妇产科常见疾病诊断与治疗 [M]. 长春：吉林科学技术出版社，2019.

[31] 郭鹏 . 妇产科常见疾病的现代诊断与治疗 [M]. 天津：天津科学技术出版社，2019.

[32] 王晓银，庄琳 . 妇产科常见疾病防治学 [M]. 吉林科学技术出版社，2019.

[33] 张晓辉 . 妇产科常见疾病诊治与护理学 [M]. 天津科学技术出版社，2019.

[34] 张美娟 . 妇产科常见疾病规范化诊疗探究 [M]. 哈尔滨：黑龙江科学技术出版社，2019.

[35] 汤继云 . 临床妇产科疾病诊断与治疗 [M]. 长春：吉林科学技术出版社，2019.

[36] 温丽宏 . 新编妇产科疾病诊断与治疗 [M]. 长春：吉林科学技术出版社，2019.

[37] 赵骏达，李晓兰 . 新编妇产科疾病诊疗思维与实践 [M]. 汕头：汕头大学出版社，2019.

[38] 韩凤红 . 实用妇产科护理 [M]. 长春：吉林科学技术出版社，2019.

[39] 张靖霄，张志敏 . 妇产科疾病观察与护理技能 [M]. 北京：中国医药科技出版社，2019.